超简单脊疗消百病全书

主编■赵鹏 郑书敏

江苏凤凰科学技术出版社
·南京·

脊柱常见病症治疗

颈椎病

由颈椎退行性病理改变引起。

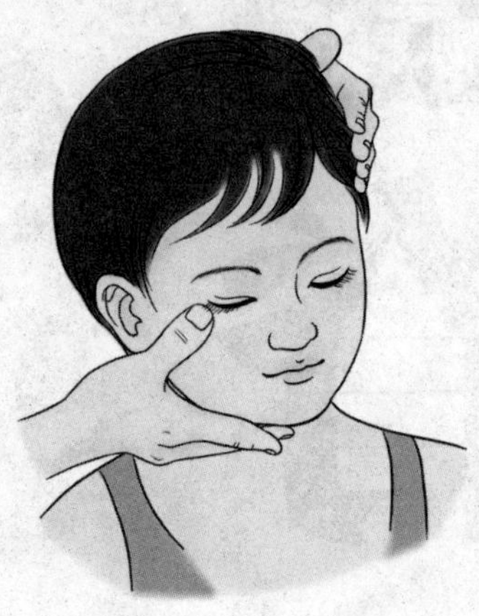

摇颈法

用一手扶住患者头顶，另一手托住其下颊,然后左右适度地环转摇动颈部。

胸椎后关节紊乱症

由外力作用导致胸椎的关节突关节移位而引起。

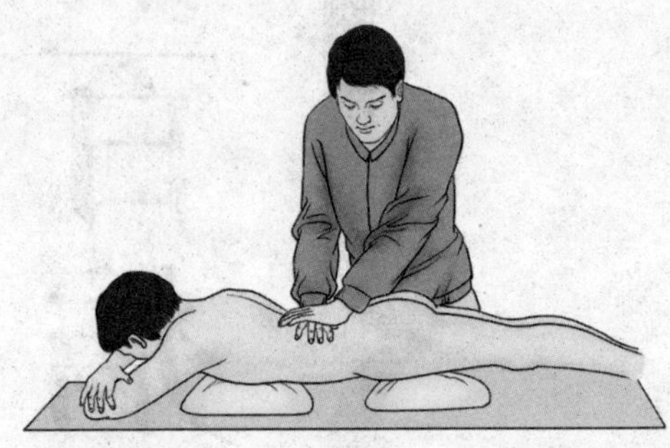

胸椎推拿法

患者俯卧憋气，推拿者双手叠加向下施加压力，按压患者的胸椎底部。

腰椎间盘突出症

由腰椎间盘退变导致周围纤维环破裂或髓核突出引起。

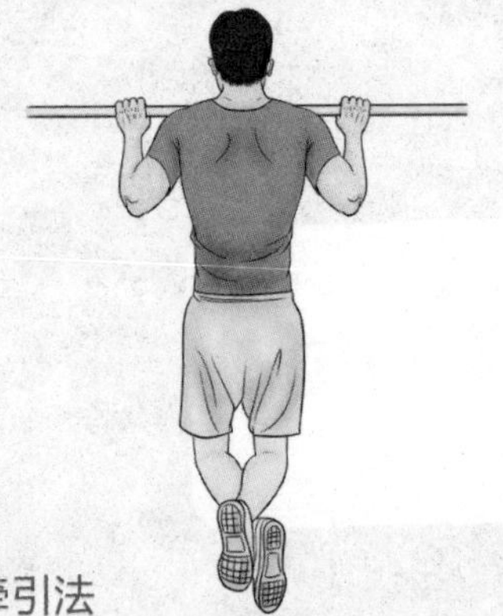

悬空牵引法

站在单杠下方，双手紧握单杠并使双脚离地，身体悬空。

骨盆移位综合征

由骨盆移位引起。

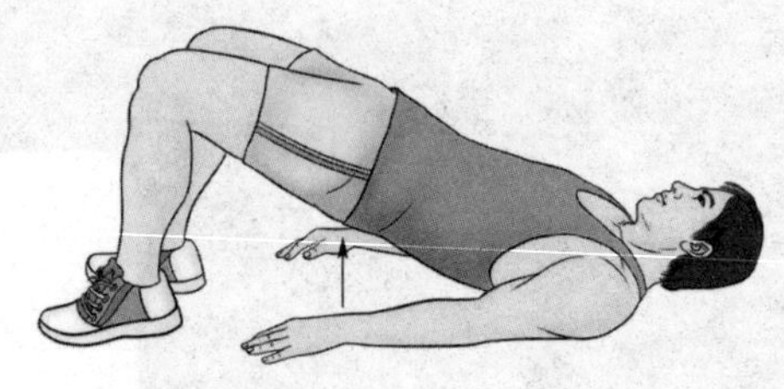

骨盆矫正法

平躺，两膝弯曲竖起，呼气将臀部向上抬起，使身体和骨盆、大腿成一条直线。

网球肘

由第 4 、第 5 或第 6 颈椎发生错位引起。

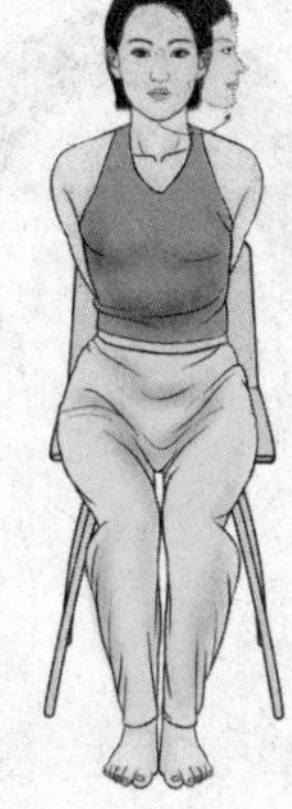

转颈后望法

坐位，双手屈肘伸到腰后，将头颈尽量向后望，直至最大限度。

高血压

由第 2、第 3 颈椎错位或第 5、第 6 颈椎病变引起。

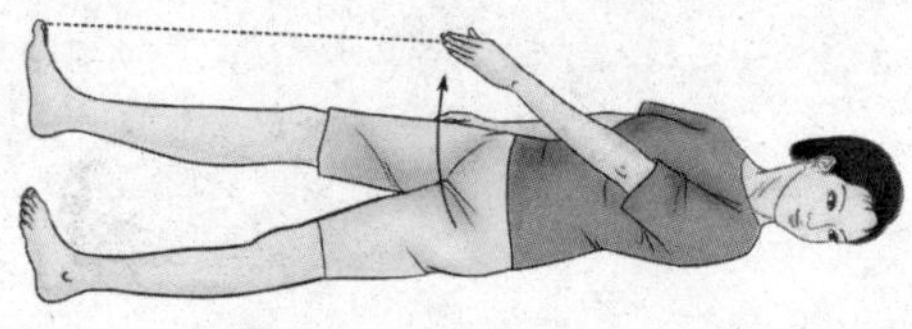

颈椎牵引法

仰躺双脚打开，左手伸直抬高 30 厘米左右，并指向右脚尖方向，脸部向左侧扭转。

胃溃疡

由胸椎第 7 ～ 9 椎体错位引起。

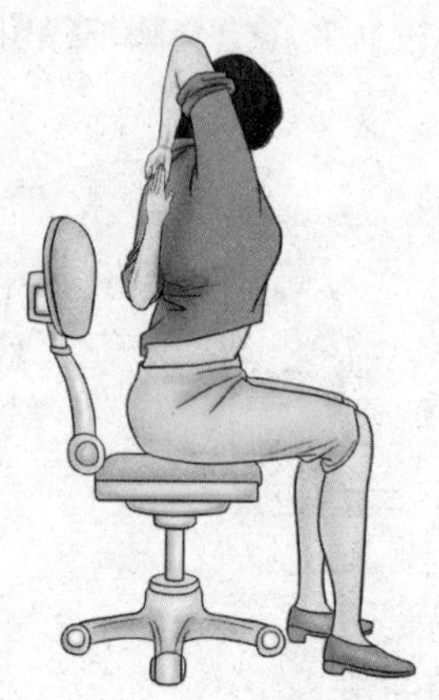

挺胸法

双腿并拢坐着，左手和右手在腰背后相握，拉伸双臂使双肩向后伸展。

多汗

由第 5 腰椎和第 11 胸椎病变引起。

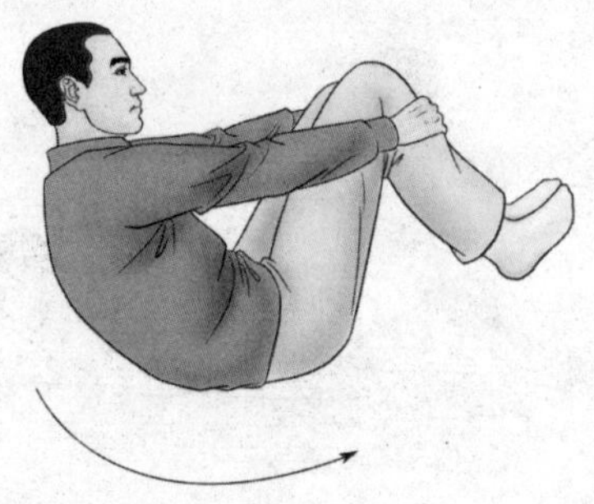

抱膝滚背法

仰躺，双臂抱膝，将屈曲的背部前后、左右或旋转滚动。

阳痿

由腰椎、骨盆错位，或契合度不够、骨盆两侧高低不一引起。

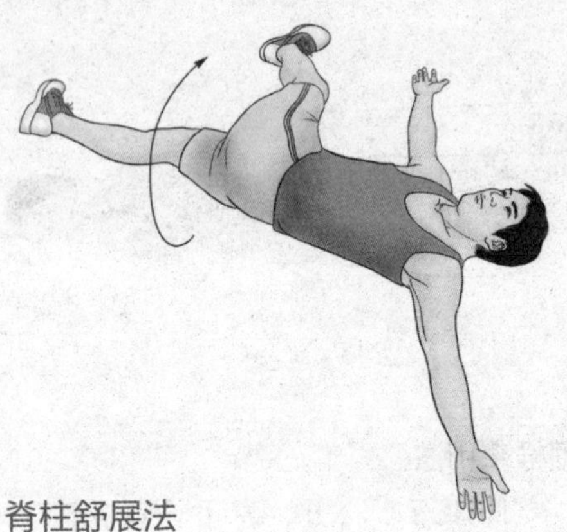

脊柱舒展法

平躺，呈“大”字形，左腿屈膝抬起并右转，然后转动腰骶部。

失眠

由上段颈椎、颈胸椎交界处发生错位引起。

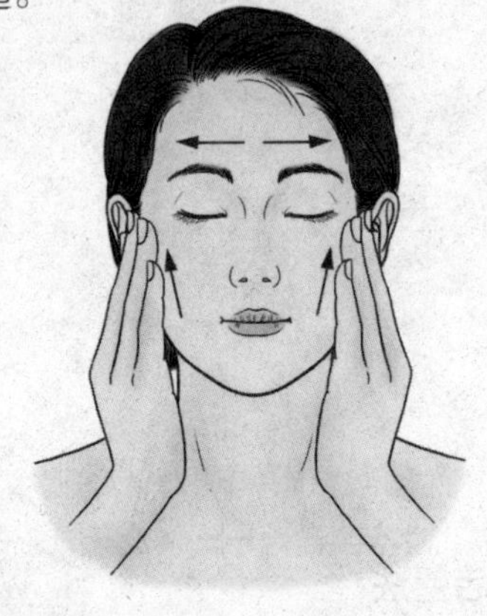

双掌搓脸法

双掌相搓至两掌发热后，由下颌至鬓角斜向上搓揉面部。

急性腰扭伤

由腰部肌肉、筋膜、韧带等软组织突然受到过度牵拉引起。

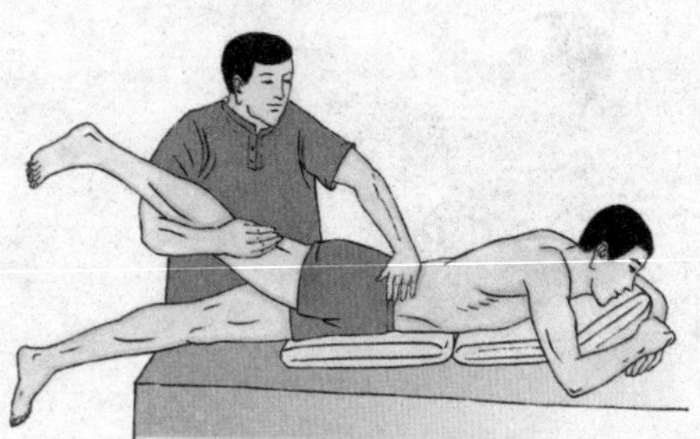

扳腿法

患者俯卧，医者站在患者腰痛部的对侧，一手按疼痛处，另一手扳拉腰痛同侧的腿，向后上方摇晃。

结肠炎

由第 11、第 12 胸椎和第 1、第 2、第 3 腰椎病变压迫交感神经引起。

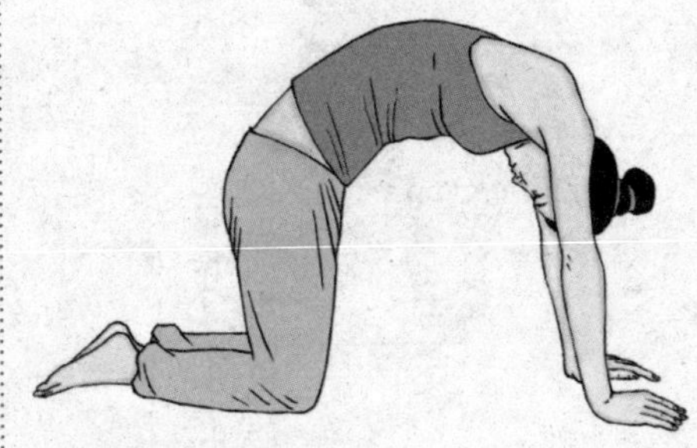

髋膝屈曲法

患者双髋双膝屈曲跪在床上，慢慢低头收腹，使背部慢慢向上隆起。

肩周炎

由交感神经受到压迫或姿势不正确引起。

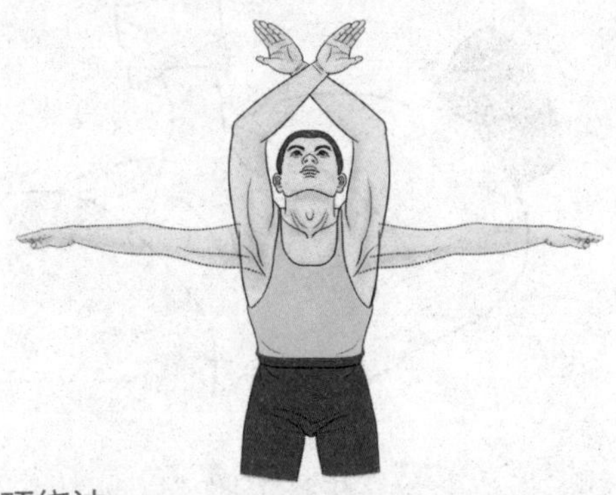

环绕法

患者站立，两腿分开与肩同宽，腰背挺直，深呼吸的同时收缩小腹，做两肩环转运动。

糖尿病

由第 6 至第 10 胸椎错位损伤胰腺的交感神经引起。

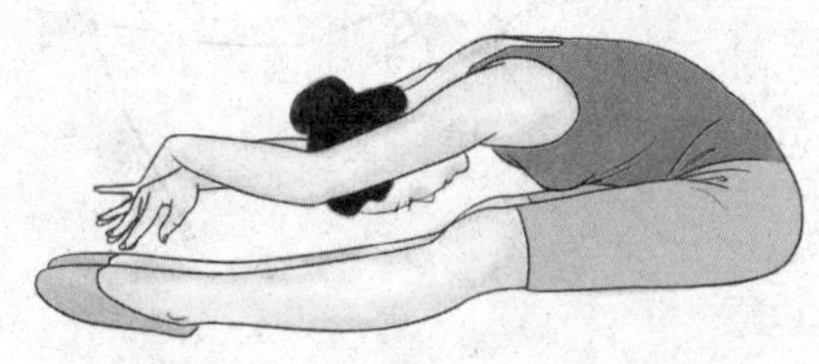

手触脚法

患者坐在床上，双臂平伸、吸气时收缩腹部，身体向前方弯曲，尽力使双手触摸双脚。

足跟痛

由第 4、第 5 腰椎错位影响足部引起。

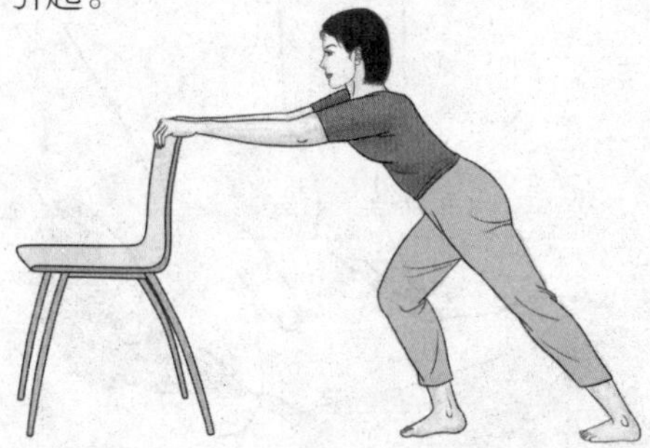

伸展运动

向椅正站，两腿分开与肩同宽，双手扶椅背。一腿屈膝，一腿后伸。将足后跟在地上贴平，当感觉跟腱与脚弓张拉时，保持 10 秒，慢慢呼气。

胆结石

由第 9 至第 11 胸椎病变压迫、刺激胸段的脊神经引起。

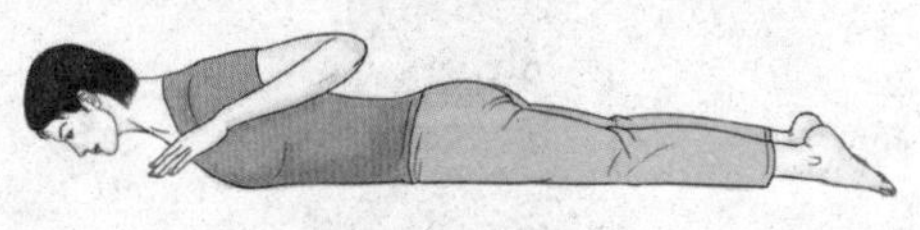

俯卧扩胸法

俯卧于床面，双腿伸直。将双手撑于床面，用手臂的力量将上身抬起，保持 10 秒，慢慢放松。

脊疗常用的手法

捏脊疗法

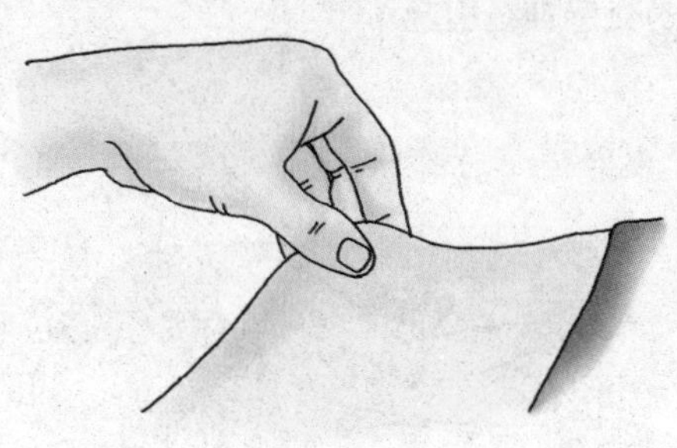

捏脊疗法是一种连续捏拿脊背肌肤来防治疾病的治疗术，尤其对内脏器官有很好的调节作用，常被用来治疗儿科疾病。

指拨脊背疗法

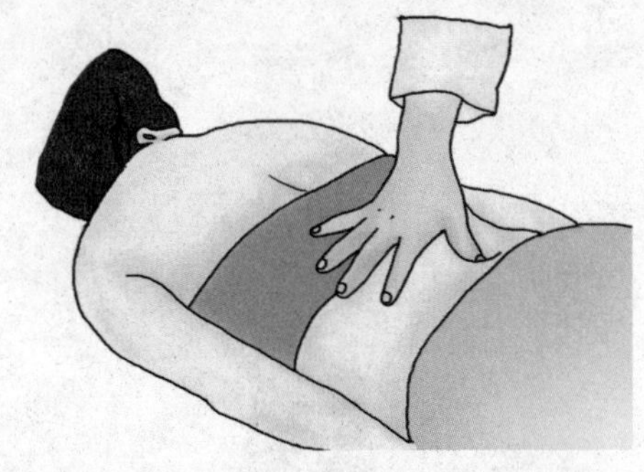

指拨脊背疗法是依照“以痛为腧，不痛用力”的原则，在穴位上进行手指平推扣拨法，以治疗疾病的一种手法，对一些常见的脊背部疾病有着明显的疗效。

按脊疗法

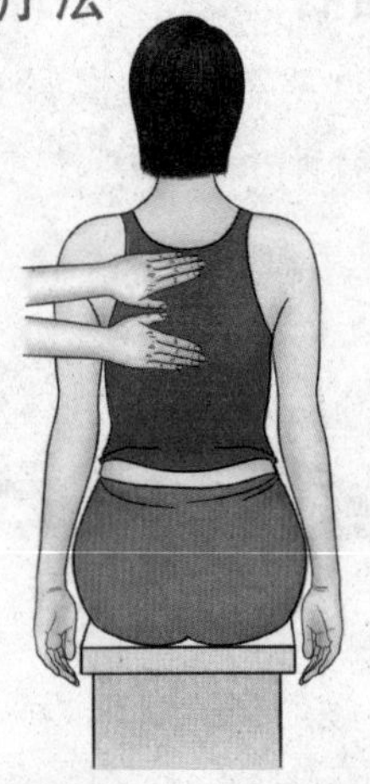

按脊疗法是以手指按压脊柱及其两旁的督脉、夹脊穴等经络穴位，以治疗疾病的一种手法，在中国有着悠久的历史，目前则在日本、美国十分流行。

整脊疗法

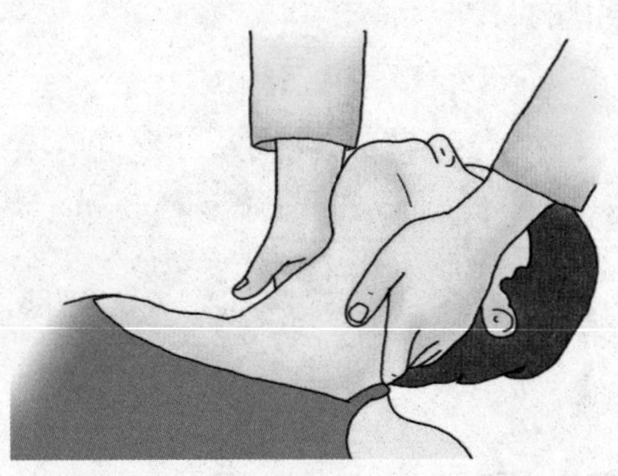

整脊疗法是以分筋弹拨、按压梳理等整复手法施术于脊柱及其两侧，以促进气血运行，使病椎恢复正常，从而治疗脊柱损伤等疾病的一种方法。

不同人群的脊柱保健法

儿童脊柱保健

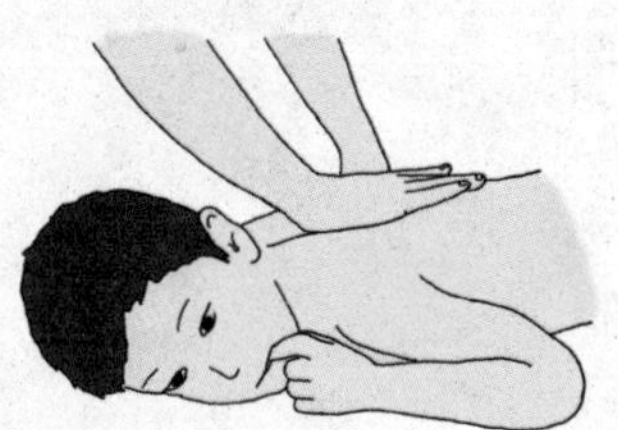

抚摩背脊

父母可将手掌面着力在小孩背部轻柔抚摩。

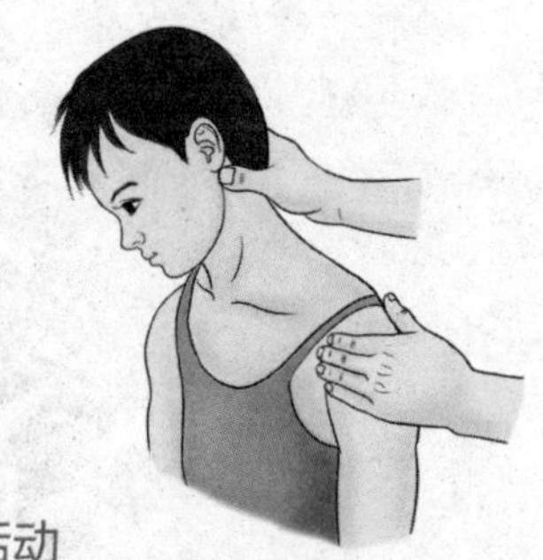

颈椎活动

父母一手握住小孩的肩膀，一手拖住后颈，慢慢扭转颈部。

上班族脊柱保健

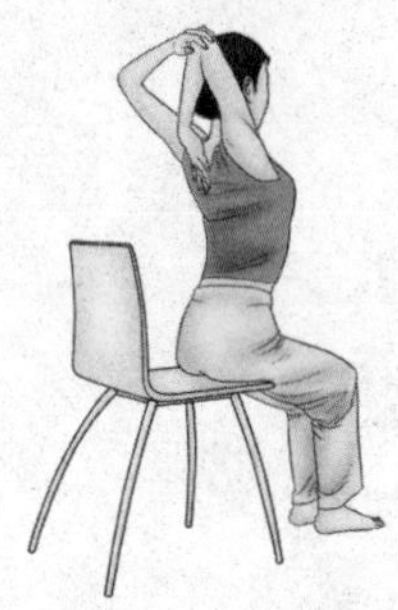

伸展脊柱

坐位，右手臂后伸到背部，左手握住右肘，做扩胸动作。

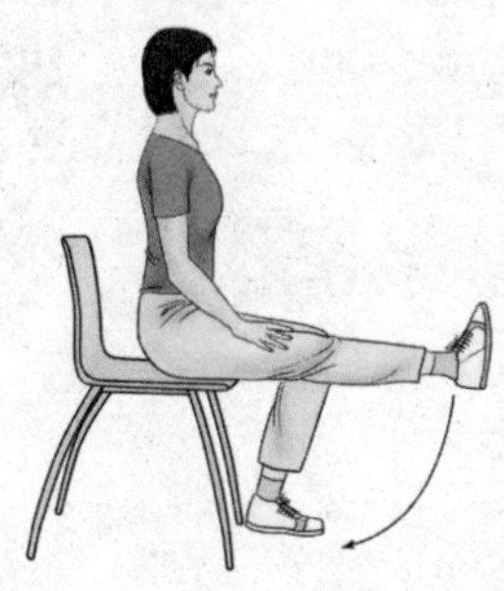

屈伸小腿

坐位，脚尖轮流上提，尽量提至与大腿相平。

老年人脊柱保健

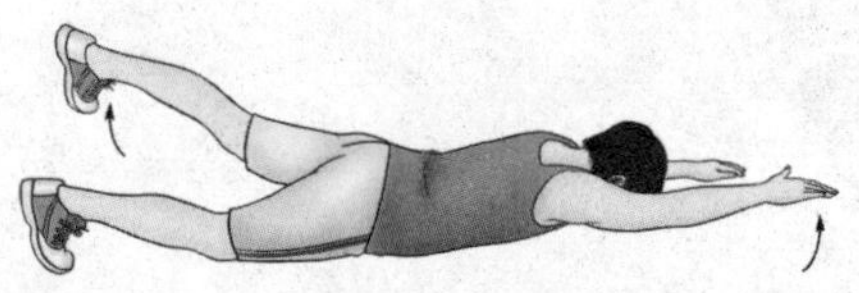

伸展四肢

俯卧，双手双腿张开，向上抬起右臂和左腿，头颈部不抬高。

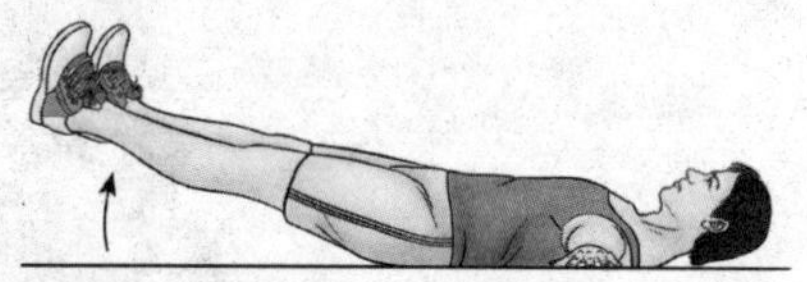

脊柱锻炼

仰躺，双臂端平，保持双脚打开的状态，抬起双脚 20 厘米左右。

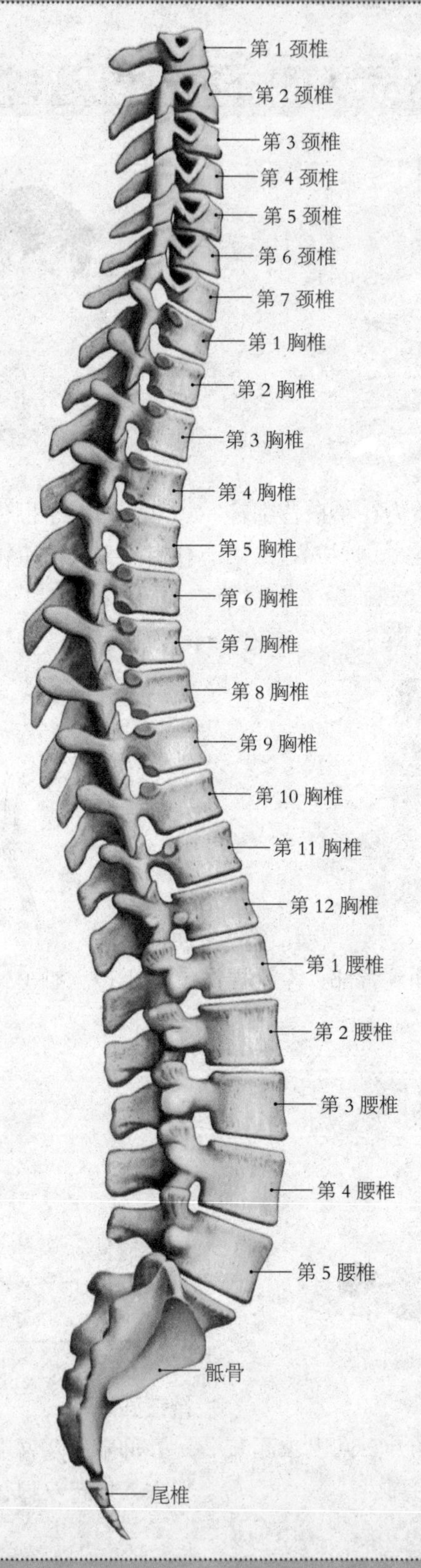
第 1 颈椎
第 2 颈椎
第 3 颈椎
第 4 颈椎
第 5 颈椎
第 6 颈椎
第 7 颈椎
第 1 胸椎
第 2 胸椎
第 3 胸椎
第 4 胸椎
第 5 胸椎
第 6 胸椎
第 7 胸椎
第 8 胸椎
第 9 胸椎
第 10 胸椎
第 11 胸椎
第 12 胸椎
第 1 腰椎
第 2 腰椎
第 3 腰椎
第 4 腰椎
第 5 腰椎
骶骨
尾椎

椎体	对应系统	对应器官	相关疾病
第1颈椎	交感神经系统	大脑、外耳、颈椎	高血压、头痛、失眠、健忘、面部神经麻痹、眩晕、眼花、倦怠、痛风等
第2颈椎	视觉、听觉神经系统	胸骨、副鼻窦、前额、手臂	斜视、夜盲、眼花、耳疾、烦躁、头晕、面部血液循环障碍等
第3颈椎	面神经、三叉神经、第5脑神经系统	小脑、脸、外耳、颧骨、牙齿	神经炎、湿疹、高血压、咳嗽、眼睛疲劳、假性近视等
第4颈椎	面神经系统	嘴、鼻子、小腿	咽喉肿胀、口腔溃疡、鼻塞、牙痛、弱视、中耳炎、神经衰弱等
第5颈椎	消化系统	十二指肠、咽喉、声带	咽喉炎、扁桃体炎、哮喘、口臭、甲状腺功能亢进、胃酸过多等
第6颈椎	消化系统	胰腺、扁桃体、肩部	肩周炎、手麻、气管炎、百日咳、声音沙哑、手神经痛、发冷发热等
第7颈椎	消化系统	肝脏、甲状腺、手臂、肩部	阑尾炎、贫血、肩膀肌肉硬化、动脉硬化、流鼻血、肺结核等
第1胸椎	消化系统	胆囊、手指、食道、气管	气喘、呼吸困难、支气管炎、手软无力、感冒、脑卒中、耳鸣、肾脏疾病等
第2胸椎	内分泌系统	心脏、冠状动脉、生殖器官	冠心病、心律失常、心肌肥厚、神经痛、咳嗽气滞、肩膀肌肉硬化、扁桃体炎、变应性鼻炎、过敏反应、神经病变等
第3胸椎	内分泌系统	肾上腺、肺、气管、胸膜、胸部、乳房	支气管炎、肺炎、胸膜炎、血管或器官堵塞、感冒、肩膀下痛、母乳分泌不佳、气喘、高血压、胃部扩张等
第4胸椎	泌尿系统	膀胱、胆囊、胆总管	疱疹、水肿、呃逆、过敏反应、胆结石、肝病、脱水症、高血压、心脏病、生殖系统疾病等
第5胸椎	泌尿系统	肾脏、肝脏	胸部疼痛、低血压、血液循环不良、背部肌肉硬化、关节炎、肝火内盛、更年期障碍、肝脏功能障碍等
第6胸椎	呼吸系统、消化系统	肺、胃	胃病、胃痛、呕吐、消化不良、背痛、肝病、胆结石、狭心症、胃酸过多、胃下垂等
第7胸椎	消化系统	大肠、胰腺、十二指肠	胃痛、胃溃疡、胃下垂、消化不良、口臭、阑尾炎、神经衰弱、脚部麻痹、食欲不振、膀胱炎等

椎体	对应系统	对应器官	相关疾病
第8胸椎	呼吸系统、消化系统	延髓、脾脏	肝病、呕逆、胸闷、糖尿病、尿频、打寒战、手脚冰冷、歇斯底里性偏头痛、神经衰弱、感冒等
第9胸椎	脊柱底、泌尿系统	胆囊、肾上腺	过敏反应、水痘、麻疹、喉干、肝病、胆结石、小儿夜尿症、气喘等呼吸系统疾病、脑血管疾病等
第10胸椎	消化系统、泌尿系统	舌、肾脏	血管硬化、风湿病、癣、肥胖、胃痛、自主神经失调、糖尿病、肾炎、肾亏等肾脏病、心肌肥厚等
第11胸椎	呼吸系统、泌尿系统	咽喉、肾脏、输尿管	皮肤病、湿疹、痔疮、尿血、消化不良、心脏病、膀胱炎、高热、高血压、胃部扩张、打鼾等
第12胸椎	消化系统、淋巴循环系统	胃、小肠	风湿痛、假性甲状腺症、食欲不振、小便不出、子宫内膜异位症、前列腺增生、尿毒症、荨麻疹等
第1腰椎	免疫系统、内分泌系统	脾脏、大肠、阴部	结肠炎、便秘、腹泻、肠破裂、下腹部疼痛、腰痛、胃溃疡、十二指肠溃疡、胃胀、虚弱、感冒等
第2腰椎	内分泌系统	睾丸、卵巢、盲肠、腹部	阑尾炎、痉挛痛、皮肤炎、静脉曲张、子宫脱垂、小肠下垂、腹膜炎等
第3腰椎	循环系统、呼吸系统、生殖系统	膝盖、子宫、膀胱、卵巢、阴囊	膀胱病、月经不调、流产、膝痛无力、水肿、痛风等
第4腰椎	循环系统、呼吸系统、神经系统	心脏、前列腺、坐骨神经	坐骨神经痛、痛经、排尿困难、痔疮、脚痛、小儿夜尿症、咽喉炎等喉咙疾病、生殖系统疾病等
第5腰椎	消化系统	小肠、下肢	感冒难愈、膀胱炎、腰痛、下痢、下肢血液循环不良、脚麻、踝关节炎、足跟痛、小便不利等
骶　骨	神经系统	坐骨神经	尿频、盗汗、水肿、生理痛、月经不调、青春痘、胃下垂、胆囊炎、气喘等
尾　椎	消化系统	直肠、肛门	早泄、胃溃疡、胃下垂、胆囊炎、生殖系统疾病等

脊疗养生特效穴

膻中穴

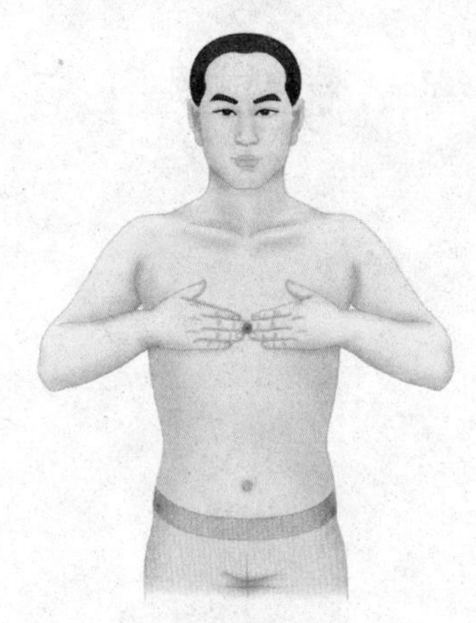

正坐，伸双手向胸，手掌放松，成瓢状，掌心向胸，中指指尖置于双乳的中点位置即是。

配伍治病

急性乳腺炎：膻中配曲池、合谷

急性心肌梗死：膻中配内关、三阴交和巨阙

功用

募集心包经气血

环跳穴

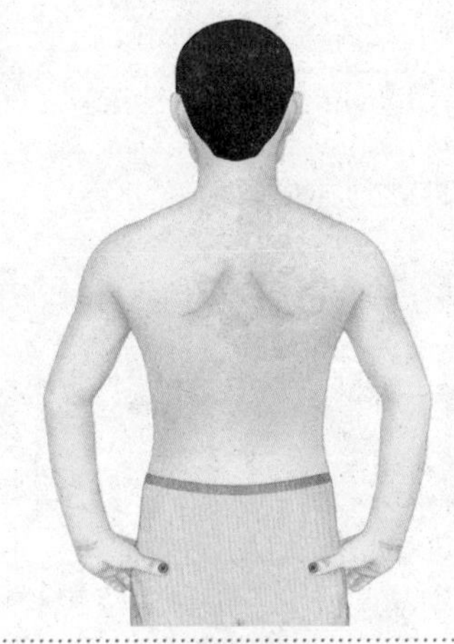

自然站立，或侧卧时伸下足，屈上足，同侧手叉于同侧臀部，四指在前，大拇指指腹所在位置即是。

配伍治病

下肢痹痛：环跳配股门、阳陵泉和委中

风疹：环跳配风池和曲池

功用

运化水湿

天宗穴

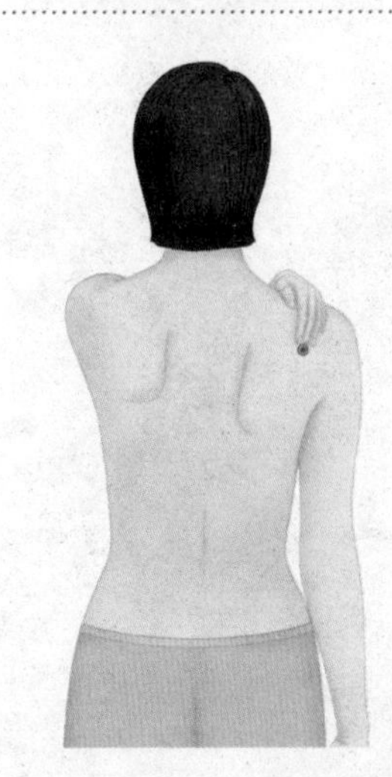

以对侧手，由颈下过肩，手伸向肩胛骨处，中指指腹所在的肩胛骨冈下窝的中央处即是该穴。

配伍治病

急性乳腺炎、乳腺增生：天宗配乳根、乳中

肩胛疼痛、肩背部损伤：天宗配肩贞、肩髎

功用

疏通肩部经络，活血理气

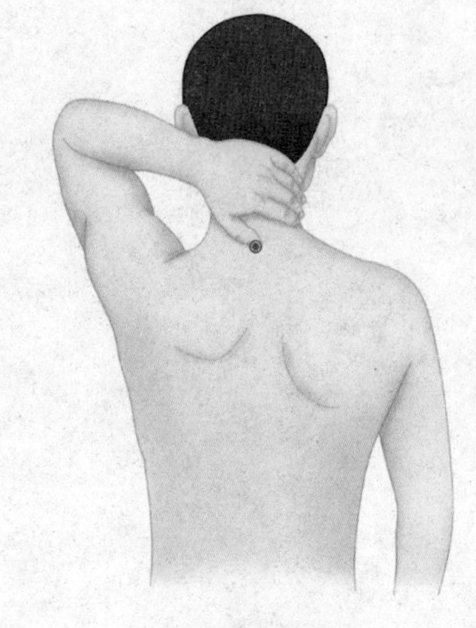

◉ 大椎穴

正坐或俯卧，伸左手由肩上反握对侧颈部，虎口向下，四指扶右侧颈部，指尖向前，拇指指腹所在位置即是。

配伍治病

虚损、盗汗、劳热：大椎配肺俞

预防流行性脑脊髓膜炎：大椎配曲池

功用

泻热通经，行气活血，止痉止痛，强身保健

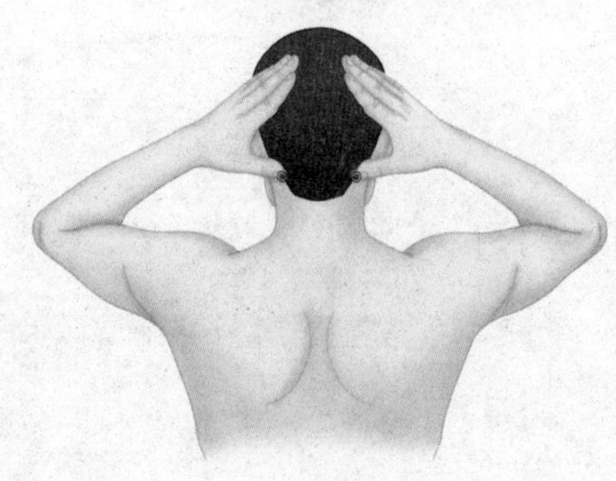

◉ 天柱穴

正坐，双手举起，抬肘，掌心朝前，向着后头部，指尖朝上。将拇指指腹置于后枕骨正下方凹陷处，即大筋外两侧凹陷处，则拇指指腹所在之处即是该穴。

配伍治病

头痛项强：天柱配大椎

功用

清热明目，通络止痛

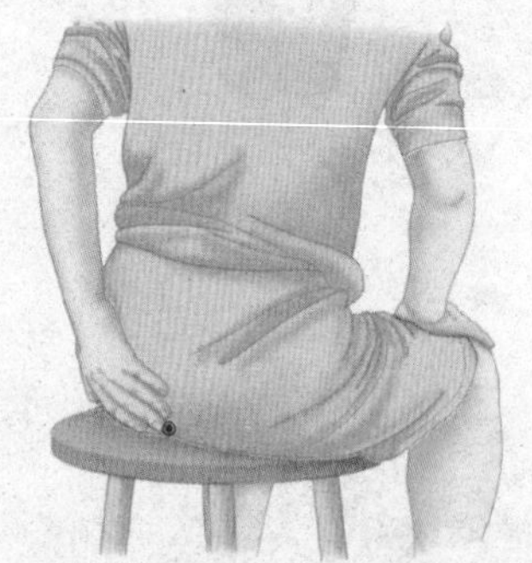

◉ 长强穴

正坐，上身前俯，伸左手至臀后，中指指腹所在的位置即是。

配伍治病

便秘：长强配支沟

脱肛：长强配百会

功用

通任督、调肠腑

承山穴

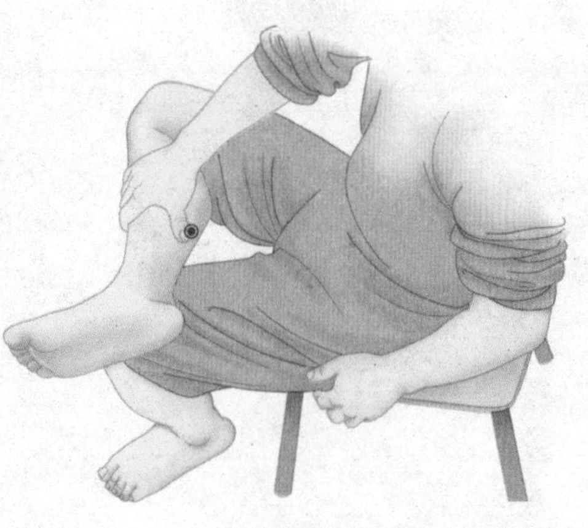

正坐，将欲按摩之脚抬起，置放在另外一腿的膝盖上方。用同侧的手掌握住脚踝，拇指指腹循着脚后跟正中直上，在小腿肚下，“人”字形的中点处即是该穴。

配伍治病

痔疾：承山配大肠俞

下肢痿痹：承山配环跳、阳陵泉

功用

舒筋活络

肩井穴

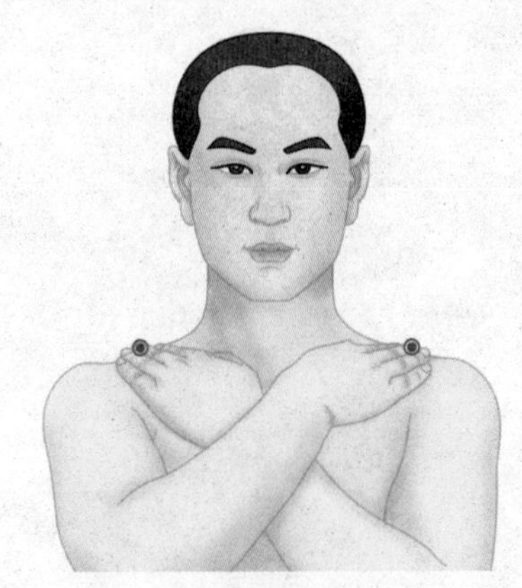

正坐，交抱双手，掌心向下，放在肩上，以中间三指放在肩颈交会处，中指指腹所在位置即是。

配伍治病

脚气、足部酸痛：肩井配足三里和阳陵泉

功用

通经止痛

天池穴

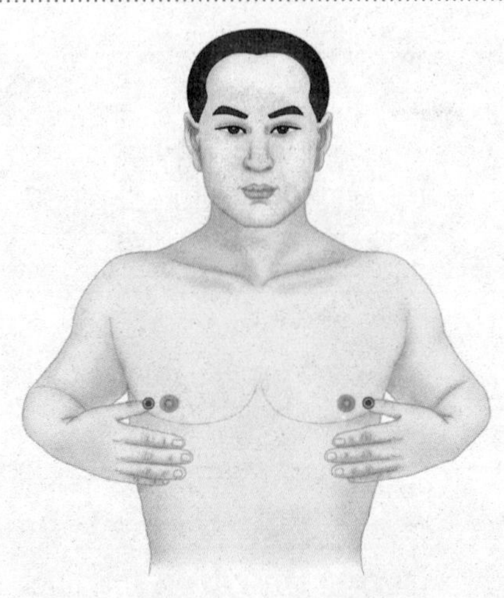

正坐，举双手，掌心朝向自己胸前，四指相对，用拇指指腹向下垂直按压处即是。

配伍治病

咳嗽：天池配列缺和丰隆

胁痛：天池配支沟

功用

散热降浊

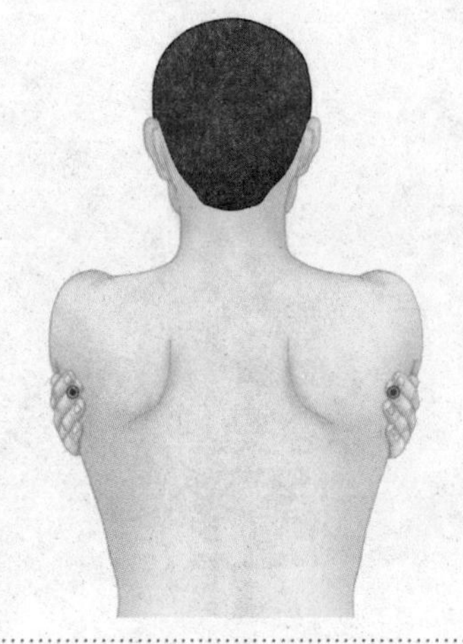

肩贞穴

双臂互抱，双手伸向腋后，中指指腹所在的腋后纹头之上即是。

配伍治病

肩周炎：肩贞配肩髎

上肢不遂：肩贞配肩髎、曲池、肩井、手三里、合谷

功用

通利耳窍，疏经活络

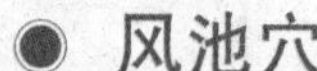

风池穴

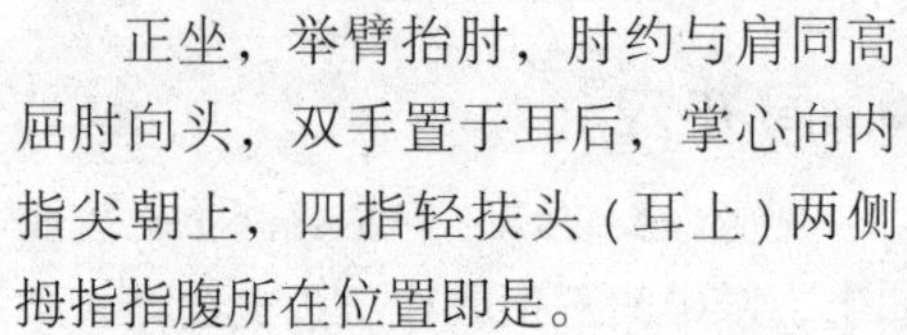

正坐，举臂抬肘，肘约与肩同高，屈肘向头，双手置于耳后，掌心向内，指尖朝上，四指轻扶头（耳上）两侧，拇指指腹所在位置即是。

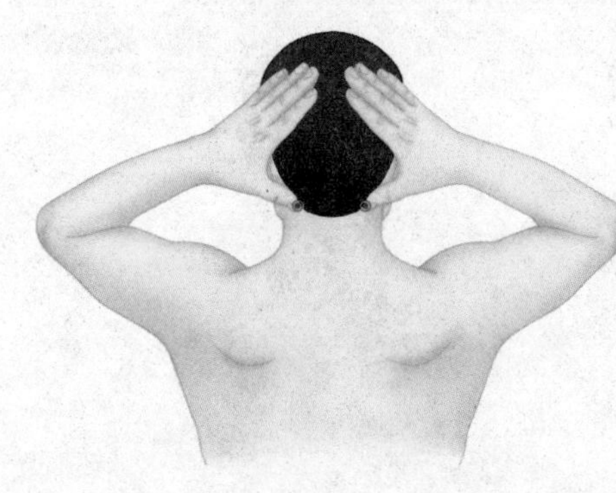

配伍治病

偏头痛：风池配合谷和丝竹空

目痛不能视：风池配脑户

落枕：风池配天柱、后溪

功用

祛风解表，清利头目，通利诸窍，熄风安神

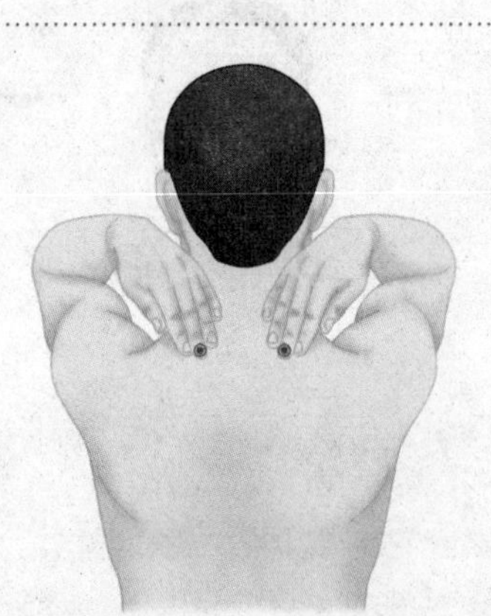

肩中俞穴

双手手心向面部一侧，沿颈项处伸向背部，小指挨着颈项，则中指指腹所在之处即是该穴。

配伍治病

肩背疼痛：肩中俞配肩外俞、大椎

功用

解表宣肺

命门穴

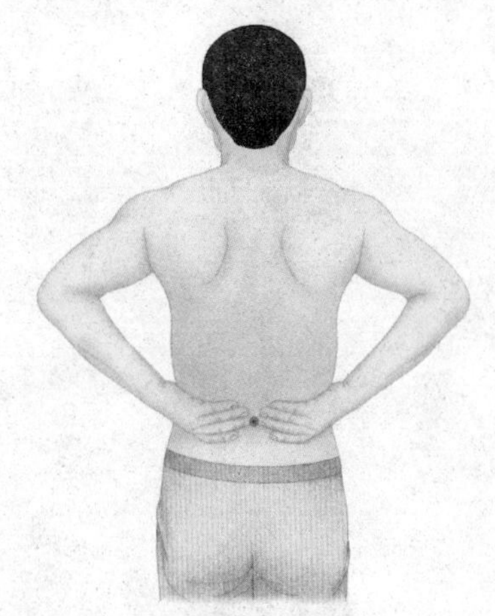

正坐，伸两手至腰后，拇指在前，四指在后。双手中指指端触碰处即是。

配伍治病

遗精、早泄：命门配肾俞和太溪

破伤风、抽搐：命门配百会、筋缩和腰阳关

功用

补肾壮阳，调经固涩，强身健体

身柱穴

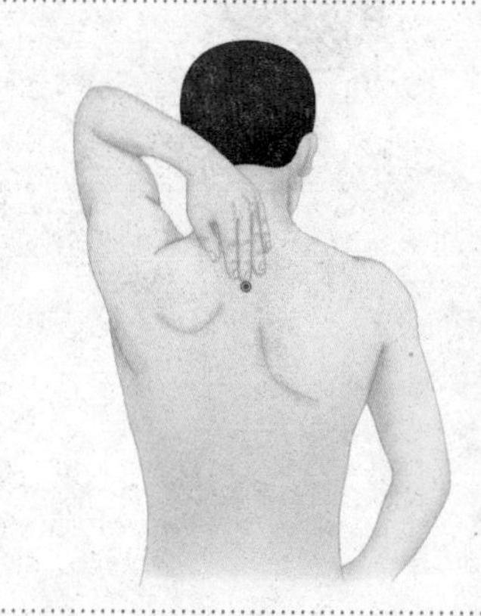

正坐或俯卧，伸左手由肩上尽力向后，中指指尖所在的位置即是。

配伍治病

咳嗽、肺炎：身柱配肺俞

脊背强痛：身柱配天宗、肩井

功用

补气壮阳

关元穴

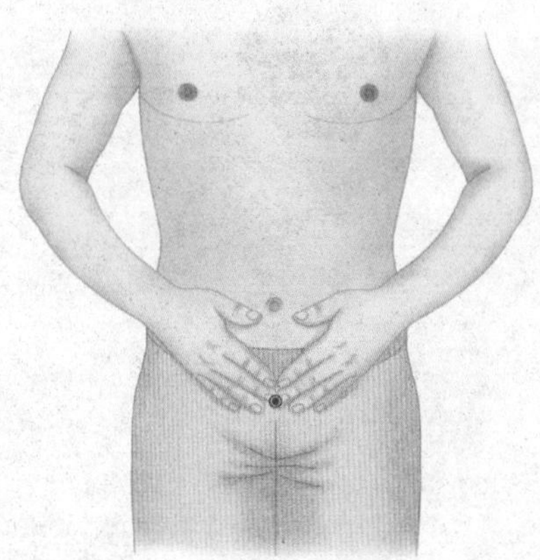

正坐，双手置于小腹，掌心朝自己，双手中指指端触碰处即是。

配伍治病

中风脱证：关元配气海、肾俞和神阙

虚劳里急的腹痛：关元配足三里、脾俞和公孙

功用

培补元气，保健强身

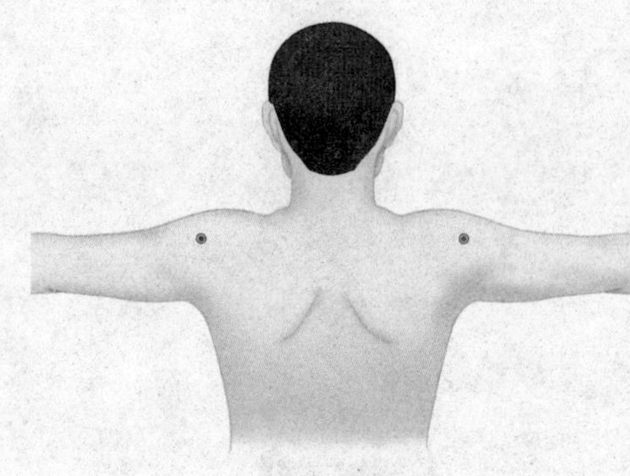

肩髎穴

站立，将两只手臂伸直，肩峰的后下方会有凹陷，肩髎穴就位于此凹陷处。

配伍治病

肩臂痛：肩髎配曲池

肋间神经痛：肩髎配外关和章门

功用

通络止痛

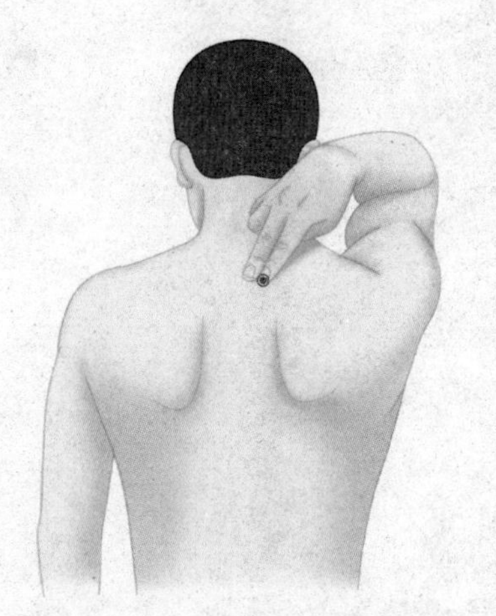

风门穴

正坐，头微向前俯，双手举起，掌心向后，并拢食指、中指两指，其他手指弯曲，越过肩伸向背部。将中指指腹置于大椎穴下第2个凹陷(第2胸椎与第3胸椎间)的中心，则食指指尖所在的位置即是该穴。

配伍治病

感冒：风门配风池

荨麻疹：风门配血海、膈俞

功用

宣通肺气，调理气机

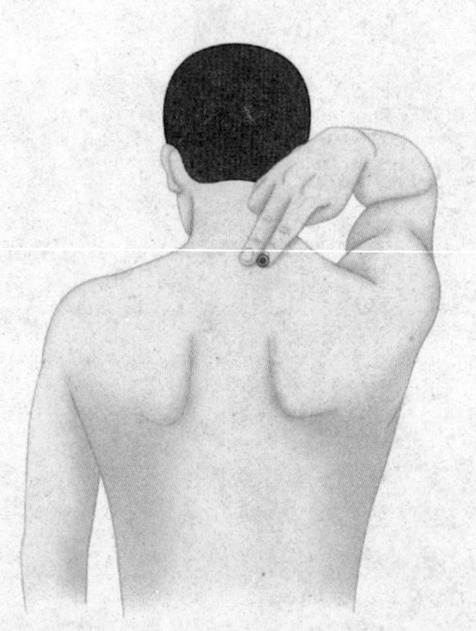

大杼穴

正坐，头微向前俯，掌心向后，并拢食指、中指两指，其他手指弯曲，越过肩伸向背部。将中指指腹置于颈椎末端最高的骨头尖下的棘突（第1胸椎的棘突）下方，则食指指尖所在的位置即是该穴。

配伍治病

咳嗽：大杼配肺俞

气喘：大杼配天突、肺俞

功用

清热除燥，止咳通络

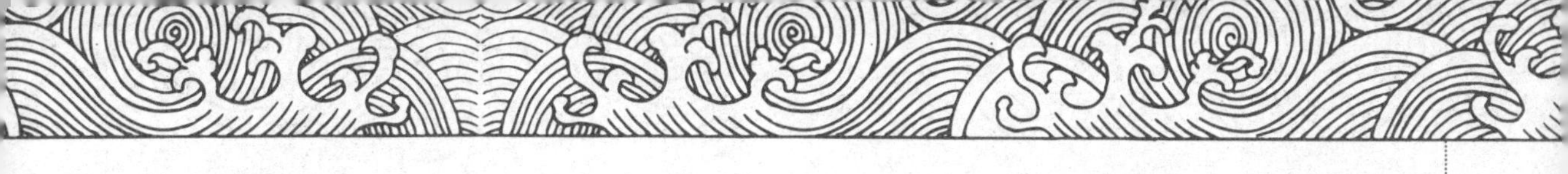

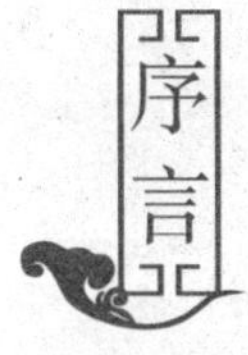

健康生活从脊柱开始

在现代社会，几乎所有人都生过病，如果只是轻微的感冒或头痛，可能只要多休息、多喝水就会不治而愈。但是也有一些像头晕、胸闷气短、胸背痛、血压异常的情况很难自愈，当患者到医院反复就诊后，却可能很难确定病因，也无法进行治疗，这种情况严重影响了患者的生活和工作。这些疾病的病因到底在哪里？也成为患者最想知道的答案。

随着医学的发展，这个问题的答案也逐渐明了，这些常见病的病因就可能在于脊柱。这时，有些患者不免疑惑，我患的病与脊柱有什么关系？是的，有些疾病看似和脊柱完全没有关系，但实际上有着密切的联系。这是因为脊柱与人体的许多内脏器官相关联，所以当脊柱错位时，与之相关的器官就会发生功能紊乱，导致人体的免疫力下降，从而引起疾病，目前已知的就有五十余种疾病与脊柱异常有着直接的关联。

以高血压为例，当颈部受到外伤、风寒湿邪侵袭时，颈椎的平衡会被破坏，进而引起脑组织缺血，导致中枢性血压异常。尤其是第2颈椎、第3颈椎错位后，交感神经兴奋性会增高，血压也随着升高；而第5颈椎、第6颈椎错位后，椎体附近的颈动脉窦受到刺激，也会引发血压的上升，造成高血压。

从临床诊断和治疗效果来看，脊柱病变与常见疾病有着密切的关系，在此基础上，一门强调脊柱治疗的医学也应运而生。脊柱治疗简称脊疗，是指通过推拿、按摩、指压、按压脊背及脊柱两旁的有关穴位，来矫正脊柱位置异常，从而治疗疾病的疗法。

与其他疗法相比，脊疗主要有着以下优势。

首先，脊疗是一门无创伤的疗法。这种疗法主要运用各种治疗手法来对脊柱进行矫正，既没有药物治疗的副作用，也不会造成身体上的损伤。

其次，脊疗是一种方便可行的疗法。脊柱作为身体的支柱，一旦发生病变，就会在外表有所体现，因此我们可以通过自我诊断法来诊断脊柱的异常和自身的健康状况。如当一边的肩膀严重下垂，往往患有胸部疾病；而一边的肩膀严重上扬，往往会引发肩周炎、背痛、妇科病、坐骨神经痛等疾病。

再次，脊疗是一种疗效明显的疗法。此疗法对一些骨骼肌肉疾病，如肩颈痛、腰痛、头痛、脊柱变形等，都有着显著的效果。而对于一些损伤性脊柱病变，如颈椎综合征、腰椎间盘突出症、某些损伤性截瘫等也都有很好的疗效。一些患有颈椎综合征、腰椎间盘突出症等疾病的患者接受本疗法四五次后即可缓解部分症状。此外，在进行脊疗后，一些由脊柱病引起的高血压、心律失常、脑外伤后综合征、视力减弱或失明、耳聋等疾病也能得到改善。

正是因为脊疗在治病的时候效果明显，因此受到了大众欢迎。本书就是以脊疗为中心，详细介绍了脊疗的历史、自我诊病法、常见病的脊疗手法和日常生活的脊疗保健，并将各种疾病分门别类，详细介绍了各类疾病的治疗手法和对症药膳，方便读者对症治疗。此外，本书运用图解的编辑手法，图文并茂，使读者能够即学即会，可以在阅读本书之后在家中即能实践操作。

但是由于笔者水平有限，工作中难免出现一些疏漏，我们在此诚恳地希望读者能够提出宝贵意见，以便我们在今后的工作中加以改正。

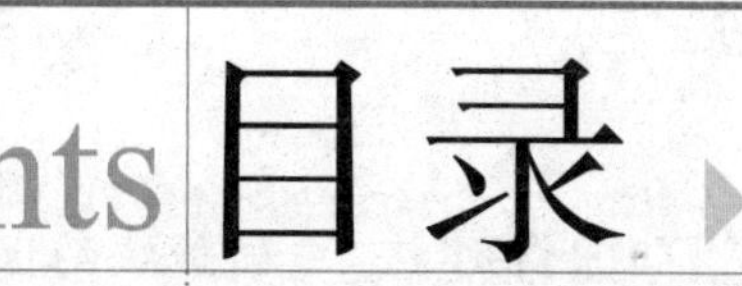

Contents 目录

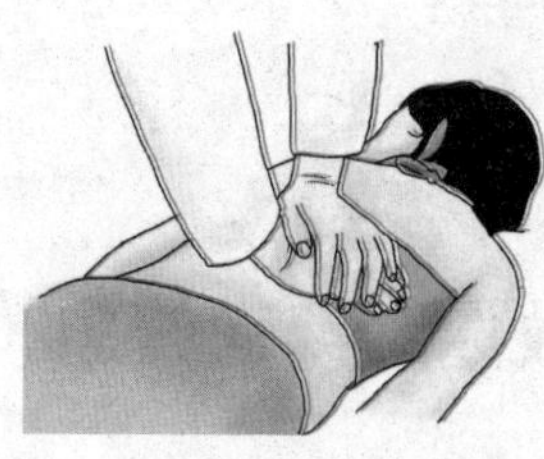

脊疗是在人体脊背及脊柱两旁的有关穴位上施术的治疗方法，它不仅疗效显著，还毫无创伤，是自然疗法的重要组成部分。

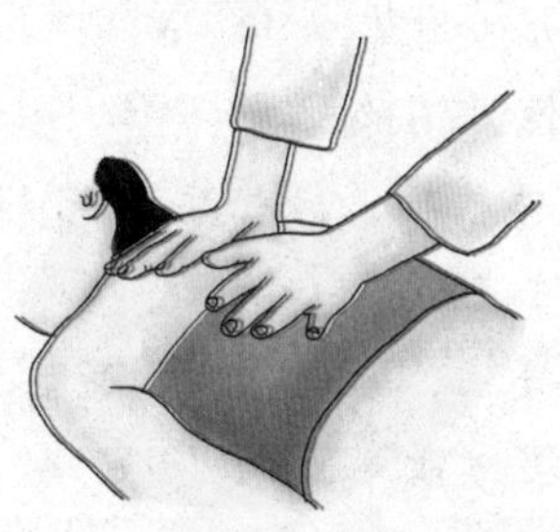

在脊疗中，有许多颇具特色的手法，医生可以根据患者的病症来选择较为适合的手法，达到对症施治的目的。

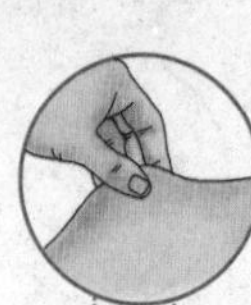

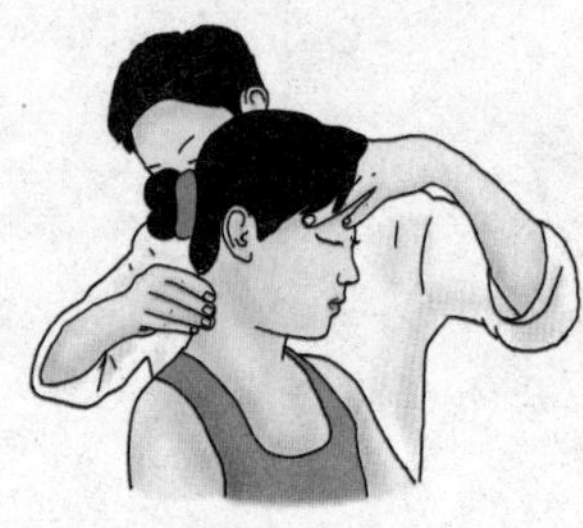

通过脊疗，我们可以矫正病变的脊柱，使其恢复正常的生理曲线，并远离亚健康的状态。

第四章 脊疗专家教你远离亚健康

第五章 脊柱本身疾病的治疗

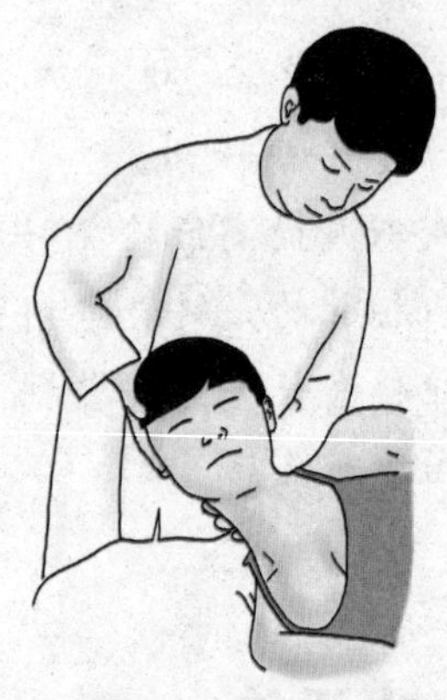

由于脊柱病变和疾病有较强的对应性，所以经常被用于治疗一些常见病，往往能取得很好的疗效。

第六章 常见病的治疗

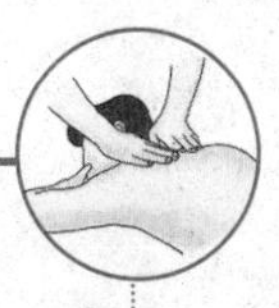

第七章 妇科、男科病症的治疗

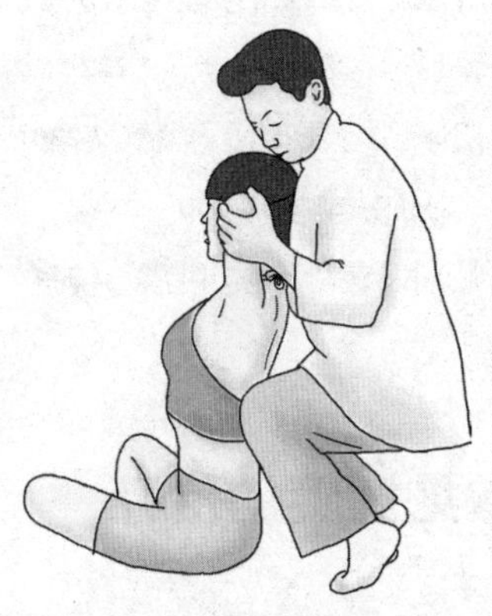

腰椎间盘突出是临床上常见的引起腰痛和腿痛的病症之一，主要因椎间盘退行性病变、外在的损伤及受寒着凉而引发。不良的坐姿、站姿也会导致腰椎间盘突出症。

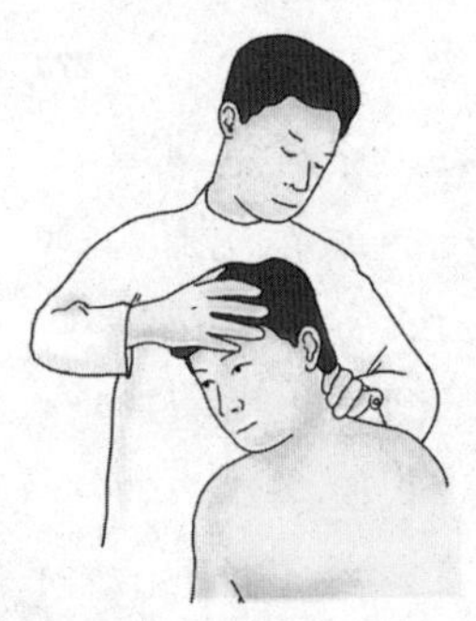

落枕是一种常见病，多由于睡眠时头部姿势不当、枕头高低不适引起，当颈部一侧肌群在较长时间处于过度伸展牵拉位，就会引发颈部的酸痛。

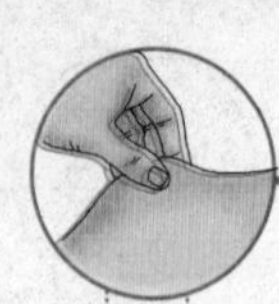

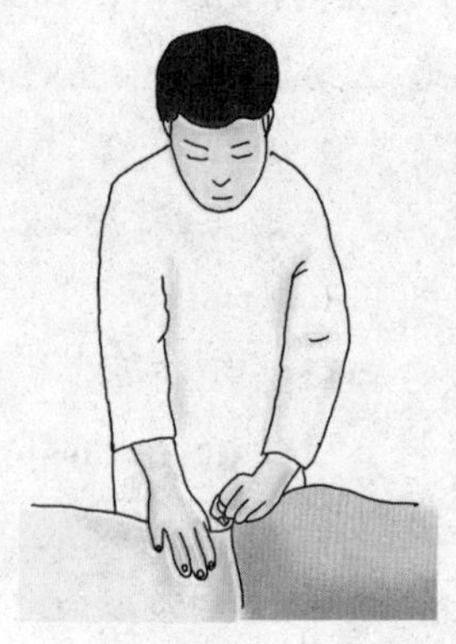

在脊柱中，腰椎病变与妇科、男科疾病有着紧密的联系，因此可以通过整复腰椎来治疗这些疾病。

第八章 小儿常见病症的治疗

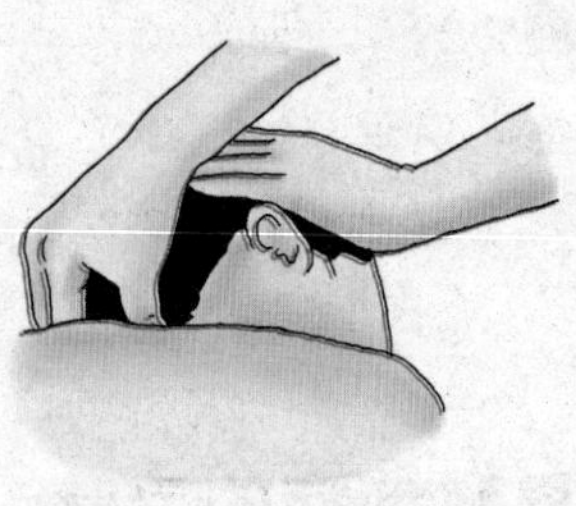

在小儿疾病治疗方面，脊疗有着显著的疗效，常被临床应用于治疗儿科疾病，广受家长的喜爱。

第九章 自我脊疗保健操

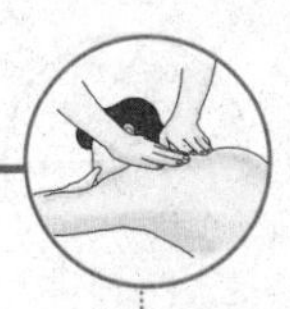

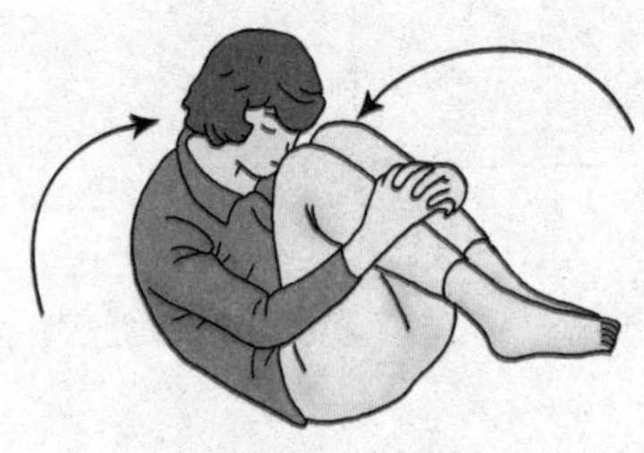

除了脊柱矫正外，我们平时也可以做一些简单的脊柱保健操，以达到保护脊柱、防治疾病的目的。

第十章 日常生活的脊疗保健

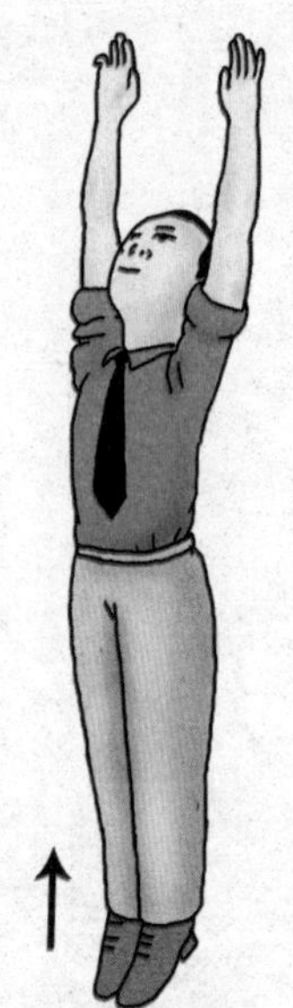

在日常生活中，我们应时时注意保护自己的脊柱，这样不仅可以防止脊柱病变，还能拥有一个优美的体态。

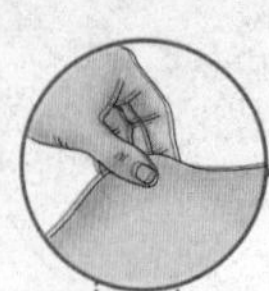

阅读导航

脊柱是人体的中轴，一旦其发生病变，就会引发多种疾病。本书通过形象的图解，深入浅出地介绍脊柱及其相关疾病的疗法，让你在家中就可以轻松预防和治疗疾病。

标题
从这里开始你的阅读旅程。

导语
总述这一节讲了什么内容。

精彩正文
简单易懂的文字，让你轻松学会脊疗知识。

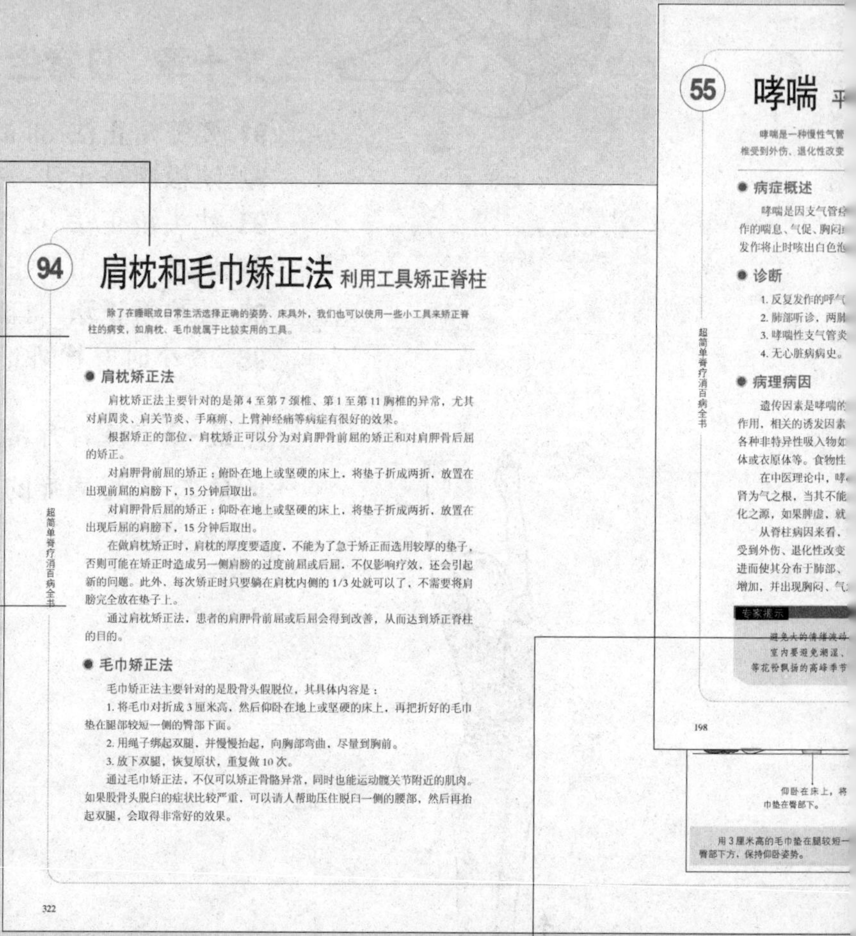

专家提示
告诉你生病期间饮食起居的注意事项。

94 肩枕和毛巾矫正法 利用工具矫正脊柱

除了在睡眠或日常生活选择正确的姿势、床具外，我们也可以使用一些小工具来矫正脊柱的病变，如肩枕、毛巾就属于比较实用的工具。

肩枕矫正法

肩枕矫正法主要针对的是第4至第7颈椎、第1至第11胸椎的异常，尤其对肩周炎、肩关节炎、手麻痹、上臂神经痛等病症有很好的效果。

根据矫正的部位，肩枕矫正可以分为对肩胛骨前屈的矫正和对肩胛骨后屈的矫正。

对肩胛骨前屈的矫正：俯卧在地上或坚硬的床上，将垫子折成两折，放置在出现前屈的肩膀下，15分钟后取出。

对肩胛骨后屈的矫正：仰卧在地上或坚硬的床上，将垫子折成两折，放置在出现后屈的肩膀下，15分钟后取出。

在做肩枕矫正时，肩枕的厚度要适度，不能为了急于矫正而选用较厚的垫子，否则可能在矫正时造成另一侧肩膀的过度前屈或后屈，不仅影响疗效，还会引起新的问题。此外，每次矫正时只要躺在肩枕内侧的1/3处就可以了，不需要将肩膀完全放在垫子上。

通过肩枕矫正法，患者的肩胛骨前屈或后屈会得到改善，从而达到矫正脊柱的目的。

毛巾矫正法

毛巾矫正法主要针对的是股骨头假脱位，其具体内容是：

1. 将毛巾对折成3厘米高，然后仰卧在地上或坚硬的床上，再把折好的毛巾垫在腿部较短一侧的臀部下面。

2. 用绳子绑起双腿，并慢慢抬起，向胸部弯曲，尽量到胸前。

3. 放下双腿，恢复原状，重复做10次。

通过毛巾矫正法，不仅可以矫正骨骼异常，同时也能运动髋关节附近的肌肉。如果股骨头脱臼的症状比较严重，可以请人帮助压住脱臼一侧的腰部，然后再抬起双腿，会取得非常好的效果。

322

55 哮喘

病症概述

诊断

病理病因

专家提示

198

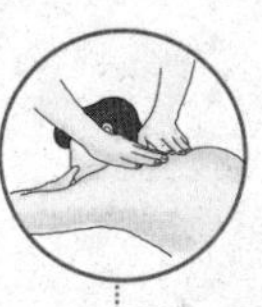

疾病名

标题是疾病名，从这里找到你想治疗的病。

哮喘的脊疗

step1

患者体位：坐位
治疗部位：颈部
治疗手法：按揉
治疗目的：松弛肌肉

医者左手扶持患者头顶，固定患者的头部。

医者右手手背按揉患者颈部，以松弛颈部肌肉。

step2

患者体位：仰卧
治疗部位：颈部
治疗手法：牵引
治疗目的：整复颈椎

医者左手托扶患者后颈，拇指按住患椎横突侧向隆起处，保持定点。

医者右手托住患者下颌，转动患者头部，当向患侧转至最大角度时，做扳、按、牵运动。

step3

患者体位：平枕侧卧
治疗部位：颈部
治疗手法：按压
治疗目的：整复颈椎

医者左手扶持患者面颊，转动至最大角度时，施以有限度的闪动力。

医者右手托扶患者后颈，拇指按住错位的横突隆起处，当患者头部转至最大角度时，施力按压。

第六章 常见病的治疗

● 健康贴士

1. 哮喘患者宜选用麻黄、桔梗、紫菀、陈皮、佛手、香附、木香、款冬花等能松弛气道平滑肌的药材。
2. 宜选择黄芩、防风、红枣、五味子等有抗过敏反应作用的药材。
3. 宜吃高蛋白食物，如奶类、瘦肉类等，多吃白果、核桃、猪肺等补肾养肺的食物。

55

199

对症脊疗

针对脊柱及其相关疾病，直观地介绍了脊疗的具体步骤。

健康贴士

针对常见疾病的健康贴士，介绍饮食上的宜忌。

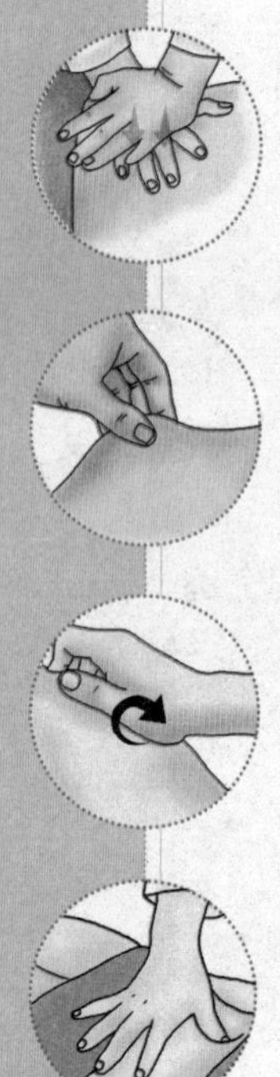

本章看点

- 脊疗的概述

用简单的言语，使你认识一门无创伤的疗法

- 脊疗的历史渊源

简要介绍脊疗的历史，带你追溯脊疗的演变

- 脊柱的构造

用图解的方式，使你了解人体支柱的结构

- 脊髓与脊神经

用通俗的言语，使你了解脊柱与神经中枢的关系

- 脊柱与疾病

用现代医学研究，使你明确脊柱与疾病的对应关系

- 脊疗的原理

从中医和现代医学的角度，阐述脊疗的理论依据

- 脊疗的功效

介绍脊疗在疾病的预防和治疗方面的疗效

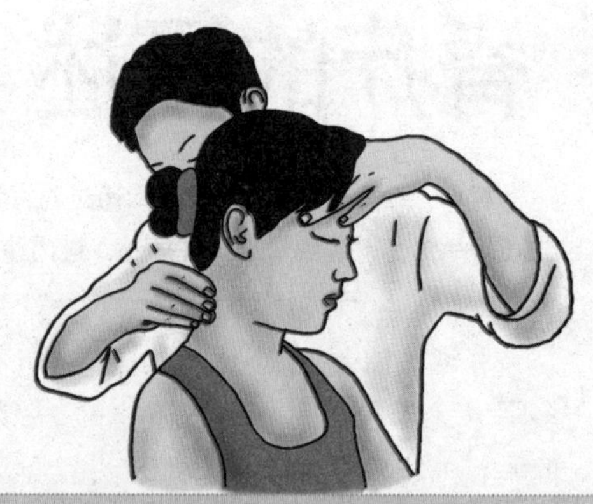

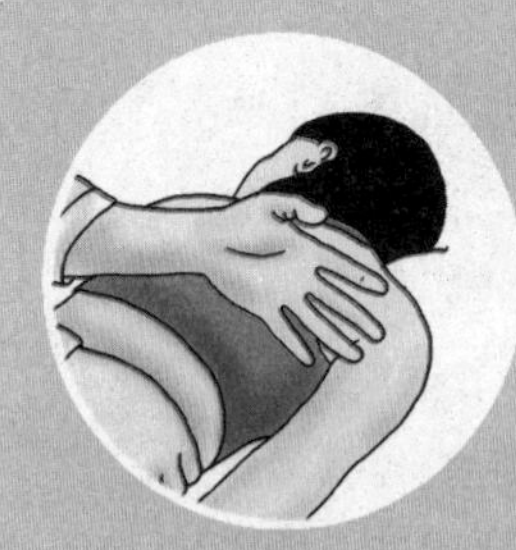

第一章
认识脊疗

脊疗，是指通过推拿、指压、按压脊背及脊柱两旁的有关穴位，来矫正脊柱位置异常，从而诊断、治疗疾病的疗法。在现代社会，脊疗以无创伤、疗效显著等特点吸引了许多人的注意，成为了一门新兴的通用医学。

1 脊疗的概述 无创伤的疗法

脊疗，即脊柱疗法，具体是指通过对脊背及脊柱两旁的有关穴位施行推拿、按摩、指压、按压等手法，以达到矫正脊柱病变，进而诊断、治疗疾病的疗法。

在现代社会，很多人都生过病，如果只是轻微的感冒或头痛，可能只要多休息、多喝水就会不治而愈。但是也有一些腰痛、胸闷等症状虽在临床中经过反复检查，但一直未能发现病因，因此无法医治。像这些未能发现病因的症状，其病根就可能在脊柱。

脊柱又称脊梁骨，是人体的中轴和运动的轴心。成人的脊柱从正面看是一条直线，从侧面看则为“S”形，即颈椎和腰椎向前凸，胸椎和骶椎向后凸，这些弯曲增加了脊柱的弹性，减轻了行走和跳跃的冲击与震荡，保护了脑部和内脏器官。因此一旦脊柱出现扭曲，人体的状态就会随之改变。如颈椎有问题，头就会抬不起来，甚至会头晕、头痛；而胸椎有问题，人就会含胸扣肩，自然容易弯腰驼背，很难有轩昂的气质。更重要的是，由于脊柱与许多器官和内脏相连，所以当脊柱错位时，与之相关的器官和内脏就会产生功能紊乱，导致人体的免疫力下降，从而引发疾病。如心律不齐、顽固性失眠等症状的病因就是颈交感神经型的颈椎病，而消化性溃疡则与脊柱损害的符合率最高。这些由脊柱病变引发的疾病也被形象地称为“脊柱相关疾病”，甚至被称为对人类健康影响最大的病因之一。

正因为脊柱在人体中有着重要的地位，所以强调脊柱治疗的脊疗也就出现了。所谓脊疗，是指通过推拿、按摩、指压、按压脊背及脊柱两旁的有关穴位，来矫正脊柱位置的异常，从而诊断、治疗疾病的疗法。在众多医学疗法中，脊疗结合了传统医学和现代医学的优点，不仅没有药物治疗的毒副、致畸、致癌变作用，也没有针灸对皮下组织的损伤，因此被认为是无创伤的医学。

作为一门强调外在力学的疗法，脊疗在治疗过程中往往给患者以舒适的感觉，对许多疾病也有着显著的疗效，因而引起了世界医学界的高度重视，受到了普遍欢迎。美国在20世纪70年代末，就开办了五百多所按摩学院，拥有2.5万个整脊师。至今，脊疗已成为一门新兴的通用医学，在世界范围内，一股强大的脊疗热潮正在兴起。

脊柱与脊疗

脊柱是人体骨骼结构中最重要的支柱，它上连大脑，下连五脏六腑和四肢，从正面看是笔直的直线，从侧面看则有 4 个弯曲，减轻了行走和跳跃的冲击与震荡。

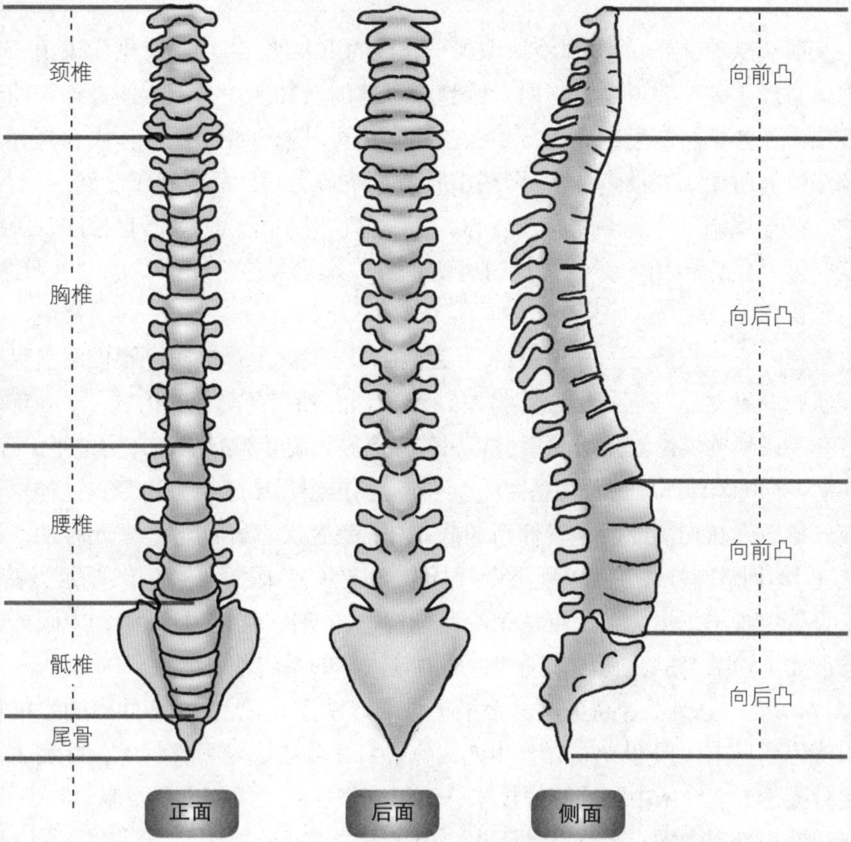

颈椎
胸椎
腰椎
骶椎
尾骨

向前凸
向后凸
向前凸
向后凸

正面　后面　侧面

脊疗

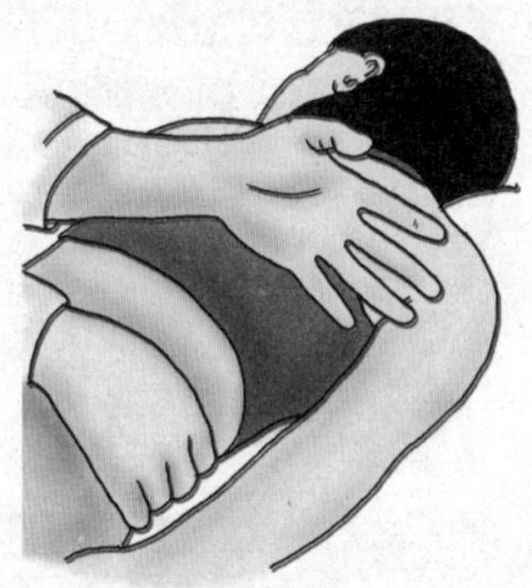

脊疗是指通过推拿脊背及脊柱两旁的有关穴位来矫正脊柱位置异常，从而达到诊断、治疗疾病目的的疗法。

2 脊疗的历史渊源 古老的医学

中国脊疗的历史最早可追溯到两千多年前，当时的医书中已记载了脊柱异常症状和治疗方法。此后，中国脊疗不断发展，并形成了系统的脊柱疗法。

从很久以前，中国的医师就认识到了脊柱的重要性。在中医脏象学说中，有“藏诸内，必形于外”的说法，指出了脏腑藏于体内，其活动必定会通过外表的症状表现出来，如果脏腑发生病变，那么这些变化可以通过经络达于体表，正如《医学源流论》所说：“脏腑有病，则现于肢节；肢节有病，而反现于脏腑。”而在体表中，背部属阳，为胸中之府，与心、肺、脾、胃、肝、胆等器官相连，脏腑的病变会通过经络传到脊背，脊背的病变也可以影响经络，即所谓的“五脏之系，咸附于背”。

早在《五十二病方》和《黄帝内经》中，已记载了颈椎病、腰椎间盘突出症的症状，并针对这些症状提出了按摩、针灸、内外用药等治疗方法。610 年，巢元方在《诸病源候论》介绍了牵引、屈伸、摇振、旋转等方法，并用之来治疗颈、腰疾病。640 年，孙思邈著《备急千金要方》，提出用压膝抱头肩牵、过伸复位来治疗腰椎急性扭伤。此后，李仲南、危亦林都有相关著作问世。宋元时期，脊柱疗法在中国十分盛行，甚至出现了专门从事整脊的“铃医”。1815 年，胡延光在《伤科汇纂》中指出了用腹部枕缸法来治疗脊柱过伸型骨折脱位。此时，中国传统医学已形成了包括牵引、旋转、过伸、屈曲等内容的系统整脊疗法。

1746 年，中国学者高至凤编著了《骨继疗法重宝记》，将李仲南的颈椎悬吊牵引法传到日本。19 世纪初，日本的二宫彦可来到中国学习整骨术，并编著《中国接骨图说》来介绍中国的整脊技术，为中国脊疗的传播作出了贡献。

虽然脊疗在中国有着悠久的历史，但是它的广泛传播还是始于美国。19 世纪末，美国的柏墨尔意外地通过矫正脊柱使患者恢复了听力，此后，他创立了整脊疗法学会，开始传授脊疗理论及治疗手法。此后，脊疗开始在美国、加拿大等国家广泛流传，并日益受到人们的重视。

中国的脊柱疗法

早在前两百多年，中国的《五十二病方》就已经介绍了颈椎病的症状和治疗方法。此后，中国医师潜心研究脊疗，提出了许多卓有成效的疗法，李仲南的兜颈坐罂法和危亦林的悬吊牵引复位法就是比较重要的方法。

兜颈坐罂法

1331 年，李仲南首次提出了兜颈坐罂法，比法国人的布带牵引颈椎疗法早 400 年。

布带打结后，悬挂在房梁之上，以固定患者头部，使其不要移动。
颈骨骨折的患者坐在矮椅之上，双手扶膝，双腿大开，将头部放置于悬吊的布带之中。
医生站在患者左侧，用布带兜住患者头部，然后用快速牵引法使骨折的颈椎复位。

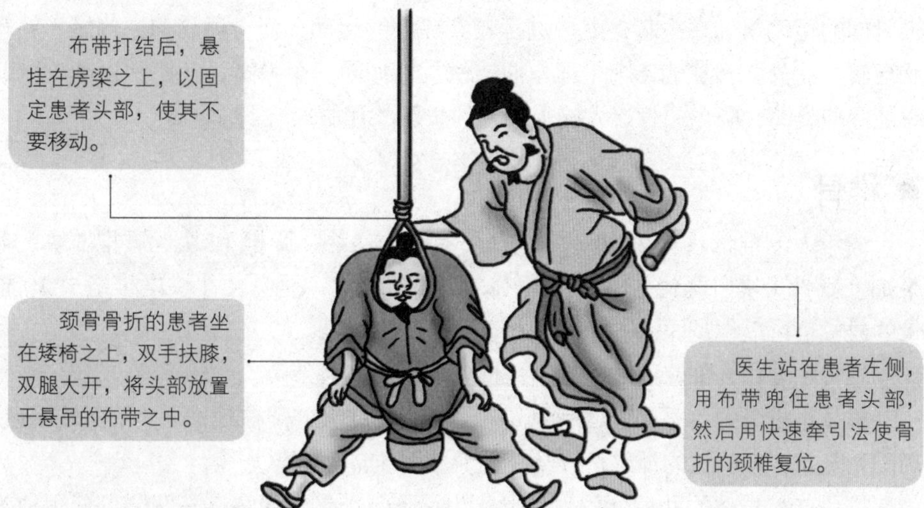

悬吊牵引复位法

1337 年，危亦林首次提出悬吊牵引复位法，比美国人的悬吊复位疗法早 600 年。

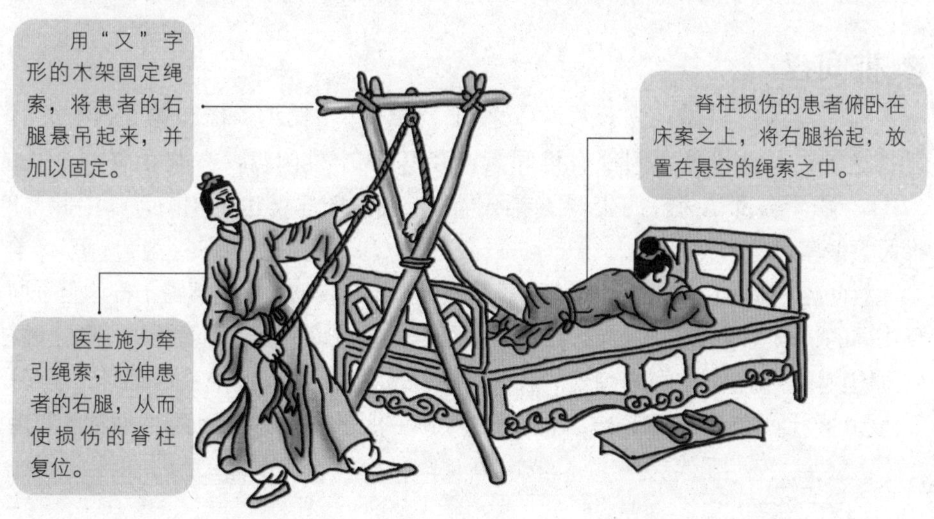

3 脊柱的构造 身体的栋梁

脊柱作为人体的支柱，其结构十分复杂，主要是由椎骨和椎间盘组成，这种结构不仅使身体能灵活运动，还承担了负重、减震、保护和运动等功能。

脊柱位于背部正中，主要由椎骨和椎间盘组成，其中 3/4 是椎骨，1/4 是椎间盘。在脊柱周围有韧带，并附有许多肌肉，能负重、平衡肢体。当人体活动时，椎骨间的运动累计在一起，就可进行较大幅度的运动，使身体屈伸、侧屈、旋转和环转。此外，脊柱的 4 个生理弯曲，使脊柱如同一个弹簧，在剧烈运动或跳跃时能缓冲震荡，防止颅骨、大脑受损，保护胸腔和腹腔脏器。

◉ 椎骨

成年人的椎骨共有 24 块，自上而下有颈椎 7 块、胸椎 12 块、腰椎 5 块，如果加上骶骨 1 块、尾骨 1 块（骶骨由 5 块骶椎组成，尾骨由 4 块尾椎组成），椎骨的数量也可以说是 33 块。

椎骨主要由 3 部分组成，分别是椎体、椎弓和关节突。

椎体是椎骨的负重部分，呈中间略细、两端膨大的圆柱状，上、下面较平坦，周围稍隆起，椎间盘的纤维环环绕其上，由颈椎向下逐渐增大。

椎弓连接椎体的两后外侧，其形状为弓形，上、下缘各有一凹陷，分别称为椎上切迹和椎下切迹。在椎体和椎弓之间，形成椎孔，内有脊神经及血管通过。

关节突是椎弓上发出的一系列突起，共有 7 个，分别是棘突 1 个，横突、上关节突、下关节突各 1 对。其中棘突的末端可以在体表触及，是重要的骨性标志。

◉ 椎间盘

椎间盘为密封体，位于两锥体之间。人体除了第 1 颈椎和第 2 颈椎之间、骶椎之外，其他椎体之间都有椎间盘，共有 23 个椎间盘，占整个脊柱全长的 32.1%。由于各部位脊柱的生理要求不同，椎间盘的厚度也不相同，其中腰部的椎间盘最厚，约为 9 毫米。

椎间盘一般是由软骨板、纤维环、髓核组成。其中软骨板是覆盖于椎体上下面、环中间的骨面。纤维环由胶原纤维束的纤维软骨构成，两者包围着髓核，防止髓核向周围突出。髓核是一种有弹性的胶状物质，富含大量水分，它在滚动时，能将所受压力均匀地传递给纤维环和软骨板，产生强大的反抗性弹力，从而吸收脊柱的震荡。

脊柱的构成

脊柱主要由椎骨和椎间盘构成，其中椎骨共有 24 块，是脊柱的主体；而椎间盘共有 23 块，是连接椎骨的组织。

椎骨

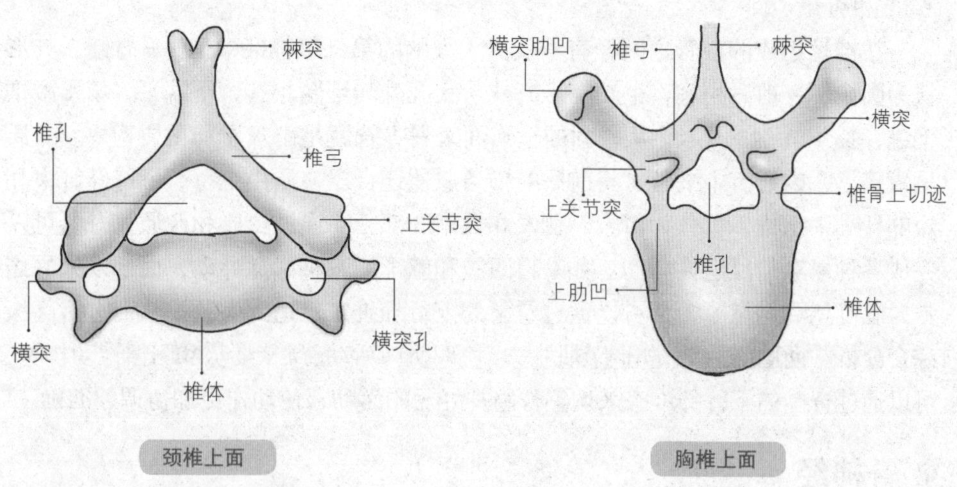

颈椎上面　　胸椎上面

椎间盘

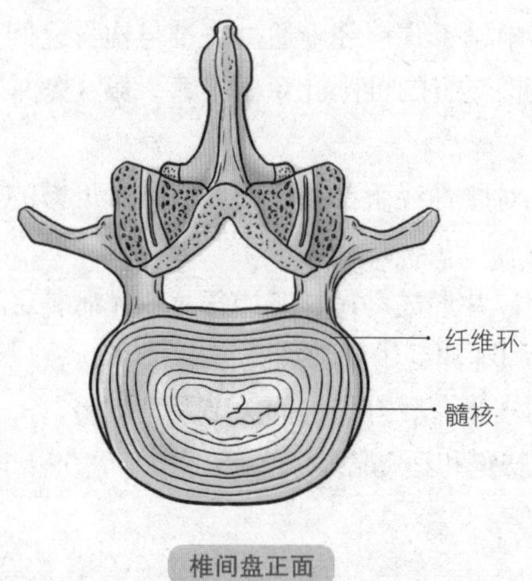

椎间盘正面

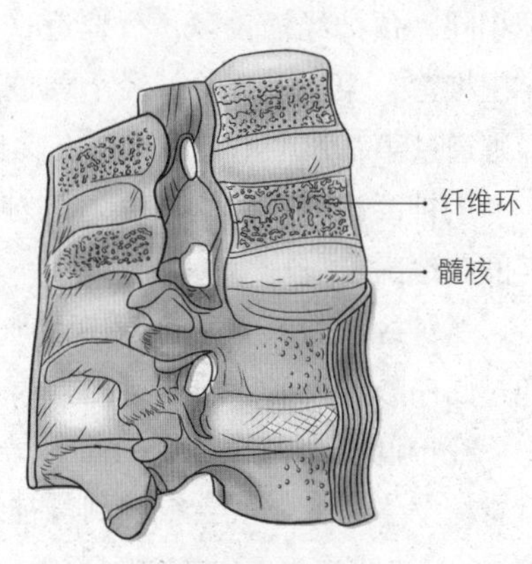

椎间盘侧面

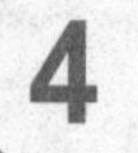

脊髓与脊神经 神经的中枢

脊髓属于中枢神经的一部分，它的两旁发出许多成对的脊神经，并连接全身的皮肤、肌肉和内脏器官，成为神经系统的重要组成部分。

脊髓

在椎骨组成的椎管之间，有着仅次于大脑的第二级神经中枢——脊髓。其形状为圆柱形，前后稍扁，上端在平齐枕骨大孔处与延髓相连，下端平齐第1腰椎下缘，长40～45厘米。从脊髓的横切面来看，脊髓是由灰质和白质构成。灰质呈蝴蝶形，中心有中央管，将前后的横条灰质连合。白质由上行、下行纤维束和短的纤维束组成，可分为前索、侧索和后索3部分。通过白质和灰质，脊髓可以完成各种复杂的反射性活动。如来自四肢和躯干的各种感觉冲动，面部以外的痛觉、温度觉和触觉等，都可以通过脊髓的上行纤维束传达到大脑，从而进行高级综合分析。而脑的活动，如调节肌张力、协调肌肉活动、维持姿势和习惯性动作等，可以通过脊髓的下行纤维束来调整脊髓神经元的活动，使动作更加协调、准确。

脊神经

在脊髓两旁，发出许多成对的神经，它们分布在躯干和四肢的肌肉中，主管颈部以下的感觉和运动，即为脊神经。成人的脊神经共有31对，分别是8对颈神经、12对胸神经、5对腰神经、5对骶神经、1对尾神经。

由于脊髓短而椎管长，所以各节段的脊神经根在椎管内走行的方向和长短也不相同。颈神经根较短，行程近乎水平，其中第1颈神经干通过寰椎与枕骨之间穿出椎管，第2～7颈神经干通过同序数颈椎上方的椎间孔穿出椎管，第8颈神经则通过第7颈椎下方的椎间孔穿出。

胸神经根斜行向下，12对胸神经干和5对腰神经干都通过同序数椎骨下方的椎间孔穿出。

骶神经根较长，在椎管内近乎垂直下行，并形成马尾，其中第1～4骶神经通过同序数的骶前、后孔穿出，第5骶神经和尾神经由骶管裂孔穿出。

在椎间孔内，脊神经的前方是椎间盘和椎体，后方是椎间关节及黄韧带，一旦脊柱发生病变，就会影响到脊神经，造成感觉和运动障碍。

脊神经的分类

脊神经是脊髓与躯干、四肢相连的神经，共有 31 对。根据脊神经的分布和功能，可将其纤维成分分为 4 类，即脊膜支、交通支、后支、前支。

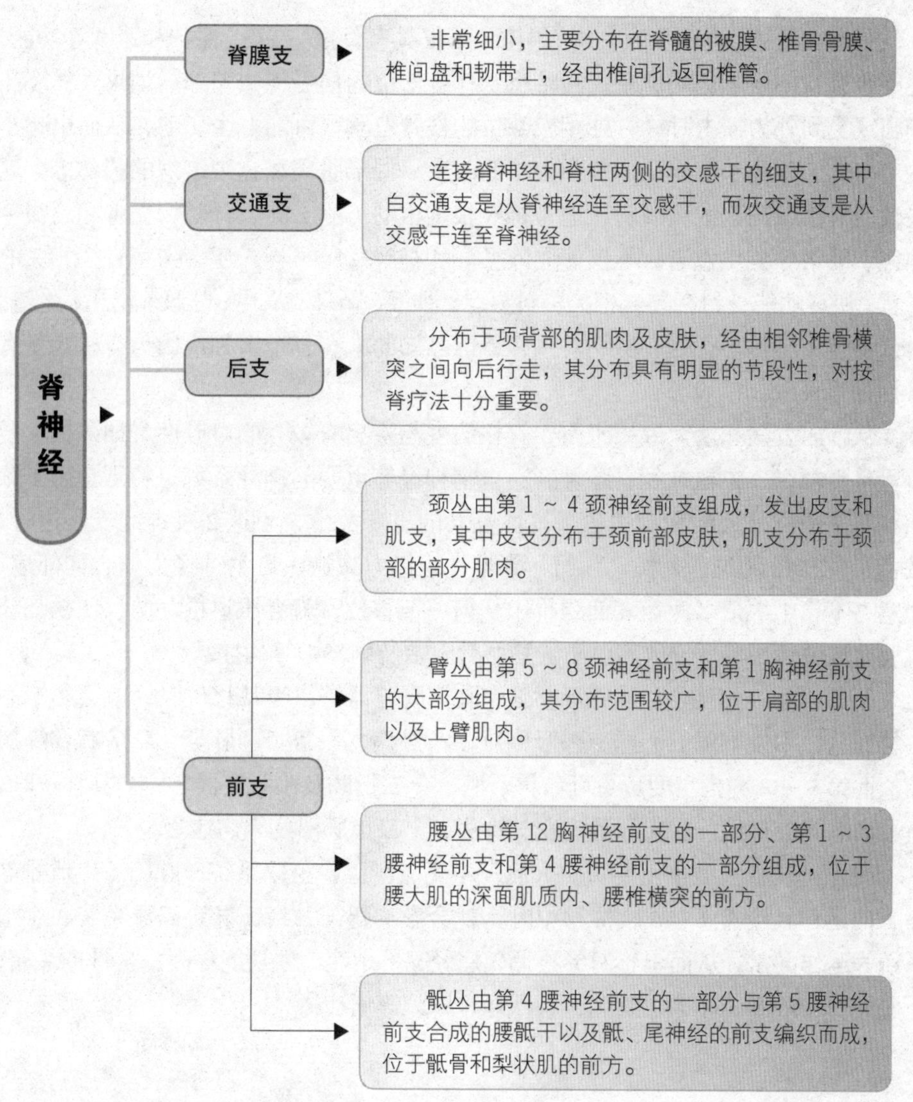

5

脊柱与疾病 健康的警讯

由于脊柱在人体中承担着重要的作用，所以当脊柱发生病变时，很容易影响其他器官，引发相应的疾病，给人们的生活和工作带来很多困扰。

如上文所述，脊柱作为人体的中轴，不仅具有负重、减震、保护和运动等功能，还能传递脑部所下达的命令，同时将身体各部位的信号传回脑部。如果人体姿势不当或受到外力撞击时，脊柱相应部位的椎骨位置很可能发生变动，从而引起小关节对合的紊乱、椎间孔形状和大小的改变、局部肌肉和韧带组织的损伤等。这些改变直接或间接地刺激、压迫脊神经根、椎动（静）脉、脊髓、交感和副交感神经、经络等信息通道，不仅使血液循环和神经感应不畅，还会伤害脊柱相关的器官，使其功能受到影响。相关资料显示，神经、循环、消化、呼吸、泌尿、生殖、内分泌等系统都与脊柱有密切关系，目前已知的就有五十余种疾病与脊柱病变有着相应的联系。

从临床发病和治疗效果来看，脊柱病变与疾病有较强的对应性。如颈椎主要负责自主神经、中枢神经、脑神经、末梢神经等重要的神经系统，特别是第 1 颈椎和第 2 颈椎是大脑和身体各部良性互动的重要关卡，当这 2 段神经受压迫时，就会引发神经衰弱、失眠、头痛、头晕、记忆力减退、自主神经失调、抑郁症、注意力不集中等诸多病症。而颈椎中任何一节移位，就会压迫椎动脉，使脑部缺氧及血液循环不良，导致高血压、脑血管阻塞及脑卒中等病症。

又如第 1 ~ 4 胸椎主要负责心脏、肺等胸腔器官，当其移位时，就会影响心脏神经丛，引发胸闷、心悸、呼吸困难、心脏病、气管炎、肺炎、乳房病变等病症。而第 5 ~ 8 胸椎主要负责肝、胃、胆、十二指肠及小肠等器官，当其移位时，就会影响腹腔神经，引起肝脏病变、胃病、十二指肠溃疡等病症。

另外，腰椎和骶椎主要负责大肠、小肠、肾脏、泌尿系统、肛门、生殖器等器官的运作，当第 1 ~ 5 腰椎移位时，就会影响腿部神经，导致泌尿系统、生殖系统等运作异常，从而引起月经不调，痛经，不孕症，性功能障碍，坐骨神经痛，下肢无力、酸麻、冰凉，膝痛，脚踝痛，尿频等病症。

脊柱对应的系统和病症

根据现代医学理论，脊柱与神经、循环、消化、呼吸、泌尿生殖、内分泌等系统都有着密切的关系，脊柱病变与疾病也有着较强的对应性，这也为脊柱相关疾病的诊断和治疗提供了理论依据。

对应系统	对应常见病症
1. 神经	1. 高血压、头痛
2. 神经	2. 眼疾、头晕
3. 神经	3. 神经痛、咳嗽
4. 神经	4. 鼻塞、失聪
5. 消化	5. 咽喉炎、哮喘
6. 消化	6. 肩周炎、气管炎
7. 消化	7. 阑尾炎、贫血
8. 消化	8. 气喘、气短
9. 内分泌	9. 心脏病、气滞
10. 内分泌	10. 感冒、肺炎
11. 泌尿	11. 多汗、手肿
12. 泌尿	12. 肝火内盛、关节炎
13. 呼吸	13. 胃病、消化不良
14. 消化	14. 胃溃疡、胃下垂
15. 呼吸	15. 呕逆、糖尿病
16. 脊柱底	16. 过敏、麻疹
17. 消化	17. 肾亏、风湿病
18. 呼吸	18. 皮肤病、痔疮
19. 消化	19. 食欲不振
20. 免疫	20. 便秘、腹泻
21. 内分泌	21. 阑尾炎、静脉曲张
22. 循环、呼吸	22. 月经不调、小产
23. 循环、呼吸	23. 坐骨神经痛、脚痛
24. 消化	24. 腿麻、小便不利

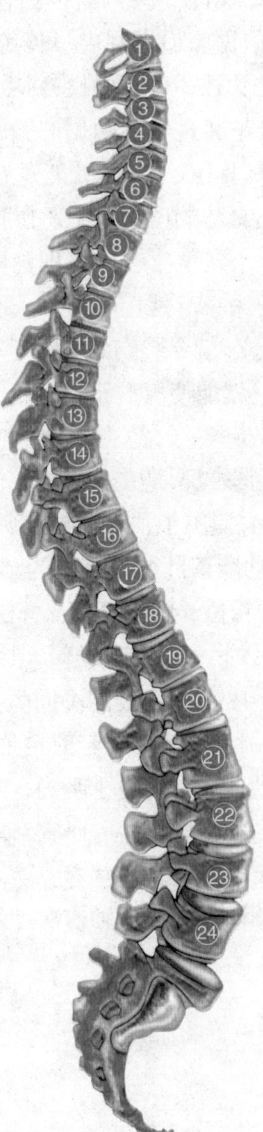

6 脊疗的原理 牵一发而动全身

如上所述，脊柱与许多疾病有着较强的对应性，因此通过按摩、推拿脊柱来治疗疾病也就具备了可能性，脊疗的理论依据也就由此而来。

从结构和功能来看，脊柱与人体的许多器官都有着密切的联系，而关于脊柱相关疾病的诊断及治疗，最早的依据应追溯到中华传统医学。早在两千多年前，中医在脊柱疾病方面就有了相关的论述，如《灵枢·本脏篇》就提到“视其外应，以知其内脏，则知所病矣”，意思是通过脊柱两侧的腧穴就可以看出五脏六腑的病变，如果在这些穴位上进行针刺、指压、按揉，就能对五脏六腑进行诊断和治疗。

此后，中国历代医学家更提出督脉的理论。所谓督脉，是人体十二经络之一，主要是指从百会穴到长强穴的28个穴位。在中医理论中，督脉被认为是“阳脉之海”，主掌人体的一身之气，是保身、延年的根本。而督脉的大多数穴位都位于脊柱附近，因此一旦脊柱发生错位，就会影响到气的运行，导致各种脏器的病变，如果对脊柱两侧的督脉进行调整，就能使气血正常运行，脊疗的中医原理也正是立足于此。

西方医学关于脊柱相关疾病的学说，是在一百多年前，由美国医生率先创立的。在1885年，美国医生帕玛首先提出了“脊柱与疾病相关理论”，将因脊柱错位而引起的脊柱以外的相关系统功能紊乱的疾病称为“脊柱相关疾病”。其具体内容是指椎周软组织损伤、小关节错位、增生退变及脊柱周围组织的无菌性炎症，刺激和压迫了脊神经、内脏神经后的一系列症候群，但发生疾病的脏器或组织均与脊柱相互分离且有各自的功能。1895年，美国民间医生柏墨尔在治疗一位因外伤而丧失听力的打更人时，沿用一种源自2500年前希伯克拉底时代的自然疗法，将患者第4颈椎棘突复位，成功地使患者恢复了听力，从此拉开了脊柱矫正学的序幕。此后，苏联时代的谢尔巴克及其学派深入研究节段反射理疗法，指出对颈交感神经区域进行电疗可以调节大脑及器官的营养。随着脊柱矫正医师在临床上的不断研究及实践，许多似乎与脊柱无关的内脏疾病都能通过脊柱矫正得到改善或治愈。

脊疗与督脉

督脉是阳脉及全身经脉之海，统督背部之阳脉及诸阳经，有调节阴阳、充养髓海等功用。在督脉的 28 个穴位中，有 14 个穴位都在脊柱附近，因此许多治疗内脏疾病的疗法也都在背部进行。

督脉

长强，在尾骨端下，当尾骨端与肛门连线的中点处。

腰俞，在骶部当后正中线上，恰对骶管裂孔。

腰阳关，在腰部当后正中线上，第 4 腰椎棘突下凹陷处。

命门，在腰部当后正中线上，第 2 腰椎棘突下凹陷处。

悬枢，在腰部当后正中线上，第 1 腰椎棘突下凹陷处。

脊中，在背部当后正中线上，第 11 胸椎棘突下凹陷处。

中枢，在背部当后正中线上，第 10 胸椎棘突下凹陷处。

筋缩，在背部当后正中线上，第 9 胸椎棘突下凹陷处。

至阳，在背部当后正中线上，第 7 胸椎棘突下凹陷处。

灵台，在背部当后正中线上，第 6 胸椎棘突下凹陷处。

神道，在背部当后正中线上，第 5 胸椎棘突下凹陷处。

身柱，在背部当后正中线上，第 3 胸椎棘突下凹陷处。

陶道，在背部当后正中线上，第 1 胸椎棘突下凹陷处。

大椎，在后正中线上第 7 颈椎棘突下凹陷处。

哑门，在项部当后发际正中直上 0.5 寸，第 1 颈椎棘突下缘。

位于脊柱附近，在了解脊柱的构造后可以准确掌握位置，并可用之治疗脊柱及相关疾病。

风府，在项部当后发际正中直上 1 寸，两侧斜方肌之间凹陷处。

脑户，在头部后发际正中直上 2.5 寸，枕外隆突的上缘凹陷处。

强间，在头部当后发际正中直上 4 寸，脑户穴上 1.5 寸。

后顶，在头部当后发际正中直上 5.5 寸。

百会，在头部当前发际正中直上 5 寸，或两耳尖连线的中点处。

前顶，在头部当前发际正中直上 3.5 寸，百会穴前 1.5 寸。

囟会，在头部当前发际正中直上 2 寸，百会穴前 3 寸。

上星，在头部当前发际正中直上 1 寸。

神庭，在头部当前发际正中直上 0.5 寸。

素髎，在面部鼻尖的正中央。

水沟，在面部人中沟的上 1/3 与中 1/3 交点处。

兑端，在面部上唇的尖端，人中沟下端的皮肤与唇的移行部。

龈交，在上唇内唇系带与上齿龈的相接处。

7 脊疗的功效 安全可靠的疗法

在诸多疗法中，脊疗在预防和治疗疾病方面很有功效，特别对于一些病因不明、反复发作、久治不愈的慢性病，脊疗更有着显著的疗效。

作为一门提倡自然的疗法，脊疗在疾病的预防和治疗方面都有着良好的疗效。

从疾病的预防来看，脊柱作为人体构造的中轴，不仅能保护内脏器官，还能连接大脑和人体各部。一旦脊柱发生病变，就会使其支配的部位发生异常，从而引发该部位的病变，若能及时地进行治疗，就会达到预防疾病的效果。特别是在儿童、青少年时期，如果长期伏案时间过长、端坐姿势不良就会导致脊柱移位，形成脊柱侧弯。但是因为儿童的脊柱柔韧性较强，所以这些问题刚开始并未表现出明显的症状，而随着年龄的增长，脊柱不正常的移位就会引发疾病，如出现头痛、头晕、腰疼痛等。如果能让小儿在儿童、青少年时期定期进行脊柱矫正，不仅能使小儿拥有一个健康的脊柱，而且能调整小儿的神经系统和内分泌系统，促进小儿的正常生长和发育。对成年人来说，如果定期进行脊柱矫正，则能使错位的脊柱及时得到矫正，进而调节内脏平衡，保证循环系统和消化系统的正常运转，起到预防疾病、延年益寿的功效。

从疾病的治疗来看，当脊柱移位引起疾病时，可以通过矫正脊柱而达到诊断、治疗疾病的目的。如颈椎的移位会引起颈椎的一系列病变，而腰椎的移位则会引起腰部和下肢的一系列病变，此时就可以采取脊疗来诊断疾病的病因，进而通过推拿、按摩、指压、按压等方法来调整脊柱、治疗疾病。特别对于一些病因不明、反复发作、久治不愈的慢性病，脊疗更有着良好的疗效，如女性在分娩后，可能会出现关节紊乱，在进行脊柱矫正后，就会好转；而颈椎劳损后，椎体边缘会产生出血、水肿现象，当小血肿逐渐骨化并形成骨质增生后，就有可能导致脊髓或神经根受压，产生一系列症状，而在进行脊柱治疗后，这些症状就会消失。据有关资料统计，患有颈、胸、腰椎疾病的患者中，约有 1/3 伴有自主神经功能紊乱和相应的内脏疾病，当他们的脊柱疾病好转后，相应器官的功能性疾病也会得到改善或痊愈。

脊柱相关的器官和疾病

脊柱相关的器官

通过神经中枢，一些内脏器官可以与脊柱相关联，这些器官的病变也是脊疗针对的主要对象。

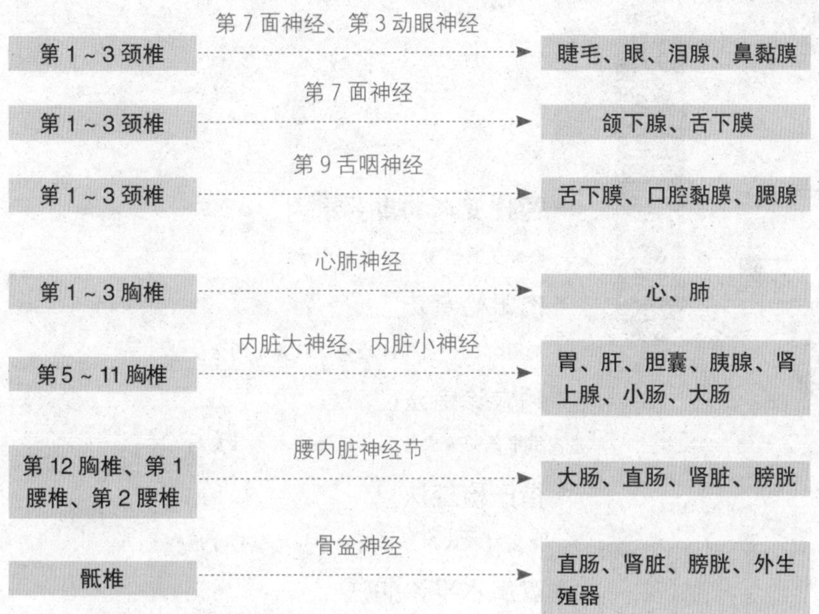

脊柱相关的疾病

正因为脊柱与许多器官相连，所以通过脊疗，一些疾病可以得以好转或痊愈。

亚健康	神经衰弱、眩晕、肝火内盛、肾亏、多汗、尿频、消化不良、过敏性哮喘、近视
脊柱本身的病症	脊柱侧弯、颈椎病、肩周炎、腰痛、风湿性关节炎、足跟痛、强直性脊柱炎、坐骨神经痛
常见的疾病	感冒、头痛、神经衰弱、三叉神经痛、落枕、脑震荡后遗症、耳鸣、过敏性鼻炎、肥胖、近视、咽喉炎、咽部异物感、便秘、痔疮、网球肘、手肿、心脏病、高血压、糖尿病、脂肪瘤、慢性阑尾炎、慢性胃炎、慢性胆囊炎、胆结石、哮喘、咳嗽、肝火内盛、结肠炎、荨麻疹
妇科病症	月经不调、痛经、女性不孕、习惯性流产、子宫肌瘤、子宫下垂、静脉曲张
小儿疾病	小儿呕吐、小儿腹泻、小儿积食、小儿便秘、小儿脱肛、小儿厌食、小儿疳积、小儿惊风、小儿遗尿、小儿发热、小儿夜啼、百日咳、暑热症

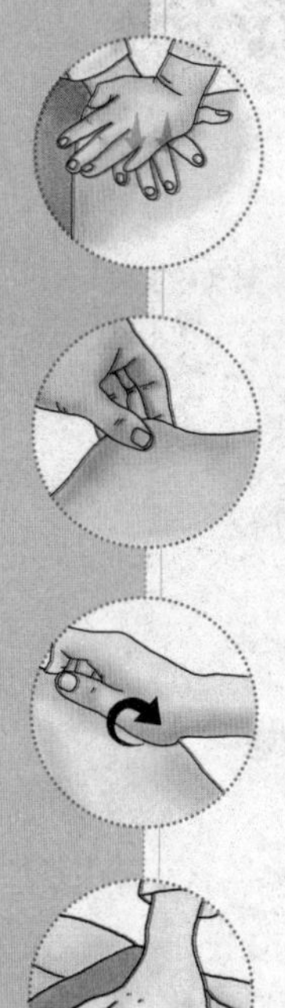

本章看点

- 脊柱变形的重要原因

介绍不良姿势对脊柱的影响

- 肉眼检查法

用图解教你用肉眼检查脊柱变形的方法

- 腧穴诊病法

用中医的腧穴诊病法帮你检测脊柱变形

- 指压检查法

用图解教你用指压检查脊柱变形的方法

- 双肩水平诊病法

用图解教你用肩膀检查脊柱变形的方法

- 肩胛骨诊病法

用图解教你用肩胛骨检查脊柱变形的方法

- 长短腿诊病法

用图解教你用双腿检查脊柱变形的方法

- 足部诊病法

用图解教你用足相检查脊柱变形的方法

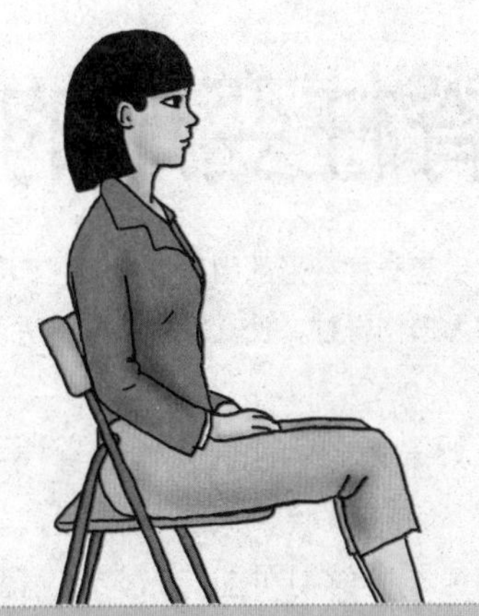

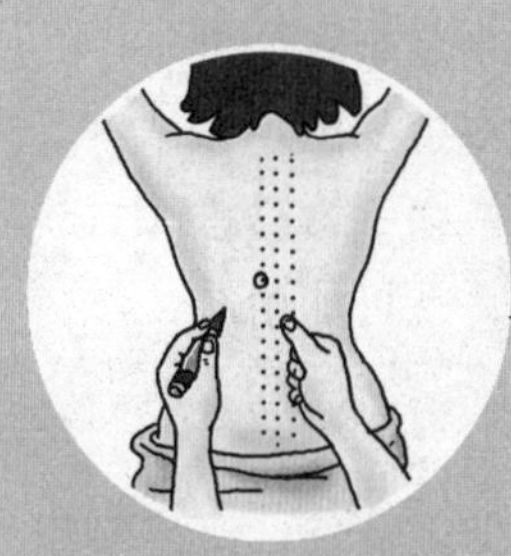

第二章 专家教你脊柱诊断

由于脊柱病变是一个缓慢的过程，所以表现并不明显，而一旦任由其发展，就很容易影响到内脏器官，进而诱发疾病。为了能及时发现、治疗疾病，我们可以用一些简单的诊断法来观察脊柱的情况，从而达到防治疾病的目的。

8 脊柱变形的重要原因 不良姿势的危害

引起脊柱变形的因素有很多，不良姿势就是其中之一，尤其是长时间维持不正确的姿势，很容易损伤脊柱，使其发生错位，进而引发其他疾病。

如第一章所述，人体的脊柱如同积木般排列成很自然的弧度，当积木偏离重心时，脊柱就会偏离正常位置，发生变形，而造成脊柱变形的原因有很多，如长期姿势不良就很可能导致脊柱病变。

以颈部和腰部为例，颈部是人体活动范围和方向较大的部位，当其长时间处于同一种姿势时，如在电脑前工作过久、歪头写字、枕头过高，就很容易出现颈椎代偿性增生等症状；而腰部则是日常生活和劳动中活动最多的部位之一，腰椎更是不断受到脊柱纵轴的挤压、牵拉，当弯腰搬重物、劳累过度时，就可能引起腰椎的损伤。

在现代社会，由于缺乏运动，一些本来在大龄人群才会出现的脊柱问题也开始出现在年轻人的身上。特别是青少年，脊柱的生理弯曲还没有完全定型，一旦长期坐姿不正、习惯于用一侧肩负重或缺乏全面的体育锻炼，就会导致脊柱的某一段持久地偏离身体中线，或是向两侧侧弯，或是两侧肋骨高低不对称。这种情况必然会造成肋骨和胸廓畸形，使胸腔、腹腔容积缩减，从而引发心悸、胸闷、胸痛等一系列综合征，严重影响小儿的身心发育和健康成长。

即使有些人平时的姿势尚好，但有时很不注意，如喜欢将头靠在床栏上看小说、总是面对小儿偏睡一侧，这些特殊的强迫体位也很容易导致脊柱侧弯。长此以往就会引起椎间盘突出、背痛、腰痛、关节痛等症状。

此外，由于职业的需要，有些工作很容易损伤脊柱，如长期对着电脑的白领、经常低头工作的会计、长期伏案学习的学生很容易保持同一个姿势，此时如果工作、学习的桌椅高度不合适，就更容易发生颈肩劳损。而一些从事挑、抬、抛、掷等工作的体力劳动者，也很容易出现的颈、肩、腰背部软组织和脊柱损伤。

姿势与脊柱

在日常生活和学习中，我们常说“坐有坐相，站有站相”，这也是保护脊柱的基本原则，只有保持正确的站姿和坐姿，才能预防脊柱的病变。

站姿

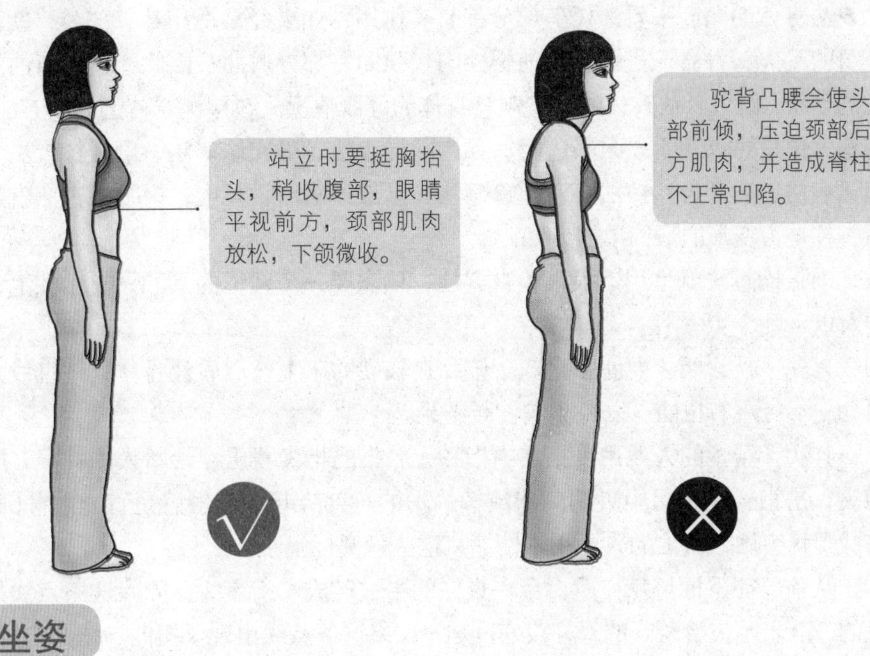

坐姿

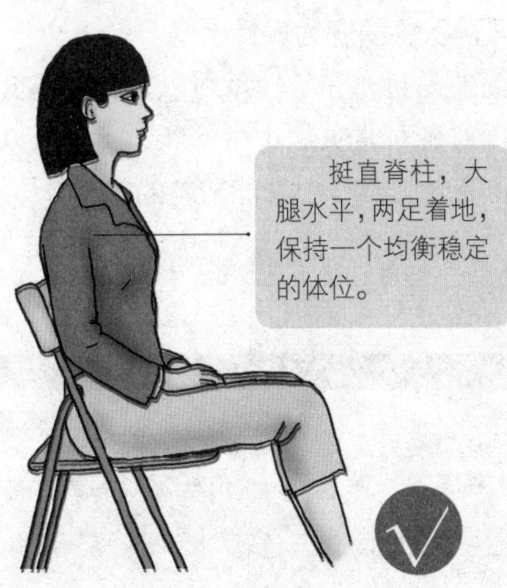

坐时跷二郎腿容易弯腰驼背，造成腰椎与胸椎的压力分布不均。

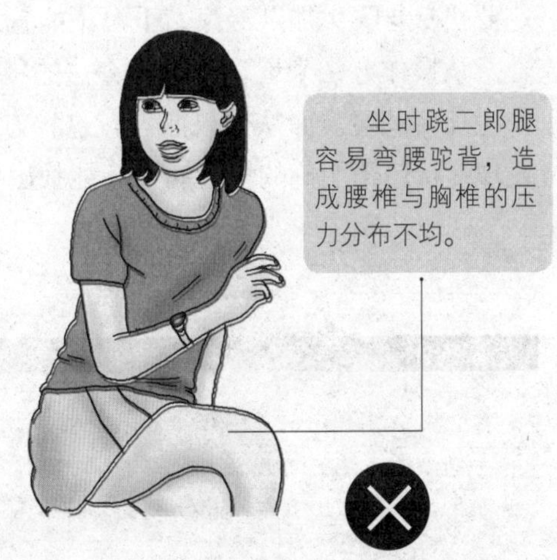

9 肉眼检查法 最简单的诊断法

当脊柱出现异常后，除了去医院检查外，在日常生活中，我们也可以通过一些小方法来检查脊柱的情况，其中肉眼检查法就是最简单的诊断法。

从身体的角度来看，任何部分都有其作用，如果经常使用某一部分，就会对全身的肌肉和骨骼产生影响，使脊柱向较强的一部分弯曲，因此通过对弯曲的脊柱的诊断，就可以从整体的角度观察身体的健康情况。在检测脊柱的诸多方法中，有些方法是可以用手、眼来进行，如肉眼检查法、腧穴诊病法、触压检查法、双肩诊病法、肩胛骨诊病法、双腿诊病法、足部诊病法，其中，肉眼检查法就是诊断脊柱是否变形的最简单的方法。

肉眼检查法就是用肉眼来检查脊柱，只需要一个帮忙的人和一支水性笔，主要有以下几个步骤：

首先，被诊断人要脱去上衣，俯卧在较硬的床上，然后让身体成一直线，此时切记不可左右扭曲，以免影响诊断结果。

其次，帮忙的人要用食指、中指和无名指的指尖找出被诊断人的棘突。所谓棘突，是指脊柱椎弓中央的刺状或棱鳞形的背部隆起，其触感是直立的椭圆形。在找到棘突后，帮忙的人要用水性笔将这些棘突标上小的记号。

从颈部往下标记棘突后，会在脊柱的中央连成1条点线。如果这条点线是笔直的，就表示被诊断人的脊柱没有问题；如果这条点线出现了扭曲、错开的情况，就表示被诊断人的脊柱有变形的迹象。若是扭曲的现象比较轻微，可以借由脊柱矫正运动来加以治疗；但若是扭曲的现象比较严重，且已经影响了日常生活，一定要找专业医生加以治疗，千万不能置之不理，以免演变为慢性疾病。

从操作方法来看，肉眼检查法的特点是简便易行，在家里就可以进行，不会产生任何危险。而从效果而言，这种方法可以对各种常见病进行诊断，不仅可以发现症状还不明确的慢性病，还能找出胃、肠等内脏器官中功能较差的部位。

专家提示

由于棘突是从颈椎往下经过胸椎移到腰椎的，所以其形状会有所改变，如一时找不到不用着急，可慢慢往下寻找。另外，在用水性笔标记棘突后，会有一定的误差，不用过于较真，只要找出误差的重点就可以了。

脊柱的突起及其检测

脊柱的突起

在人体每节椎骨的椎弓上，都有一系列突起，如棘突、横突、上关节突、下关节突等。其中棘突的末端可在体表触及，是重要的骨性标志。

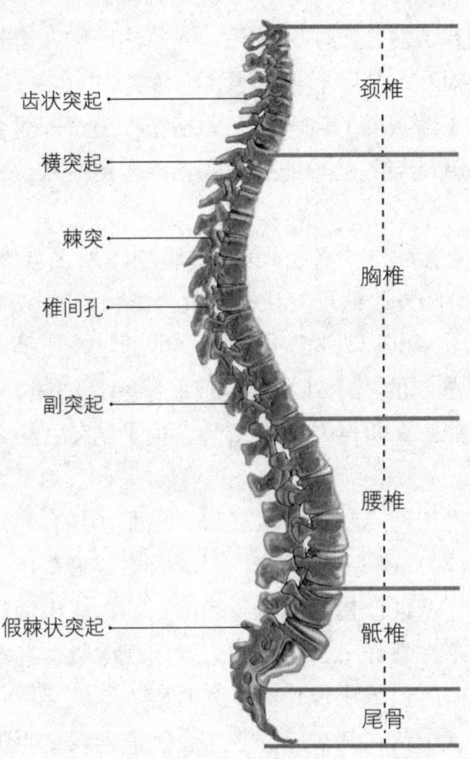

脊柱的突起检测

在脊柱的突起中，棘突可以用手触及，如果沿棘突用笔画线，就可以检测脊柱的情况。

1. 被诊断人脱去上衣，俯卧在较坚硬的床上，然后放松身体，让身体成一直线。

2. 诊断人用食指、中指和无名指的指尖找出被诊断人的棘突，并用水性笔将这些棘突标上小的记号。

10 腧穴诊病法 用指压发现异常

腧穴是背部连接脏腑的穴位，当脏腑发生病变时，腧穴就会出现异常，因此通过对腧穴的观察，我们可以诊断出许多疾病。

在脊柱诊病法中，腧穴诊病法是以中医理论为基础的检查法。所谓腧穴，是脏腑之气输注于背部的穴位。根据中医理论，人体的脏腑在脊柱两旁各有相通的穴位，其位置与本脏腑相近，并以本脏腑的名称命名。《灵枢·背腧》中说道："按其处，应在其中而痛解（懈），乃其俞也。"即指在按压背部时会出现一些特别敏感的所在点，这些穴位就是与脏腑相通的腧穴，由于这些穴位都分布在背部，因此又称"背俞穴"。

正是因为脏腑之气直接输注于各自相应的背俞穴，所以当脏腑的功能正常时，腧穴也没有异常，而当脏腑发生病理变化时，就会影响到腧穴，产生压痛等反应。基于此点，中医学提出了"以痛为腧"的说法，即通过按压痛点来诊断和治疗脏腑的疾病。一般来说，腧穴的病变处会出现皮肤隆起、凹陷、色泽改变等状况，按压时则会有明显的压痛感，可触及圆形结节、扁平结节、梭形结节、椭圆形结节等硬块。

具体而言，当腧穴上出现点状或片状红晕、充血，并有光泽，其对应的脏腑就可能存在实证、热证或急性病；当腧穴上出现苍白或暗灰色，且晦暗无光，其对应的脏腑可能有虚证、寒证或慢性病变；当腧穴的边缘出现红色光晕，其对应的脏腑可能会有慢性病急性发作；当腧穴的边缘出现淤斑，其对应的脏腑会气滞血淤或热毒炽盛；当腧穴的边缘出现丘疹，其对应的脏腑会湿热凝滞；当腧穴的边缘出现脱屑或皮肤片状干黄，其对应的脏腑会阴虚内燥；当腧穴边缘的皮肤隆起、皱褶或增厚，其对应的脏腑会出现器官肿瘤、肿大、结核、痔疮或组织增生等慢性病；当腧穴边缘的皮肤凹陷、塌陷，其对应的脏腑则会正气虚损、精血亏耗。

从切按腧穴的状况来看，当切按时出现胀痛、灼热、针刺、触电的感觉时，其对应的脏腑常为急性或炎性病变；当切按时出现酸麻感时，其对应的脏腑常为慢性病变；当切按时出现麻木感时，其对应的脏腑常为顽固性疾病。

腧穴的位置及对应病症

腧穴的位置

腧穴是脏腑之气输注于背部的穴位，其位置与本脏腑相近。

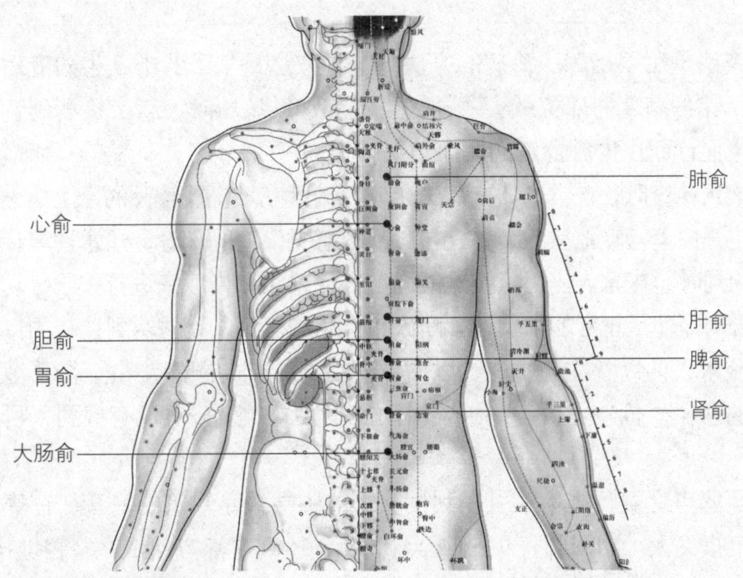

腧穴对应的病症

由于腧穴与各脏腑相通，所以当脏腑出现病变后，其对应的腧穴就会出现相应的症状。

肺俞	出现红晕、红点，并伴有丘疹、淤斑，可能患有急性肺部炎症；若伴有脱屑、皮肤干黄，可能处于肺结核活动期
胆俞	出现点片状红晕，伴有淤斑、丘疹或皮肤隆起，可能患有胆囊炎、胆石症
心俞	出现皮肤淤点、隆起或皱褶，或苍白、边有红晕，可能患有冠心病、心绞痛等心脏疾病
肝俞	出现点片状苍白，且皮肤晦暗无光，可能患有肝肿大等肝脏疾病
脾俞	出现片状苍白，且皮肤凹陷无光，可能患有消化不良、脾虚等疾病
胃俞	出现点片状苍白或灰暗，并伴有皮肤凹陷，可能患有慢性胃炎、胃溃疡及十二指肠溃疡；若边有红晕，可能近期会出现急性发作
肾俞	出现点片状苍白或灰暗，且皮肤塌陷，可能患有遗精、阳痿或妇科病
大肠俞	出现点片状红晕，伴有光泽或丘疹，可能患有急性肠炎或痢疾

11 指压检查法 用拇指找出痛点

除了切按腧穴外，我们也可以利用指压找出背部的病变，即用手指在脊柱的上方或两侧轻轻地按压，找出疼痛的部位，并予以诊断。

指压检查法是用手指触压诊病的方法，这种方法是基于背部发生病变后，周围的肌肉为了保护病变的部位就会变硬，当我们加以按压时，就会检测到背部的异常情况，进而诊断出内脏器官的健康情况。

在进行指压检查时，被诊断人要脱去上衣，俯卧在地上或较硬的床上，然后施术人用拇指在脊柱上轻轻地按压，并在被诊断人感觉疼痛的部分，用水性笔标上记号。在按压的同时，施术人应注意指压的强度，应以缓和力度来进行按压，切记不可太用力，否则即使是正常的部位被诊断人也会感到疼痛，无法达到诊断的目的。

其次，施术人要以脊柱为中心，以右、左、右、左的顺序，由上往下地用拇指按压脊柱的两侧，检查是否有痛感或滑动的硬块。如果一次没有找到，可以进行多次检查。

在找到压痛点之后，施术人可以利用筷子的尖端或是铅笔的笔套，在疼痛的部分画出一个指尖大小的圆圈，再在 12 点、3 点、6 点、9 点方向依序轻轻地按压，仔细确定疼痛的部位。这样不仅可以确认之前找出的痛点，还能缩小疼痛的部位，对于脊柱及相关疾病的治疗都十分有效。

此外，在指压之前，应先了解背部和颈部肌肉的状态，如果肌肉不是均衡地发展，就表示内脏器官可能出现病变。

从右侧肩胛骨下方边缘到腰部上方，出现隆起或滚动的硬块，稍微按压就会感到疼痛，表示可能患有胆结石或肝脏疾病。

从左侧肩胛骨下方边缘到腰部上方，出现压痛或硬块，表示可能患有胃溃疡或胃炎。

左侧肩胛骨和脊柱间的肌肉出现不整齐的隆起，并有压痛或硬块，表示可能是心脏异常。

从左侧脑部到颈部出现肌肉隆起或压痛，可能患有神经衰弱、心脏疾病、高血压、肩膀僵硬、坐骨神经痛。

从右侧脑部到颈部出现肌肉隆起或压痛，可能患有肝脏疾病、胆结石、胃溃疡、十二指肠溃疡、胃痉挛。

指压的手法和常见病的压痛点

指压的手法

在脊柱诊断时，我们可以用指压找出痛点，并利用其治疗疾病。

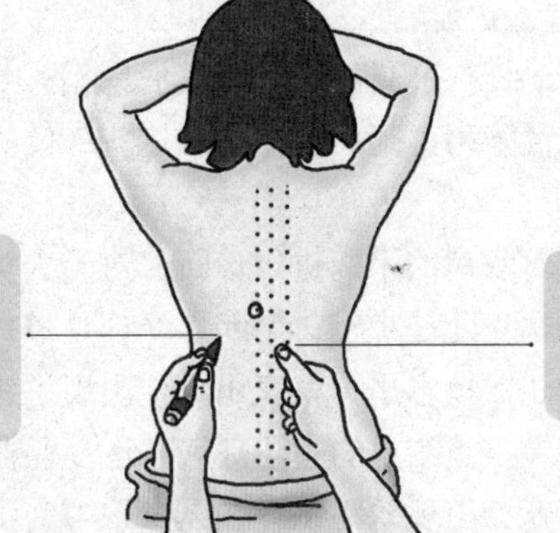

常见病的压痛点

一般而言，常见病症都有固定的压痛点，如能准确掌握，对诊断和治疗疾病很有好处。

病症	压痛点
头痛	头颊肌、头半棘肌止点、乳突下缘有压痛点
感冒	第 2 颈椎棘突水平、双侧头颊肌外侧缘有肌肉紧张的明显压痛点；如伴有咽部疼痛的症状，在第 3 至第 4 颈椎横突有明显压痛点；如伴有咳嗽、多痰的症状，在第 7 颈椎棘突旁有压痛点
面肌痉挛	多数患者在第 2、第 3 颈椎棘突旁有明显压痛点
三叉神经痛	头半棘肌止点、乳突下方有压痛点
颈椎病	头颊肌止点、头半棘肌止点、第 2 至第 3 颈椎棘突间、第 3 至第 6 颈椎横突等处有压痛点
肩周炎	第 4 至第 6 颈椎横突、大圆肌与小圆肌之间有条索状的压痛感，冈上肌和冈下肌、肩胛提肌处有压痛点
冠心病	第 4 胸椎棘突处有明显的压痛点
哮喘	第 7 胸椎棘突两侧肌肉紧张，按拨有明显的痛感
高血压	头颊肌、头半棘肌止点、第 4 颈椎及第 6 颈椎横突前有压痛点
慢性胃炎	第 7 至第 9 胸椎棘突旁有压痛点，以左侧较为明显
便秘	第 3 至第 4 腰椎棘突旁有明显的压痛点
腰肌劳损	近脊柱侧的第 12 肋下缘、第 1 至第 5 腰椎棘突旁、第 3 腰椎横突、髂腰三角区、第 4 腰椎至骶椎棘突旁均有压痛点

12 双肩水平诊病法 用双肩的高低检测脊柱

在检测脊柱活动情况时，较常见的就是肩膀水平的诊断，如果双肩不能保持水平，这就表明脊柱已经出现了异常，应及时进行矫正。

脊柱是人体的中轴，如果脊柱出现问题，与其活动相关的部位如肩膀、肩胛骨、双足、臀部也会出现功能性障碍。因而通过检测这些部位的平衡情况也有助于诊断脊柱的健康情况。

双肩水平诊病法主要对双肩的平衡进行诊断，对于人类而言，肩膀最理想的形状是保持水平，无论是站立还是步行，肩膀水平都是最好的状态。相反，如果在站立或步行时，肩膀不能保持水平，就表示脊柱出现了歪斜或扭曲，这种扭曲主要是因为双腿长度的差异。当个人的生活环境、运动职业上的体位或髋关节等出现问题时，双腿的长度就会出现差距，人在无意识中为了达到身体的平衡，往往会使上半身向相反的方向倾斜。这样一来，脊柱就会逐渐扭曲，从而不能使肩膀保持水平的状态。

一般而言，由于脊柱扭曲、肩膀水平异常所诊断出的症状，往往有好几个。如一边的肩膀严重下垂，往往会引起哮喘、胸部疾病、内脏下垂；而一边的肩膀严重上扬，往往会引起肩周炎、背痛、妇科病、坐骨神经痛等。

此外，当左肩下垂时，脊柱就会往右弯曲，从而使胃的出口到十二指肠的角度比正常人松弛，消化酶的分泌也比较旺盛，消化能力也比较强，所以使人的食量较大，甚至会导致营养过剩，造成胃肠的负担。特别是小儿的胃肠功能较弱，一旦多食很容易引起胃肠的过度蠕动，造成消化不良，从而引发下痢等病症。相反，当右肩下垂时，胃的出口到十二指肠的角度比正常人狭小，消化能力较弱，所以使人的食量较小，缺乏活力和精气，小儿则比较瘦弱，且胸部可能患有疾病。

专家提示

在检查肩膀水平时，帮助检测的人的身高最好要比被检查的人稍高些，这样会保证目测的准确性。如果两人身高相仿，可以借助凳子、椅子等物品来进行检测。当检测开始时，被检查者应放松身体，自然站立。一般习惯用右手的人，其左右手的用力程度不同，所以右肩会稍低一些，如果检测结果是左肩的高度比右肩低，就说明被检查者的体态并不平衡。

肩膀与脊柱

从医学的角度看，身体的平衡直接影响健康。一般而言，正常人的肩膀高低应该相同，如果高低不同，很可能引发其他疾病。

正常情况

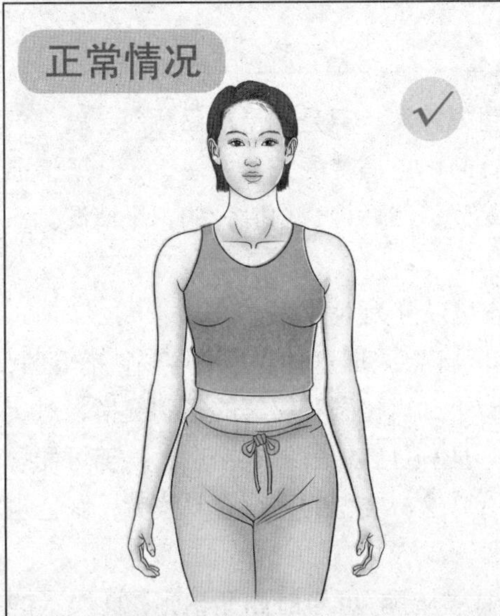

肩膀左右两边的高低相同，两侧肩线的斜度一致。

一边上扬

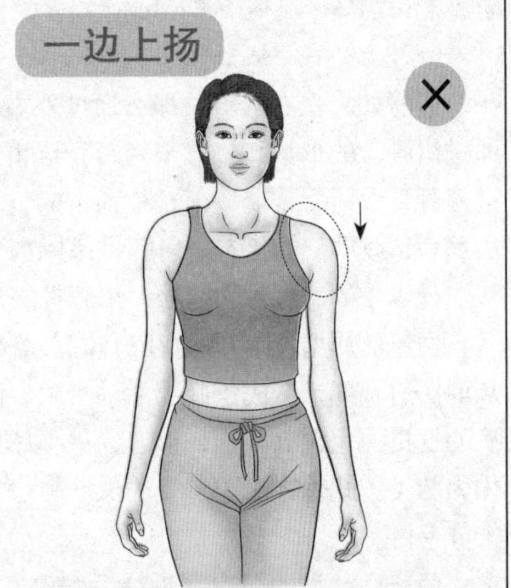

可能引发肩周炎、背痛、妇科病、坐骨神经痛。

右肩下垂

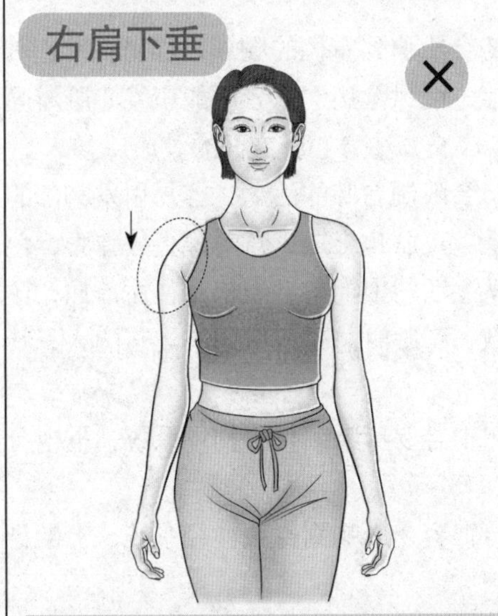

消化能力较弱，食量也比较小，容易造成胸部方面的疾病。

左肩下垂

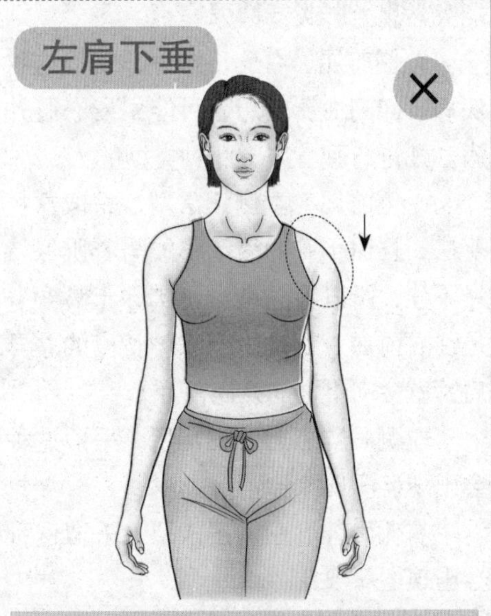

比普通人消化更好，食量也比较大，容易造成营养过剩。

13 肩胛骨诊病法 用肩胛骨的倾斜检查内脏

肩胛骨诊病法是通过肩胛骨的形状和位置来诊断疾病的方法，这种方法不仅可以判断脊柱是否出现异常，还能诊断出内脏的病变。

肩膀如果左右倾斜，那么通过外表就可以检测，但是如果前后倾斜，就需要通过肩胛骨的形状和位置来判断，这也是诊断内脏病变的重要方法之一。所谓通过肩胛骨诊断就是以头部稍往前倒的姿势站立，然后检查肩胛骨的水平情况。一般而言，最理想的状态是肩胛骨保持水平。

以水平的肩胛骨为基准，肩胛骨的形态可以分为六种。

两肩前屈型，即肩胛骨往前倾倒，俗称"落肩"。采取这种姿势会容易往前弯曲，从而压迫胸部，造成了肺部活动受限，阻碍了二氧化碳和氧气的顺利交换，对疾病的抵抗力也大大减弱，很容易患上感冒，且一旦感冒就很难治愈，甚至可能恶化为肺炎。此外，由于氧气的供给较少，所以这一类型的人很容易疲劳，肤色也十分苍白。

两肩后伸型，即肩胛骨往后倾倒，俗称"鸡胸"。与前屈型相比，此类人的胸腔较为开展，但采取这种姿势会容易往后弯曲，当肩胛骨过度后伸时，就会影响到消化器官，容易患上肝脏、胰腺、脾脏等疾病。姿势良好的运动员，则有可能突然患上肝炎或糖尿病。

左侧前屈、右侧正常型，采取这种姿势会压迫到左侧的胸部，容易引发心脏疾病。如高血压的患者可能引发心脏并发症，而风湿病的患者可能引发心脏瓣膜病。凡是肩胛骨属于此种类型的人，平时就应充分注意心脏方面的健康。

右侧前屈、左侧正常型，采取这种姿势会限制右肺的活动，容易引发胸部的疾病，且由于肺的活动不能与心脏保持平衡，皮肤也会缺乏营养，失去弹力，色泽不佳，所以看起来会比实际年龄要老。从生活习惯而言，无论是往左前屈，还是往右前屈，都是由于双脚长度的差异所致，睡眠时总是采取同一姿势的人，其肩膀就会向下面的方向前屈。

左侧后伸、右侧正常型，采取这种姿势很容易影响到自主神经系统，下半身会出现盗汗现象。

右侧后伸、左侧正常型，采取这种姿势很容易影响到自主神经系统，上半身会出现盗汗现象。

肩胛骨的类型

一般而言，正常人的肩胛骨应该是水平的，但是大部分人的肩胛骨都会出现倾斜。根据形态和位置，肩胛骨的倾斜主要有六种类型。

两肩前屈型

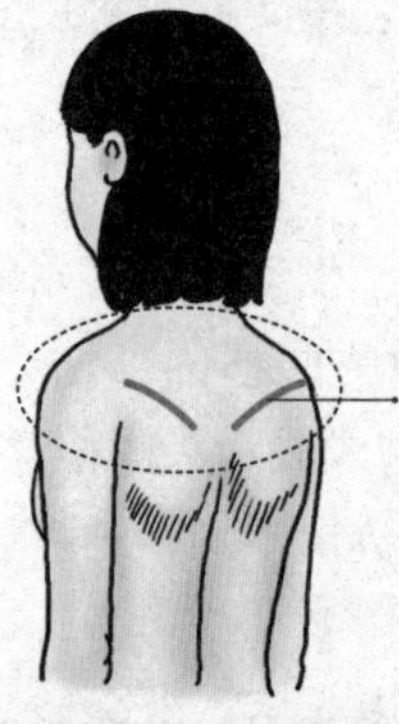

会使人体的胸部受到挤压，并影响到肺部，使人体的免疫力下降。

两肩后伸型

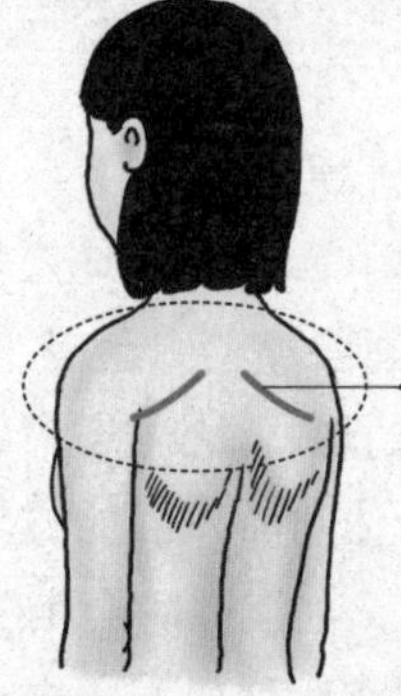

消化系统较弱，容易引起肝脏、胰腺、脾脏、糖尿病等疾病。

左侧前屈、右侧正常型

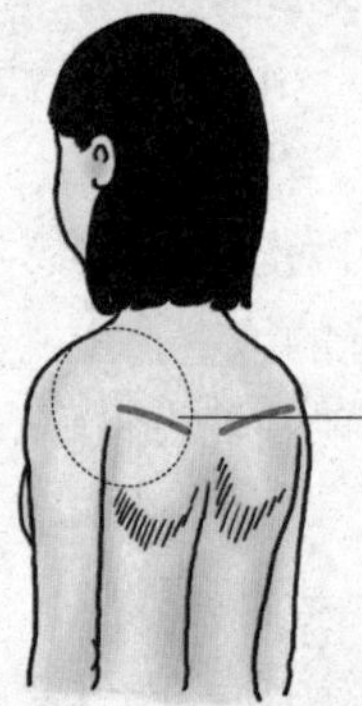

左侧前屈，使左胸受压，容易引发心脏并发症等心脏疾病。

右侧前屈、左侧正常型

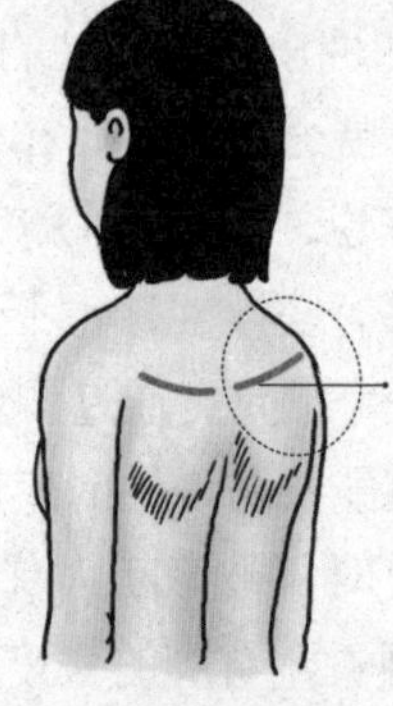

限制了右肺的活动，皮肤的色泽会变差，容易引发胸部疾病。

左侧后伸、右侧正常型

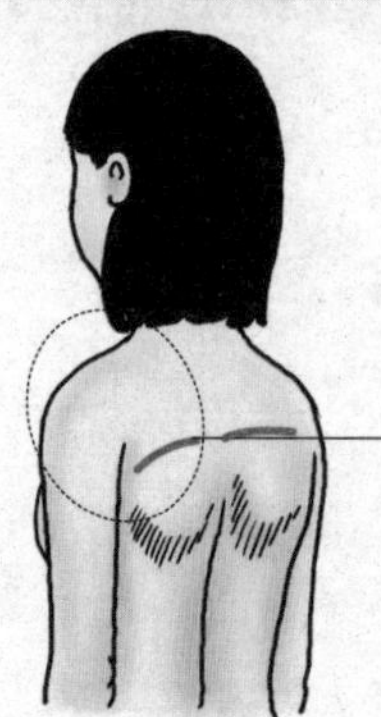

极易影响自主神经系统，下半身会出现盗汗等症状。

右侧后伸、左侧正常型

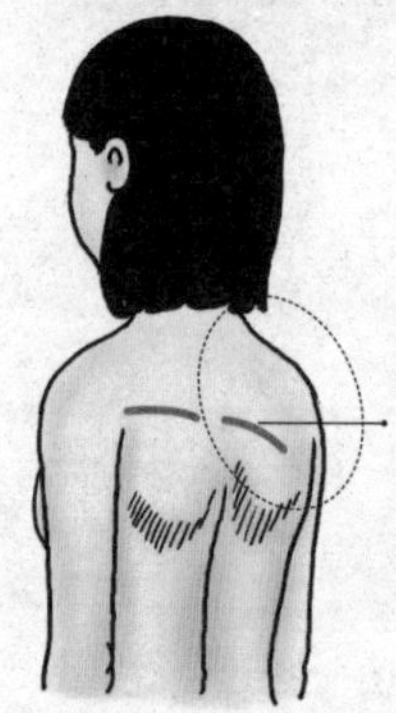

极易影响自主神经系统，上半身会出现盗汗等症状。

14 长短腿诊病法 用双腿的长度检查脊柱

在人体结构中，髋关节是连接下肢和骨盆的关键部位，当其发生异常时，会形成长短腿，进而影响脊柱，因此通过观察双腿长度，也能诊断出脊柱的异常。

在影响平衡的诸多因素中，双腿长度的差距十分重要。顾名思义，双腿长度的差距就是指左右腿的长度有差距，这主要是源于髋关节的异常。

髋关节是由下肢股骨的股骨头与容纳股骨头的髋臼构成。在人体关节中，髋关节是负重最大的关节，人类就是依赖髋关节来站立、活动、产生动作的。如果股骨头和髋臼出现松弛，就会无法吻合，也就是俗称的“股骨头假移位”。推究其原因，除了先天的畸形、事故、疾病外，一些不良的习惯也会造成股骨头假移位，如长期用拖着脚、身体向前弯曲的方法走路时，就会使双腿的负重不均，进而让双腿的长度产生差异，甚至有时会相差 2 ～ 3 厘米。

一般而言，股骨头假移位并不会使人产生痛觉，但是当其发生后，就会使双腿的长度出现差异。长期持续这种状态，必然会使骨盆出现倾斜，随后就会使身体出现弯曲，并致使脊柱出现扭曲。如果这种扭曲出现在脊柱的上部，就会引发气喘、心脏疾病；当扭曲出现在脊柱的中部，就会对胃部进行压迫，引发胃部疾病；当扭曲出现在腰部，就会引发腰痛和坐骨神经痛，并对脊柱全体产生影响。

对于大多数人来说，股骨头假移位很难从外表发现，这是因为髋关节的感觉神经分布较少，就算有些异常，也不会感觉疼痛，只有经过 X 光的检查，才能正式确诊。但是值得庆幸的是，通过测量双腿的长度，就能及时发现股骨头假移位，如果能尽早纠正，就能预防脊柱的变形，避免疾病的发生。

在测量双腿长度时，被诊断人首先要放松身体，以伸展的姿势合并双腿，仰躺在床上，之后再观看左右脚的长度，如果双腿的长短差距非常明显，就可初步诊断为股骨头假移位。一般而言，长短腿并不是很难纠正，只要花些时间就能完全矫正，进而可以预防、控制脊柱的病变，在脊柱诊断、治疗方面有着深远的意义。

长短腿的测量及其危害

测量双腿的长度

在日常生活中，有些人经常拖着脚走路，这种方式会使双腿的长度产生差异，通过测量就能发现。

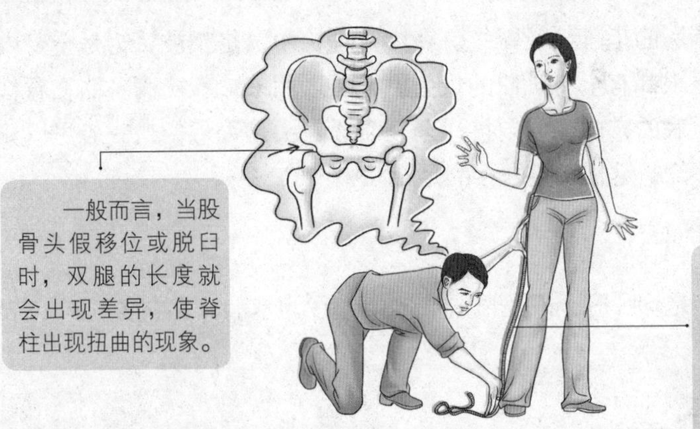

长短腿的危害

一旦人体双腿的长度不同，很容易造成脊柱歪斜，从而引发多种疾病。

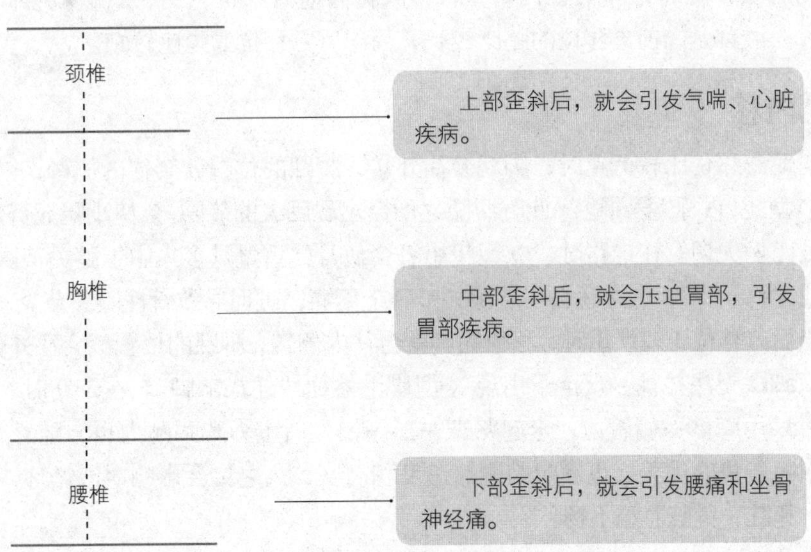

15 足部诊病法 用足相诊断疾病

除了长短腿的差异外，足底的方向也常被用来判断股骨头是否移位，如果足底的角度出现异常，就表明股骨头可能已经移位。

所谓足相，是指脚的指趾纹及跖纹。在中医理论中，足相被认为是全身内脏的缩影，从脚趾到足跟都有全身脏器的投射区，可以用来诊断疾病。而在脊柱诊断中，足相指的是足底的方向，主要被用来判断股骨头是否移位，一般可以分为正常足相、前后方移位的足相和足内移的足相。

◉ 正常足相

正常的足相应该是仰卧时，双足以脚底的中心线为基准，左右各 60°，表示脊柱和骨盆都很正常。

◉ 前、后方移位

无论是左脚还是右脚，脚底与床面的夹角过小，脚好像要倒向床面，即为前方移位，表示股骨头从骨盆的髋臼处向身体的前方移动。相反地，后方移位则是脚底与床面的夹角过大，几乎接近直角，表示股骨头从骨盆的髋臼处向身体的后方移动。从移位的方向来看，只要有一只腿向前方移位，另一只腿就会向后方移位，一般都是向前方移位的腿比较长，而向后方移位的腿比较短。

◉ 足内移

当前方移位比较严重时，脚就会往外转，脚踝的位置就会往内侧弯，以至于出现 O 型腿，俗称“罗圈腿”。此时两腿之间会出现巨大的缝隙，会使小腿显得较短，上下肢比例失调。在走路时，O 型腿患者会使身体重量过多集中于膝关节内，容易形成“鸭子步”，久之还会引起膝关节行走疼痛，进而导致骨性膝关节炎。

当后方移位比较严重时，移位的脚就会往内侧转，脚踝的位置就会往外侧弯，使两只脚踝无法并拢，以至于出现 X 型脚，俗称“外八字脚”。在走路时，X 型腿患者只用脚掌一侧着力，走起路来一摇一摆，后蹬力和弹跳力也会随之减弱，不仅影响姿势的优美，也影响跑跳的速度和高度，久之更会影响血液循环，导致肝脏、脾脏、肾脏血流不畅。

足相的类型

在脊柱诊断中，我们可以通过足相来检查脊柱。当脚出现移位的现象时，就有可能是髋关节发生了异常。根据脚底移位的方向，足相可以分为正常足相、前方移位、后方移位和足内移。

正常足相

向上仰卧时，双足以脚底的中心线为基准，左右都是60°。

前方移位

脚底与床面的夹角过小，表示股骨头向身体的前方移动。

后方移位

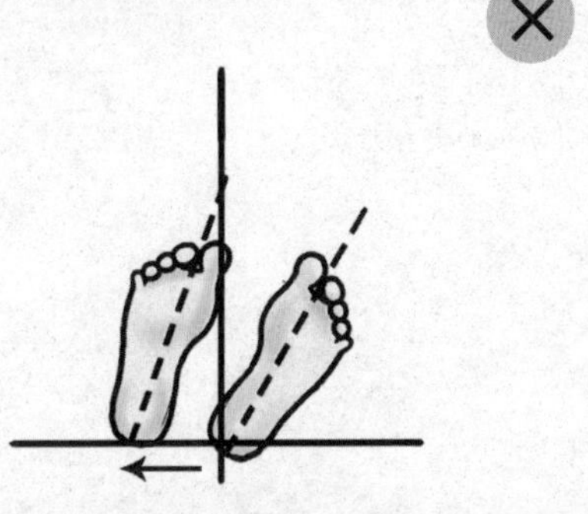

脚底与床面的夹角过大，表示股骨头向身体的后方移动。

足内移

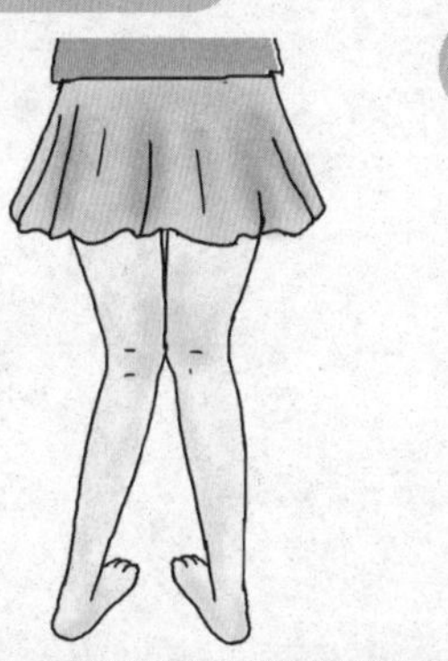

后方移位过于严重，会形成“X”型腿。

专家提示

除了上述的脊柱诊断外，我们也可以通过臀部的对称情况来检测脊柱。如果臀部左右不对称，就有可能是脊柱出现了问题，这时应及时就医。如果想知道自己的脊柱是否侧弯，可以双手合十做弯腰的动作，如果腰背一高一低，可能就有脊柱侧弯的倾向。

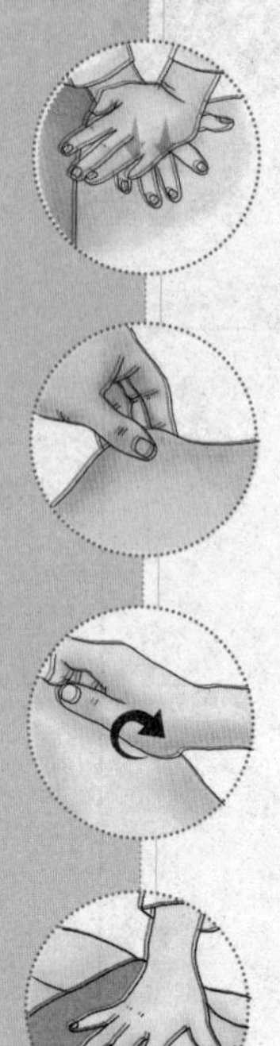

本章看点

- 脊疗的常用手法

  用通俗的语言，使你了解脊疗常用的手法

- 捏脊疗法

  用图解使你学会中国传统的捏脊疗法

- 指拨疗法

  用图解使你学会中国传统的指拨疗法

- 按脊疗法

  用图解使你学会调理内脏的按脊疗法

- 整脊疗法

  用图解使你学会牵引复位的整脊疗法

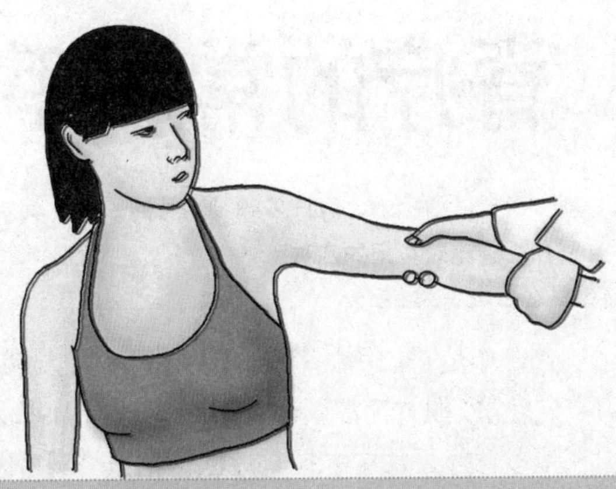

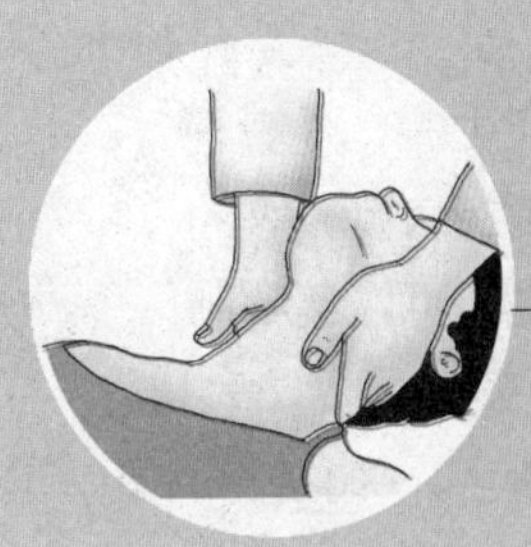

第三章
脊疗的基本手法

在针对脊柱的病变进行治疗时，我们可以根据患者的病症而使用多种手法，这样不仅能对症施治，也能取得较好的治疗效果，帮助患者早日摆脱疾病的困扰。

16 脊疗的常用手法

在脊柱治疗中，有许多颇具特色的手法，其中捏脊疗法、指拨脊背疗法、按脊疗法、整脊疗法是比较常用的四种手法。

脊疗是一门历史悠久的医学，在其发展的过程中，产生了多种手法，如脊背点穴疗法、捏脊疗法、按脊疗法、指拨脊背疗法、美式指压脊背疗法、中医药疗法等。在诸多脊疗手法中，捏脊疗法、指拨脊背疗法、按脊疗法、整脊疗法都比较流行，也各有特色。

捏脊疗法是在中医的阴阳五行学说、脏腑经络学说的基础上产生的，是一种较为古老的脊背疗法，对治疗消化系统疾病，尤其是小儿消化系统疾病有显著的疗效。另外，此疗法直接刺激脊背，能加强胸廓的呼吸肌功能，进而可以调整肺部和胸部、胸膈的整体功能，对于咳嗽、哮喘等肺部疾病的治疗也颇有功效。

指拨脊背疗法主要针对的是软组织损伤，尤其对常见的背部疾病，如扭伤、腰腿痛都有较好的疗效，操作也十分简单。

按脊疗法在很多古代文献中有记载，在中医中属于推拿的手法，在日本和美国也较为流行。由于此疗法主要按压脊柱及其两旁的穴位，所以可以刺激肌肉本身及相应的支配神经，并能对内脏进行调理，尤其对胸腹部急性疼痛有着明显的止痛功效。

整脊疗法在世界范围内更为流行，特别在美国颇为盛行。由于此疗法直接施术于脊柱病变节段，所以对一些损失性脊柱病变，如颈椎病、腰椎间盘突出症等都有很好的疗效。此外，此疗法通过脊柱整复，对一些脊柱病变引起的相关性疾病，如高血压、心律失常、外伤后头晕、腹泻、大小便障碍等也有显著的效果，有些患者甚至整复一次后就能收到立竿见影的疗效。

通过这几种手法，我们可以对一些与脊柱有关的疾病进行治疗，并可以针对不同疾病采取不同的手法，以获得较好的疗效。但是采用这几种手法治疗时，也要注意它们的禁忌证和施治力度，以免影响治疗效果。

脊疗常用的四种手法

在脊疗中，有几种手法是较常使用的，它们分别是捏脊疗法、指拨脊背疗法、按脊疗法和整脊疗法。

捏脊

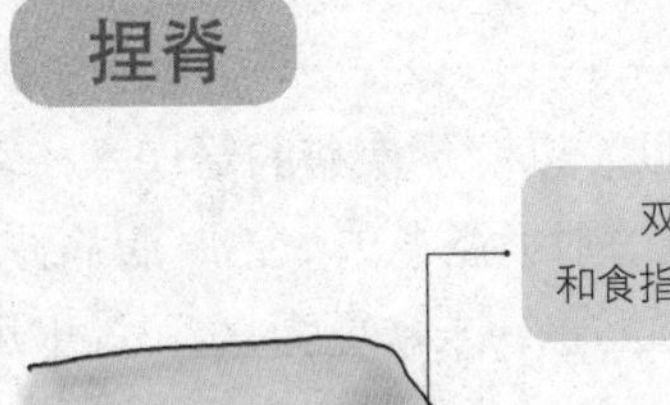
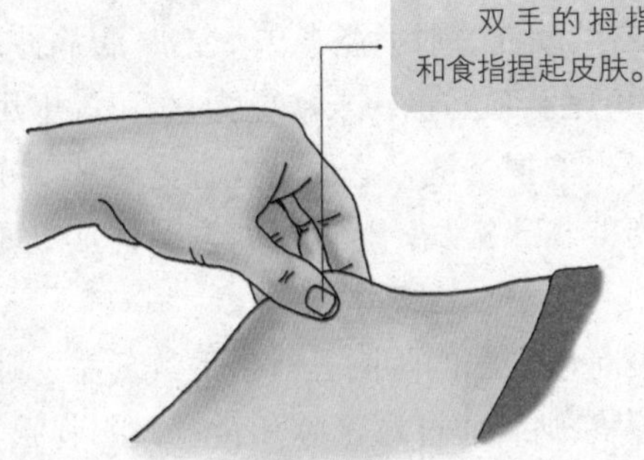

捏脊主要侧重于捏拿肌肤，对消化系统疾病的治疗很有功效。

指拨

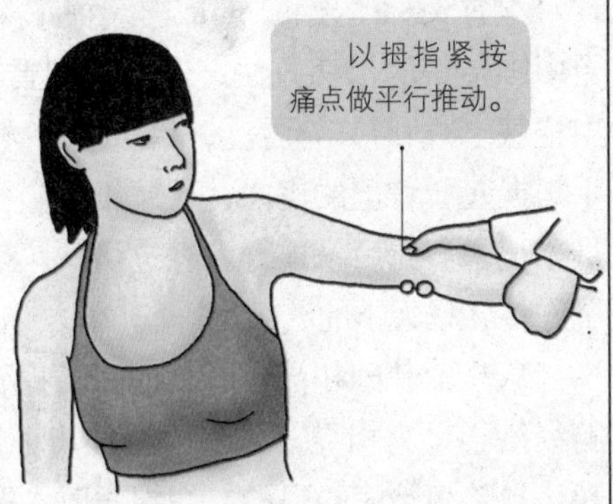

指拨主要侧重于按压痛点，对软组织损伤等病症的治疗很有功效。

按脊

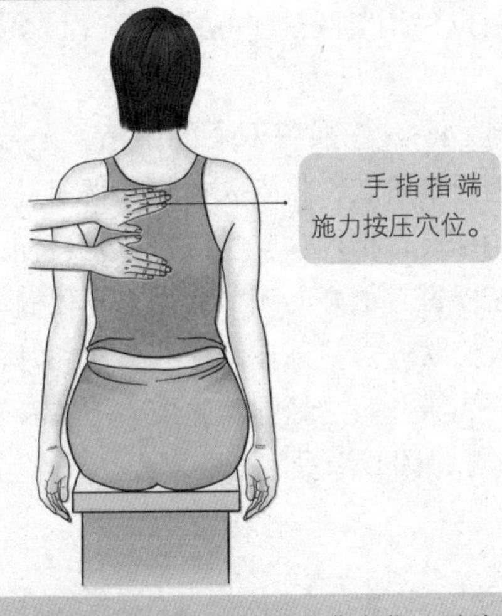

按脊主要侧重于按压脊背穴位，对脏腑疾病的治疗很有功效。

整脊

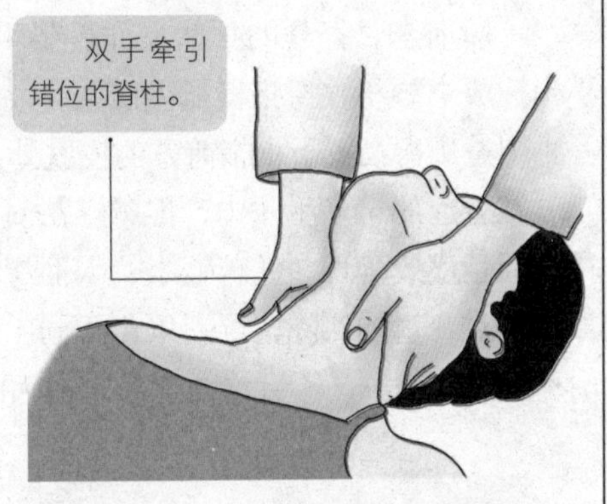

整脊主要侧重于脊柱整复，对脊柱病变及相关疾病的治疗很有功效。

17 捏脊疗法 中国传统的医术

捏脊是一种连续捏拿脊柱部肌肤以防治疾病的治疗术，尤其对脏腑器官有很好的调节作用，常被用来治疗儿科疾病。

捏脊又称“捏积”，是连续捏拿脊柱部位的肌肤、以防治疾病的治疗术，属于中国传统的治病方法之一。早到晋代，葛洪就在《肘后备急方·治卒腹痛方》中记载：“拈取其脊骨皮，深取痛引之，从龟尾至顶乃止，未愈更为之。”指出用手指捏起脊背上的皮肉，从尾椎一直捏到颈椎的捏脊法，这也是捏脊见诸文献的最早记录。此后，捏脊术经过历代医家不断的临床实践，得以不断发展，并出现了许多名扬天下的名医。

从理论基础和治疗原则而言，捏脊主要是以中医的阴阳五行、卫气营血、脏腑经络学说为指导，并以中医的辨证施治为原则，通过对督脉和背俞穴的刺激，来达到防病治病的目的。在捏脊时，医师通过推捏脊柱部位的肌肤，对脊背的神经进行刺激，来整体调整内脏功能，以疏通经络、调整阴阳、促进气血运行、增强身体抗病能力为目的。尤其在健脾和胃方面更有显著的功效，临床时常用于治疗小儿疳积、食积、厌食、腹泻、便秘、咳喘、夜啼等，对成人的失眠、神经衰弱、胃肠疾病以及月经不调、痛经等病症也有一定疗效。

在捏脊时，两手要沿脊柱两旁，由下而上连续地捏提肌肤，一般从尾骶部开始，捏到枕项部为止，这是第1遍捏脊。然后再由下往上进行第2遍，在重复3～6遍后，再按揉腧穴3～5次。如果想要加强疗效，可以使用“捏三提一法”，即在捏3遍后，再提拉1遍。

一般而言，捏脊的具体操作姿势主要有两种：一种是双手的中指、无名指、小指握成半拳状，拇指横抵于皮肤，以三指捏拿肌肤，将皮肤捏起交替前进；另一种则是用拇指置于食指前方的皮肤处，以中指、食指捏拿皮肤，边捏边交替前进。

在脊疗的诸多手法中，捏脊疗法对脏腑器官有很好的调节作用，不仅简单易行，而且疗效确切，痛苦较小，因而深受人们欢迎。特别在治疗儿科疾病时，此疗法针对儿童的实际情况，采用不同手法来刺激儿童的经脉和腧穴，能较有效地治疗儿科疾病，又不会给儿童带来很大的痛苦，因此深受家长的喜爱。

捏脊的常用穴位、注意事项及禁忌

捏脊的常用穴位

在运用捏脊疗法时，施术人常使用一些固定穴位来治疗常见病症，以加强针对性的治疗效果。

病症	穴位
厌食	大肠俞、胃俞、脾俞
呕吐	胃俞、肝俞、膈俞
腹泻	大肠俞、脾俞、三焦俞
便秘	大肠俞、胃俞、肝俞
多汗	肾俞、厥阴俞、肺俞
尿频	膀胱俞、肾俞、肺俞
烦躁	肝俞、厥阴俞、心俞
夜啼	胃俞、肝俞、厥阴俞
失眠	肾俞、脾俞、肝俞
月经不调	关元俞、脾俞、膈俞
呼吸系统疾病	肾俞、肺俞、风门

捏脊的注意事项

在捏脊过程中，有一些需要注意的事项，如果对这些问题不多加注意，很可能影响捏脊的疗效。

1. 捏脊宜在室内进行，应注意室温适中。在冷天捏脊，室内的温度应该要暖一些，以免着凉；在热天捏脊，则应注意通风，但不能使风对着患者。

2. 捏脊一般要在空腹时进行，最好的时间是早晨，捏脊后不宜马上进食，而饭后也不宜立即捏拿。

3. 在捏脊中，两手用力要均匀，捏拿肌肤要松紧适度，沿直线从下往上捏。

4. 捏脊时，小儿和年老体弱者手法宜轻，体质较好的年轻人手法可略重。

捏脊的禁忌

脊柱部位的皮肤破损，或患有疖肿等皮肤病者，不可使用本疗法。有高热、心脏病或有出血倾向者慎用。

集众家之长——捏脊八法

在脊疗的常用方法中，捏脊是以手法取胜，其常用手法有捏、拿、推、捻、滚、放、按、揉 8 种，如能正确运用，就能顺利完成捏脊的操作过程，取得良好的治疗效果。

捏法

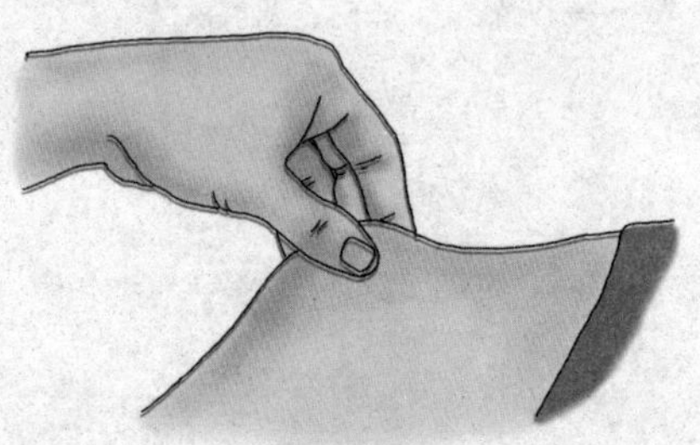

用拇指和食指提捏起皮肤，然后逐步向前推进。所提皮肤要适量，提捏过多不易推进，提捏过少不易用力。

拿法

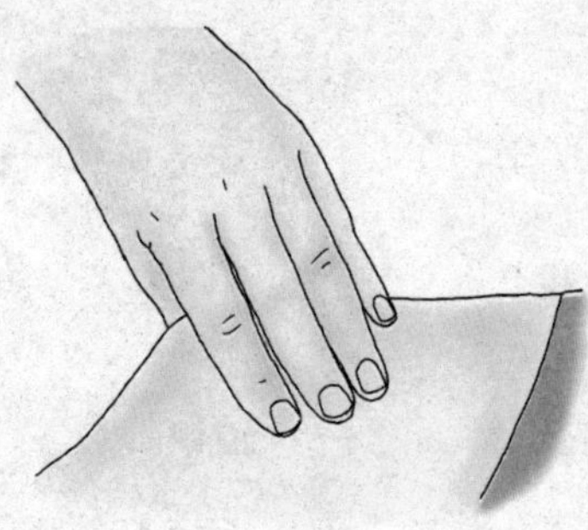

捏法的进一步动作。当拇指用力下压时，食指要向前推进，用两指揉捏起皮肤，一般与捏法相互配合而进行。

推法

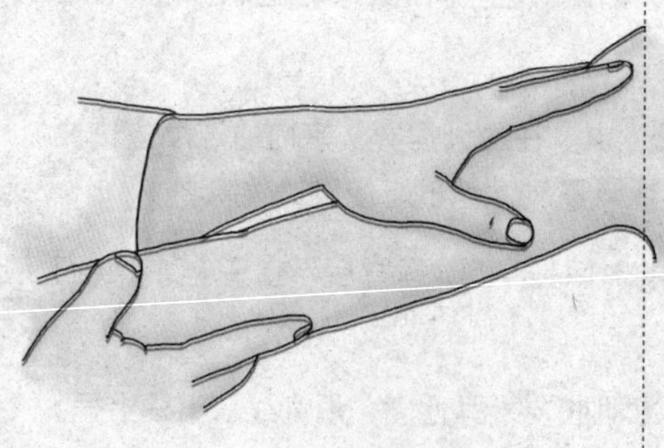

食指的第 2、3 节紧贴皮肤，与拇指配合，均匀地向前推动。推进速度应适当，过快容易滑脱，过慢则不易推进。

捻法

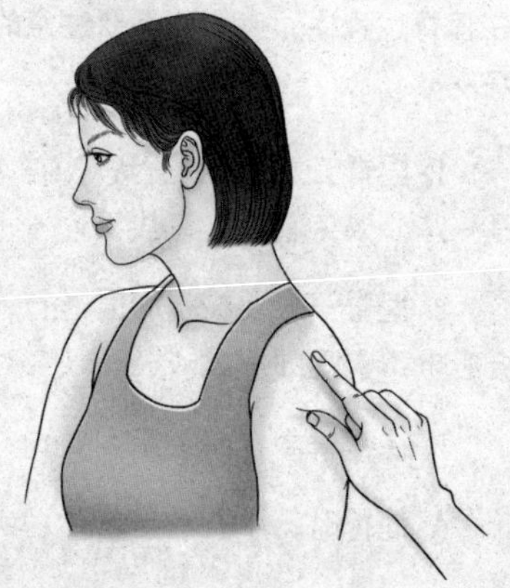

食指向前上用力，拇指向后下拿捏，然后从内前向外后捻动皮肤，一般与推法相互配合，使皮肤在手中不断地通过。

放法

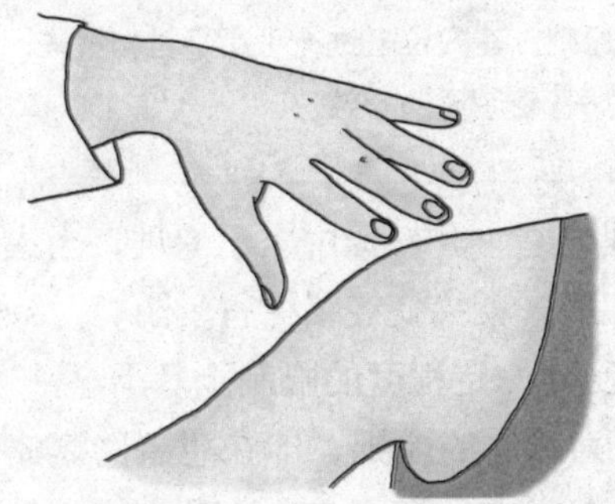

提起皮肤后，然后轻轻放松。在捏、拿、提、捻手法中，都有松放的动作，通过一放一捏，才能呈波浪形推进。

揉法

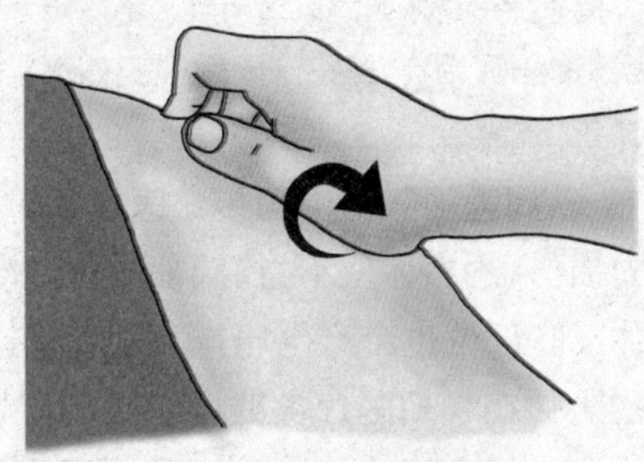

用双手拇指按压腧穴或皮肤之后，然后进行适当的揉动。一般而言，揉、按持续 8~10 秒钟，然后起手。

按法

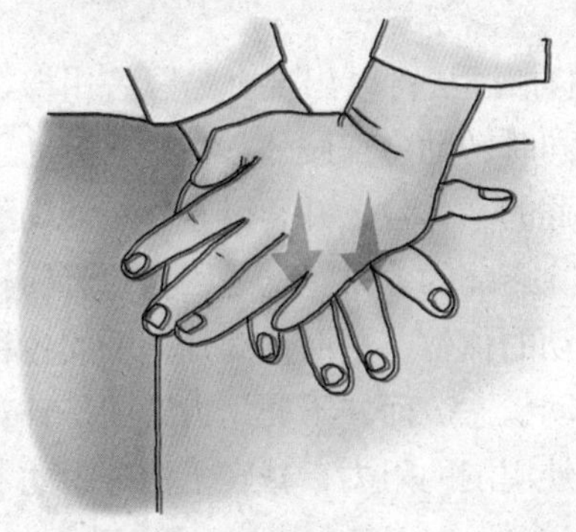

用双手在腧穴按压，通过适当的压力来刺激腧穴。在实际操作时，常与揉法一起进行。

滚法

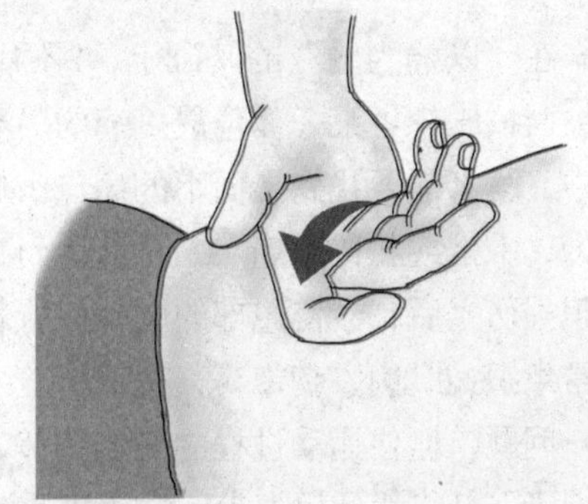

手臂连续做旋前、旋后动作，使手背在施术部位连续往返滚动。

健康贴士

除了常见的 8 种手法外，捏脊的手法还有推脊法和按脊法，其中推脊法是用食指和中指从大椎穴直推，由上往下推时有清热祛火的效果，由下往上推时有滋补的效果；按脊则是捏脊八法中按法的单独运用，其主要功效是刺激脏腑。

18 指拨疗法 简便易学的手法

指拨疗法是依照“以痛为腧、不痛用力”的原则，在穴位上进行手指平推扣拨法，以治疗疾病的一种治疗方法，对一些常见的脊背部疾病有着明显的疗效。

“以痛为腧”是中国传统医学的重要理论之一。根据中医学原理，当人们因外力损伤、用力体位不当、局部肢体过度疲劳时，就会使经络循行受阻、气滞血淤，身体某些部位也会产生痛觉，以至于运动受到一定程度的限制。基于这一理论，历代医师在长期医疗实践中总结出“以痛为腧”的原则，即在患者的疼痛点施行推拿、针灸等治疗方法，化不通为通，变痛为不痛。由于这种治疗方法是在痛处施术，并通过被动的拨伸、旋转等运动改变纤维和肌腱的方向和位置，使痉挛、错位的症状得以改善，疗效十分显著。但是，这种在痛点施力的方法也存在一些问题，如施术时会有明显的痛觉，有的患者会感到剧烈的疼痛，一些年老体弱者和痛觉过敏者甚至不得不中止治疗。针对这种情况，中国医师经过反复实践，终于提出了指拨疗法，不仅减轻了患者的痛苦，也满足了医学发展的需要。

在“以痛为腧”的基础上，“不痛用力”的指拨法得以出现。当医者用拇指螺纹面按压患者某一体位最疼痛的一点后，可同时转动患部肢体，在这一运动过程中，医者需要找到指面下的痛点由痛变为不痛的新体位，并要以轻柔、均匀的指力，平推或扣拨原痛点，从而达到减轻或消除疼痛的效果。这是因为患者的软组织损伤之后，会使患部的肢体保持着一种被动的体位，进而使病灶周围的各种正常组织如肌肉、韧带等，也保持着一定的被动状态。而“不痛用力”则是针对这一问题，抓住运动过程的薄弱环节，克服病灶周围的阻力，减轻了治疗中的不利因素，最终达到用力少、收效快的效果。

正在“以痛为腧、不痛用力”原则的指导下，指拨疗法以平缓的方式减轻了患者的痛苦，而且对一些常见的脊背部疾病，如扭伤、落枕、腰腿痛等软组织损伤的病症有明显的疗效。尤其与针灸等疗法相比，指拨疗法不仅简便易学，而且痛苦较小，日益为患者所接受。

指拨疗法的操作示范

在脊疗中，指拨疗法主要侧重于按压痛点，因此对一些软组织损伤的病症颇有疗效，如踝关节扭伤就可以用此疗法来进行治疗。

step1

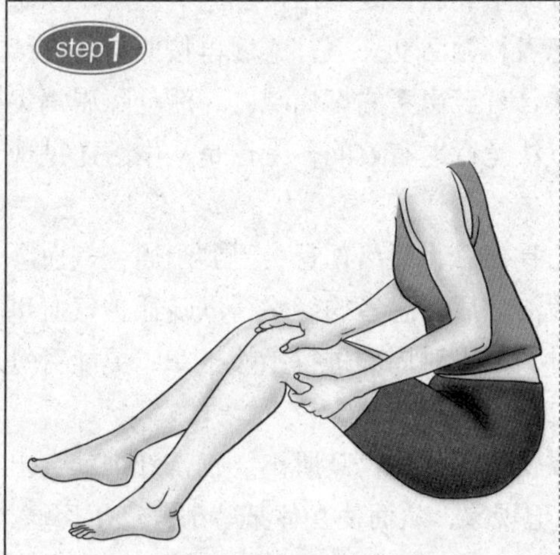

踝关节扭伤者取坐位，医者嘱咐患者做踝关节活动。

step2

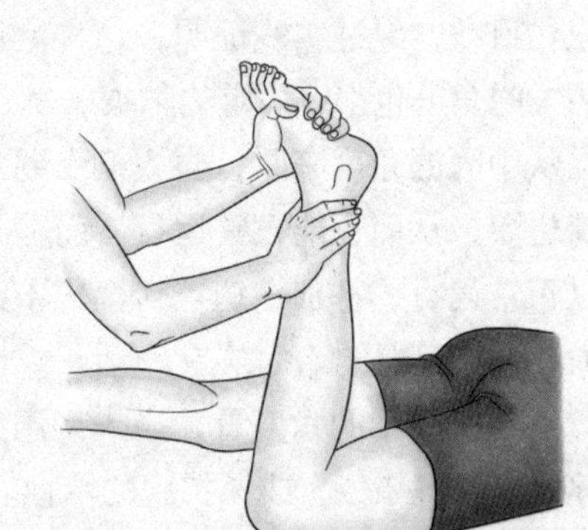

至疼痛明显时，医者用手指按压患者踝关节的痛点。

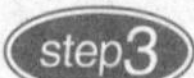

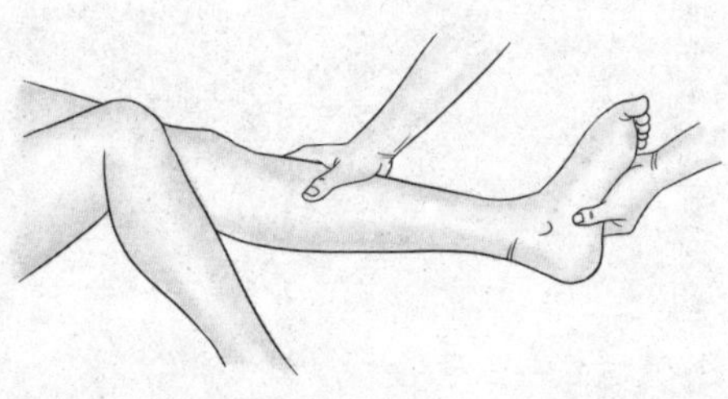

医者拨伸患者的脚掌，至痛点不痛为止。

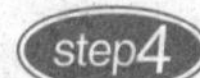

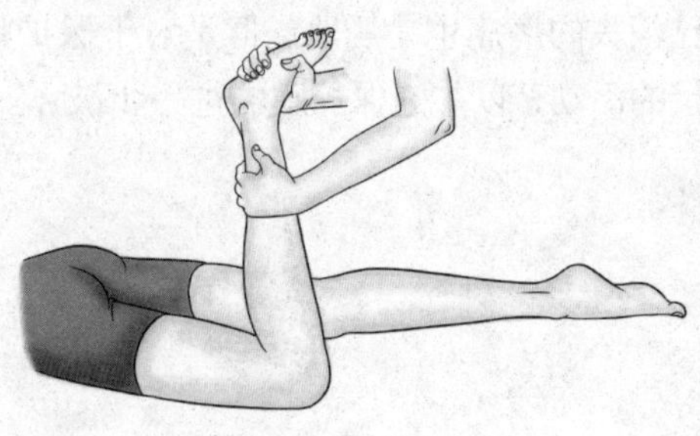

医者要在原痛点做向外、向下方向的拇指平推，以减轻患者的疼痛。

辨证施治——指拨疗法

在指拨施术中，医者都遵循着固定的步骤，其具体内容主要是：首先询问患者的痛处，然后医者用一手手指指腹按住患者的痛点，另一手则握住患者的肢体做拨伸、旋转等活动。当患者的痛感转轻或不痛后，医者用按住原痛点的手指做向下、向外轻柔的平推或扣拨，再嘱咐患者稍微活动一下，之后再按照前法继续施术，继续找出新的痛点，如此反复数次，直至患者的疼痛减轻、活动障碍消失为止。目前，经过实践证明，这种治疗方法是行之有效的，无论是从中医还是现代医学的角度也都有一定的依据。

从中医的角度来看，当人们受到外力损伤后，经络循行会受到阻碍，气血会积滞化淤，从而不能正常运行。而在指拨治疗后，患者的经络得以疏通，气血也得以正常运行，特别在痛点转变成不痛时，如果对局部进行指拨推拿，更能行气活血，取得良好的治疗效果。

从现代医学的角度看，当人们患有损伤性疾病后，其肌肉、韧带纤维就会出现痉挛、肌腱错位，或保护膜的牵拉、压迫现象，从而使身体某些部分产生疼痛、麻木等感觉。而在指拨治疗后，痉挛会减轻，痛点会转移或消失，其保护膜也会被破坏，疼痛也就得到了缓解，炎症也就会好转。

在指拨的操作中，会出现痛点向四周转移的现象，一般这种移位是在体表呈带状分布的区域内发生，大多不会超过 5 ~ 6 厘米。如能及时观察、利用转移的痛点，因势利导地进行治疗，会有显著的疗效。

在进行指拨治疗后，应对原痛点进行固定，同时应嘱咐患者减少局部活动，切忌再用外力随意按压原痛点，否则可能会使经指拨解除后的软组织痉挛复发，已消失的疼痛也易复发。但是对于保护膜形成的患者，则应嘱咐患者做必要、适量的活动，以加速保护膜的进一步破坏。

专家提示

在指拨推拿后，应坚持不增加局部活动、不按压局部病灶的原则，也不应在局部加用其他疗法，以免影响指拨推拿的疗效。

指拨的常用手法

在指拨疗法中，有一些手法经常被使用，其中最重要的手法有两种，分别是拇指平推法和扣拨法。

拇指平推法

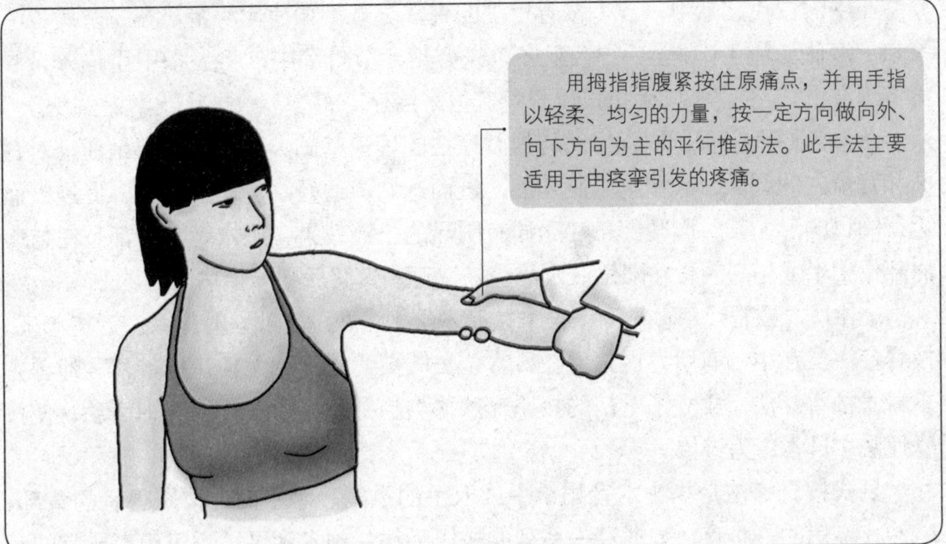

用拇指指腹紧按住原痛点，并用手指以轻柔、均匀的力量，按一定方向做向外、向下方向为主的平行推动法。此手法主要适用于由痉挛引发的疼痛。

扣拨法

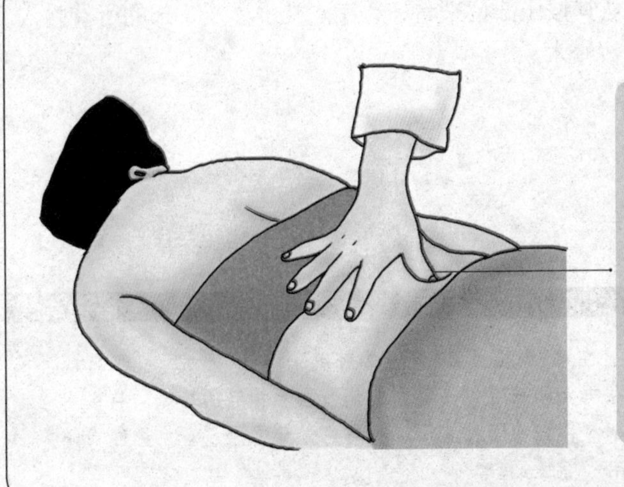

用拇指或食指以轻柔、均匀的力量，在一定部位做扣枪机状的扣拨，主要分为两种手法：一种是以食指在颈部的穴位做向外、向下方向的扣拨，主要适用于手麻；另一种是以拇指用稍重指力做“十”字状的滑动扣拨，主要适用于以保护膜形成为主的疾病和位置较深的腰腿痛。

19 按脊疗法 调理内脏的手法

按脊疗法是以手指按压脊柱及其两旁的督脉、夹脊穴等穴位，以治疗疾病的一种疗法，在中国有着悠久的历史，目前则在日本、美国十分流行。

在中国古代文献中，曾有按脊疗法的许多记载。如清代沈金鳌在《杂病源流犀烛·痧胀源流》中说道："若犯痧，先循其七节骨缝中，将大指甲重掐入，候骨节响方止。"提出了以手指按压脊背穴位来治疗"犯痧"。

从治疗原理来看，按脊疗法与捏脊疗法的理论基础大致相同，都是通过对督脉和背俞穴的刺激，来调整内脏功能，进而达到疏通经络、调整阴阳、促进气血运行的目的。尤其对胸腹部急性疼痛有明显的止痛效果，施术者一般都是在与疼痛部位相平或稍高的脊柱部位取穴治疗，待疼痛缓解后则停止按压。

在中国，按脊疗法多被列入推拿按摩术之中，并没有独立的体系。近些年来，按脊疗法虽在中国有所发展，但在日本、美国更为流行。尤其在日本，医师创立了日式按脊疗法，成立了专门的按压疗法协会，并举办了广泛的培训活动，使按脊疗法在日本广为流传。

日式按脊疗法是指施术者用单手或双手的手指、手掌面，按压患者的背部，以治疗疾病的一种疗法。通过一系列的按压手法，施术者可以矫正患者异常的骨关节，刺激其脊背的神经、肌肉，使肌肉的强直、硬结、萎缩、迟缓症状得到好转，并刺激血液和淋巴液的循环，促进组织细胞的新陈代谢，最终使人体身心的功能达到调和。一般说来，除了不明原因的疾病，日式按脊疗法的适应证很多，几乎包括了所有的常见病，但是从其按压部位来看，此疗法几乎涉及背部的所有腧穴，其源流仍是中国古代的推拿按摩术。

◆ 夹脊穴　　名词解释

脊柱两旁的穴位，其位置在第1胸椎至第5腰椎的棘突下旁开0.5寸，一侧有17个穴位，左右共有34个穴位。根据医学研究，夹脊穴有调节自主神经的功能，故多用于治疗与自主神经功能相关的病症，如血管性头痛、肢端感觉异常症、自主神经功能紊乱、脑血管病、红斑性肢痛症、高血压等。

按脊疗法的适应证、注意事项及禁忌

按脊疗法的适应证

按脊疗法一般是在脊柱及其两侧的穴位进行，如果掌握脊柱两侧穴位的对应病症，就能准确地进行按压，对一些疾病颇有疗效。

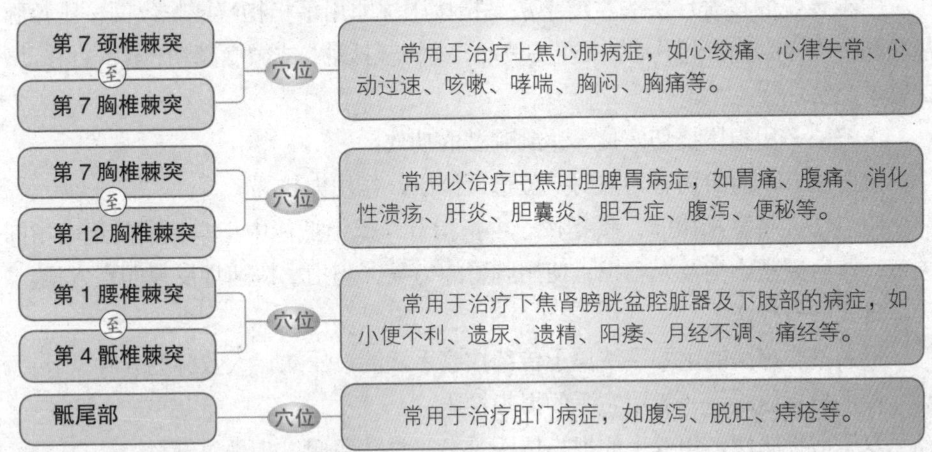

按脊疗法的注意事项及禁忌

在按脊过程中，有一些需要注意的事项，如果对这些问题不多加注意，很可能影响按脊的疗效。

注意事项：按脊时需控制按压的力度，当重则重，当轻则轻，否则过重会损伤皮肤，过轻则没有功效。

禁忌：对感染性疾病、肿瘤疾病，以及肌肤破损、烫伤、正在出血的部位，不宜采用按脊疗法。

健康贴士

上焦、中焦、下焦合称三焦，是中医划分人体部位及内脏的特殊概念。

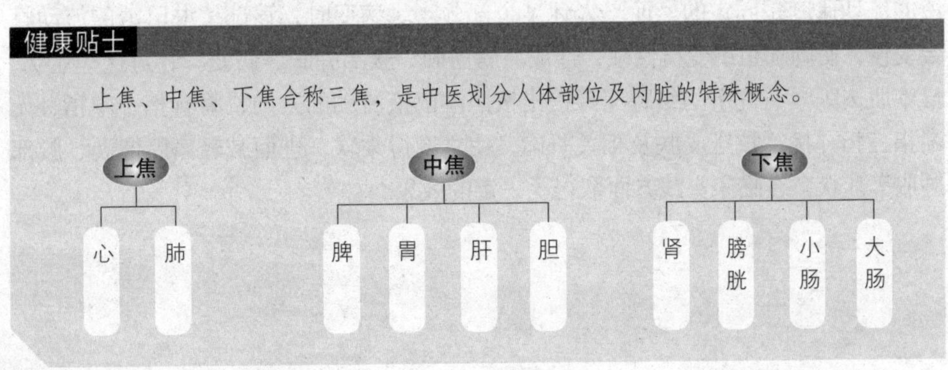

按压推拿术——按脊手法

按脊疗法的基本手法就是按压脊背，无论是中国传统的按脊疗法，还是日式按脊疗法，都是以指压为基本。此外，在日本，还有一种利用淋巴液流向的按脊手法，即绀野式淋巴按压法。

中国传统的按脊疗法

中国传统的按脊疗法的主要手法是指按压法即用手指指端或螺纹面按压督脉经穴和夹脊穴，或静止不动，或左右拨动，或轻轻揉动，或微微颤动，或滑行移动，都属于此法。

爪掐法，用指甲掐切穴位，达到刺激的功效。

肘压法，以肘尖为着力点对穴位进行按压，作用力较强。

叩点法，将手指微曲，食指按于中指指背，拇指抵住中指掌侧面的远端指间关节，然后握紧小指及无名指，使用腕臂的力量，用指端快速地反复叩点穴位。

日式按脊疗法

日式按脊疗法的主要手法属于传统按摩手法的按压法，大致分为 6 种。

单手拇指压法，一般用右手的拇指按压。

双手拇指压法，用双手的拇指按压，多在脊柱两侧、头颈部进行。

单手四指压法，用单手的四指按压。

双手四指压法，用双手的四指同时按压。

单手掌压法，用单手按压，力度较大。

双手掌压法，用双手按压，多在背部和腰部进行。

绀野式淋巴按压法

绀野式淋巴按压法是利用淋巴液的流向原理，用按摩使身上的硬结部分变为柔软的一种按压疗法。

淋巴液是在淋巴管内流动的透明无色液体，是组织液进入淋巴管而成，其成分和血浆很相似，主要功能是向细胞提供营养、排除废物。在正常情况下，淋巴液的流动速度是固定的，而当人体某个部分产生病变时，该部位淋巴液的流动就会变慢，使局部组织变得僵硬，造成肩膀僵硬、腰部肿胀等病变。针对这些症状，日本肌肉医学研究所的绀野义雄提出按照淋巴液流动的方向，将食指、中指、无名指三指并拢，按压皮肤及相关肌肉，使之变得柔软，进而减轻肩膀僵硬、腰部肿胀等症状，在临床实践方面取得了一定的效果。

中国传统的按脊手法

在中国传统的按脊疗法中，有一些经常使用的手法，其主要手法有 4 种，分别是指按压法、爪掐法、肘压法、叩点法。

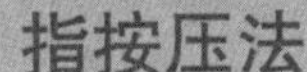

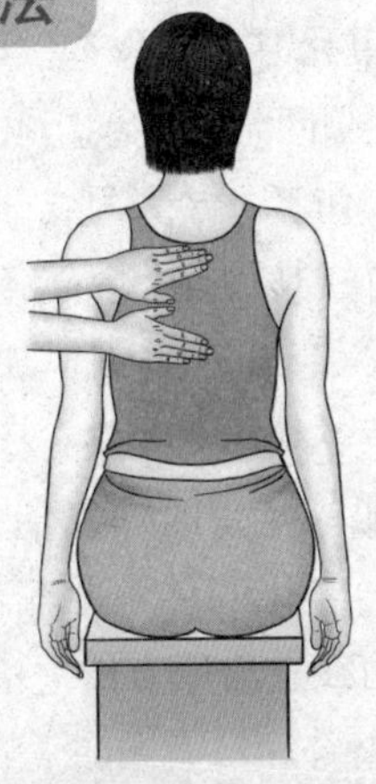

用手指指端或螺纹面按压督脉经穴和夹脊穴，可采取拨动、揉动、颤动、滑行移动等多种方式进行指压。

叩点法

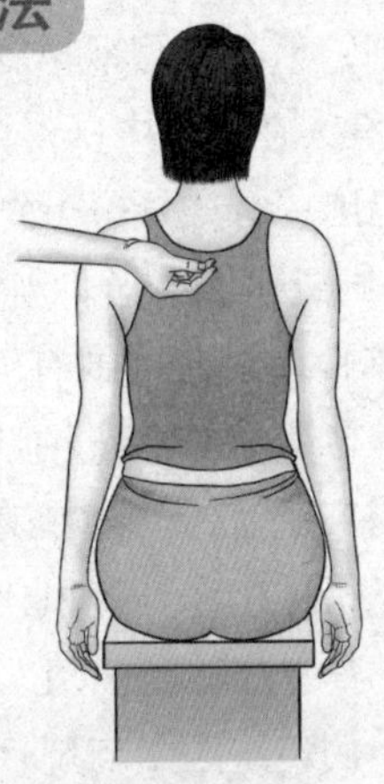

将手指微曲，食指按于中指指背，拇指抵住中指掌侧面的远端指间关节，然后握紧小指及无名指，使用腕臂的力量，用指端快速地反复叩点穴位。

肘压法

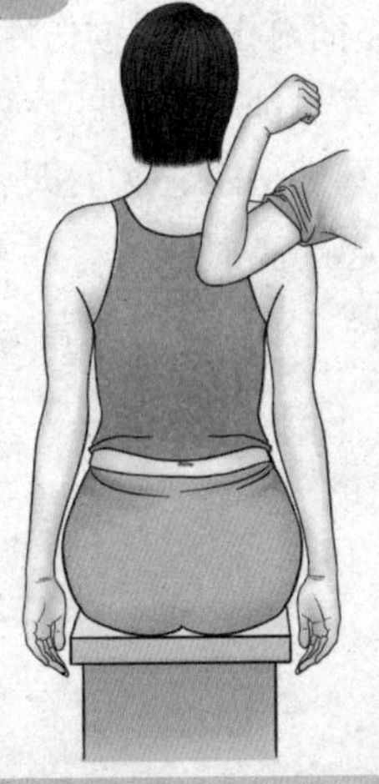

以肘尖为着力点对穴位进行按压，作用力较强。

爪掐法

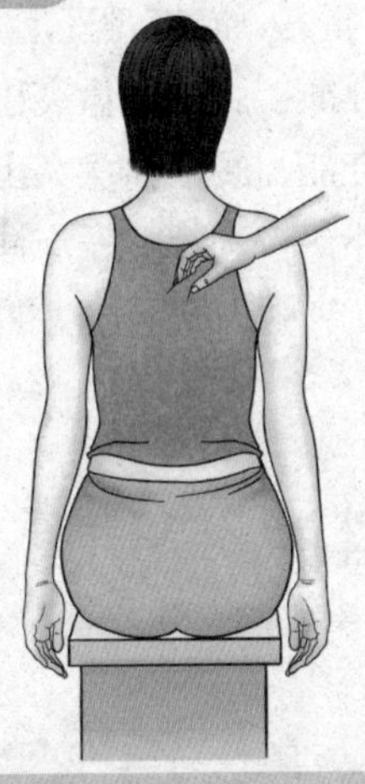

用指甲掐切穴位，以刺激穴位进行治疗。

20 整脊疗法 牵引复位的手法

整脊疗法是以分筋弹拨、按压梳理等整复手法施术于脊柱及其两侧，使患椎恢复正常，并促进督脉气血运行，从而治疗脊柱损伤等疾病的一种方法。

在中国，整脊疗法很早就被医家所用，名医巢元方、孙思邈、李仲南、危亦林、胡延光等人在著作中都对此疗法有所记载。清代的《医宗金鉴·正骨心法要旨》更明确地指出："脊梁骨……先受风寒，后被跌打损伤者，淤聚凝结。若脊筋隆起，骨缝必错，则成伛偻之形。当先揉筋，令其和软；再按其骨，徐徐合缝，背膂始直。"

虽然整脊疗法在中国有着悠久的历史，但其兴起却在美国、加拿大、法国、英国等国。自从 1897 年，柏默尔在美国创立整脊疗法学会后，整脊疗法就在美国、加拿大等国广泛流传。如在美国，已有 5 万名注册的整脊医师，牵引、旋转、屈伸等手法已机械化和计算机化，形成了规范化、科学化的体系；在加拿大和澳大利亚等国，整脊疗法已被归入医疗保险范畴以内的独立治疗方法之中。

作为一门传统医学与现代医学结合的疗法，整脊疗法有着独特的手法。此疗法主要是通过脊柱（定点）旋转复位手法，使患椎椎间隙及纤维环、椎间韧带发生旋转、牵拉，从而对突出的髓核产生周边压力，使突出物易于回纳。此外，整脊疗法可以拨正偏歪的棘突，使椎体关节恢复正常的解剖位置，并能在一定程度上解除神经根对关节囊、黄韧带的压迫，改善椎动脉血液循环。

由于整脊疗法主要侧重于对变形脊柱的复位，所以对一些骨骼肌肉疾病，如肩颈痛、腰痛、头痛、椎骨变形等，都有着显著的效果。而对于一些损伤性脊柱病变，如颈椎综合征、腰椎间盘突出症、某些损伤性截瘫等也都有很好的疗效，一些患有颈椎综合征、腰椎间盘突出症等疾病的患者接受本疗法四五次后即可缓解部分症状。此外，在进行整脊疗法后，一些由脊柱病引起的高血压、心律失常、脑外伤后综合征、视力减弱或失明、耳聋等疾病也能获得一定程度的改善。

整脊疗法的适应证、注意事项及禁忌

整脊疗法的适应证

在脊柱治疗中，整脊疗法比较注重对脊柱的整复，因此常被用于治疗损伤性脊柱病变及其引起的某些疾病，均有较好的疗效。

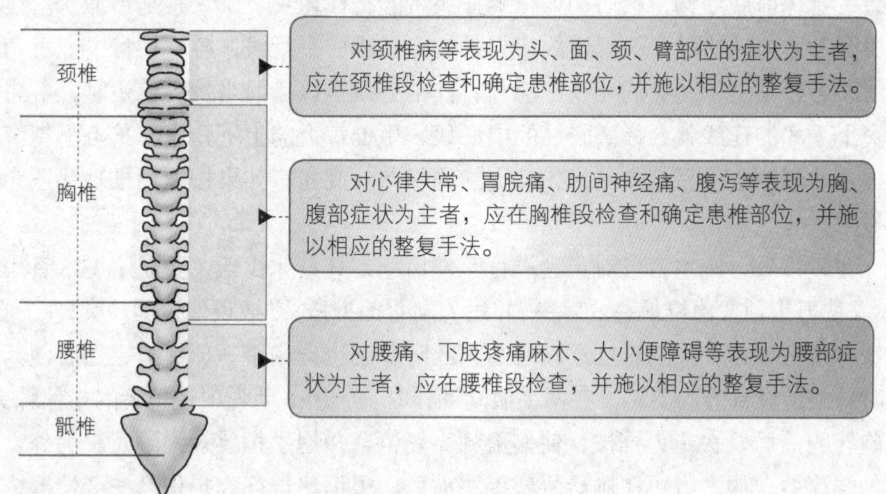

整脊疗法的注意事项

在整脊过程中，有一些需要注意的事项，如果对这些问题不多加注意，很可能影响整脊的疗效。

1. 在整脊之前，应准确定位患椎，如果患椎定位不准，或偏歪棘突方向判断错误，会影响整脊的疗效，甚至加重病情。

2. 在整脊时，应柔和用力，手法娴熟。当一次整复不能拨正偏歪棘突时，不宜连续施治，需用分筋疏理、拿点摩揉等推拿手法解除痉挛后，才能施以整复手法。对某些患者治疗时，应间隔数日施治 1 次，连续 4~5 次治疗才能拨正偏歪棘突，不能急于求成。

3. 在颈椎部位施用整脊疗法时，手法应慎重，如手法不当可能会刺激椎动脉而使患者虚脱，甚至导致医源性脊柱损伤。

禁忌

对于年老体弱者，妇女妊娠、月经期，伴有急性感染性疾病或严重心肺肝肾等器质性疾患、肿瘤及骨结核等患者，应慎用整脊疗法。

◉ 整复之术——整脊手法

一般而言，在进行整脊之前，施术者都要使用触按检查方法来检测脊柱的情况。其具体内容是:施术者用两手拇指指腹桡侧按于患者的脊柱两侧,然后用“八”字形由上至下、左右分拨按摩患者的脊柱，以判断椎旁筋肉有无变厚、挛缩、增厚及条索样剥离等病变。在此之后，施术者可一手触按脊柱，另一手扶持其躯体，使患者身体前屈后仰，然后用拇指触按患者的脊柱棘突，确认其是否偏歪。在正常情况下，人体的棘突侧缘连线应与脊柱中心线成平行线，各脊柱棘突上下角的连线和各棘突上下角尖的连线应能与脊柱中心线重叠。而当棘突偏歪时，各患椎棘突上下角的连线就会偏离脊柱的中心线，患椎棘突的上下角尖与其上下棘突的角尖连线同中心线呈相交斜线，棘突的侧缘向外成角，如果按压患椎棘突还会有明显的压痛。

在确诊后，施术者可对患者进行整脊治疗，其具体步骤主要是：施术者用左（右）手拇指顶住患椎偏歪的棘突,并用力向对侧推按,以拨正偏歪的棘突;左（右）手扶持患者躯体，使其脊柱逐渐屈曲，此时棘突也会偏歪一侧侧弯，然后使其做顺时针或逆时针方向旋转。在两手协同动作时，应用一手先顶住患者的患椎棘突，在旋转的最后几次用力推按，使偏歪棘突复位，并用手指感知弹跳感。另外，为了加强疗效，施术者可在施行复位手法前后，根据患椎筋肉损伤及病变情况，对患者进行分筋梳理、拿点摩揉，以达到舒筋活血的效果。

与捏脊、指拨、按脊等疗法相比，整脊疗法的手法所需力量较大，往往使患者的躯体大幅度地扭曲，因此有人认为有一定的危险性。但是从临床效果来看，正确的整脊疗法很少发生并发症。根据美国健康政策及研究局的调查，颈椎治疗的并发症的概率是 100 万分之一，腰椎治疗的并发症的几率为 1 亿分之一。一般来说，只要选择专业的医师，使用了正规的手法，整脊疗法是不易发生并发症的。即使是初学者，只要严格掌握了整脊疗法的适应证和治疗手法，在应用本疗法时，也基本不会给患者造成医源性损伤。

整脊疗法的常用手法

在整脊疗法中，有一些经常使用的手法，其主要手法有 3 种，分别是俯卧摇腿揉腰法、牵引复位法、俯卧双向分压法。

俯卧摇腿揉腰法

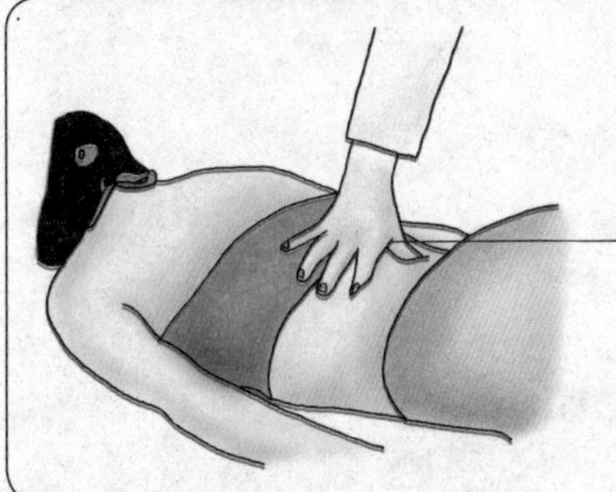

患者取俯卧位，医者用左手握住患者的腰部做推拉运动，使患者的臀部左右摇动，右手则定位在患者的偏歪棘突上，制造阻力。本手法每次进行 5 ~ 8 分钟，主要利用肌肉的生物力学原理来整复偏歪棘突。

牵引复位法

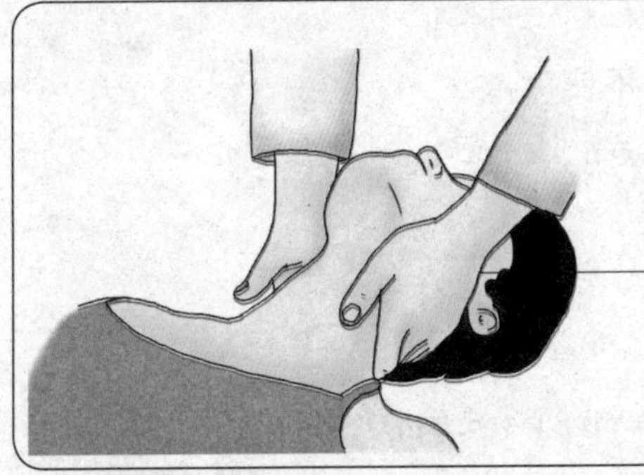

患者平枕，取仰卧位，医者用双手托住患者的颈部，然后用一手中指紧扣后凸的棘突，向头顶方向牵引。在牵引时，患者可深呼吸，在其呼气时，医者紧扣棘突的中指可同时上顶，会产生滑动感或关节的弹响。

俯卧双向分压法

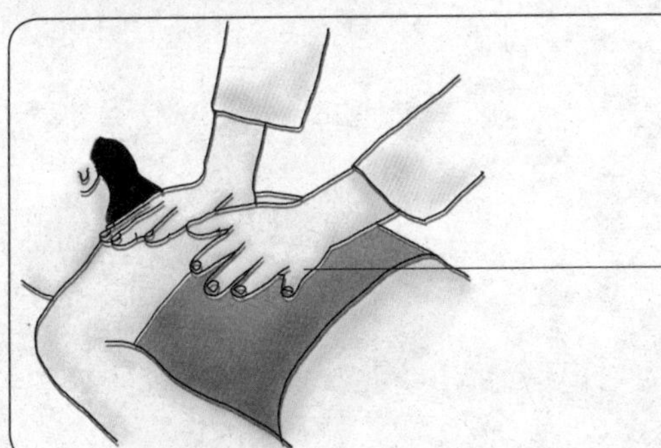

患者取俯卧位，医者在其胸前放置高枕，使其成驼背状。医者在右侧站立，以掌根部分别置于凹陷患椎的上下两椎棘突处，然后配合患者的呼吸由轻到重地冲压，用反作用力将凹陷的脊柱复原。

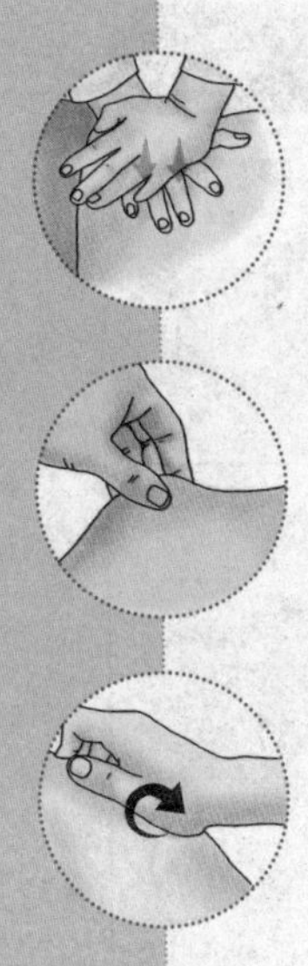

本章看点

- 神经衰弱

用脊疗帮你矫正错位、愉悦精神

- 眩晕

用脊疗帮你调整气血、安定心神

- 多汗

用脊疗帮你减少汗液、通调水道

- 功能性消化不良

用脊疗帮你健脾和胃、疏肝理气

- 电脑综合征

用脊疗帮你放松身体、恢复健康

- 肥胖

用脊疗帮你消耗脂肪、成功瘦身

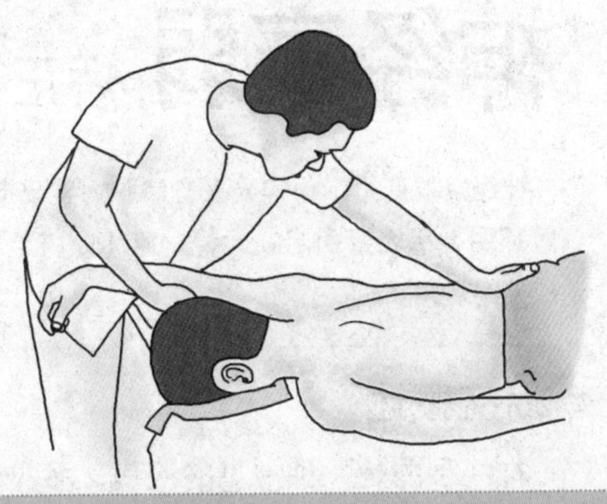

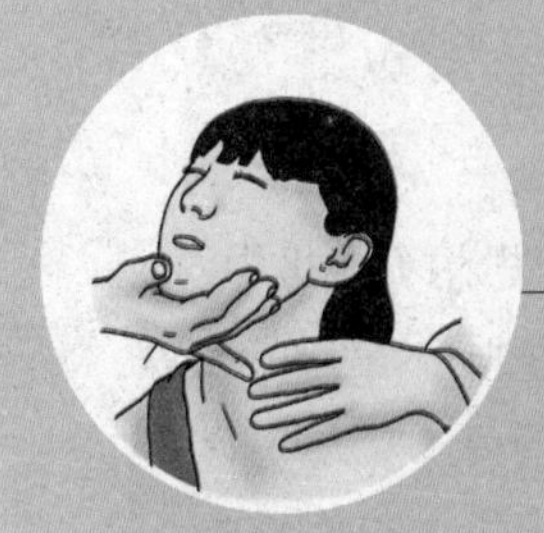

第四章
脊疗专家教你远离亚健康

现代人由于生活节奏快、压力大，身体经常处于超负荷运转状态，长此以往就会出现一些疲劳倦怠甚至不舒服的症状。如果不能及时调整，很有可能引发疾病。为了避免小毛病变为大毛病，我们可以用脊疗来改善不健康的状态。

21 神经衰弱 矫正错位，愉悦精神

神经衰弱是指精神容易兴奋和脑力容易疲乏、常有情绪烦躁等心理症状的神经性障碍，一般都由神经因素引起。此外，第 1 颈椎至第 3 颈椎的错位也可能损伤颈上交感神经节，造成神经衰弱。

病症概述

神经衰弱是一种常见的疾病，多见于青年人和中年人，其表现主要为头痛、头晕、睡眠不好、记忆力减退、疲惫无力等。

诊断

1. 神经系统：如头痛、头晕、脑涨、耳鸣、眼花、记忆力减退、思想不能集中、容易激动等。此外，在工作或学习时提不起精神来，睡眠不好或整夜睡不着，白天容易疲劳，出现脚软无力和全身各部分含糊不清的似有似无的感觉等。

2. 循环系统：如心跳加速、气急、胸痛和出汗等。以这些症状为主的称心血管神经官能症。

3. 消化系统：如食欲不好、胃部胀痛、呕吐、胸闷、腹泻和便秘等。以这些症状为主的称胃肠神经官能症。

4. 生殖系统：如阳痿、早泄和遗精等。以这些症状为主的称性神经官能症。

病因病理

神经衰弱的病因不明，但是通常认为精神因素是造成神经衰弱的主因。高级神经过度紧张后，神经活动处于相对疲乏的一种状态。当过度疲劳而又得不到休息，或经常改变生活环境而又不适应，都有可能使神经活动过程处于强烈而持久的紧张状态，如果超过神经系统张力的承受限度，就会发生神经衰弱。

从脊柱病因来看，第 1 颈椎至第 3 颈椎的错位可损伤颈上交感神经节，而患者在卧位时会牵扯受损的神经节，使之保持兴奋，从而使患者不能安眠，进而出现头晕、精神疲惫等症状。

专家提示

为了预防及治疗神经衰弱，应该保持良好的情绪，提高自己的心理素质，避免长期处于悲观失望、消极厌世、愁闷忧虑等消极情绪。平时则应加强体育锻炼，注意睡眠卫生，保证睡眠时间，按时睡眠，克服不规律睡眠。

神经衰弱的脊疗

step1

患者体位：坐位
治疗部位：肩部
治疗手法：按揉
治疗目的：松弛肌肉

医者右手手肘在患者肩部施力。
医者左手扶持患者头部。

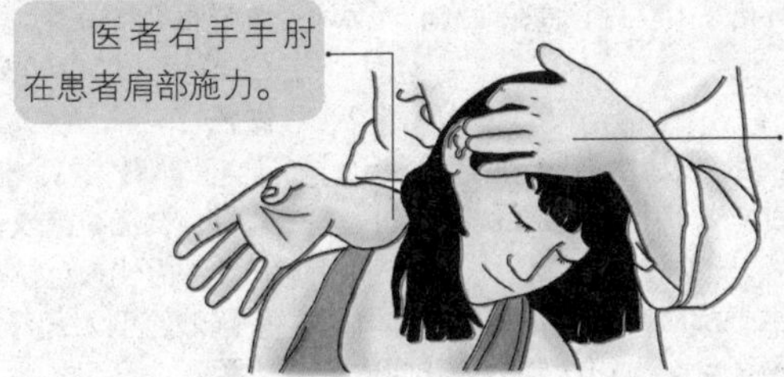

step2

患者体位：卧位
治疗部位：背部
治疗手法：按压
治疗目的：松弛肌肉

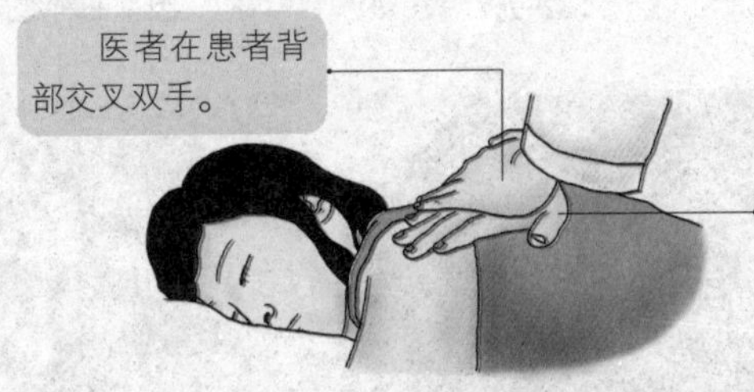

step3

患者体位：坐位
治疗部位：颈部
治疗手法：牵引
治疗目的：颈椎复位

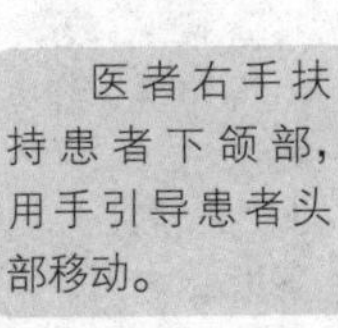
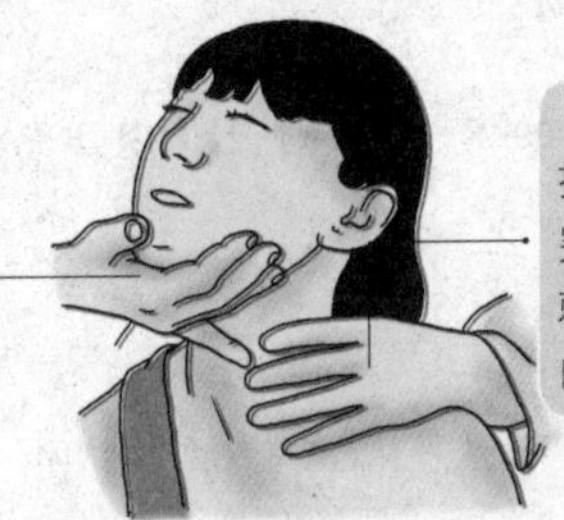

step4

患者体位：坐位
治疗部位：颈部
治疗手法：按揉
治疗目的：巩固疗效

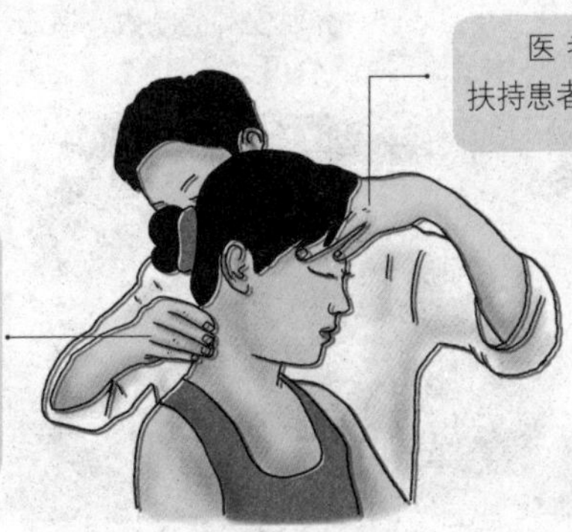

神经衰弱的对症药膳

黄花木耳肉片汤

材料：

猪肉片200克，干黄花菜100克，油菜1棵，黑木耳1朵，盐5克

做法：

①黄花菜去硬梗，打结，以清水泡软，捞起、沥干。

②黑木耳洗净，泡发至软，切粗丝；油菜洗净、切段；猪肉片洗净。

③煮锅加400毫升水煮沸后，下黄花菜、黑木耳、猪肉片，待猪肉片熟后，续下油菜，加盐调味即成。

功效：

本品具有清热化痰、滋阴降火、交通心肾的功效，适合痰热扰心、心肾不交型的神经衰弱患者食用。

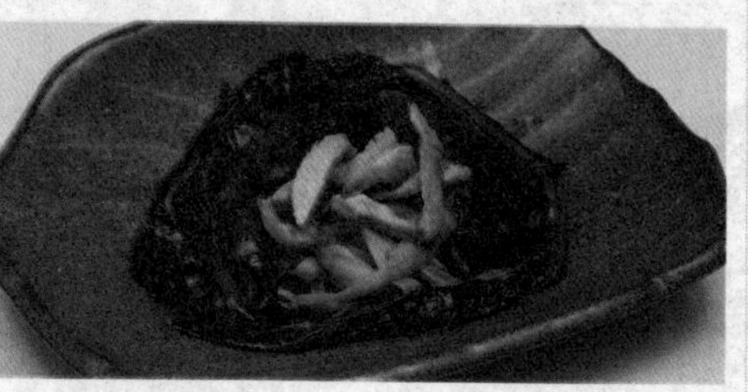

灯心草百合炒芦笋

材料：

新鲜百合150克，芦笋75克，白果50克，益智仁10克，灯心草5克，盐4克，色拉油5毫升

做法：

① 将益智仁、灯心草煎药汁备用。

②将百合洗净泡软；芦笋洗净，切斜段；白果洗净。

③炒锅内倒入色拉油加热，放入百合、芦笋、白果翻炒，倒入药汁煮约3分钟，加入盐调味即可食用。

功效：

本品滋阴降火、益气安神，适用于心肾不交、心胆气虚型的神经衰弱。

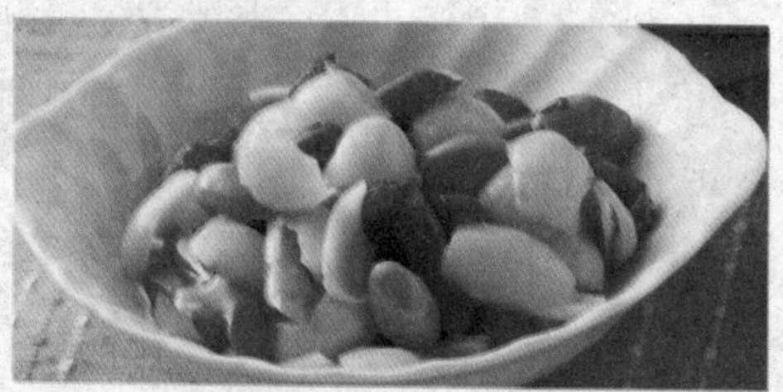

麦枣桂圆汤

材料：

小麦25克，葵花籽20克，红枣5颗，桂圆肉10克，冰糖适量

做法：

① 将红枣洗净，用温水稍浸泡。

②小麦、桂圆肉、葵花籽洗净。

③小麦、红枣、桂圆肉、葵花籽、冰糖同入锅中，加水煮汤即可。

功效：

本品具有补益心脾、养血安神的功效，适合心脾两虚型的神经衰弱患者食用。

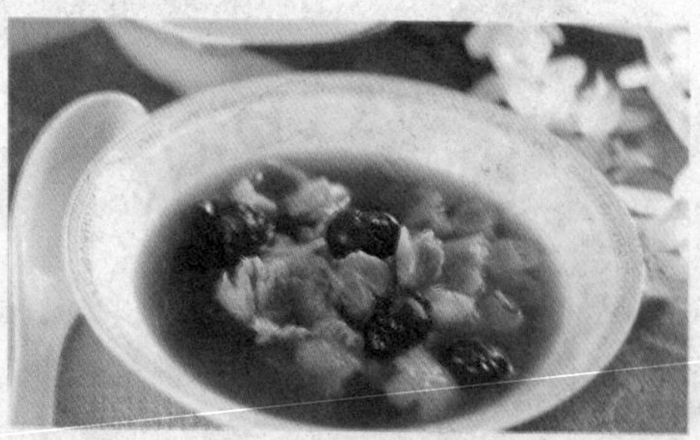

灵芝养心汤

材料：

鸡腿1只，灵芝3片，香菇2朵，杜仲5克，干山药10克，红枣6颗，丹参10克

做法：

①鸡腿洗净，以开水氽烫；香菇泡软；红枣洗净备用。

②炖锅放入适量水烧开后，将用料全部下入锅中煮沸，再转小火炖约1小时即可。

功效：

本品具有补益心脾、养血安神的功效，适合心脾两虚型的神经衰弱患者食用。

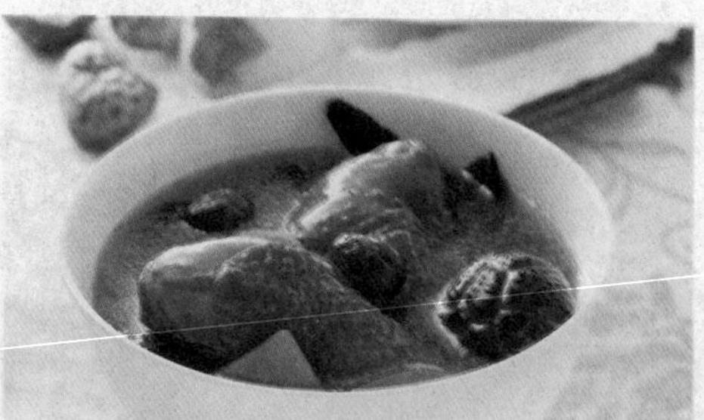

◉ 远志菖蒲鸡心汤

材料：

鸡心300克，胡萝卜50克，葱2根，远志、菖蒲各15克，盐适量

做法：

① 将远志、菖蒲装入棉布袋内，扎紧。

②鸡心洗净入开水中氽烫，捞出；葱洗净切段。

③胡萝卜洗净切片，与棉布袋下锅，加1000毫升，中火滚沸至剩600毫升水，加鸡心煮沸，下葱段、盐调味即可。

功效：

本品具有益气镇惊、安神定志、交通心肾的功效，适合心胆气虚、心肾不交型的神经衰弱患者食用。

◉ 木耳竹茹汤

材料：

黑木耳15克，鸡血藤15克，竹茹10克，红枣8颗，冰糖适量

做法：

①将黑木耳和中药材洗净。

②将所有原材料放入煲中，加水以大火煮沸后转小火煎至约200毫升水的分量，加冰糖温热服食即可。

功效：

本品具有清热化痰、和中安神的功效，适合痰热扰心型的神经衰弱患者食用。

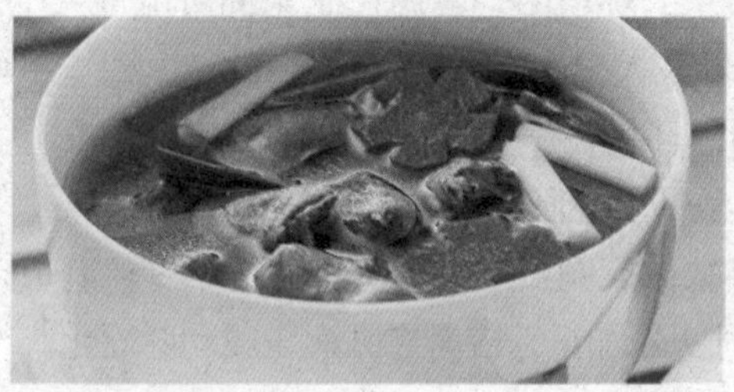

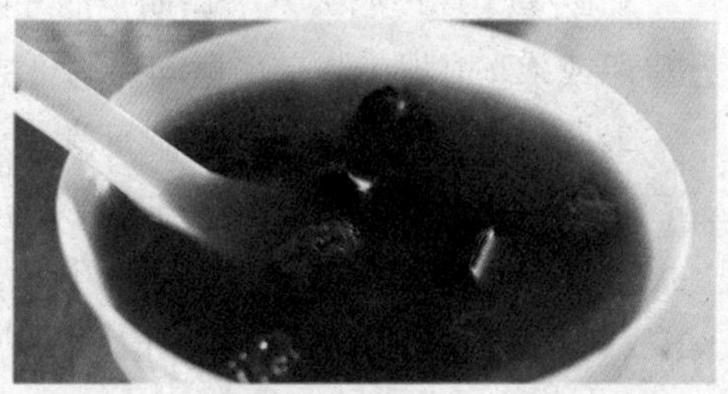

◉ 灵芝黄芪炖肉

材料：

灵芝少许，黄芪15克，猪瘦肉500克，料酒、葱、姜、盐、胡椒粉各适量

做法：

①黄芪洗净润透切片；葱、姜洗净拍碎；猪瘦肉洗净后，放入沸水锅中氽烫，去血水、捞出，再用清水洗净切成小方块。

②黄芪、猪瘦肉、葱、姜、料酒、盐同入碗内，注入适量清水，隔水炖煮。煮沸后，捞去浮沫，改用小火炖，炖至瘦肉熟烂，用盐、胡椒粉调味即成。

功效：

这道菜具有补中益气、补肺益肾、养心安神的功效。其中灵芝具有保护肝细胞、降血糖、调节自主神经、降低胆固醇、升高白细胞、提高人体免疫力等多种作用，适用于神经衰弱、失眠、食欲不振、慢性肝炎、高血压、冠心病、身体羸瘦等患者。

◉ 参药黄精蒸土鸡

材料：

黄精、党参、干山药各30克，土鸡1只（重约1000克），姜、川椒、葱、盐、味精各适量

做法：

①将土鸡洗净剁成1寸见方的小块。放入沸水中烫3分钟后，装入汽锅内，加入葱、姜、盐、川椒、味精。

②再加入黄精、党参、干山药盖好汽锅，放入蒸锅蒸3小时即成。

功效：

黄精具有补中益气、润心肺、强筋骨等功效，可治虚损寒热、肺痨咯血、病后体虚羸瘦、筋骨软弱、风湿疼痛等。本菜适用于脾胃虚弱、体倦无力、面黄肌瘦、气血不足、神经衰弱者，但中寒腹泻、痰湿痞满、气滞者忌服。

22 眩晕 伸展转动，气血两足

眩晕是目眩和头晕的总称，是脑神经功能失调的一种表现。除了脑组织、脑神经疾病、耳部疾病的影响外，当颈部受损引起椎动脉系统供血不足时，也会导致眩晕。

病症概述

眩晕是目眩和头晕的总称，也就是感觉自身或外界的东西在旋转运动，通常会使人站立不稳、头晕眼花。

诊断

1. 眩晕与环境的关系：长期生活在嘈杂的环境中，耳源性眩晕的可能最大；在坐船或乘车时发生眩晕，运动病的可能性较大。

2. 眩晕发生的情况：感觉到自身及周围环境在旋转，常见于脑部疾病；没有感觉外物及自身在旋转，只是站立不稳，常见于心血管疾病。

3. 眩晕伴有的症状：伴有恶心呕吐、眼球震颤，应考虑耳源性眩晕；伴有口吐白沫、抽搐等，应考虑癫痫；情绪激动时头晕加重，应考虑高血压或动脉硬化。

病因病理

头晕目眩是脑神经功能失调的一种表现，引起眩晕的疾病种类很多。如果只是偶然发生，那可能是因熬夜、用脑过度、室内空气太闷，造成脑缺氧所致。但若是一再发生，则要考虑贫血、低血糖、直立性低血压、高血压、颅内压降低、神经衰弱、午睡不当、鼻炎、药物副作用等原因。

从脊柱病因来看，颈部受损引起椎动脉系统供血不足时，也会导致眩晕。椎动脉由锁骨下动脉第 1 段发出，向上穿行于第 6 颈椎至第 1 颈椎的横突孔，经枕骨大孔上行至颅内。而当颈部外伤、劳损、自然老化时，颈椎椎间板会形成骨质增生，或发生小关节脱位，这些问题不仅会引起颈周围软组织痉挛，还会造成椎动脉受压、变形，以致脑部的供血不足，进而诱发脑内微循环障碍而导致眩晕的发生。

专家提示

提高自己的心理素质，保持良好的情绪，避免长期处于悲观失望、消极厌世、愁闷忧虑等消极情绪。平时加强体育锻炼，注意劳逸结合。

眩晕的脊疗

step1

患者体位：俯卧
治疗部位：背部
治疗手法：按压
治疗目的：松弛肌肉

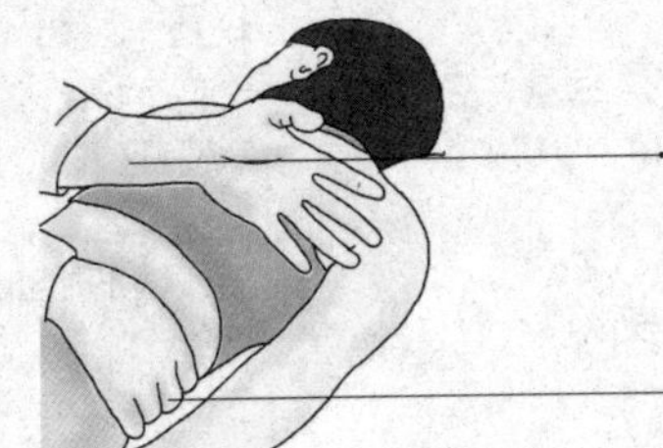

医者左手手肘在患者背部施力，松弛背部软组织。

医者右手扶持患者腰部。

step2

患者体位：坐位
治疗部位：颈部
治疗手法：按揉
治疗目的：松弛肌肉

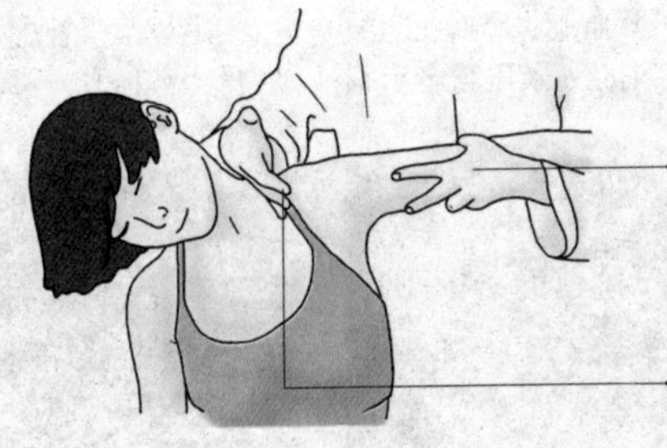

医者左手扶持患者左手。

医者右手掌根在患者颈部施力按揉。

step3

患者体位：坐位
治疗部位：肩部
治疗手法：按揉
治疗目的：松弛肌肉

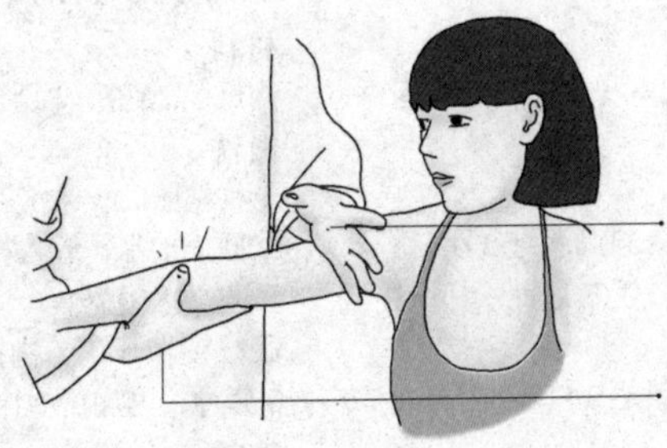

医者左手掌根沿患者手臂施力，以松弛上肢肌肉软组织。

医者右手扶持患者右手。

step4

患者体位：仰卧
治疗部位：颈部
治疗手法：牵拉
治疗目的：颈椎整复

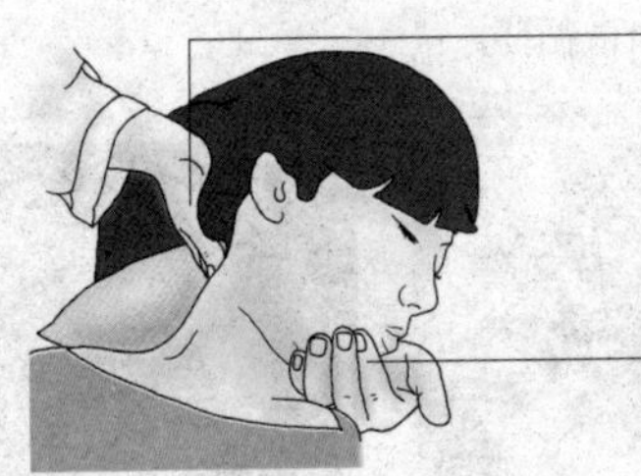

医者右手托持患者枕部，起支撑作用。

医者左手托持患者下颌，使其头部上仰侧转，待转到最大幅度时，施以有限度的闪动力。

眩晕的对症药膳

核桃鱼头止眩汤

材料：

鱼头1个，核桃仁30克，桂圆肉25克，豆腐250克，料酒15毫升，姜末、葱末各10克，胡椒粉3克，食用油3毫升，味精3克

做法：

①鱼头去鳞，除去内脏，洗净；桂圆肉、核桃仁洗净；豆腐切块。

②将所有材料放入锅中，加水用武火煮沸后改文火炖30分钟，加入调味料即可。

功效：

核桃仁、桂圆肉皆有益气养血之功效，豆腐和鱼头蛋白质高、脂肪低，可降血脂、降血压。故此汤对由贫血、血压升高而致的头晕目眩者有很好的食疗作用。

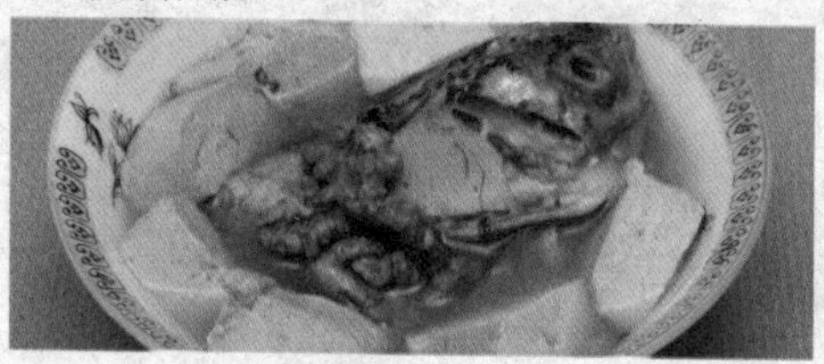

黑豆苁蓉汤

材料：

淡菜200克，黑豆250克，肉苁蓉10克，姜少许，盐适量

做法：

①铁锅不加油，倒入黑豆炒至裂开，用清水洗去浮渣，晾干。

②肉苁蓉、淡菜、姜洗净，肉苁蓉和姜切片备用。

③煲锅内放适量水，放入姜片开大火煮沸。

④放入黑豆、肉苁蓉、淡菜，用中火煲3小时，起锅前加盐调味即可。

功效：

黑豆益气补虚、降血脂；淡菜、肉苁蓉皆补肝肾、益精血，可治气血不足。三者同食，可治因气虚、血虚而出现的头晕目眩。

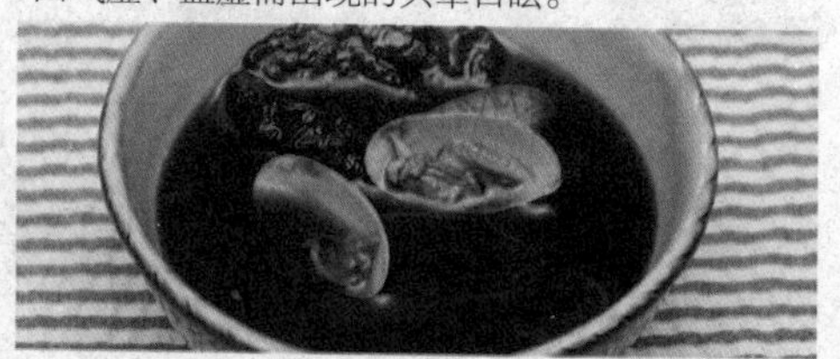

红枣当归鸡腿

材料：

鸡腿100克，猕猴桃80克，红枣5克，当归5克，食用油、酱油、料酒各适量

做法：

①红枣、当归放入碗中，倒入料酒浸泡3小时。

②鸡腿洗净，用酱油拌匀，放置5分钟入油锅炸至两面呈金黄色，取出，切块。

③鸡腿块入锅，倒入碗中的料酒、红枣、当归，转中火煮15分钟，捞出盛盘。

④猕猴桃洗净，剥皮，切片，盛盘即可食用。

功效：

鸡肉温中健脾；猕猴桃调理中气；红枣、当归益气补血。食用此品可促进人体血液循环，从而使脑部供血正常，减少头晕目眩症状的发生。

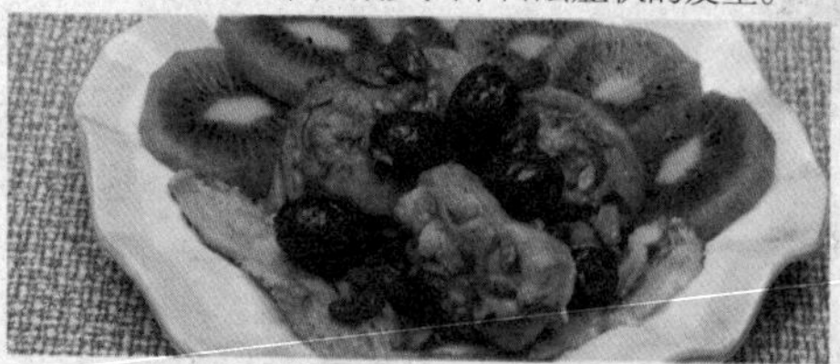

枸杞子菊花粥

材料：

枸杞子20克，粳米100克，菊花5克，白糖适量

做法：

①枸杞子、粳米洗净，泡发，备用。

②砂锅加水，放入枸杞子、粳米，先用武火煮开，后改文火慢熬。

③待粳米开花、枸杞子煮烂，放入菊花，加盖闷5分钟，再加白糖拌匀即成。

功效：

枸杞子益气养血；粳米补中益气、滋阴健脾；菊花具有疏风清热之功效，可治头痛、晕眩。三味配伍，对由气虚、血虚而致头晕目眩者有一定的帮助。

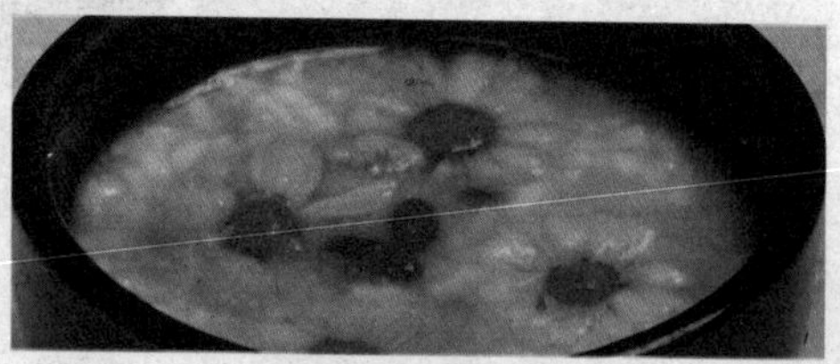

● 杜仲寄生鸡汤

材料：

炒杜仲50克，桑寄生25克，鸡腿1只，盐3克

做法：

①将鸡腿剁成块，洗净，在沸水中汆烫，去除血水，备用。

②将炒杜仲、桑寄生、鸡腿块一起放入锅中，加水至盖过所有材料。

③用大火煮沸，然后转为小火续煮25分钟左右，快要熟时，加盐调味即可。

功效：

此汤适用于肾虚乏力、腰腿酸痛、耳鸣心悸、头痛眩晕的患者。杜仲可以补肝肾、强筋骨，对于改善肾虚腰痛、筋骨无力、高血压等症状效果显著。

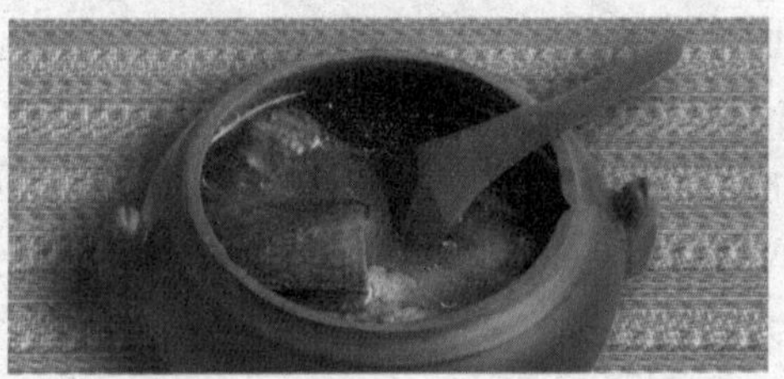

● 枸杞子黄精炖白鸽

材料：

枸杞子20克，黄精30克，杜仲10克，白鸽1只，盐、料酒、味精各适量

做法：

①将白鸽清理干净，斩成小块；枸杞子、黄精、杜仲泡发洗净。

②锅中加水烧沸，下入鸽块汆去血水。

③鸽块放入锅中，加水，再加入黄精、枸杞子、杜仲、料酒、盐、味精，煮至熟即可。

功效：

本品具有补肝养肾、益气填精的功效，适用于肝肾亏虚的患者，症见双目干涩、腰膝酸痛、肾虚尿频、遗精阳痿、眩晕耳鸣等。

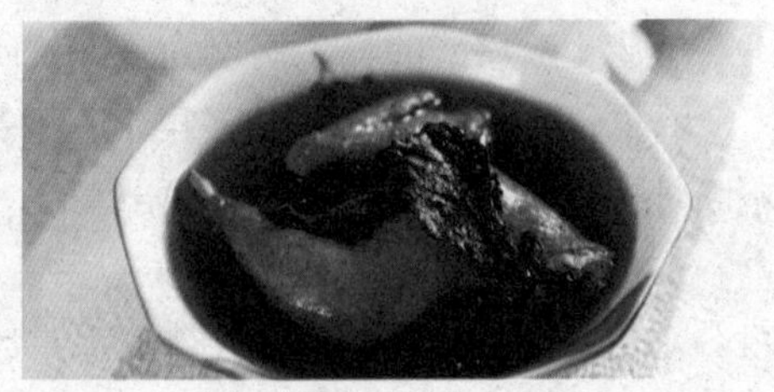

● 桑寄生决明鸡脚汤

材料：

鸡脚400克，桑寄生30克，连翘15克，决明子、天麻各10克，蜜枣2颗，盐5克

做法：

①桑寄生、连翘、决明子、天麻、蜜枣均洗净。

②鸡脚洗净，去指甲，斩件，入沸水中汆烫。

③将1600毫升清水放入瓦锅内，煮沸后加入以上用料，大火煲开后，改用小火煲2小时，加盐调味即可。

功效：

本品具有补肝肾、强筋骨、祛风湿、止眩晕等功效，对肝肾亏虚型头晕目眩、腰膝酸痛、两目干涩、神疲倦怠等症有较好效果。

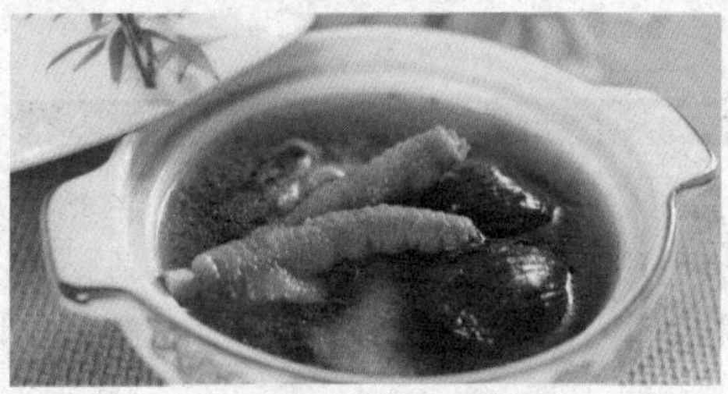

● 鲜人参煲乳鸽

材料：

乳鸽1只，鲜人参30克，红枣10颗，姜5克，盐3克，味精2克

做法：

①乳鸽处理干净；人参洗净；红枣洗净，去核；姜去皮，切片。

②乳鸽入水中汆去血水后捞出。

③将乳鸽、人参、红枣、姜片一起装入锅中，再加适量清水，以大火炖煮35分钟，加盐、味精调味即可。

功效：

本品具有益气补虚、养血活血的功效，适合气血两虚型的贫血、眩晕患者食用。

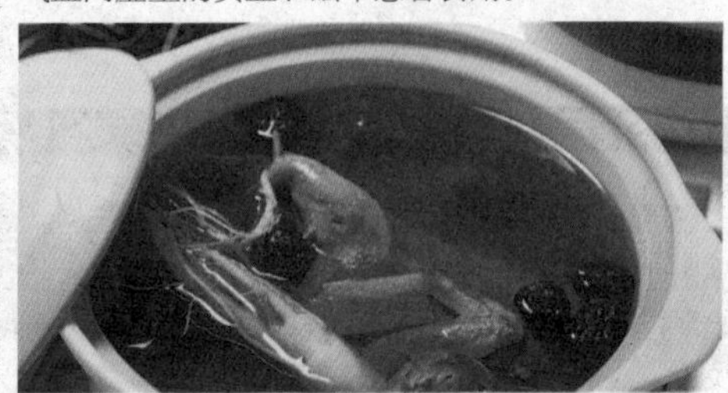

23 多汗 减少汗液，通调水道

多汗主要表现为身体很容易流汗，与外界温度、气候、季节以及情感变化都有一定关系。此外，第 5 腰椎和第 11 胸椎发生病变后，也有可能引起多汗。

病症概述

多汗即汗腺分泌过多，是指排除天热、厚衣、运动、服药等正常因素而出汗增多的病症。一般而言，多汗具有突然性和间断性的特点，每次发作持续时间多为 5 ~ 30 分钟，发作次数则不定。

诊断

临床上观察到的许多病例为多部位同时出汗，如面部、手掌、足底、腋窝等。

1. 面部多汗：出汗部位多集中在前额，汗液自上向下流入眼眶和颈部，必须不断地擦拭。多数患者还伴有面部潮红，严重者面部甚至呈紫红色。

2. 手掌多汗：出汗部位集中在手掌，症状较轻者手掌湿润，症状较重者手掌可分泌出肉眼可见的汗珠，并伴有手掌冰凉的现象。

3. 腋窝多汗：出汗部位集中在腋窝，很容易在腋下部位呈大片汗斑状，症状较重者容易引起腋窝皮肤细菌或真菌感染，严重时会出现皮肤糜烂的情况。

4. 足底多汗：出汗部位集中在足部，汗液容易蓄积，引起皮肤继发性病变，如皮炎、足癣、皮肤角化脱落、皮肤疱疹等。

病因病理

多汗的出现与剧烈活动等诸多因素有关，但也可能没有任何诱发因素，大多数患者在夏天症状较重，冬季症状较轻。

从中医理论来看，人体的排汗功能主要由脾俞穴管辖，而在人体经络中，脾俞穴属于膀胱经，负责控制体内湿气和水分的排出。如在此穴位进行治疗，有助于促进气血流通和水分的蒸发，减轻大量出汗的困扰。

专家提示

多汗患者可以选择一些散步、快走、游泳等平和的运动来强化心脏功能，但不宜进行竞争性的运动，以免流汗过多。此外，患者可以经常食用清凉、退火、止渴的食物，如西瓜汁、绿豆汤等，最好少吃辛辣和刺激性食物。

多汗的脊疗

患者体位：俯卧
治疗部位：背部
治疗手法：按压
治疗目的：松弛肌肉

医者右手扶持患者上肢。

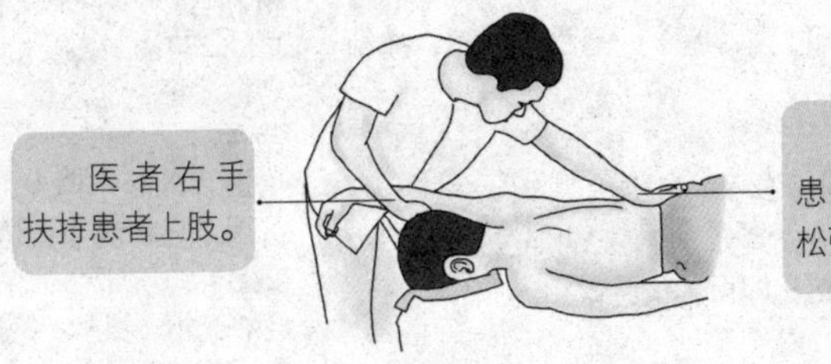

医者左手在患者背部施力，松弛背部软组织。

患者体位：俯卧
治疗部位：足部
治疗手法：转动
治疗目的：松弛肌肉

医者右手握住患者脚尖，使脚尖各做6次顺时针、逆时钟转动，一脚做完换另一只。

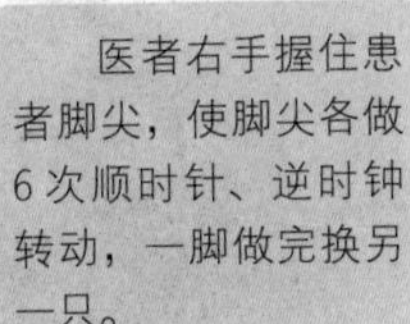

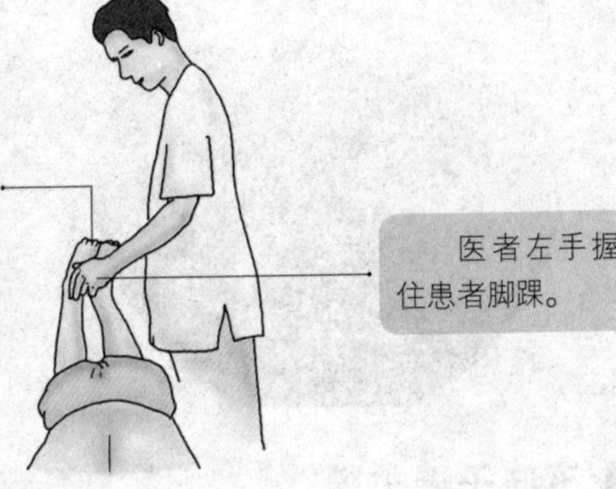

医者左手握住患者脚踝。

患者体位：俯卧
治疗部位：臀部
治疗手法：推压
治疗目的：脊柱复位

医者以右手手指及掌骨抵住患者的臀部高起处，以旋转顿力向下推压。

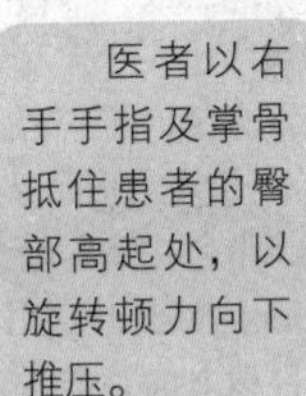

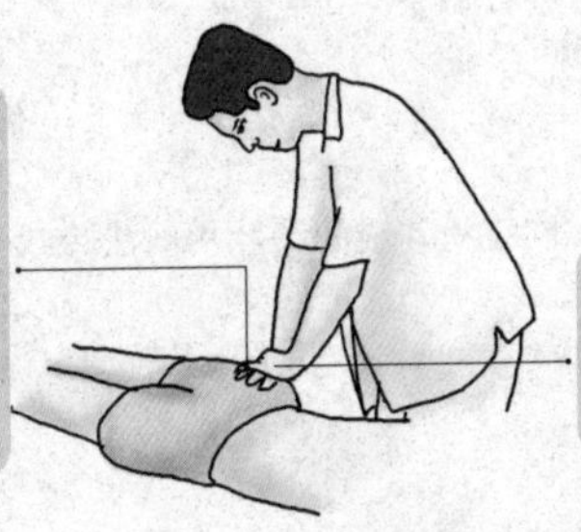

医者在右手施力的同时，左手握住右手腕助推。

健康贴士

中医认为多汗常因脾肺气虚，表虚不固所致，所以应多摄入具有益气固表、敛阴止汗作用的药材及食材，如浮小麦、太子参、黄芪、白术、防风、煅牡蛎、山药、五味子、五倍子、糯稻根、猪肚、芡实、牛肉、燕麦等。多汗患者应忌食姜、辣椒、胡椒、肉桂、薄荷、桑叶等辛辣刺激、促使发汗的食物。

多汗的对症药膳

浮小麦五味子黑豆茶

材料：

黑豆、浮小麦各30克，莲子、黑枣各7颗，冰糖少许

做法：

①将黑豆、浮小麦、莲子、黑枣均洗净，放入锅中，加水800毫升，大火煮开，转小火煲至熟烂。

②调入冰糖搅拌溶化即可，代茶饮用。

功效：

浮小麦、五味子均是敛阴固汗的常用药；莲子、黑豆滋阴补肾；黑枣益气补血。本品对更年期潮热盗汗、自汗有很好的改善作用。

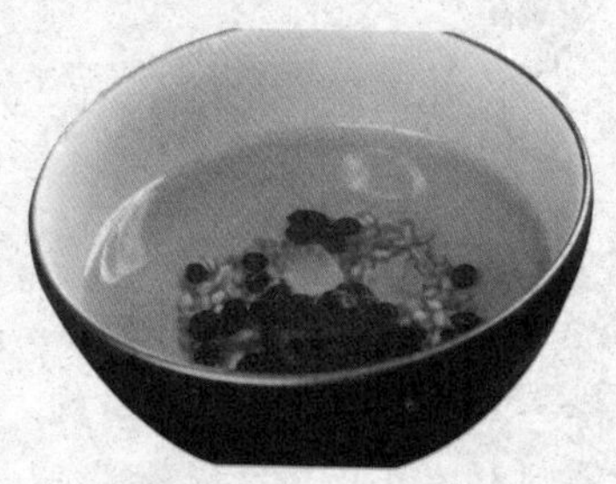

砂仁黄芪猪肚汤

材料：

猪肚250克，银耳100克，花旗参25克，砂仁10克，乌梅适量，盐适量

做法：

①银耳以冷水泡发，去蒂，撕小块；花旗参洗净备用；乌梅洗净去核；砂仁洗净。

②猪肚刷洗干净，汆水，切片。

③将猪肚、银耳、花旗参、乌梅、砂仁放入瓦锅内，大火烧沸后再以小火煲2小时，再加盐调味即可。

功效：

黄芪、猪肚均有补气健脾的功效；银耳可滋阴益胃，砂仁可行气调中、和胃醒脾。诸药配伍可调和营卫，用于脾胃气虚所致的自汗、盗汗等症。

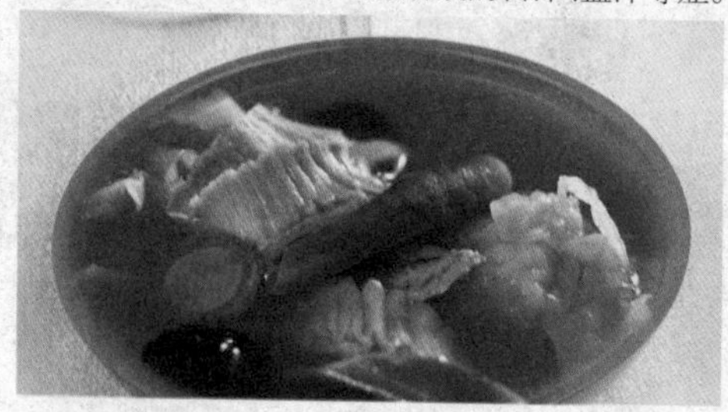

五味子爆羊腰

材料：

羊腰500克，杜仲15克，五味子6克，葱花、蒜末、盐、淀粉、食用油各适量

做法：

①杜仲、五味子洗净煎汁。

②羊腰洗净，切小块，同淀粉勾成的芡汁用做法1中的药汁裹匀。

③烧热油锅，放入腰花爆炒，熟嫩后，再放入葱花、蒜末、盐即可。

功效：

羊腰可治肾虚；杜仲补肝肾、强筋骨；五味子滋阴敛汗。三者配伍同食，可促使肾功能恢复，亦可达到增强体质的效果，适宜自汗、盗汗者食用。

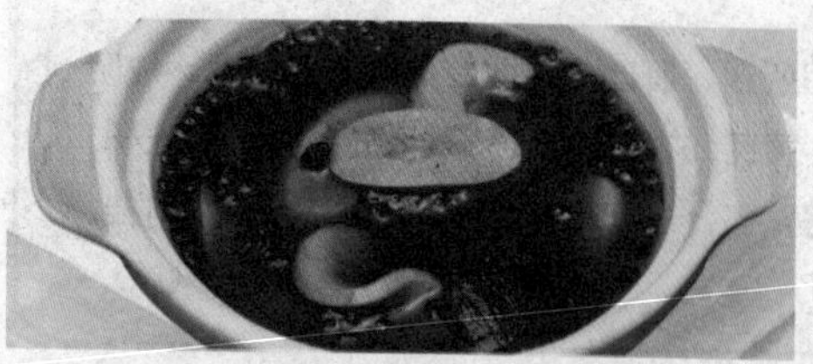

带鱼黄芪汤

材料：

带鱼500克，黄芪30克，炒枳壳10克，料酒、食用油、盐、葱段、姜片各适量

做法：

①将黄芪、枳壳洗净，装入纱布袋中，扎紧袋口，制成药包。

②将带鱼去头，斩成段，洗净。

③锅上火放入食用油，将鱼段下入锅内稍煎，锅中再放入清水适量，放入药包、料酒、盐、葱段、姜片，煮至鱼肉熟，拣去药包、葱、姜即成。

功效：

带鱼补虚养血，黄芪可益气补虚，枳壳能行气散结。三者合用，可通过行气散结、益气养血和补虚的作用来减少自汗、盗汗的发生。

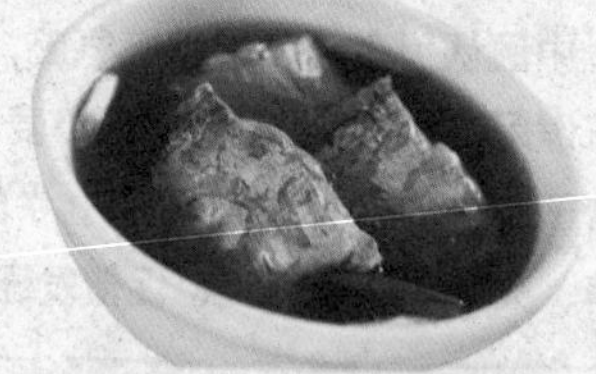

黄芪牛肉蔬菜汤

材料：

黄芪 25 克，牛肉 500 克，西红柿 2 个，西蓝花、土豆各 1 个，盐 5 克

做法：

①牛肉切大块，放入沸水汆烫，捞起，冲净；土豆、西红柿洗净、切块；西蓝花切小朵，洗净。

②备好的牛肉和西红柿、黄芪、西蓝花、土豆一起放入锅中，加水至盖过所有材料。以大火煮开后，转用小火续煮 30 分钟，然后再加入盐即可。

功效：

本药膳滋肾益阳、调理气血、增强体力、强筋健骨，能够治疗气虚衰弱、身体乏力、气虚多汗等症状。这道药膳不仅适合气虚容易感冒、出汗的人，同时也适合体虚而冬天怕冷、四肢发凉的人食用。

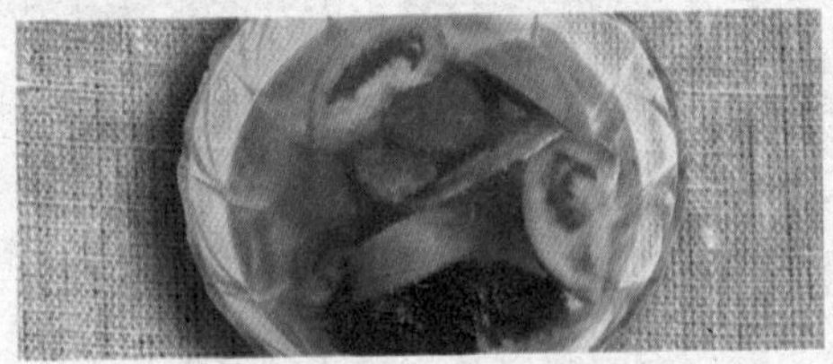

陈皮猪肚粥

材料：

陈皮 15 克，猪肚、大米各 100 克，黄芪 20 克，盐、鸡精、葱花各适量

做法：

① 猪肚洗净切长条；大米淘净，浸泡半小时，捞出沥干；黄芪、陈皮均洗净，切碎。

②锅中注水，下入大米，大火烧开，放入猪肚、陈皮、黄芪，转中火熬煮。

③待米粒开花，小火熬煮至粥浓稠，加盐、鸡精调味，撒上葱花即可。

功效：

此粥健脾养胃、滋补虚损、益气敛汗，可用于治疗脾气虚弱引起的自汗症。

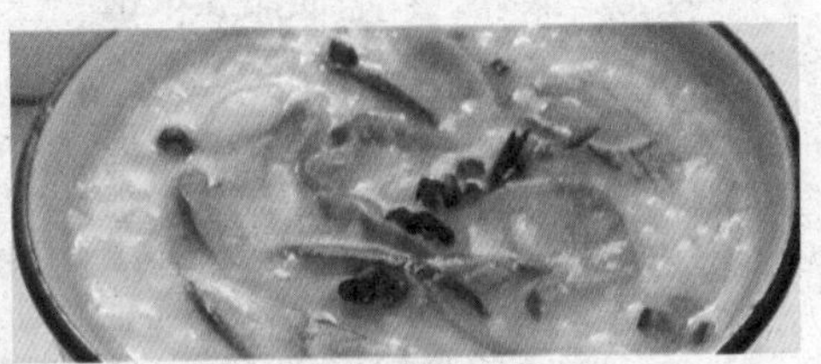

葛根猪肉汤

材料：

猪肉 250 克，葛根 40 克，麦冬 20 克，女贞子、五味子各 10 克，盐、味精、葱花、胡椒粉、香油各适量

做法：

①将猪肉洗净，切成四方小块；葛根洗净，切块；麦冬、女贞子、五味子均洗净。

②锅中加水烧开，下入猪肉块汆去血水；将麦冬、女贞子、五味子煎汤，去渣留汤。

③猪肉入砂锅，倒入药汤，待猪肉煮熟后再加入葛根和盐、味精、葱花、香油，稍煮片刻，撒上胡椒粉即成。

功效：

本品具有清热解肌、滋阴潜阳、生津止渴、敛阴止汗等功效，可用于治疗阴虚导致的盗汗、头晕、耳鸣、头重脚轻、五心烦热等症。一般人都可食用本品，尤其适合老年人食用，但痰湿型患者不宜食用此汤。

银耳酸奶羹

材料：

银耳 10 克，魔芋 50 克，原味酸奶 120 毫升，蜂蜜 20 毫升，白糖适量

做法：

①银耳泡入水中发胀软化，剪去硬根部，叶片的部分剥成小片状，切小片。

②全部药材与清水 600 毫升置入锅中，以小火煮沸，约 2 分钟关火，滤取药汁备用。

③药汁倒入锅中，加入银耳煮沸，放入白糖搅拌溶化后关火，透过滤网沥出银耳；将银耳拌匀，搭配原味酸奶即可食用。

功效：

银耳有补脾开胃的功效，还可滋养肺胃之阴。酸奶可增强人体免疫功能。二者结合有滋补阴液的功效，对于阴虚盗汗者有很好的调补作用。

24 功能性消化不良 健脾和胃，疏肝理气

功能性消化不良是胃肠神经紊乱的表现之一，多因胃肠动力障碍而引发。此外，胸椎扭伤、外伤或慢性劳损后也会压迫脊神经，引起功能性消化不良。

病症概述

功能性消化不良的主要症状包括上腹痛、上腹胀、早饱、嗳气、食欲不振、恶心、呕吐等，是患者经检查排除引起这些症状的器质性疾病的一组临床综合征，症状可持续或反复发作，病程一般为超过 4 周或在 1 年中累计超过 12 周。

诊断

1. 有上腹痛，伴有腹胀、早饱、嗳气、恶心、呕吐等上腹不适症状，至少持续 4 周或 1 年中累计超过 12 周。

2. 内镜检查未发现胃及十二指肠溃疡、糜烂、肿瘤等器质性病变，未发现食管炎，也无上述疾病病史。

3. 检查排除肝胆、胰腺疾病；无糖尿病、肾脏病、结缔组织病及精神病。

4. 无腹部手术史。对科研病例选择还需将伴有肠易激综合征者除外，以免影响研究的可比性；经定期随访未发现新的器质性病变，随访时间 1 年以上。

病因病理

功能性消化不良的病因至今尚未清楚，大量研究提示可能与多种因素有关，其中胃肠动力障碍是功能性消化不良的主要病理生理学基础，而胃感觉过敏、精神因素和应激因素也能引起功能性消化不良。中医理论则认为肝郁气滞、饮食不节会伤及脾胃，导致消化功能减弱，出现功能性消化不良的症状。

从脊柱病因来看，当胸椎扭伤、外伤或慢性劳损后，会使椎体发生错位或小关节紊乱。这些错位的椎体、小关节和继发性的骨赘会挤压胸段的脊神经，引起功能性消化不良，日久还会引发胃炎、胃溃疡等器质性病变。

专家提示

功能性消化不良患者就餐时不要穿束紧腰部的衣裤，进餐则应定时，不可仓促进食、囫囵吞食、边走边食。在食物的选择上，不要过冷或过烫，不要吃泡饭，也不要和水一同进食。饭前饭后都不要马上大量饮用液体，更不要饮酒，还应避免大吃大喝，尤其是辛辣和富含脂肪的饮食。

功能性消化不良的脊疗

患者体位：俯卧
治疗部位：背部
治疗手法：按揉
治疗目的：松弛肌肉

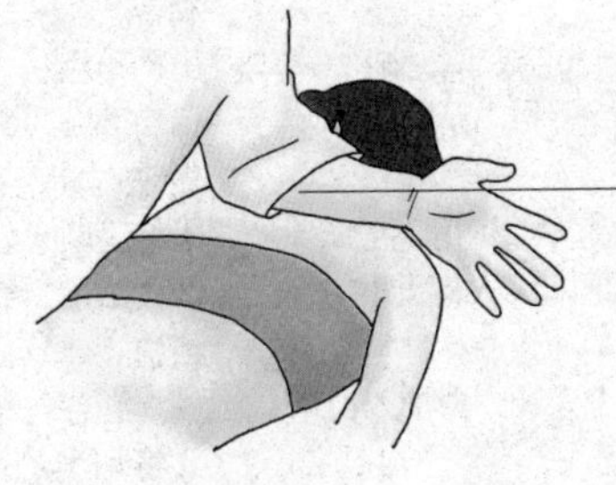

患者体位：俯卧
治疗部位：背部
治疗手法：按压
治疗目的：松弛肌肉

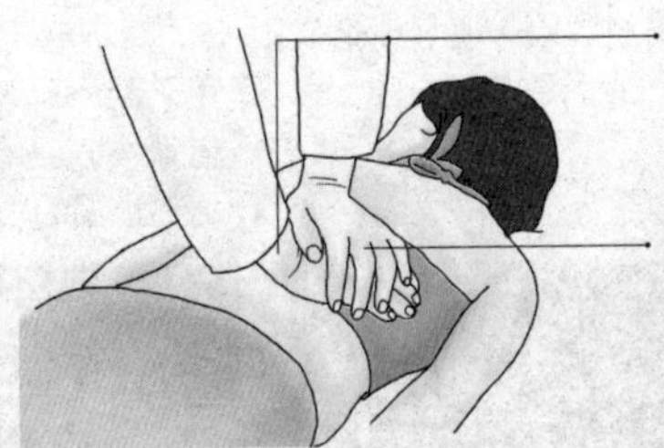

患者体位：俯卧
治疗部位：背部
治疗手法：牵引
治疗目的：胸椎复位

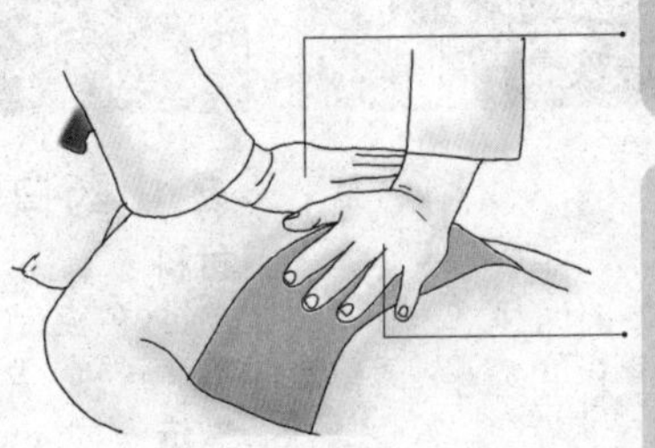

step4

患者体位：俯卧
治疗部位：背部
治疗手法：按压
治疗目的：胸椎复位

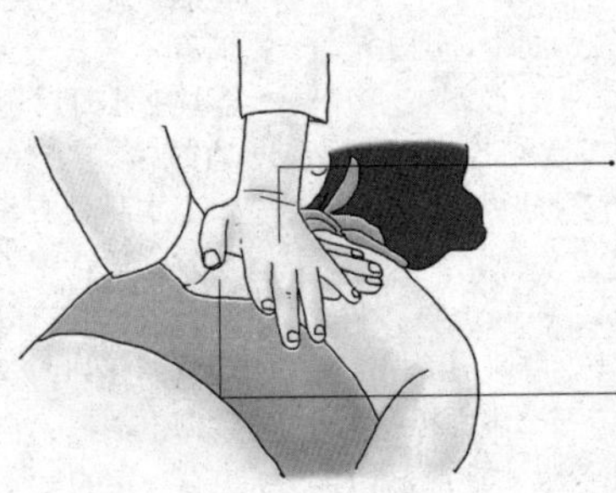

功能性消化不良的对症药膳

白果莲子乌鸡汤

材料：

新鲜莲子150克，罐头装白果30克，乌鸡腿1只，盐少许

做法：

①鸡腿洗净、剁块，氽烫后捞起，用清水冲净。

②盛入煮锅加水至盖过材料，以大火煮开转小火煮20分钟。

③莲子洗净放入煮锅中续煮15分钟，再加入白果煮开，加盐调味即可。

功效：

本药膳可促进消化、清心宁神，能消除疲劳、倦怠和紧张情绪。经常食用消脂效果明显，适宜减肥者食用。还可用于治疗带下量多、白浊、尿频或遗尿、肾气虚等症状。

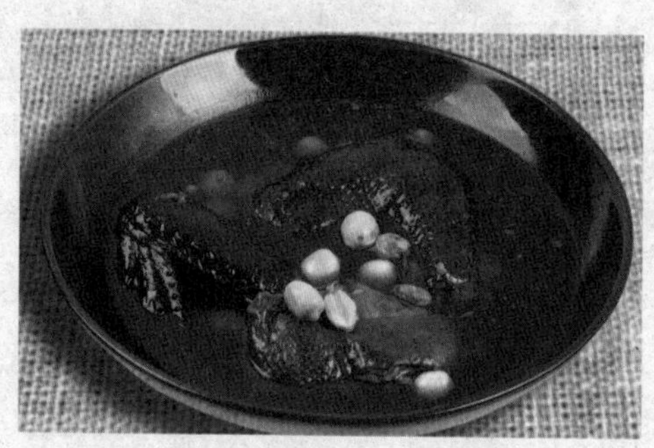

消脂金橘茶

材料：

山楂10克，决明子15克，红枣5颗，金橘5颗，话梅2颗，红茶包1包，冰糖适量

做法：

①将决明子、山楂、话梅、红枣、金橘皆洗净备用。

②决明子、红枣加水，以大火煮开后，加入山楂、话梅、冰糖后煮15分钟，将所有药材捞起丢弃，放入红茶包稍微泡过拿起。

③将切半的金橘挤汁带皮丢入稍浸，捞起丢掉，装壶与茶匙，饭后食用。

功效：

本药膳具有消食健胃、行气散淤的功效，应用于治疗胃肠消化不良等症。其中金橘的药用价值很高，具有补脾健胃、化痰消积、通经活络、清热止渴的功效。

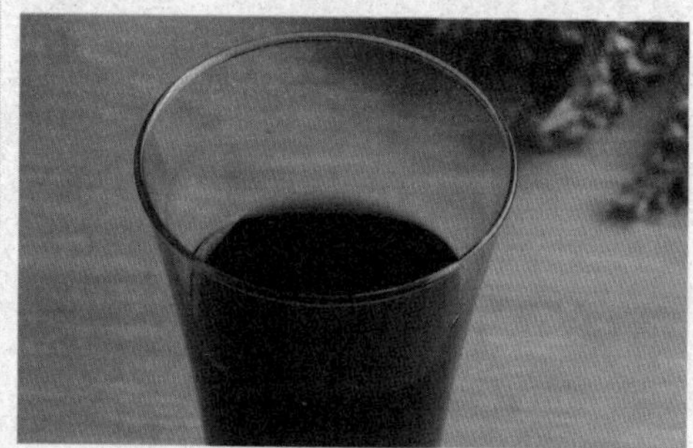

草莓小虾球

材料：

芍药10克，当归5克，草莓3个，虾仁300克，鲜山药50克，土司3片，莲藕粉10克，料酒5毫升，盐少许

做法：

①芍药、当归洗净，和水煮滚，适时取汁备用；土司切小丁；草莓去蒂洗净，切4片。

②虾仁洗净和料酒同腌20分钟，沥干，同去皮洗净的山药一同剁碎，加盐调味，拍打成泥。

③用虾泥、土司丁包裹草莓，炸至金黄色起锅备用，最后用准备好的莲藕粉与药汁勾芡即可。

功效：

草莓清暑解热、生津止渴、利咽止咳、利尿止泻。可治疗咳嗽、咽喉肿痛、声音嘶哑、烦热口干。腹泻和尿路结石患者不宜多食。草莓表面粗糙，可先用淡盐水浸泡10分钟，既能杀菌又能清洗干净。

山药白术羊肉汤

材料：

羊肚250克，红枣、枸杞子各15克，鲜山药50克，白术10克，盐、鸡精各3克

做法：

①羊肚洗净，切块，氽水；山药洗净，去皮，切块；白术洗净，切段；红枣、枸杞子洗净，浸泡。

②锅中烧水，放入羊肚、山药、白术、红枣、枸杞子，加盖。

③炖2小时后调入盐和鸡精即可。

功效：

本品具有益气健脾、补虚养胃、温胃散寒的功效，适合脾胃气虚以及脾胃虚寒型消化不良的患者。羊肚有健脾补虚、益气健胃、固表止汗之功效，此外，羊肚对虚劳羸瘦、食欲不振、神疲乏力、消渴、自汗、盗汗、尿频、脾虚腹泻等症也有一定的食疗效果。

◉ 人参鹌鹑蛋

材料：

人参7克，黄精10克，鹌鹑蛋12个，盐、白糖、香油、味精、淀粉、高汤、酱油各适量

做法：

①将人参煨软后蒸2次，收取滤液，再将黄精煎2遍，取其浓缩液与人参液调匀。

②鹌鹑蛋煮熟去壳，一半与黄精、盐、味精腌渍15分钟；另一半用香油炸成金黄色备用。另用小碗把淀粉、高汤、白糖、酱油、味精调成汁。

③将鹌鹑蛋和调好的汁一起下锅翻炒，最后连同汤汁一同起锅，再加入腌渍好的另一半鹌鹑蛋即可。

功效：

鹌鹑蛋对消化不良、神经衰弱、月经不调、高血压等疾病有调补作用，还可用于养颜、美肤。这道菜可健脾益胃、强壮身体，适合脾胃虚弱、中气不足、贫血、食欲不振、消化不良、四肢倦怠的人食用。

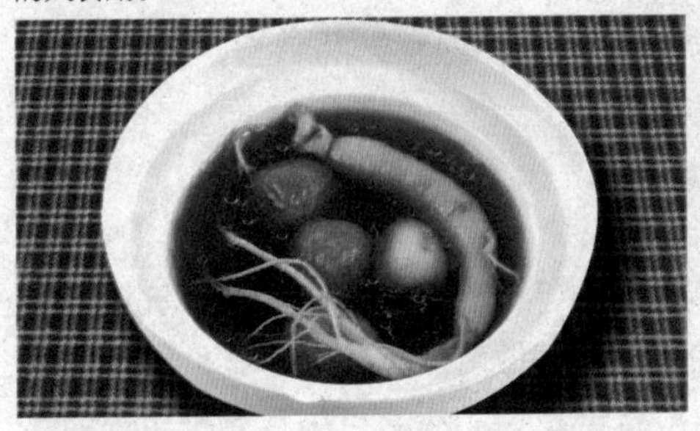

◉ 四神沙参猪肚汤

材料：

沙参25克，莲子20克，新鲜山药200克，茯苓50克，芡实50克，薏苡仁50克，猪肚半个，盐4克

做法：

①猪肚洗净氽烫，切成大块；芡实、薏苡仁淘洗干净，清水浸泡1小时沥干；山药削皮、洗净，切块；莲子、沙参冲净。

②将除莲子和山药外的材料放入锅中，加水煮沸后再转小火炖30分钟。

③加入莲子和山药，再续炖30分钟，煮熟烂后加盐调味即可。

功效：

本药膳适合脾胃虚弱者服用，常服可以适当地改善体质、增加食欲。猪肚具有补虚损、健脾胃的良好功效，可以补充体力，改善消化功能。

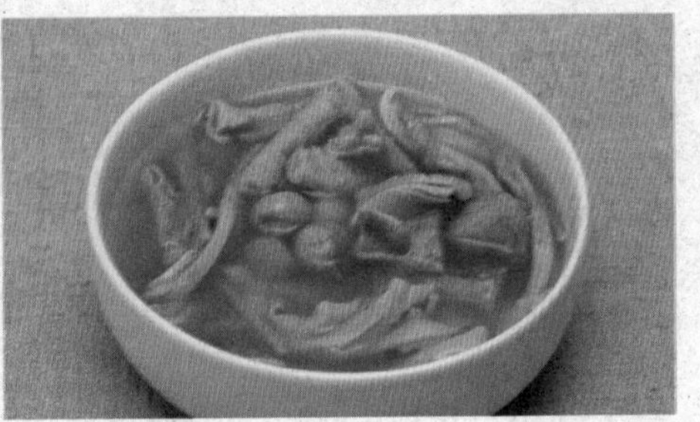

◉ 山药白扁豆粥

材料：

鲜山药25克，白扁豆20克，大米100克，盐2克，味精2克，香油5毫升，葱少许

做法：

①白扁豆洗净；山药去皮洗净，切小块；葱洗净，切成葱花；大米洗净，浸泡半小时。

②锅内注水，放入大米、白扁豆，用旺火煮至米粒绽开，放入山药。

③改用小火煮至粥成闻见香味时，放入盐、味精、香油调味，撒上葱花即可食用。

功效：

此粥具有补脾和中、祛湿利尿的功效。山药健补脾胃，白扁豆祛湿和中，尤其适合脾胃虚弱或脾虚湿盛的消化不良者食用。

◉ 茯苓白术粥

材料：

茯苓30克，白术15克，粳米100克，红枣15颗，蜂蜜适量

做法：

① 先将洗净的红枣用小火煮烂。

②红枣连汤一起放入煮好的粳米粥内。

③茯苓、白术洗净磨成粉，再加入粥中煮沸，凉后调入蜂蜜即可。

功效：

本品具有健脾补中、利水渗湿、养心安神的功效，适用于脾胃虚弱型消化不良、高脂血症、肥胖症、面目及身体水肿、腹泻、烦躁失眠等症。

25 电脑综合征 拨筋推拿，改善血液循环

电脑综合征是指因沉迷电脑而出现的失眠、耳鸣、视力减退、腰酸背痛等一系列症状，多是长时间使用电脑所致，是近年比较常见的病症之一。

病症概述

电脑综合征是近些年来出现的一种病症，是指电脑爱好者因长期久坐、缺乏运动、经常熬夜而引起的失眠、耳鸣、视力减退、腰酸背痛等一系列症状。症状轻者会出现手指、手肘、肩关节发炎现象，严重者还会出现颈部无法自转、下肢麻痹等症状。患有此病者，大多只要暂时休息就会改善，但严重时必须就医治疗。

诊断

1. 因长期手握鼠标，出现肩膀、颈椎、手臂的酸痛，年纪轻轻就开始出现腰背不适。

2. 因长时间盯着屏幕，如沉迷网络游戏会受到强烈声光的刺激，出现耳鸣、视力减退、散光、流泪、多梦、恶心等症状。

病因病理

患者由于长时间使用电脑，很少起身运动，容易使脑部持续处于兴奋状态，等到要睡觉时，脑细胞无法安静，即使睡着也会不停做梦。此外，长时间面对电脑，支撑性的活动持续过久，很容易给颈椎造成过度负担，久之可出现颈椎生理曲线消失；颈椎后小关节、椎后缘骨质增生等病症。

此外，在颈椎中，第1、第2颈椎的活动度较其他颈椎更大，这2节颈椎若发生异常，就会压迫、扭转枕大神经，造成枕大神经的疼痛。而据实验调查，此因素在头痛发病率中居第3位，即使是对正常人不起反应的微弱刺激也会引发明显的头痛。

使用电脑的正确姿势

使用电脑时，应采取正确的操作姿势，首先端正坐姿，眼睛与屏幕的距离应在40～50厘米，上臂自然放直，前臂与上臂垂直或略向上10°～20°，腕部与前臂保持同一水平，大腿应与椅面成水平，小腿与大腿呈90°。

专家提示

使用电脑时间不宜过长，使用1小时后要休息15分钟左右，让眼睛和身体都得到休息。

电脑综合征的脊疗

step1

患者体位：俯卧
治疗部位：颈部
治疗手法：按压
治疗目的：颈椎复位

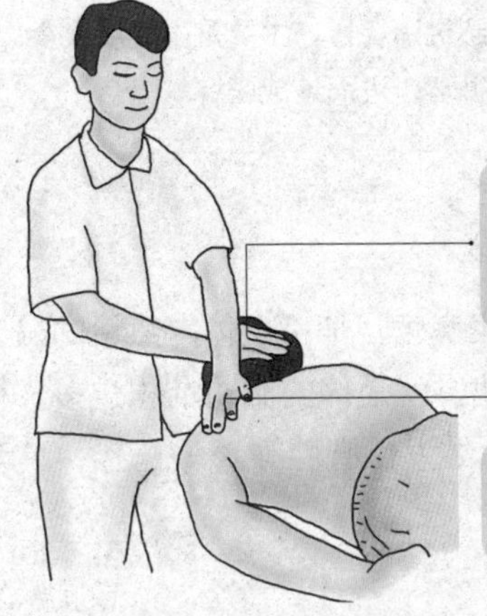

step2

患者体位：俯卧
治疗部位：肩胛骨
治疗手法：按压
治疗目的：肩胛复位

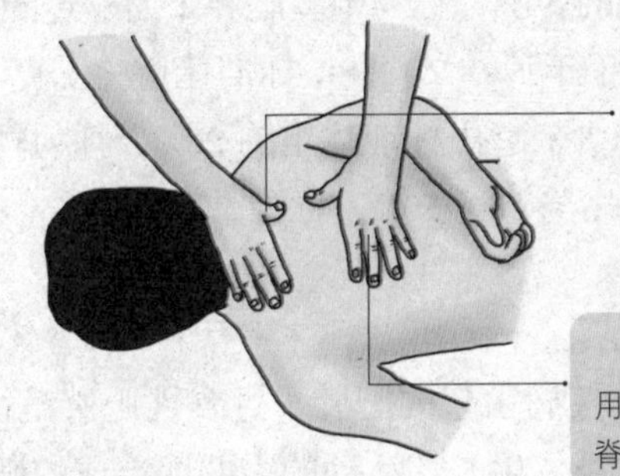

step3

患者体位：俯卧
治疗部位：肩胛骨
治疗手法：推压
治疗目的：肩胛复位

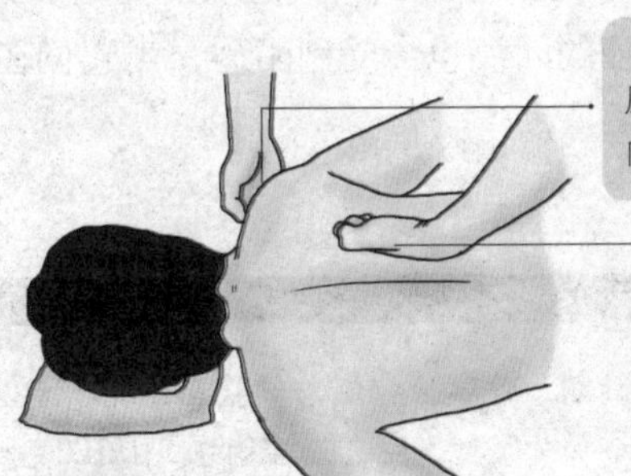

26 肥胖 消耗脂肪，成功瘦身

肥胖是指体内脂肪摄入量超过消耗量，主要是由过度饮食、内分泌失调引起。此外，脊柱的病变也会阻碍体液的正常循环，进而造成肥胖。

病症概述

肥胖是一种社会性慢性疾病，是指身体内热量的摄入量高于消耗量，导致体重超标、体态臃肿，通俗地讲就是体内脂肪堆积过多。根据类型，肥胖可以分为单纯性肥胖、过食性肥胖、继发性肥胖等。

诊断

1. 成年人标准体重：（身高厘米 −100 厘米）×90%= 标准体重（千克）。一般说来，超重是指体重超过标准体重的 10%；而体重超出标准体重的 20%，称为轻度肥胖；超出标准体重的 30%，称为中度肥胖；当超过 50%，称为重度肥胖。

2. 儿童标准体重：（年龄 ×2）+8= 标准体重（千克）。一般说来，超重是指体重超过标准体重的 10%；超出标准体重的 20%，称为轻度肥胖；超出标准体重的 30%，称为中度肥胖；当超过 50%，称为重度肥胖。

病理病因

单纯性肥胖就是非疾病引起的肥胖。过食性肥胖是由于人成年后过度饮食，使摄入的热量大大超过身体生长和活动的需要而造成的肥胖。继发性肥胖是由内分泌失调或代谢障碍引起的一类疾病。其他造成肥胖的因素包括肥胖家族史（遗传因素）、摄入热量过多（营养因素）和药物副作用。

从脊柱病因来看，肥胖与脊柱病变也有一定的关系。如果脊柱歪斜、错位，那么体液循环、淋巴液的回流也会受到阻碍，当它们在受阻处堆积时，就会形成肥胖。

专家提示

坚持合理的饮食计划，每日应控制总热量在1200千卡以下、蛋白质60克左右，少吃油煎食物和甜品，增加蔬菜量，主食应控制在每日150克。

对于单纯性肥胖的人，要减少热量的摄入，进行各种体力劳动和体育运动来增加身体对热量的消耗。

肥胖的脊疗

下半身肥胖

step1

患者体位：仰卧
治疗部位：腿部
治疗手法：推压
治疗目的：矫正两足

对右腿较长的患者，医者抬起其右膝，用左手向患者右膝上方推压。

医者右手固定患者左膝，若是左腿较长的患者，反方向进行整复。

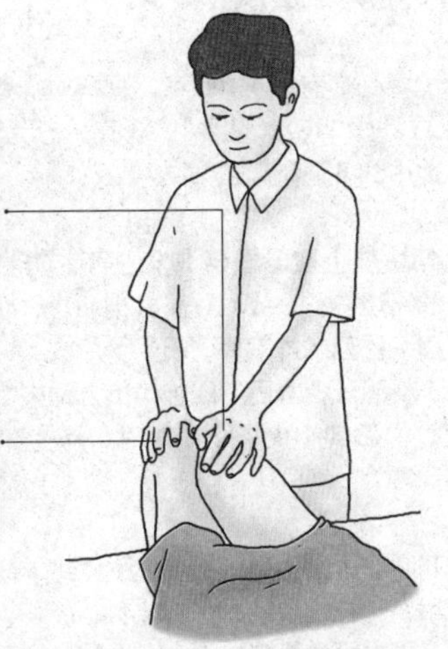

step2

患者体位：俯卧
治疗部位：臀部
治疗手法：推压
治疗目的：骨盆复位

对左臀较低的患者，医者拉起其左膝，用右手按压患者左臀。

医者左手按在右手背上，运用瞬间的力量调正臀部。若是右臀较低的患者，反方向进行整复。

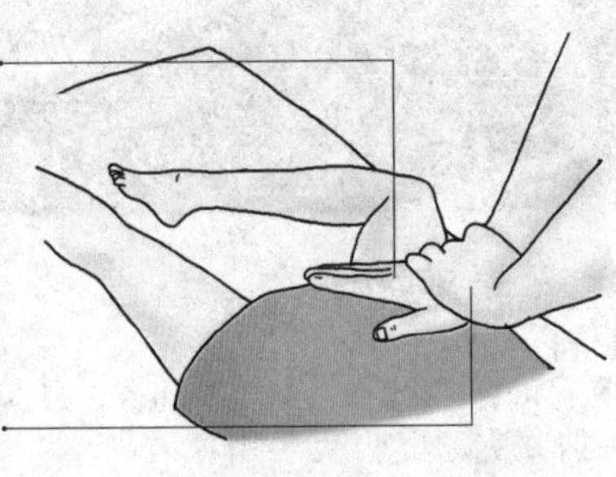

肥胖自疗法

除了矫正脊柱外，肥胖症患者还可以用自疗法来改善。

1. 三餐定时：首先注意饮食问题，特别是要吃早餐，否则会使胃部饥饿过久，午饭会被快速吸收，引起脂肪堆积。因此要坚持三餐定时，尽量少吃或不吃油炸食物和速食，饭后也尽量不吃零食。

2. 注意运动：平时也要注意运动，多流汗，多喝水，以促进身体的新陈代谢。如果要避免大腿肥胖及臀部下垂，可以先面对桌子站立，然后用两手扶住桌子，往后做抬腿运动 20 次，或可以在床上侧卧，稍抬起下半身做侧抬腿运动。

肥胖的对症药膳

四神粉煲豆腐

材料：

四神粉（中药店有售）100克，豆腐600克，香菇50克，竹笋片30克，胡萝卜20克，葱花、酱油、料酒、食用油各适量

做法：

①豆腐切块抹上盐；香菇泡发去蒂；胡萝卜洗净切片。油锅烧热后，放入豆腐，稍油炸后捞起。

②将豆腐、香菇、竹笋片、胡萝卜片放入锅后，再将酱油、料酒及调水后的四神粉倒入锅内。

③大火煮沸后转小火煲1个小时，撒上葱花即可起锅。

功效：

本药膳富含维生素，又可健脾清热，适合想减肥者食用。四神粉是以山药、芡实、茯苓、莲子四味为主，再加少许薏苡仁组合而成的，具温和平补之效，可改善食欲不振、肠胃消化吸收不良、容易腹泻等病症，也同样适合脾胃虚弱等患者食用。

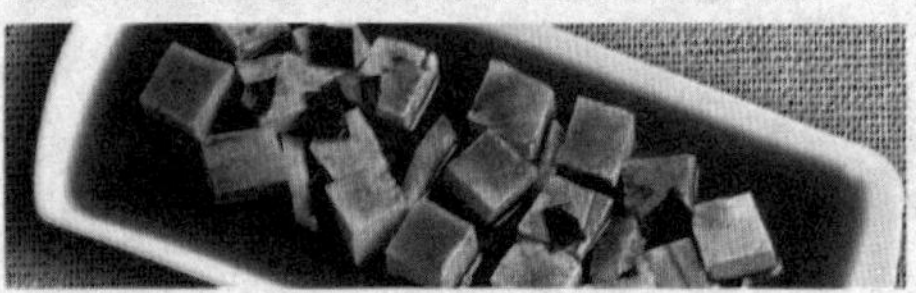

蘑菇海鲜汤

材料：

茯苓10克，蜂蜜适量，蘑菇150克，虾仁60克，粳米100克，胡萝卜、青豆、洋葱、奶油、胡椒粉各适量

做法：

①将药材洗净，打包煮沸，滤取药汁备用；虾仁洗净（除泥肠后）切小丁，其他材料照做。

②锅烧热，放入奶油，爆香洋葱丁，再倒入滤取的汤汁、胡萝卜丁等其他材料。

③煮滚后盛盘，再撒上少许胡椒粉即可。

功效：

本汤能净化血液、排泄毒性物质。经常食用可净化体内环境，是一种很好的减肥美容食品。蘑菇所含的大量植物纤维，具有防止便秘、预防糖尿病及大肠癌、降低血液中胆固醇含量的作用。而且蘑菇又属于低热量食品，可以防止发胖，对高血压、心脏病患者十分有益。

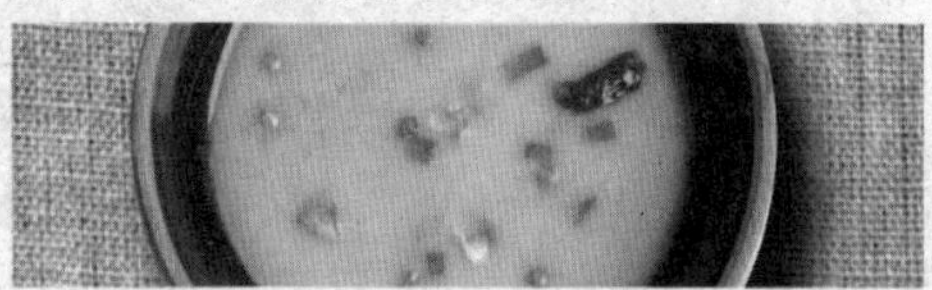

瞿麦排毒汁

材料：

莲子10克，瞿麦5克，苹果50克，梨50克，小豆苗15克，果糖5克

做法：

①全部药材与清水置入锅中浸泡30分钟后，以小火加热煮沸，约1分钟后关火，滤取药汁待凉。

②苹果、梨洗净切小丁；小豆苗洗净切碎。

③全部材料、果糖、药汁放入果汁机混合搅拌，倒入杯中即可饮用。

功效：

此汤具有生津止渴、调经安神的作用。瞿麦可治小便不通，淋病，水肿，经闭，痈肿。常将此汤配合其他有益调经的食材食用可调节月经。

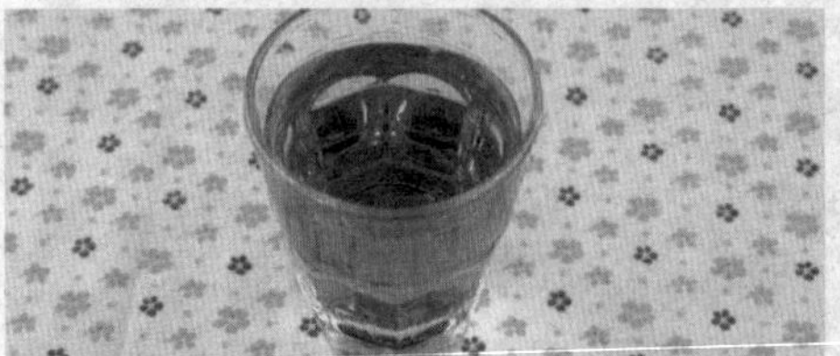

南瓜百合甜点

材料：

百合250克，南瓜250克，白糖10克，蜂蜜汁适量

做法：

①南瓜洗净去皮，先切成两半，然后用刀在瓜面切锯齿形状的刀纹。

②百合洗净，逐片削去黄尖，用白糖拌匀，放入勺状的南瓜中，盛盘。

③将南瓜放入锅中，加水煮开后，大火转入小火，约蒸煮8分钟即可。取出，淋上备好的蜂蜜汁即可。

功效：

百合具有润肺止咳、清心安神的功效。南瓜可健脾养胃、消滞减肥。因此，这款粥可作肥胖及神经衰弱者食疗之用。

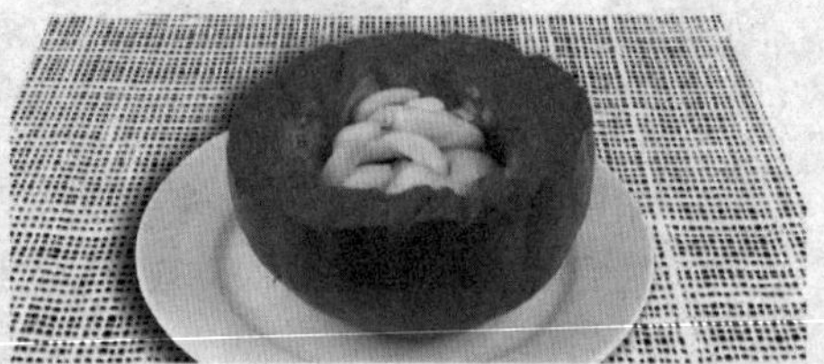

纤瘦蔬菜汤

材料：

紫苏、苍术各10克，白萝卜200克，西红柿250克，玉米笋100克，绿豆芽15克，食用油、白糖各适量

做法：

①全部药材与清水800毫升放入锅中，以小火煮沸，滤取药汁备用。

②白萝卜去皮洗净，刨丝；西红柿洗净，切片；玉米笋洗净切片。

③药汁放入锅中，加入全部蔬菜材料煮沸，放入白糖调味即可食用。

功效：

蔬菜汤富含维生素和矿物质，能排出体内毒素，延缓细胞的老化，使病变组织恢复健康，还能增强人体免疫力。

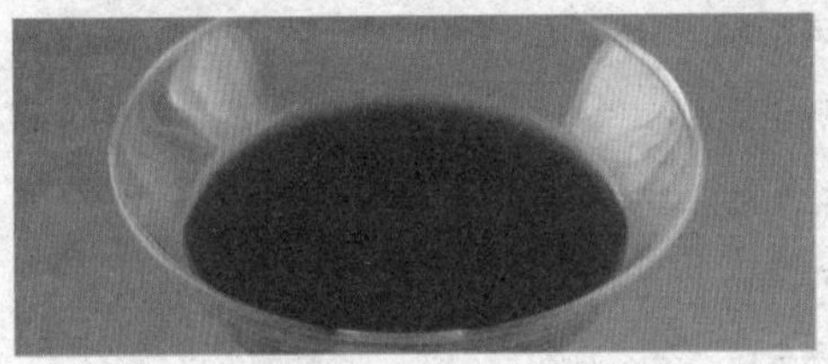

多味百合蔬菜

材料：

豌豆荚15克，新鲜香菇、银耳、青椒、红椒、百合各10克，低钠盐0.5克，淀粉4克，盐3克

做法：

①将全部材料洗净。百合剥片；青椒、红椒切丝；银耳泡软，摘除老蒂，放入滚水余烫，捞起沥干；香菇去蒂切粗条，放入滚水余烫捞起，沥干备用。

②起油锅，放入百合炒至透明，加入香菇、银耳拌炒，再加盐、豌豆荚、红椒、青椒快炒，放入淀粉、水勾薄芡，即可食。

功效：

此药膳具有补肺、润肺、补血养神的功效，还具有美容润肤的功效。常食可以起到减肥、塑身的效果。需要注意的是，百合性偏凉，患有风寒咳嗽、虚寒性出血、脾虚便溏的人应忌食。

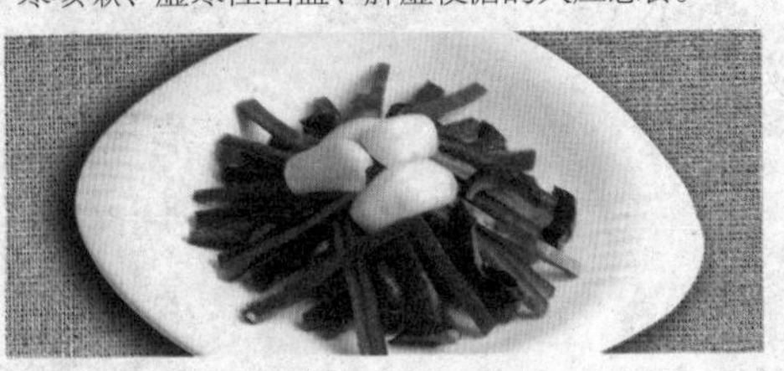

三七瘦身茶

材料：

三七3颗

做法：

①将三七洗净敲碎后放入锅中。

②加500毫升水用中火煮约15分钟至沸腾即可。

功效：

本品具有活血化淤、消肿止血、增强免疫力、降压护心、降脂瘦身的功效，可用于外伤出血、高血压、高脂血症、心绞痛、动脉粥样硬化等症。

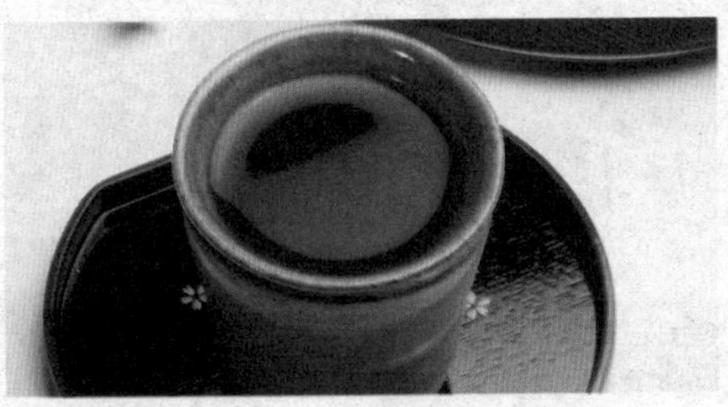

丹参麦冬茶

材料：

丹参、麦冬各10克，蜂蜜适量

做法：

①将丹参、麦冬洗净。

②再放入装有800毫升水的锅中煎煮15分钟后关火。

③滤渣，取汁倒入茶杯中，约10分钟后加入蜂蜜搅拌均匀即可饮用。

功效：

本品具有凉血止血、行气化淤、排毒瘦身、降压降脂的功效，可用于淤血阻滞型高脂血症、肥胖症、血淤型月经不调等症。

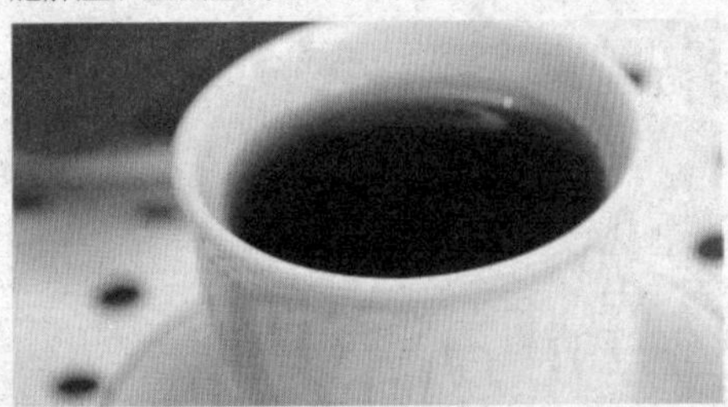

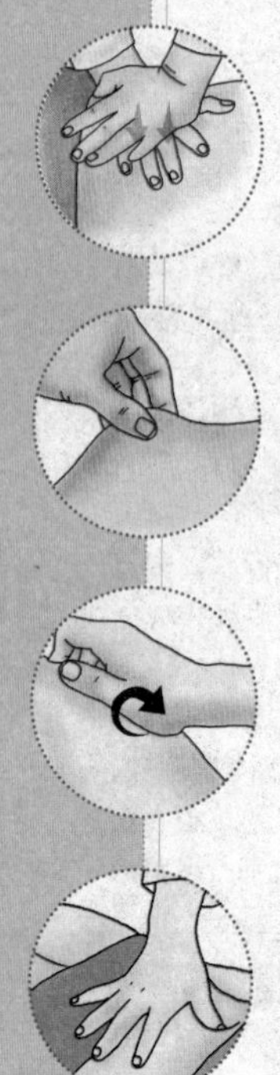

本章看点

- 脊柱侧弯

  用脊疗帮你矫正脊柱、恢复健康

- 颈椎病

  用脊疗帮你通调气血、轻松运动

- 肩周炎

  用脊疗帮你松弛肌肉、缓解疼痛

- 急性腰扭伤

  用脊疗帮你矫正腰椎、活络关节

- 腰椎间盘突出症

  用脊疗帮你减除疼痛、轻松运动

- 足跟痛

  用脊疗帮你矫正错位、减轻压力

- 强直性脊柱炎

  用脊疗帮你疏通关节、行气活血

- 坐骨神经痛

  用脊疗帮你祛风祛湿、散寒止痛

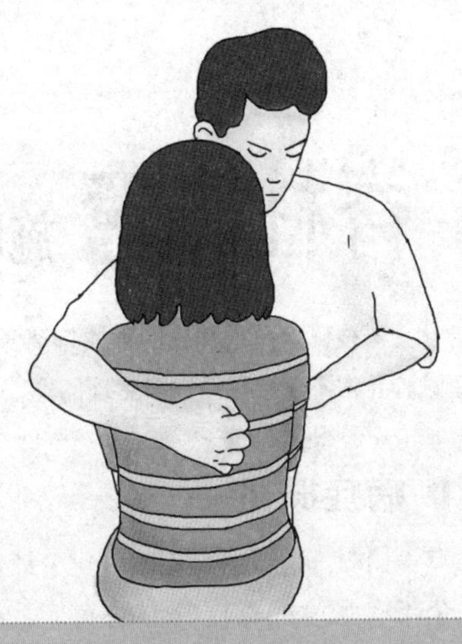

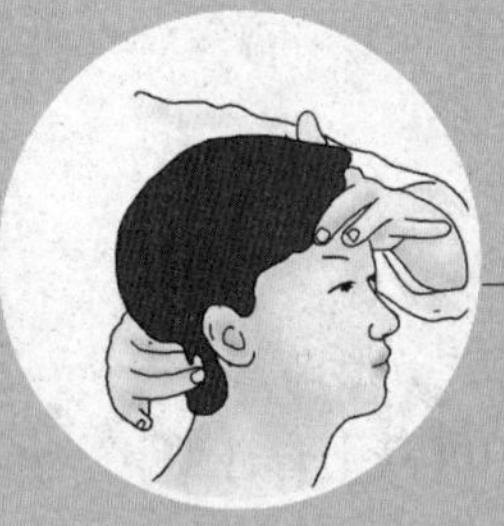

第五章 脊柱本身疾病的治疗

在身体构造中，脊柱是比较容易受损的部位，当其发生错位后，很容易影响到肌肉和内脏器官，造成功能性紊乱。此时，我们可以通过脊疗来使受损的脊柱恢复原位，以防治疾病的发生。

27 脊柱侧弯 施以顿力，矫正复原

脊柱侧弯是指脊柱的椎体偏离身体正中线，通常是由先天、不适当的运动或外伤引起。这种异常不仅会导致许多生理问题，甚至还会影响到人际关系和未来的人格发展。

病症概述

脊柱侧弯是指脊柱的一个或数个节段偏离身体正中线而向侧方弯曲，形成一个带有弧度的脊柱畸形的病症，通常还伴有脊柱的旋转、矢状面上后凸或前凸的增加或减少、骨盆的旋转倾斜畸形等病变。一般而言，脊柱侧弯常发生于颈椎、胸椎，侧弯的部位如在脊柱一侧，呈“C”形；如在双侧则呈“S”形。

诊断

1. 部分脊柱棘突偏离身体正中线为脊柱侧弯，有左侧弯、右侧弯、“S”形弯、“C”形弯。轻度脊柱侧弯时，患者会出现站立时躯干不对称等表现；中度以上脊柱侧弯的患者常会出现侧弯一侧的后弯异常，俗称为“剃刀背”；而重度脊柱侧弯的患者会出现胸廓塌陷、躯干不平衡、躯干缩短等表现，甚至会因此引起肺功能障碍、气促、心悸等。如侧弯超过100° 后，部分患者还会出现神经症状，轻者下肢麻木、无力、肌肉萎缩；重者甚至出现截瘫。

2. 胸段脊柱后凸超过生理正常曲线为脊柱后凸。

3. 脊柱局部椎体向后凸起称“鞍背”，整个脊柱像弓一样向后凸起称“圆背”。

4. 胸骨往前凸起或向后凹陷称“畸胸”。

病理病因

从临床上而言，脊柱侧弯的病因可以分为遗传性因素和后天因素两大类。遗传性是指先天的脊柱侧弯，如接生不当对婴儿脊柱造成的损伤、早产等先天禀赋不足造成的骨骼发育缓慢等。后天因素则有多种，如不适当的运动和外伤对脊柱的损伤，长期姿势不当、缺乏体育锻炼也都会导致脊柱侧弯。

专家提示

脊柱侧弯患者应经常做一些自我矫正运动。如果有腰酸背痛的症状，可以在起床后或睡觉前在硬板床上仰卧，接着向上高举双手、双脚，并轻微地抖动30秒，然后放下休息一会，重复做10～15次，以协调脊柱两侧的自主神经。

在饮食方面，脊柱侧弯患者应多摄取高蛋白质和高钙的食品，如豆类、豆浆等。

脊柱侧弯的脊疗

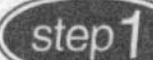

step1

患者体位：坐位
治疗部位：背部
目的：找出基准线

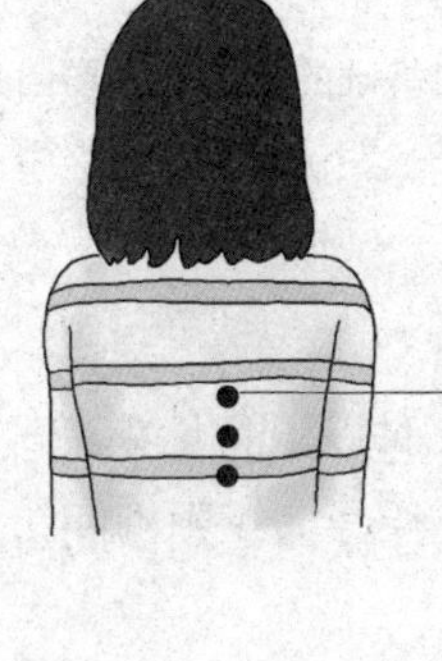

医者找出患者背部的正确的基准线。

step2

患者体位：坐位
治疗部位：背部
治疗手法：推压
治疗目的：胸椎复位

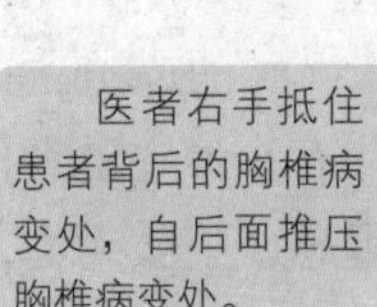

医者右手抵住患者背后的胸椎病变处，自后面推压胸椎病变处。

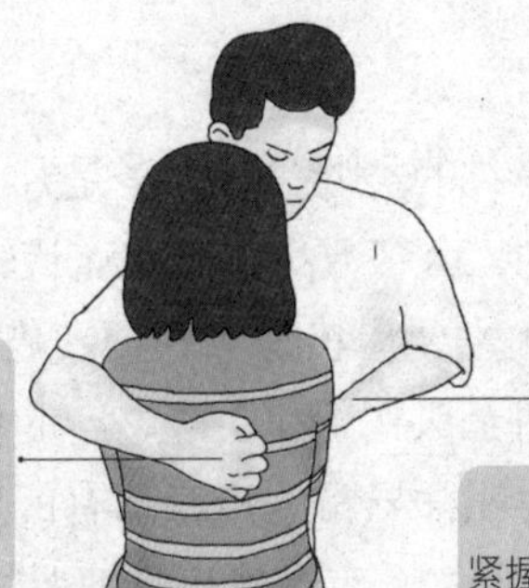

医者左手自前方紧握患者交叉的双臂。

step3

患者体位：仰卧
治疗部位：背部
治疗手法：牵引
治疗目的：胸椎复位

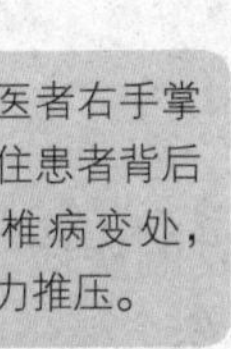

医者右手掌根按住患者背后的胸椎病变处，并施力推压。

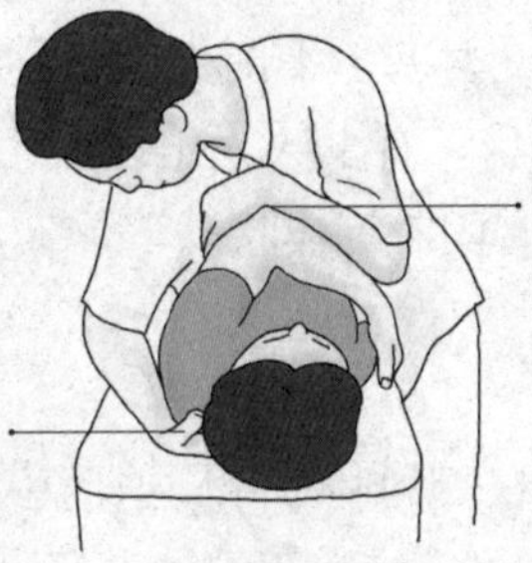

医者用左手抓牢患者交叉的双臂，稍用力往自己的方向拉伸。

step4

患者体位：侧卧
治疗部位：背部
治疗手法：推压
治疗目的：胸椎复位

医者右手掌根按住患者背后的胸椎病变处，并施力推压，多用于侧弯面积较大的患者。

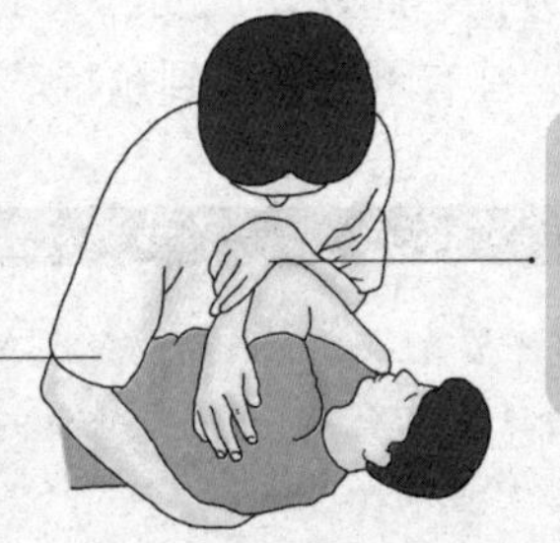

医者用左手抓牢患者交叉的双臂，稍用力往自己的方向拉伸。

28 颈椎病 引导推动，松弛肌肉

颈椎病是一种以退行性病理改变为基础的疾病，主要由颈椎长期劳损、骨质增生，或椎间盘突出、韧带增厚而引发，多发生于长期伏案工作者之中。

病症概述

颈椎病又称颈椎综合征，是一种以退行性病理改变为基础的疾病，是颈椎骨关节炎、增生性颈椎炎、颈神经根综合征、颈椎间盘突出症的总称。

诊断

1. 颈椎病单纯的类型少，大多是几个类型混合在一起。所以说，此病的症状是多样而复杂的。大多数患者开始症状较轻，以后逐渐加重。

2. 颈椎病的主要症状是头、颈、肩、背、手臂酸痛，颈项僵硬，活动受限。颈肩酸痛可放射至头枕部和上肢，有的伴有头晕，重者伴有恶心呕吐。有的一侧面部发热，有时出汗异常。肩背部有沉重感，上肢无力，手指发麻，肢体皮肤感觉减退，手握物无力，有时不自觉地握物落地。另一些患者下肢无力，行走不稳，双脚麻木，行走时有踏棉花的感觉。

3. 当颈椎病累及交感神经时，可出现头晕、头痛、视力模糊、双眼发胀发干、双眼张不开、耳鸣、耳塞、平衡失调、心动过速、心慌、胸部紧束感，有的甚至出现胃肠胀气等症状。有少数人出现大小便失禁，性功能障碍，甚至四肢瘫痪，也有吞咽困难、发音困难等症状。

病因病理

颈椎病是神经根受到刺激和压迫而引发的疾病。从中医上讲，属于颈部“伤筋”，主要是积劳成伤、气血阻滞、肝肾损伤，使经脉失养、筋骨失利所致。

而从脊柱病因来看，由于人体的颈部日常活动频繁，活动度较大，所以中年以后很容易发生劳损。此外，长期低头工作，如会计、缝纫、刺绣，以及姿势不当或者急速冲撞，都有可能伤害到颈椎。

专家提示

颈椎病患者不要在颈部过于劳累的状态下工作、看书、上网等；纠正不适当的坐姿，使用合理的睡眠姿势，选用高低合适的枕头；防止颈部受风寒之邪，积极治疗颈部疾病。

颈椎病的脊疗

step1

患者体位：坐位
治疗部位：肩部
治疗手法：按揉
治疗目的：松弛肌肉

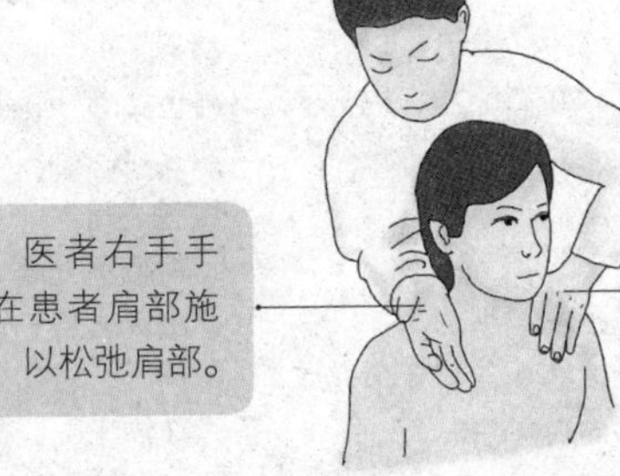

医者右手手肘在患者肩部施力，以松弛肩部。

医者左手扶持患者肩部。

step2

患者体位：坐位
治疗部位：颈部
治疗手法：推压
治疗目的：整复颈椎

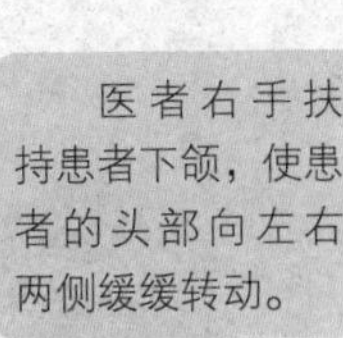

医者右手扶持患者下颌，使患者的头部向左右两侧缓缓转动。

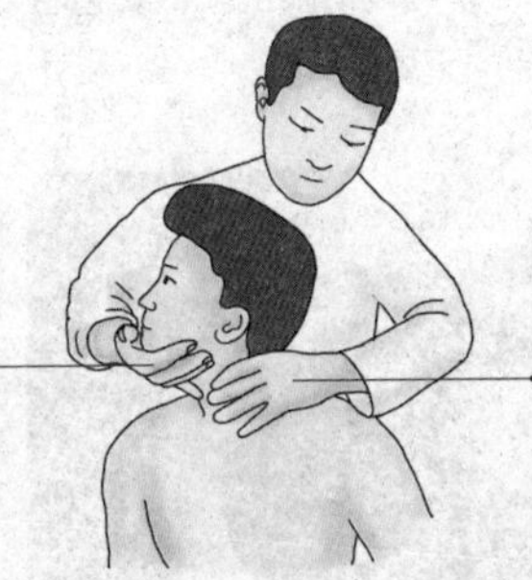

医者左手拇指按住患者偏歪的棘突，当感到指下有松弛感时，稍用力向一侧推动。

step3

患者体位：坐位
治疗部位：颈部
治疗手法：按揉
治疗目的：整复颈椎

医者右手拇指沿棘突，自上而下轻轻按揉，使颈韧带贴附在棘突上。

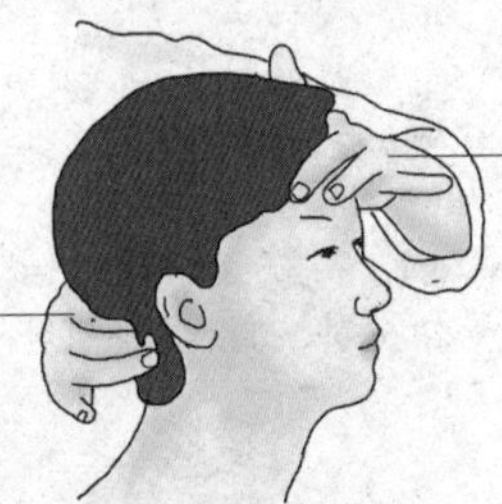

医者左手扶持患者额头，固定其头部。

step4

患者体位：坐位
治疗部位：颈部
治疗手法：按压
治疗目的：巩固疗效

医者右手将患者颈部往右侧推压，重复5次，然后换手交替进行，每侧做15次。

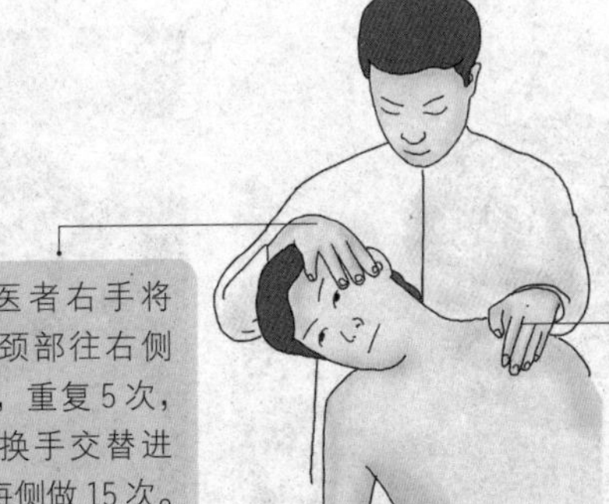

医者左手按住患者肩部，使其保持固定。

颈椎病的对症药膳

排骨桂枝板栗汤

材料：

排骨350克，桂枝20克，板栗20克，盐、枸杞子各少许，味精3克，高汤适量

做法：

①将排骨洗净，切块，氽水。

②桂枝洗净，备用；板栗去壳备用。

③净锅上火放入高汤和枸杞子，调入盐、味精，放入排骨、桂枝、板栗，煲至熟即可。

功效：

本品具有温经散寒、行气活血的功效，适合气血运行不畅的颈椎病患者食用。

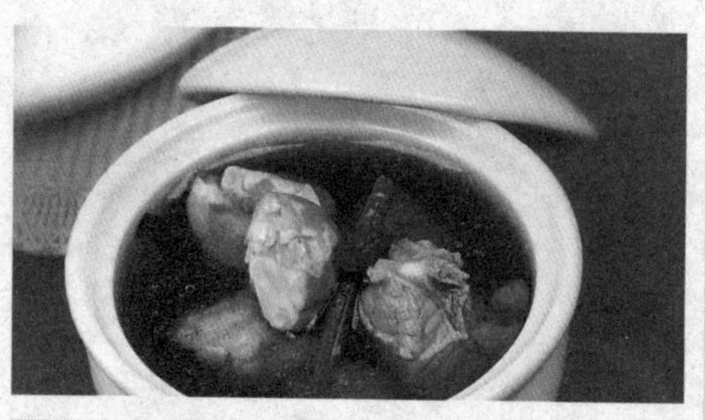

山药鳝鱼汤

材料：

鳝鱼2条，山药25克，枸杞子5克，补骨脂10克，盐5克，葱段、姜片各2克

做法：

①将鳝鱼处理干净，切段，氽水。

②山药去皮，洗净，切片；补骨脂、枸杞子洗净，备用。

③净锅上火，调入盐、葱段、姜片，下入鳝鱼、山药、补骨脂、枸杞子煲至熟即可。

功效：

本品具有行气活血、补肾壮骨的功效，适合脾肾两虚的颈椎病患者食用。

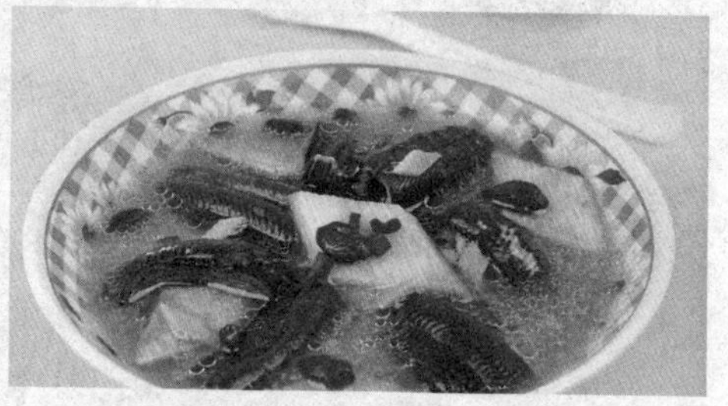

川芎桂枝茶

材料：

川芎、丝瓜络各10克，桂枝8克，冰糖适量

做法：

①将川芎、桂枝、丝瓜络洗净，一起放入锅中。

②往锅里加入适量水，煲20分钟，加入冰糖煮至溶化即可。

功效：

本品具有行气活血、温经散寒的功效，适合肩颈部气血运行不畅的颈椎病患者食用。

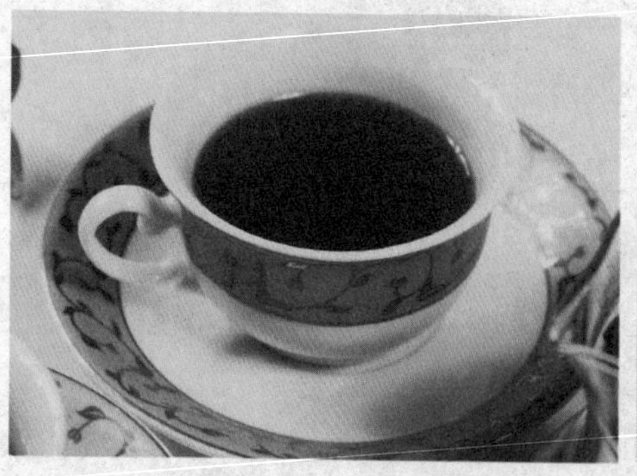

丹参红花酒

材料：

丹参30克，红花20克，白酒800毫升

做法：

①将丹参、红花洗净，泡入白酒中。

②约7天后即可服用。

③每次取20毫升左右，饭前服，酌量饮用。

功效：

本品具有活血化淤、通脉止痛的功效，适合气血淤滞型的颈椎病患者食用。

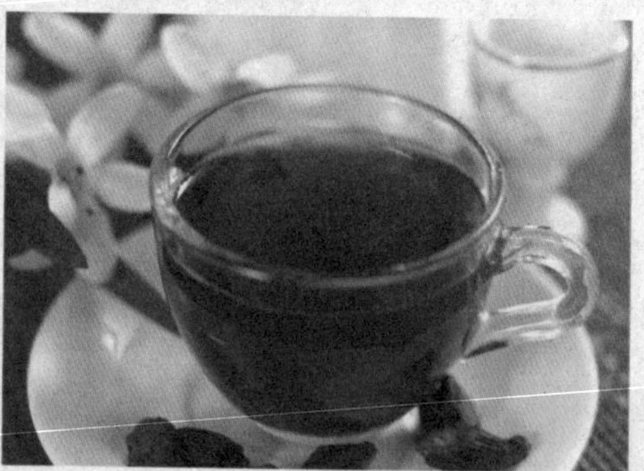

桑寄生牛膝鸡爪汤

材料：

桑寄生 30 克，牛膝 10 克，鸡爪 400 克，蜜枣 2 颗，盐 5 克

做法：

①桑寄生、牛膝、蜜枣洗净。

②鸡爪洗净，去爪甲，斩件，入沸水中氽烫。

③将 1500 毫升清水放入瓦锅内，煮沸后加入桑寄生、牛膝、蜜枣、鸡爪，大火煲开后，改用小火煲 2 小时，加盐调味即可。

功效：

本品具有补肝肾、强筋骨、祛风湿的功效，适合风湿入络所致的颈椎病患者食用。

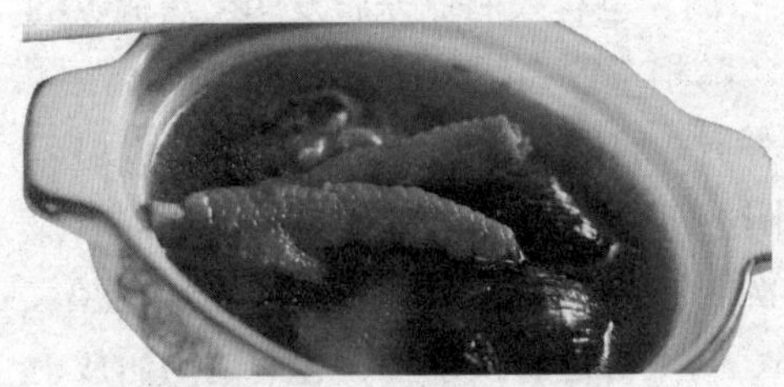

杜仲板栗鸽汤

材料：

乳鸽 400 克，板栗 150 克，杜仲 30 克，盐 5 克

做法：

① 乳鸽洗净切块；板栗入开水中煮 5 分钟，捞起后剥去外膜。

②下入乳鸽块，入沸水中氽烫，捞起冲净后沥干。

③将鸡肉、板栗和杜仲放入锅中，加 800 毫升水后用大火煮开，再转小火慢煮 30 分钟，加盐调味即成。

功效：

杜仲具有补肝肾、强筋骨等功效；鸽肉具有益气养血之功效；板栗可补益肾气。三者配伍同用，对肾气亏虚、肾精不足引起的颈椎退行性病变、腰痛、腰膝酸软等症有很好的疗效。

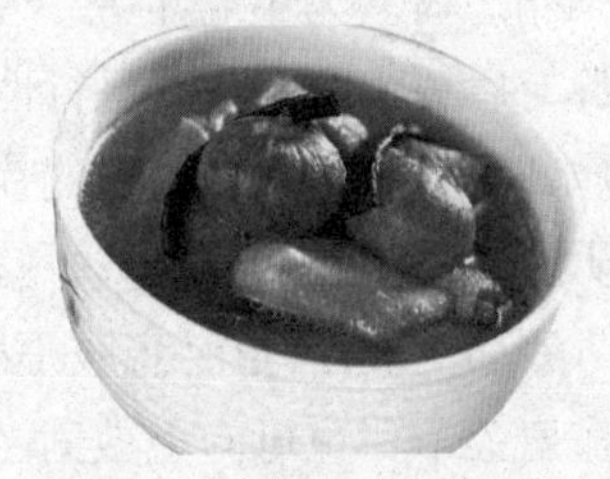

板栗猪腰汤

材料：

板栗 50 克，猪腰 100 克，红枣、姜各适量，盐 3 克，鸡精适量

做法：

① 将猪腰洗净，切开，除去白色筋膜，入沸水余去表面血水，倒出洗净。

② 板栗洗净剥开；红枣洗净；姜洗净，去皮切片。

③ 用瓦锅装水，在大火上煮开后放入猪腰、板栗、姜片、红枣，以小火煲 2 小时，调入盐、鸡精即可。

功效：

板栗可补肾强骨、健脾养胃；猪腰可补肾气、消积滞、止消渴。此品对肾虚所致的腰酸、腰部冷痛、耳鸣、颈椎骨质增生等症有很好的食疗效果。

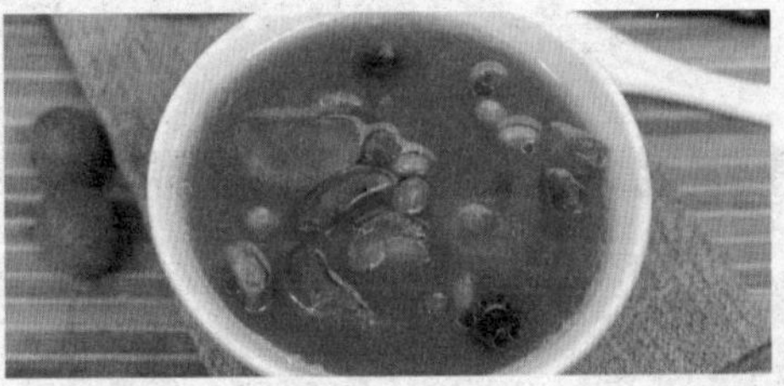

党参马蹄猪腰汤

材料：

猪腰 200 克，马蹄 150 克，党参 100 克，盐 4 克，料酒、食用油各适量

做法：

①猪腰洗净，剖开，切去白色筋膜，切片，用适量料酒、油、盐拌匀。

②马蹄洗净去皮；党参切段。

③马蹄、党参放入锅内，加水适量，大火煮开后改小火煮 30 分钟，加入猪腰再煲 10 分钟，加盐调味即可。

功效：

本品补肾健脾、益气生津，适合脾肾气虚的颈椎病患者食用。

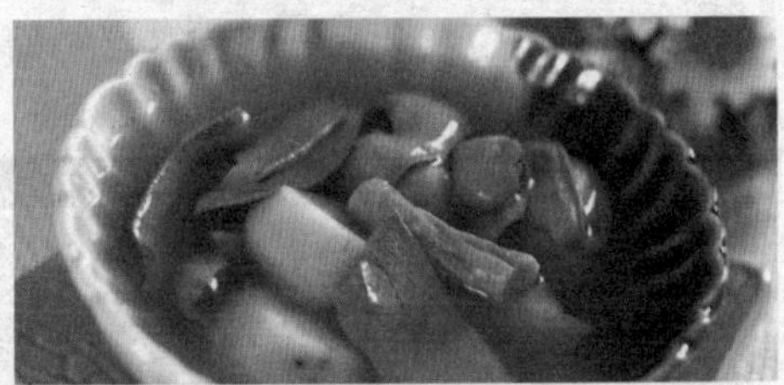

29 肩周炎 指压推拿，活动关节

肩周炎是老年人常见病症之一，多因神经受到压迫而引发，而日常生活姿势不正确或遭受外力时，也容易发生肩周炎，为生活带来很多不便。

病症概述

肩周炎全称为肩关节周围炎，是一种以肩关节疼痛和活动不便为主要症状的常见病症。由于本病多发于50岁左右的人，故又称“五十肩”。患病以后，肩关节不能运动，仿佛被冻结或凝固，故称“冻结肩”“肩凝症”。

诊断

1. 本病患者多为中老年人，左侧多于右侧，也有人两侧先后发病。肩周炎的发病年龄与肩关节发生严重退行性病变的年龄相一致。

2. 肩部疼痛是本病最明显的症状。开始时，肩部某一处出现疼痛，并与动作、姿势有明显关系。随病程延长，疼痛范围逐渐扩大，并牵涉到上臂中段，同时伴有肩关节活动受限，严重时患肢不能梳头、洗脸。这种疼痛可引起持续性肌肉痉挛，多局限在肩关节，也可向上放射至后头部、向下可达腕及手指，也有的向后放射到肩胛骨、向前到胸部。

3. 三角肌有轻度萎缩，斜方肌痉挛。冈上肌腱、肱二头肌长、短头肌腱及三角肌前、后缘均可有明显压痛。肩关节以外展、外旋、后伸受限最明显，少数人内收、内旋亦受限，但前屈受限较少。

4. 年龄较大或病程较长者，X光可见到肩部骨质疏松，或冈上肌腱、肩峰下滑囊钙化。

病因病理

肩关节的活动减少，尤其是上肢长期靠在身旁，垂于体侧，被认为是肩周炎最主要的诱发因素。

从脊柱病因来看，当姿势不正确或遭受外力攻击时，就会破坏肩膀和颈椎的平衡，使肩关节及其周围出现功能障碍，进而引起活动受限，甚至会出现胸闷、呼吸不顺等症状。

专家提示

患者平时应适当进行体育锻炼，比如练太极拳或者做甩手动作，增强肩关节的运动。注意保暖，睡觉时应穿内衣，肩部不要露在被子外面，避免肩部受寒着凉而加重病情。

肩周炎的脊疗

step1

患者体位：侧卧
治疗部位：肩部
治疗手法：按揉
治疗目的：松弛肌肉

医者右手蜷起，用指背按揉患者肩部肌肉，松弛软组织。

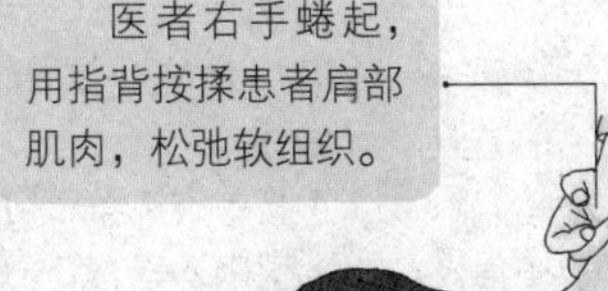

医者左手按压患者手臂，以固定肩部肌肉。

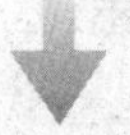

step2

患者体位：侧卧
治疗部位：颈部
治疗手法：按压
治疗目的：整复颈椎

医者右手扶持患者面颊，转动患者的头部至最大角度，用闪动力按压。

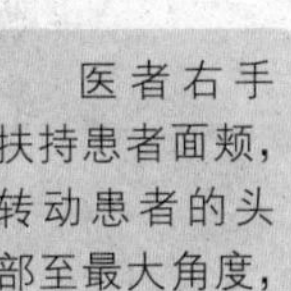

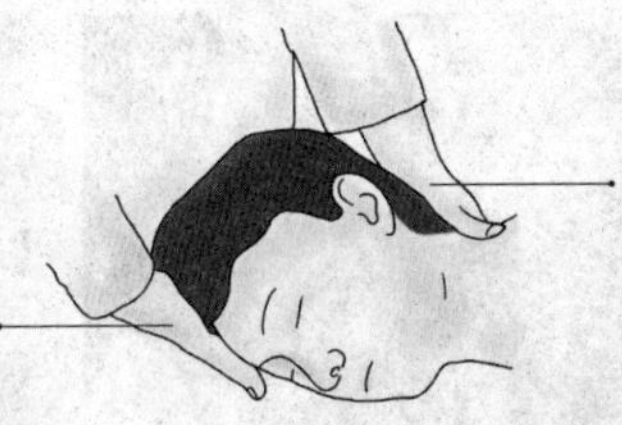

医者左手拇指按住患者错位的横突隆起处，当患者头部摇动至最大角度时，拇指加力按压。

step3

患者体位：仰卧
治疗部位：颈部
治疗手法：按压
治疗目的：整复颈椎

医者右手手指按住患者错位的横突隆起处，并施力按压。

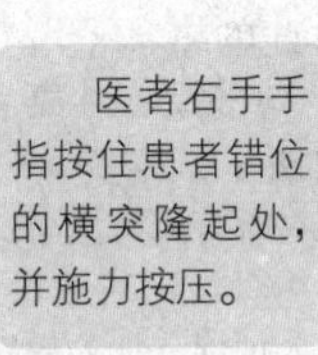

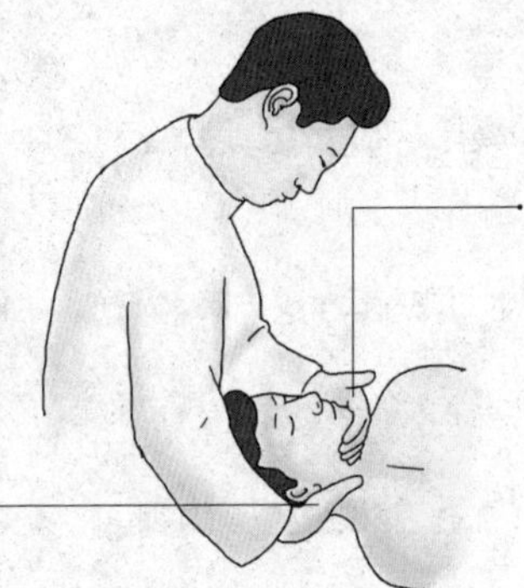

医者左手扶持患者下颌，引导患者头部移动。

step4

患者体位：立位
治疗部位：肩部
治疗手法：转动
治疗目的：巩固疗效

医者左手按住患者肩部，使其保持固定。

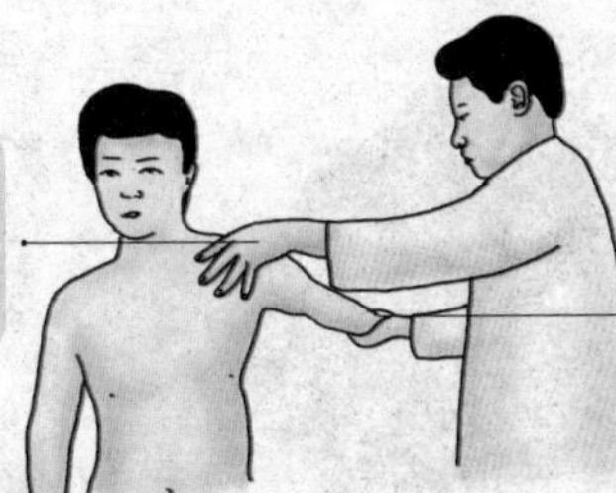

医者右手抓住患者手腕，使患者做向上内收运动。

肩周炎的对症药膳

桑枝鸡汤

材料：

桑枝60克，老母鸡1只，盐少许

做法：

①将桑枝洗净。

②鸡宰杀，去内脏，洗净，斩件，放入沸水中焯烫，去血水。

③将桑枝与鸡放入锅中，加水共煮至烂熟汤浓，加盐调味即可。

功效：

本品具有祛风湿、通经络、补气血的功效，对肩周炎有较好的食疗作用。

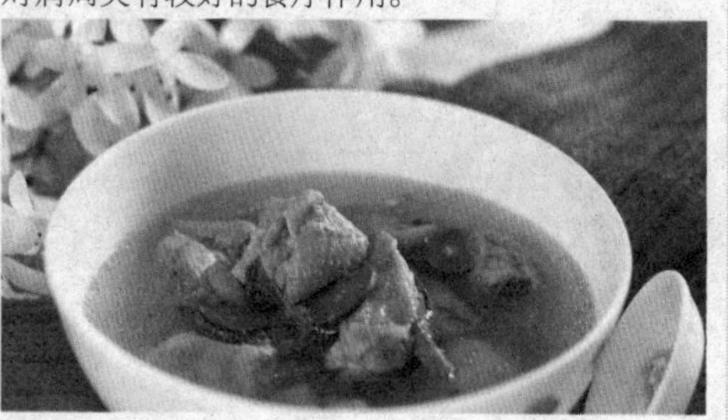

当归生姜羊肉汤

材料：

当归10克，姜20克，羊肉100克，盐适量

做法：

①将羊肉洗净后切成方块；当归、姜洗净备用。

②羊肉入锅，加适量水、当归、姜同炖至羊肉熟透。

③加入盐调味即可。

功效：

本品具有散寒除湿、活血化淤、益气补虚的功效，适合寒湿内阻型肩周炎患者食用。

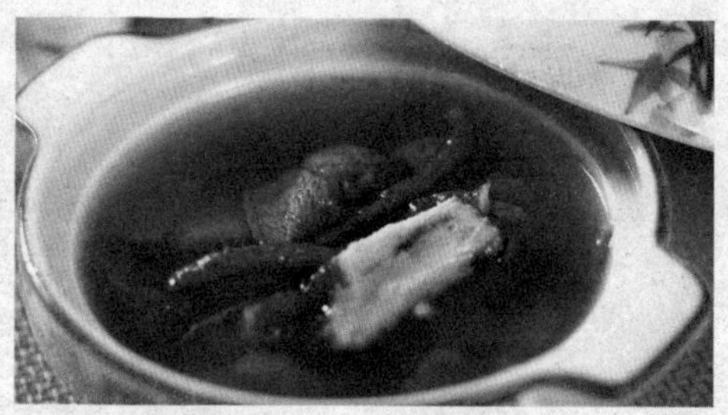

炒蛇片

材料：

干蕲蛇50克，干辣椒、姜、花椒粉各5克，蒜6克，盐4克，食用油适量

做法：

①将干蕲蛇用水泡开，切成片状；姜去皮，洗净，切丝；蒜洗净，切片，备用。

②把油加入锅内烧热，下入姜丝、蒜片、干辣椒炒香。

③再下入蕲蛇片爆炒，加盐、花椒粉和水稍焖即可。

功效：

本品具有祛风除湿、通络强筋的功效，适合肩周炎、风湿性关节炎、坐骨神经痛等患者食用。

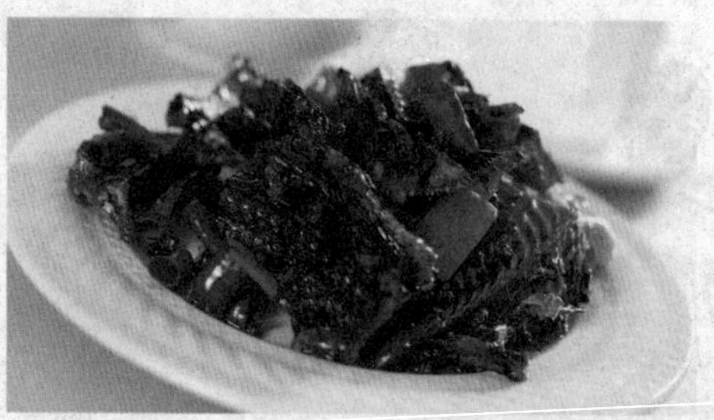

败毒排骨汤

材料：

羌活、独活、川芎、细辛各15克，党参12克，柴胡10克，茯苓、甘草、枳壳、干姜各5克，排骨250克，盐4克

做法：

①将所有药材洗净，煎取药汁备用。

②排骨洗净斩成块，入沸水中氽烫，捞起冲净，放入炖锅，加入熬好的药汁，再加水至盖过材料，以大火煮开，转小火炖约30分钟。

③最后加盐调味即可。

功效：

本品祛湿散寒、理气止痛，适合肩周炎、风湿性关节炎患者食用。

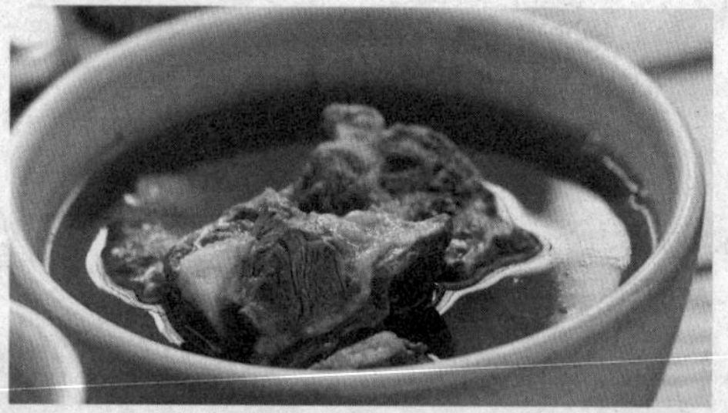

川乌粥

材料：

制川乌、桂枝各 10 克，肉桂 5 克，葱白 2 根，粳米 100 克，红糖适量

做法：

①先将制川乌洗净，煎制 90 分钟。

②下入洗净的桂枝、肉桂、葱白，再煎 40 分钟。

③取汁与洗净的粳米一同煮粥，粥熟后调入红糖稍煮即成。

功效：

本品具有活血通络、祛风除湿的功效，可辅助治疗手足痹痛、肩周炎、风湿性关节炎属寒证者。

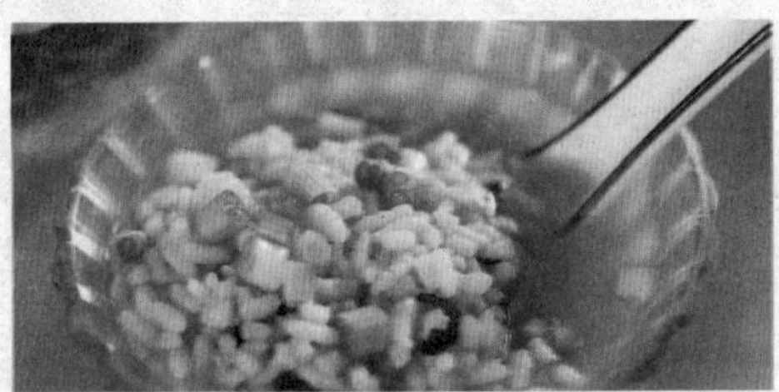

当归山楂茶

材料：

当归 15 克，山楂、枸杞子各 10 克，川芎 6 克，红糖适量，红枣 1 颗

做法：

①将当归、山楂、川芎分别用清水洗净，装入棉布袋中扎紧袋口；枸杞子、红枣洗净。

②锅洗净，置于火上，将棉布袋同枸杞子、红枣一起放入锅中，加水后煲 20 分钟，去除药袋。

③将煮好的药茶倒入壶中调入红糖即可饮用。

功效：

本品具有行气活血、化淤止痛的功效，可用于淤血阻滞型肩周炎，以及妇女月经不调、痛经、闭经等病症。

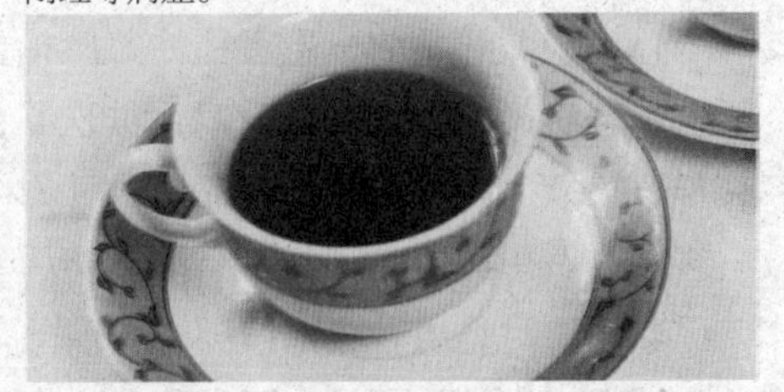

丹皮三七炖鸡

材料：

乌鸡 1 只，丹皮 30 克，三七 10 克，盐 3 克，姜丝适量，味精 2 克

做法：

①乌鸡收拾干净，切块，放入沸水中汆烫，去血污，捞起沥干水分，备用；丹皮、三七分别用清水洗净。

②将三七、丹皮一起装入纱布袋中，扎紧袋口。

③布袋与乌鸡一同放入砂锅中，加 600 毫升清水，烧开后，加入姜丝和盐，小火炖 1 小时，调入味精即可。

功效：

本品具有益气补血、活血化淤、凉血止血的功效，可用于淤血阻滞型肩周炎以及各种血淤型出血性病症、妇女崩漏、跌打损伤等。

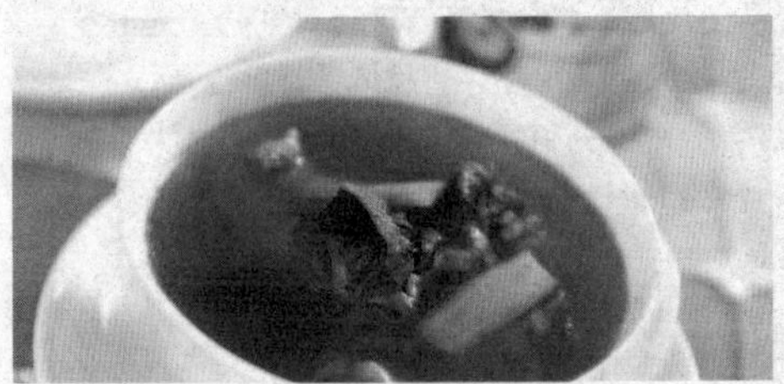

干姜薏苡仁粥

材料：

干姜 6 克，艾叶 10 克，薏苡仁 30 克，大米 50 克，红糖适量

做法：

①将艾叶洗净，与干姜水煎取汁；薏苡仁、大米洗净备用。

②将薏苡仁、大米煮粥至八成熟，入药汁同煮至熟。

③加入红糖调匀即可。

功效：

干姜能温肺散寒，促进血液循环；艾叶温经散寒、活血化淤；薏苡仁健脾祛湿。本品可散寒除湿、温经化淤，适合胃脘冷痛、四肢发凉，以及寒凝血淤型肩周炎等患者。

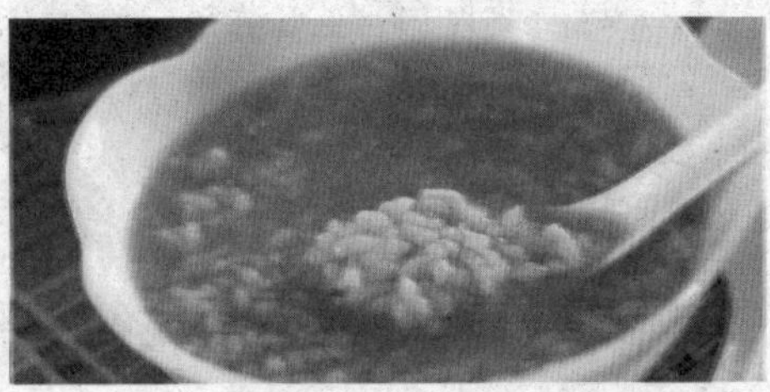

30 急性腰扭伤 扳按复位，消除疼痛

急性腰扭伤是腰部肌肉、筋膜、韧带等软组织突然受到过度牵拉而引起的急性撕裂伤，多因搬抬重物、跌倒、撞击而造成，是腰椎病变的常见病症。

病症概述

急性腰扭伤是腰部肌肉、筋膜、韧带等软组织因外力作用突然受到过度牵拉而引起的急性撕裂伤，常发生于搬抬重物、腰部肌肉强力收缩时。急性腰扭伤可使腰骶部肌肉的附着点、骨膜、筋膜和韧带等组织撕裂。

诊断

1. 在患此病之前，患者往往曾搬抬重物，有的患者甚至能听到清脆的响声。

2. 轻者尚能工作，但休息后或次日疼痛加重，其疼痛呈持续性、刀割样或撕裂样，咳嗽、大声说话、腹部用力时均可使疼痛加重，甚至不能起床。

3. 伤后患者疼痛剧烈，当即不能活动。

4. 检查时见患者腰部僵硬，腰前凸消失，可有脊柱侧弯及骶棘肌痉挛。

5. 在损伤部位可找到明显压痛点。

病理病因

当身体搬抬重物的时候，如动作不协调或某一人突然失足，此时重物的重量会忽然加在其他人身上，进而造成跌扑、撞击，使腰部强力扭转。有时走在路上不小心滑倒、迅速闪避或转身时，使得腰部前屈、下肢伸直，或用力咳嗽、打喷嚏时姿势不正确，拉扯到腰部的组织，以上都均可能发生急性腰扭伤。

从脊柱结构来看，腰骶和骶髂是脊柱运动的枢纽和桥梁，体重的压力和外来的冲击力多集中在这些部位。脊柱半屈时，两侧的竖脊肌会收缩，以抵抗和维持躯干，此时若负重过大，就会损伤肌纤维、腰背筋膜，发生急性腰扭伤。

专家提示

掌握正确的劳动姿势，在扛、抬重物时要尽量使胸、腰部挺直，髋膝部屈曲，起身要以下肢用力为主，站稳后再迈步，搬、提重物时，应采用半蹲位，让物体尽量贴近身体。

加强劳动保护，在进行扛、抬、搬、提等重体力劳动时，尽量使用护腰带，来协助稳定腰椎，增强腹压，增强肌力。在寒冷潮湿环境中工作后，最好洗热水澡以祛除寒湿、消除疲劳。

尽量避免长时间以弯腰性强迫姿势工作。

急性腰扭伤的脊疗

step1

患者体位：俯卧
治疗部位：腰骶部
治疗手法：按揉
治疗目的：松弛肌肉

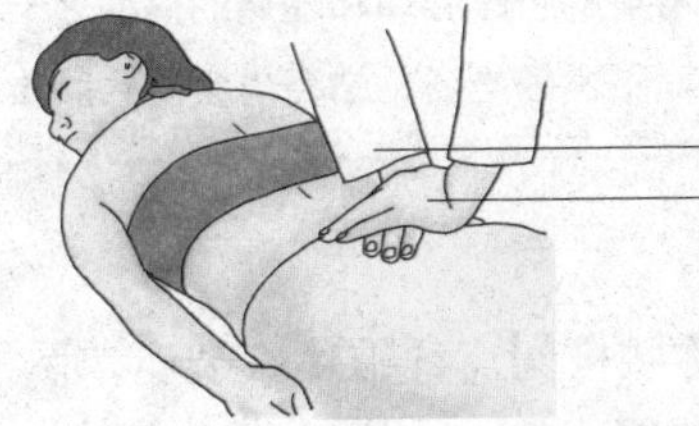

医者右手按在患者腰骶部，并施力按揉。

医者左手按在右手手背，辅助右手施力。

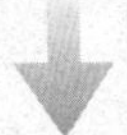

step2

患者体位：俯卧
治疗部位：腰骶部
治疗手法：按压
治疗目的：整复腰椎

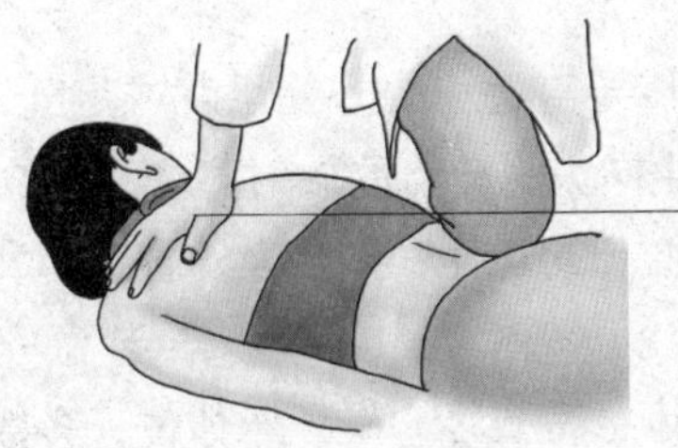

医者右手按在患者左肩，用右腿膝盖顶住患者右侧肩背部，从患者的肩背点压到腰骶部。

step3

患者体位：侧卧
治疗部位：腰骶部
治疗手法：扭动推摇
治疗目的：整复腰椎

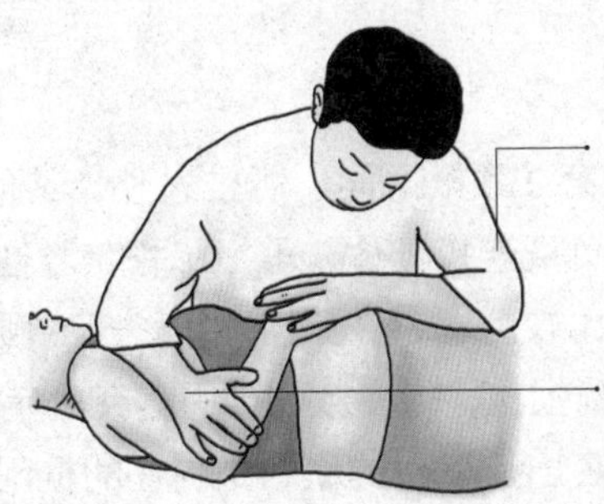

医者左肘固定患者腰部。

医者用右肘按压患者的右肩，将其推向后并加以固定，在臀部转至最大角度，施以闪动力。

健康贴士

在整脊的同时，医者也应注意一些重要事项：

1. 对于急性腰扭伤的患者应仔细检查，注意是否骨折、肾脏损伤，避免漏诊。

2. 对一些未伤骨质的患者也要加以重视，应及时、有效地加以治疗，避免症状复发或引起退行性病变。

3. 在治疗时，医者应注意手法的力度，不宜过重，防止因用力过猛而造成不必要的损伤。

31 腰椎间盘突出症 扭转推摇，轻松运动

腰椎间盘突出症是临床上常见的引起腰痛和腿痛的病症之一，主要因椎间盘退行性病变、外在的损伤及受寒着凉而引发，不良的坐姿、站姿也会导致腰椎间盘突出症。

病症概述

腰椎间盘突出症，亦称腰椎间盘纤维环破裂症，系指由于腰椎间盘髓核突出压迫其周围神经组织而引起的一系列症状。根据髓核突出的方向可分为单侧型腰椎间盘突出症、双侧型腰椎间盘突出症和中央型腰椎间盘突出症。

诊断

1. 放射痛沿坐骨神经传导直达小腿外侧足背或足趾，如第 3、第 4 腰椎间盘突出，神经根受压迫，产生向大腿前方的放射痛。

2. 所有使脑脊液压力增高的动作，如咳嗽、打喷嚏和排便等都可加重腰痛和放射痛。

3. 活动时疼痛加剧，休息后减轻，呈卧床体位，多数患者采用侧卧位并屈曲患肢；个别严重病例在各种体位均疼痛，只能屈髋屈膝跪在床上以缓解症状；合并腰椎管狭窄者常有间歇性跛行。

病理病因

人体除了第 1 颈椎和第 2 颈椎之间、骶椎之外，其他椎体之间都有椎间盘，它们是脊柱活动的枢纽，负责连接椎体，承担了稳定脊柱、缓冲震荡等任务。由于椎间盘纤维环在后外侧比较薄弱，在第 4 腰椎、第 5 腰椎、第 1 骶椎处宽度更为狭窄，所以比较容易受到损伤，大多数的椎间盘突出症也发生在这些间隙。

一般而言，腰椎间盘突出症发生的原因是内在的椎间盘退行性病变、外在的损失及受寒着凉等。中医理论则认为人到中老年，肝肾就会精血不足，久之就容易发生腰椎间盘突出症等骨关节病。

专家提示

改善工作姿势，注意劳逸结合。避免长期做反复单调的动作，从事长时间弯腰或长期伏案工作的人员，可以通过调整坐椅和桌面的高度来改变坐姿，建议坐位工作45分钟后起立活动15分钟，使疲劳的肌肉得以松弛。

腰椎间盘突出症的脊疗

step1

患者体位：俯卧
治疗部位：腰骶部
治疗手法：按揉
治疗目的：松弛肌肉

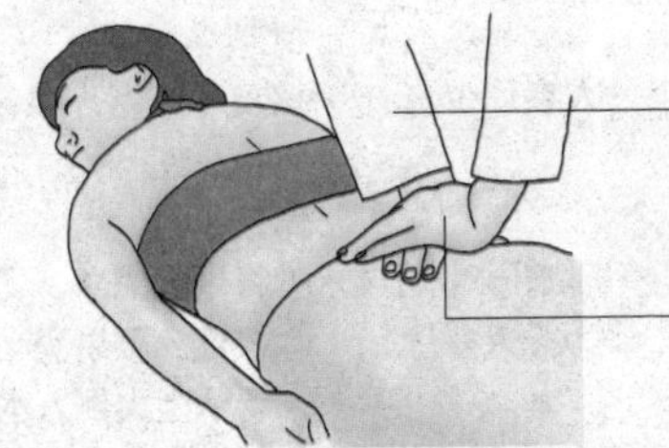

医者右手按在患者腰骶部，并施力按揉。

医者左手按在右手手背，辅助右手施力。

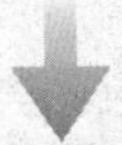

step2

患者体位：坐位
治疗部位：肩背部
治疗手法：滑压
治疗目的：整复腰椎

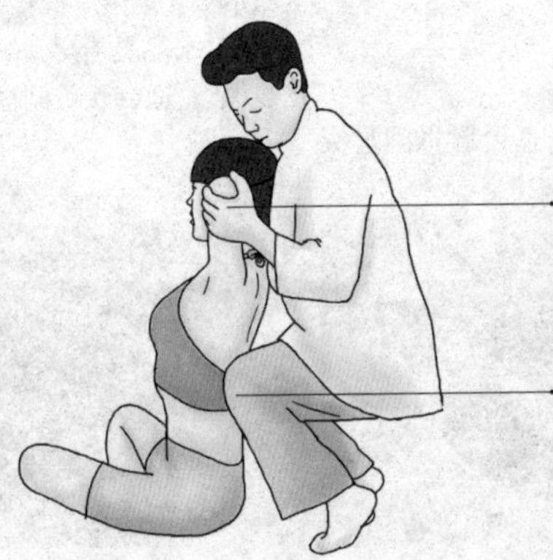

医者双手抓住患者肘部，用力下压，使患者上身前倾。

医者双膝顶住患者的肩背部，沿患者脊柱两侧往下滑压，从患者的肩背滑压到腰骶部。

step3

患者体位：左侧卧
治疗部位：腰骶部
治疗手法：扭转推摇
治疗目的：整复腰椎

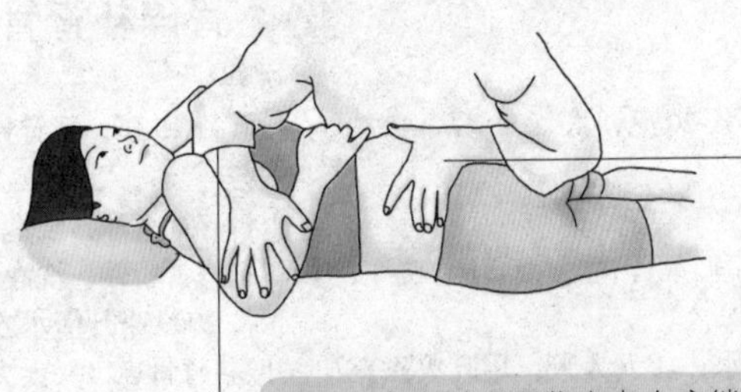

医者左手拇指按压患者的患椎棘突，左肘按压患者右臀部，将其扳按到最大角度，收紧左肘。

医者右肘顶压住患者右肩锁骨，将患者肩部推向后加以固定。

step4

患者体位：俯卧
治疗部位：腰骶部
治疗手法：扳按
治疗目的：整复腰椎

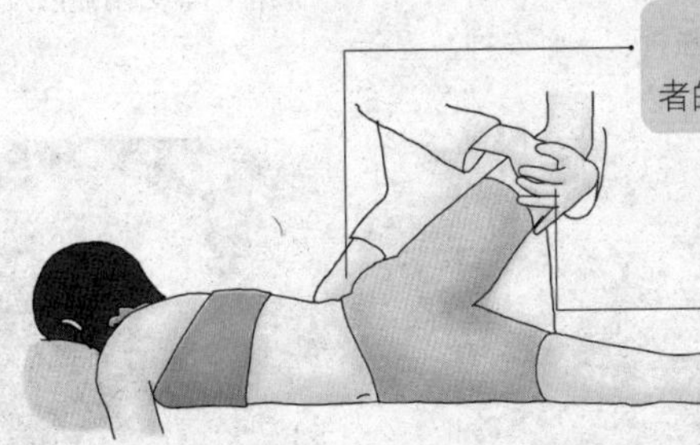

医者右腿膝关节抵住患者的患椎棘突，并加大压力。

医者双手将患者的左下肢托举后伸，等其放松后，将其左下肢扳至最大角度，施以闪动力。

腰椎间盘突出症的对症药膳

板栗排骨汤

材料：

板栗、排骨各150克，胡萝卜1个，人参片少许，苏木15克，盐3克

做法：

①板栗煮约5分钟，剥膜；排骨洗净切块，入沸水中氽烫，捞出；胡萝卜削皮，洗净，切块；人参片、苏木均洗净，备用。

②将所有的材料放入锅中，加水至盖过材料，以大火煮开，转小火续煮约30分钟。

③最后加盐调味即成。

功效：

本品补肾强腰、强筋壮骨，适合腰椎间盘突出症、腰椎扭伤等患者食用。

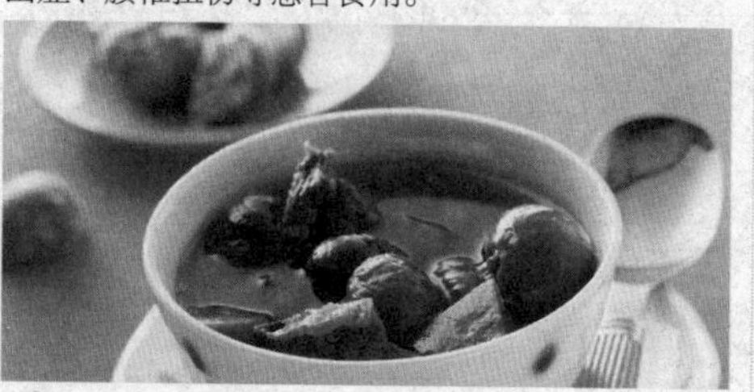

腰果核桃牛肉汤

材料：

核桃100克，牛肉210克，腰果50克，盐4克，鸡精2克

做法：

①将牛肉洗净，切块，氽水。

②核桃、腰果洗净备用。

③汤锅上火倒入水，下入牛肉、核桃、腰果，调入盐、鸡精，煲至熟即可。

功效：

本品具有健脾补肾、益气养血、强壮筋骨的功效，适合腰椎间盘突出的患者食用。

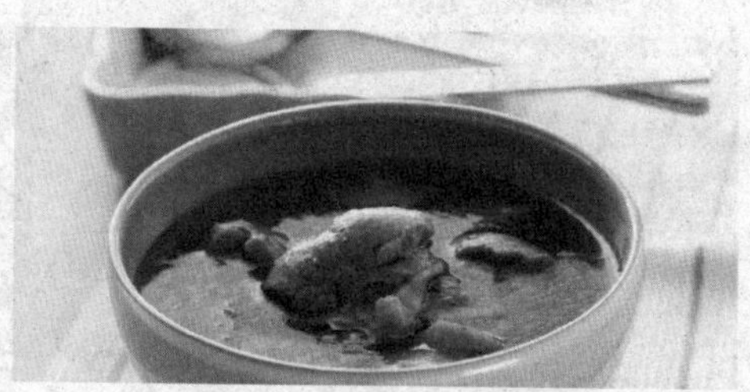

板栗桂圆粥

材料：

板栗、桂圆肉、玉竹各20克，大米90克，白糖20克

做法：

①板栗去壳，去膜，洗净，切碎；桂圆肉、玉竹洗净；大米泡发，洗净。

②锅置火上，注入清水，放入大米，用旺火煮至米粒开花。

③放入板栗、桂圆肉、玉竹，用中火煮至熟后，放入白糖调味即可。

功效：

此粥壮阳益气、补肾强骨、养血安神，适合腰椎间盘突出的患者食用。

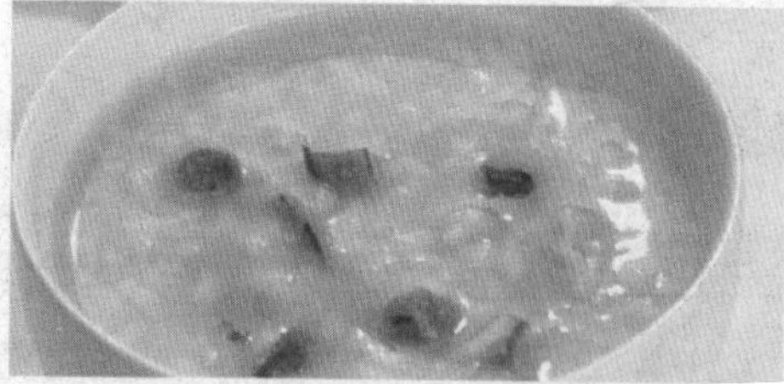

骨碎补脊骨汤

材料：

骨碎补15克，猪脊骨500克，红枣4颗，盐5克

做法：

①骨碎补洗净，浸泡1小时；红枣洗净。

②猪脊骨斩件，洗净，氽水。

③将2000毫升清水放入瓦锅内，煮沸后加入骨碎补、猪脊骨、红枣，大火煲开后，改用小火煲3小时，再加盐调味即可。

功效：

本品具有活血祛淤、强筋壮骨的功效，适合腰椎间盘突出症以及淤血凝滞之骨折患者食用。

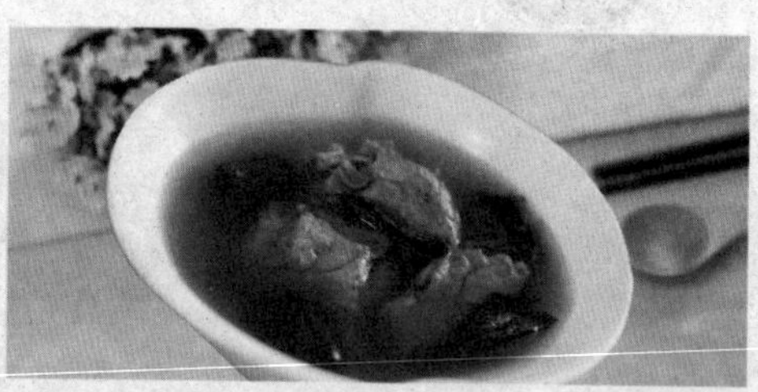

● 牛大力杜仲汤

材料：

牛大力、杜仲、肉苁蓉、牛膝各10克，巴戟天、狗脊各8克，黑豆20克，猪脊骨250克，盐适量

做法：

①洗净猪脊骨，放于水中氽3分钟，盛起待用。

②洗净黑豆，用清水浸30分钟。

③洗净牛大力、杜仲、肉苁蓉、牛膝、巴戟天、狗脊，放入锅中，加入猪脊骨、黑豆及1000毫升清水，慢火煲1小时，加盐调味即可。

功效：

本品补肝肾、强筋骨、壮腰脊，适合腰椎间盘突出的患者食用。

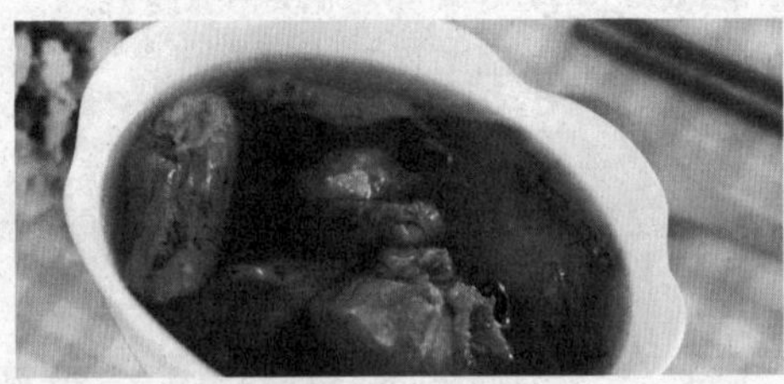

● 猪蹄炖牛膝

材料：

猪蹄1只，牛膝15克，西红柿1个，盐5克

做法：

①猪蹄冲净剁成块，放入沸水氽烫，捞起。

②西红柿洗净，在表皮轻划数刀，放入沸水烫到皮翻开，捞起去皮，切块。

③将备好的材料和牛膝一起盛入锅中，加700毫升水以大火煮开，转小火续煮30分钟，加盐调味即可。

功效：

本品可改善腰部扭伤、肌肉拉伤、腰部疼痛等症状。猪蹄可调补气血，牛膝可行气活血，对腰椎间盘突出症的患者有一定的食疗功效。

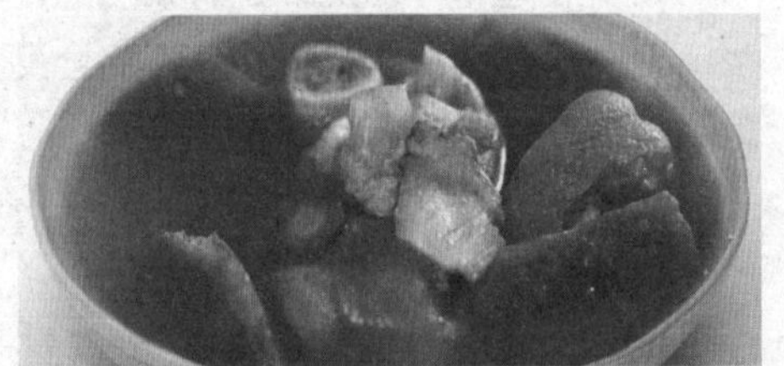

● 三仙烩猪腰

材料：

当归、党参、山药各10克，猪腰500克，酱油、葱丝、蒜末、醋、姜丝、香油各适量

做法：

①将猪腰洗净切开，去除筋膜和白线，处理干净放入锅中，加当归、党参、山药，再加适量清水直到盖过所有材料。

②将猪腰炖煮至熟透为止，捞出猪腰，待冷却后分切成薄片，摆放在盘中。

③在猪腰中浇上酱油、醋、葱丝、姜丝、蒜末、香油等调味料调味即可。

功效：

本药膳中当归、党参、山药都是补气养血的中药材，三味合用有很好的益气养肾的作用。再加上猪腰的补肾强腰的作用，对治疗肾虚引起的腰膝酸软无力、腰部疼痛等有很好的效果。

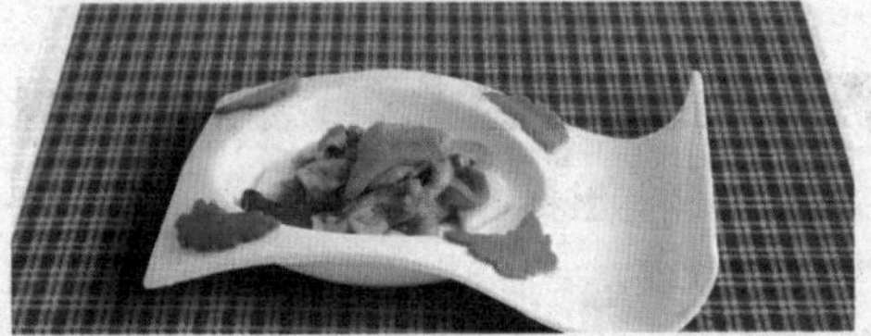

● 杜仲核桃兔肉汤

材料：

兔肉200克，杜仲、核桃仁各30克，姜2片，盐5克

做法：

①兔肉洗净，斩件。

②杜仲、姜洗净，核桃仁用开水烫去外皮。

③把兔肉、杜仲、核桃放入锅内，加清水适量，放入姜片，大火煮沸后转小火煲2～3小时，调入盐即可。

功效：

本品具有健脾补肾、益气养血、强壮筋骨的功效，适合腰椎间盘突出的患者食用，也适合腰膝酸痛、腰膝无力、肾虚腰痛、腰部骨质增生的患者。

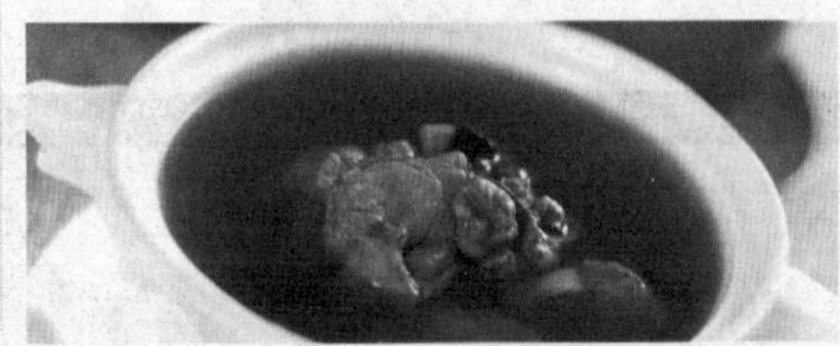

32 足跟痛 推压关节，对症治疗

足跟痛是老年常见病症之一，主要是由于足跟的劳损和退行性病变而引发。此外，第 4、第 5 腰椎错位时，也会影响足部，出现足跟痛的症状。

病症概述

足跟痛又叫“跟骨痛”，是多种原因引起的足跟骨痛，多与劳损和退行性病变有密切关系。常见于女性、肥胖者以及老年人，过重及过度负重或长时间行走者也是易发此症的高危险人群。

诊断

1. 早晨起床时，足跟会有剧烈的疼痛，需要走一段路或休息后才能好转。
2. 一旦持续工作或久站，疼痛会反复发作，严重影响工作和生活。

病理病因

根据病因，足跟痛可以分为三种：

跟骨骨质增生：在跟骨结节处有骨质增生，从而使局部组织受到摩擦、劳损，产生无菌性炎症，当局部炎症较重时，足跟痛也会比较严重。

足底跖腱膜炎：当站行过久、负重行走后，可能引起跖腱膜的劳损，导致局部无菌性炎症，使跖腱膜不能发挥缓冲震荡、加强弹跳力的作用，而出现疼痛症状。

足底脂肪垫萎缩：人到老年，足底脂肪垫日渐萎缩，其缓冲震荡、防止摩擦的作用减弱，可能导致疼痛。此外，足部血管弹性减低、足跟受凉受冻，都可能引起足跟痛。

从脊柱病因来看，当内脏病变、外伤、姿势不当而导致第 4、第 5 腰椎错位时，也会影响足部，出现足跟痛的症状。

如何防治

向前靠在 1 张桌子、椅子或柜台上，慢慢弯曲膝盖下蹲，同时尽量伸展两足后跟，使之在地上贴平，当感觉跟腱和脚弓开始上升离开地面，保持此姿势，10 秒后直立，重复这动作 20 次。

专家提示

急性期应注意休息，减少承重，症状减轻后也应减少站立和行走。应穿软底鞋或在鞋内放海绵垫，以减轻足跟压力。治疗后配合热敷，效果更佳。

足跟痛的脊疗

斜扳法

患者体位：俯卧
治疗部位：腰部
治疗手法：按压
治疗目的：整复腰椎

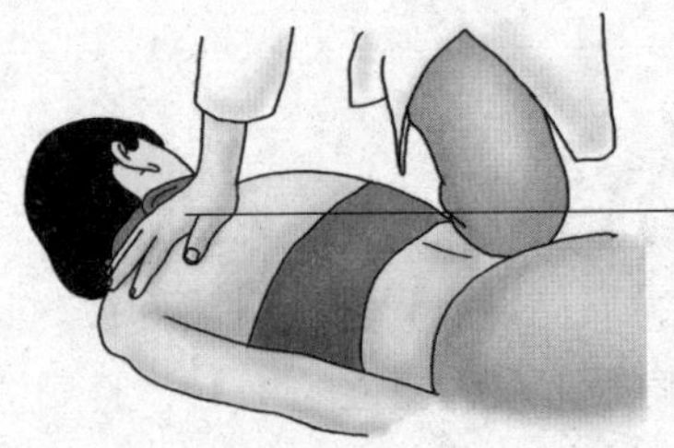

医者左手扶推患者的肩部，然后用膝盖顶住患者的腰部施力。

荐骨复位法

患者体位：侧卧
治疗部位：臀部
治疗手法：推压
治疗目的：整复腰椎

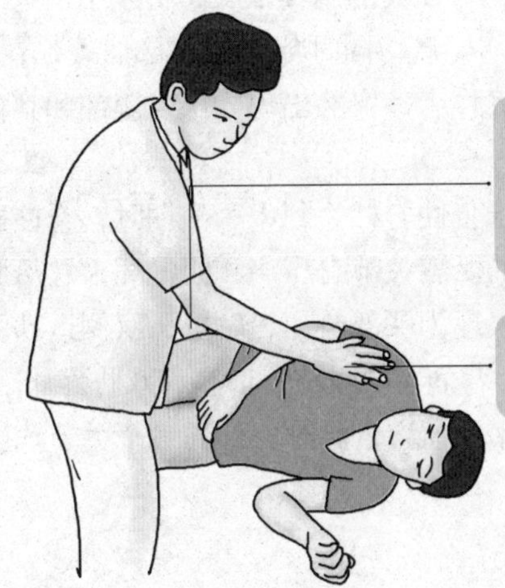

医者左手抵住患者右臀部下方的坐骨、靠近坐骨小孔处，施力推揉、按压肌肉，之后再按压左臂。

医者右手辅助左手，往右前方 45°、右下方推压。

对症食疗

【川芎当归猪蹄汤】

材料：川芎、当归各 15 克，猪蹄 1 只。

制作：将二味中药与洗净的猪脚一起炖煮 1 小时，然后食用，有通经活血的功效。

健康贴士

足跟痛患者在睡觉前最好用木桶盛装温热的水，然后浸泡双脚半小时，有温经通络、减轻疼痛的功效。

33 强直性脊柱炎 矫正脊柱，及时治疗

强直性脊柱炎是一种伤及脊柱、难以痊愈的病症，主要是因遗传、感染、免疫因素而发病。如果能在患病的早期及时治疗，就能取得较好的疗效。

病症概述

强直性脊柱炎是一种以脊柱病变为主，累及骶髂关节和周围关节的慢性进行性炎性疾病，主要症状为骨质僵硬、无法转身或仰视。此病多发病在 20 ~ 30 岁的青年男性之中，女性患病几率仅为男性的 1/10，且病情较轻。

诊断

1. 早期症状：强直性脊柱炎的病程很长，甚至 10 ~ 20 年，其早期症状主要是骶髂部、腰背部、髋部疼痛，同时伴有腰背部僵硬，在早晨最为明显。此外，强直性脊柱炎也有急性发作者，突然出现腰部、髋部和其他关节肿胀，并有剧烈疼痛，乃至卧床不起。

2. 中、晚期症状：强直性脊柱炎到中、晚期时，脊柱已受损，同时伴有骶髂关节炎。绝大多数患者的骶髂关节有压痛和叩击痛，并沿腰椎、胸椎、颈椎上行发展。炎症到腰椎时会表现为腰部前屈、后挺，双侧运动受限，严重者可出现腰肌萎缩；到胸椎时表现为背痛、呼吸痛、前胸和双胁疼痛；到颈椎时表现为颈椎、上肢、头部疼痛，无法平视前方，此时脊柱的各个关节均已强直固定，患者关节僵硬、活动困难。

病理病因

强直性脊柱炎的病因尚未完全阐明，可能与遗传、感染、免疫因素有关。遗传因素在强直性脊柱炎的发病有重要作用，患者亲属发病的概率比一般人高出 20 ~ 40 倍。

此外，感染因素也在强直性脊柱炎的发病中占有一定地位，患者的溃疡性结肠炎和局限性肠炎发生率较普通人群高许多。又据病理研究，当患者体内抗体出现问题后，免疫系统会将患者本身的物质排除，引起免疫反应，造成强直性脊柱炎。

专家提示

强直性脊柱炎患者应常吃一些肉类和豆类，少吃辛辣、刺激性食物，如咖啡、可乐、辣椒等。

强直性脊柱炎的脊疗

颈椎整复

患者体位：俯卧
治疗部位：颈部
治疗手法：推压
治疗目的：矫正颈椎

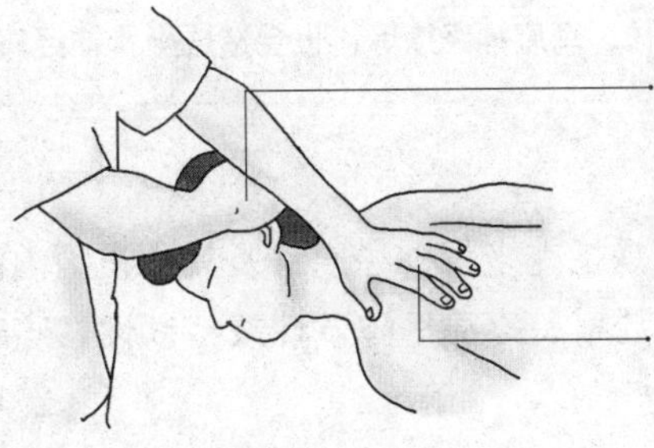

医者右手扶推患者头部左侧，与左手施力将患者的头向右侧推压。

医者左手扶推患者左肩，与右手交叉，完成一次整复后，可换手、换方向再进行一次。

尾椎与腰椎整复

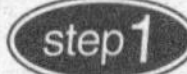

患者体位：俯卧
治疗部位：臀部
治疗手法：按压
治疗目的：整复腰椎

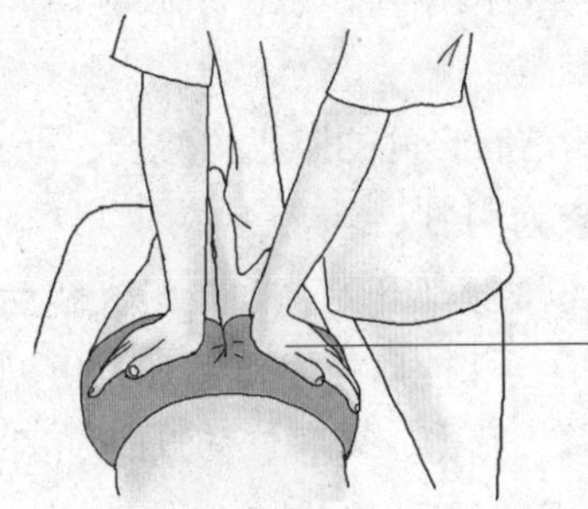

医者双手按在患者臀部上方，施力往下按压。

患者体位：俯卧
治疗部位：臀部
治疗手法：按压
治疗目的：整复尾椎

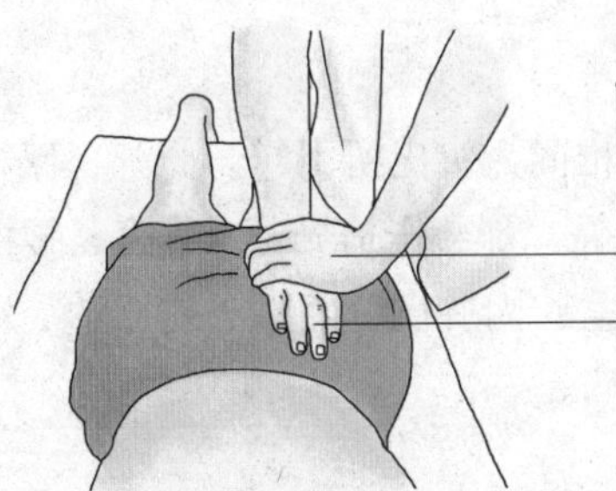

医者左手按在右手背上，辅助右手施力。

医者右手按在患者尾椎处，施力往下推压。

健康贴士

如果患者脊柱钙化严重，就必须先服用药物，等症状缓和后才进行诊治。在矫正脊柱时也需要非常小心，以免造成二次伤害。

34 坐骨神经痛 祛风除湿，散寒止痛

坐骨神经痛是发生于坐骨神经通路及其分布区内的疼痛，大多是由腰椎间盘突出而引发。此外，骨质增生、腰椎结核、马尾神经瘤等，也会造成坐骨神经痛。

病症概述

坐骨神经痛，通常是指在坐骨神经通路及其分布区内的疼痛，自臀部沿大腿后侧、小腿外侧向远端放射，疼痛呈阵发性或持续性，咳嗽、打喷嚏及排便用力时加重。

诊断

1. 体态：站立时，身体略向健康一侧倾斜，患病侧的下肢在髋、膝关节处微屈而足跟不着地。睡时，向健侧侧卧，患侧下肢髋、膝关节处呈微屈姿势。仰卧坐起时，患侧膝关节弯曲。

2. 肌肉情况：患病一侧常有轻度的肌张力减弱，严重时患者肌肉消瘦、弛软，并有压痛现象，以腓肠肌最为明显。

3. 疼痛：一般多由臀部或髋部开始，向下沿大腿后侧、腘窝、小腿外侧、足背外侧扩散。疼痛表现为持续性钝痛或发作性加剧；剧痛时呈刀刺样性质，往往在夜间更甚；疼痛常在咳嗽、用力、弯腰、震动时加剧。

4. 压痛点：腰椎旁点（第 4、第 5 腰椎棘突平面离中线外 1.5~2 寸）、坐骨孔点、股骨转子点、腘窝点、小腿外侧和外踝之后亦有压痛。

病理病因

坐骨神经痛大多是椎间盘突出所引起。此外，腰椎骨质增生、腰椎结核、马尾神经瘤、梨状肌损伤等，都会压迫到第 4、第 5 腰椎的神经根，最后导致坐骨神经痛。骶髂关节炎、盆腔内肿瘤、妊娠子宫压迫、髋关节炎、臀部外伤、糖尿病等也能导致坐骨神经痛。

专家提示

运动后要注意保护腰部和患肢，内衣汗湿后要及时换洗，防止潮湿的衣服在身上被焐干，出汗后也不宜立即洗澡，以防受凉。

坐骨神经痛的脊疗

step1

患者体位：俯卧
治疗部位：腰骶部
治疗手法：按揉
治疗目的：松弛肌肉

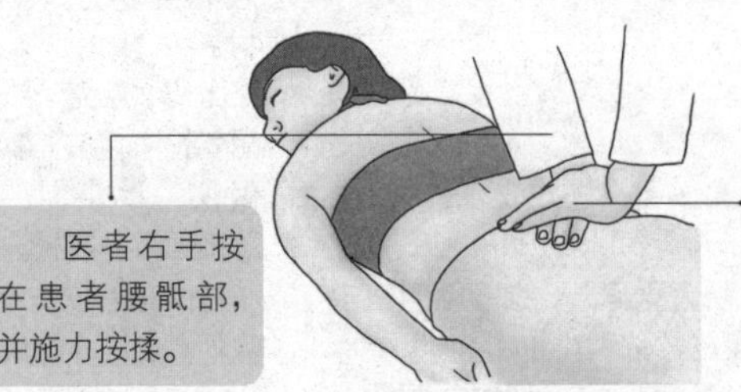

step2

患者体位：俯卧
治疗部位：腰骶部
治疗手法：牵引
治疗目的：整复腰椎

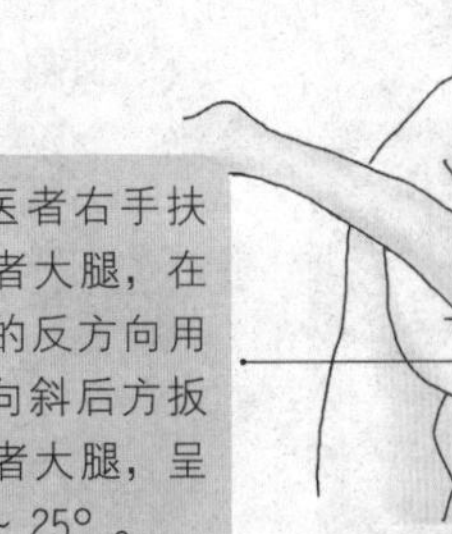

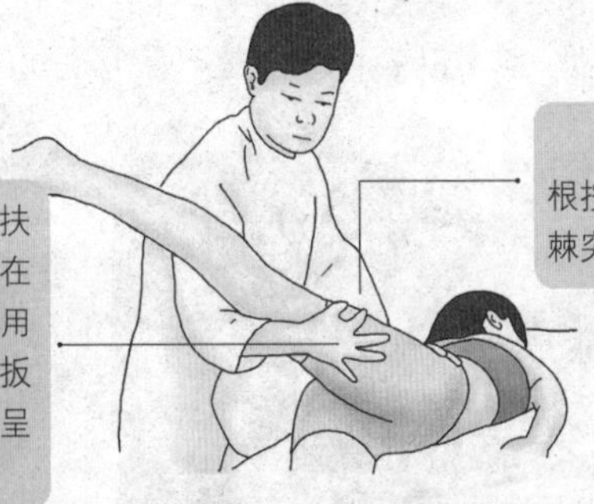

step3

患者体位：俯卧
治疗部位：腰骶部
治疗手法：牵引
治疗目的：整复腰椎

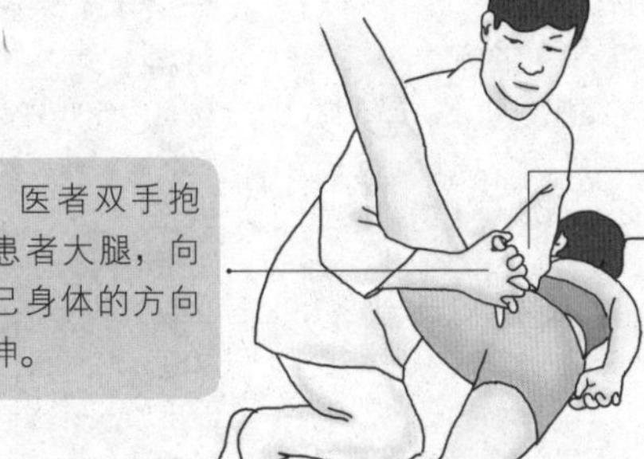

step4

患者体位：左侧卧
治疗部位：腰骶部
治疗手法：扳按
治疗目的：整复腰椎

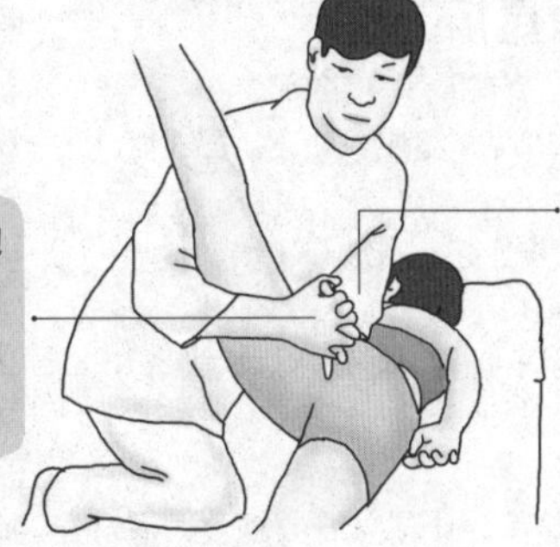

坐骨神经痛的对症药膳

花椒猪脚冻

材料：

花椒10克，猪脚500克，盐4克

做法：

①猪脚剔去骨头，洗净，切小块，放入锅中，加入花椒。

②加水至盖过材料，以大火煮开，加盐调味，转小火慢煮约1小时，至汤汁浓稠。

③倒入方形容器内，待冷却即成冻，切块食用即可。

功效：

本品具有温中健胃、祛寒保暖的功效，适合坐骨神经痛、冻疮、畏寒怕冷、四肢冰凉的寒证患者食用。

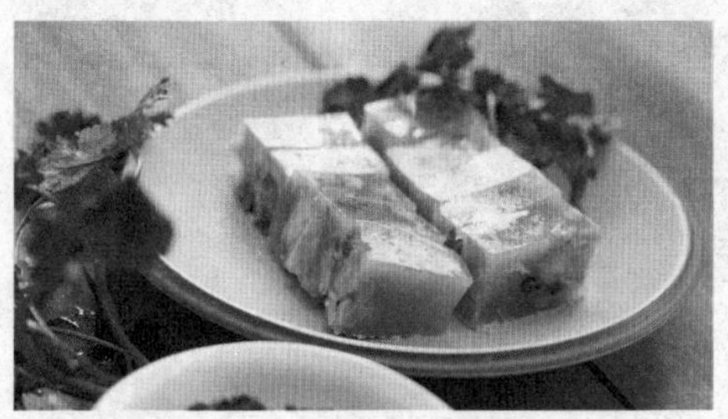

独活羊肉汤

材料：

鲜山药200克，独活、桂枝各10克，羊肉125克，胡萝卜75克，清汤适量，盐5克，葱花适量

做法：

①将独活、桂枝洗净，放入纱布袋中，扎紧。

②将山药去皮洗净切块；羊肉洗净切块余水；胡萝卜去皮洗净切块备用。

③煲锅上火倒入清汤，下入以上材料，调入盐，煲至熟后将纱布袋取出，撒入葱花即可。

功效：

本品温经散寒、胜湿止痛，对因风寒湿邪引起的坐骨神经痛有很好的疗效。

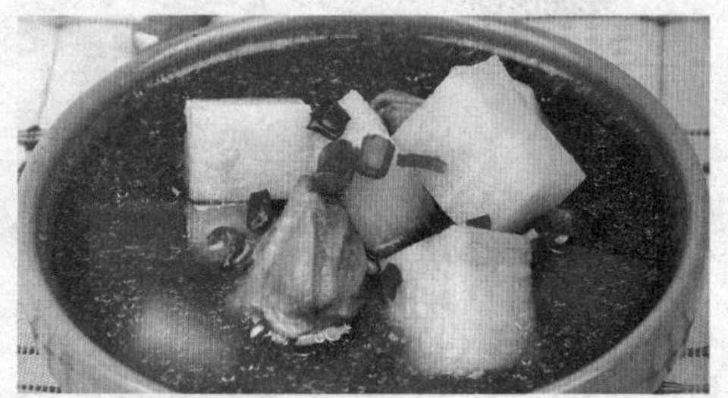

龟板杜仲猪尾汤

材料：

龟板25克，炒杜仲30克，猪尾600克，盐5克

做法：

①猪尾剁段洗净，余烫捞起，再冲净1次。

②龟板、炒杜仲冲净。

③将上述材料盛入炖锅，加800毫升水以大火煮开，转小火炖40分钟，加盐调味。

功效：

本品具有益肾健骨、壮腰强筋的功效，适合坐骨神经痛、腰膝酸痛的患者食用。

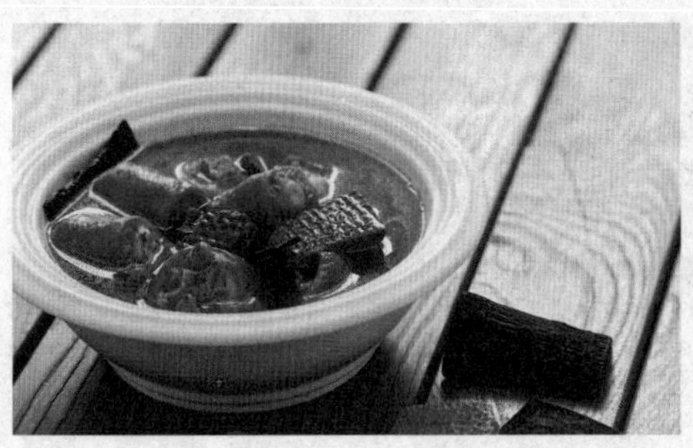

附子蒸羊肉

材料：

鲜羊肉500克，附子20克，葱段、姜丝、料酒、肉清汤、盐、熟猪油、味精、胡椒粉各适量

做法：

①将羊肉洗净切片，余去血水；附子洗净。

②取1个大碗依次放入羊肉、附子、葱段、姜丝、料酒、肉清汤、盐、熟猪油、味精、胡椒粉，拌匀。

③再放入沸水锅中隔水蒸熟即可。

功效：

本品温肾强腰、祛寒除湿，适用于畏寒怕冷、腰背部冷痛的患者食用。

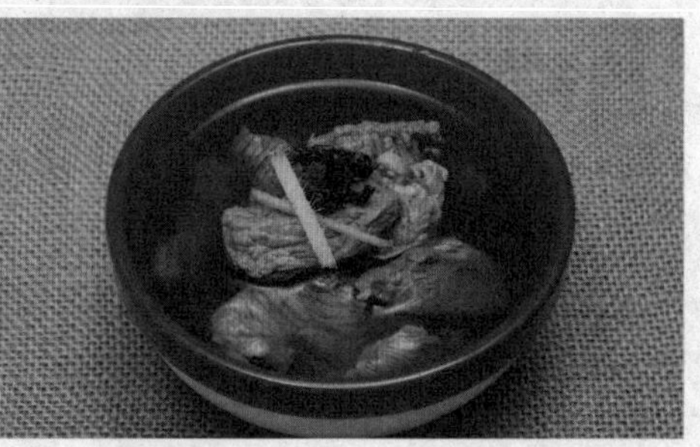

强筋党参牛尾汤

材料：

牛尾1条，牛肉250克，牛筋、黄芪各80克，红枣10颗，党参30克，当归、枸杞子各20克，盐适量

做法：

①将牛筋、牛肉洗净，切块；牛尾洗净，斩成段；红枣、黄芪、党参、当归、枸杞子洗净备用。

②将所有材料放入锅中，加适量水至盖过所有的材料。

③用大火煮沸后，转小火煮2小时至熟透后即可。

功效：

本品补肾养血、益气固精，适于肾气虚弱、腰膝酸软疼痛的患者食用。

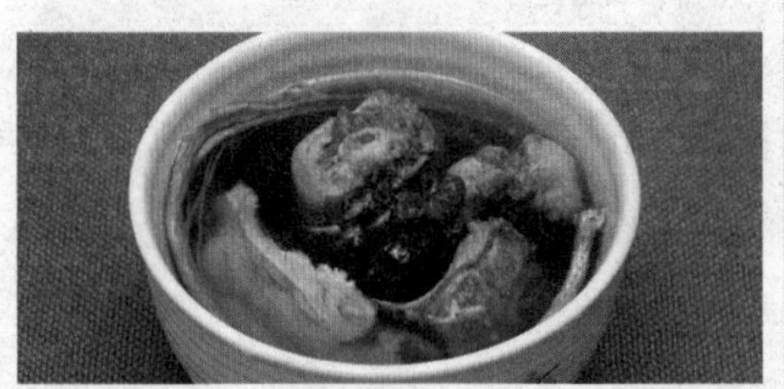

菊花山楂赤芍饮

材料：

红茶包1袋，菊花12克，山楂15克，赤芍10克，白糖少许

做法：

①菊花、山楂、赤芍用水洗净。

②烧锅洗净，倒入适量清水，烧开后，加入菊花、山楂、赤芍煮10分钟。

③加入红茶包，待红茶入味后，用滤网将茶汁里的药渣滤出，起锅前加入白糖搅拌均匀即可。

功效：

本品可疏通血管、清肝明目、活血化淤，常食可预防高血压、脑血管硬化、冠心病、坐骨神经痛等病的发生。

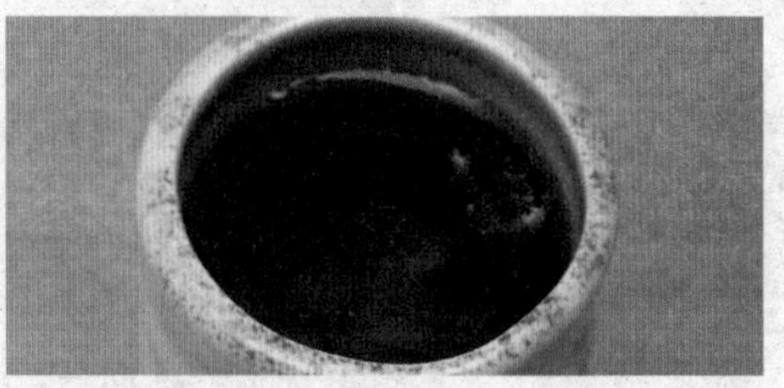

三七煮鸡蛋

材料：

三七10克，鸡蛋2个，盐、葱末各少许

做法：

①将三七用清水洗净，备用。

②锅洗净，置于火上，将三七放入锅中，加入适量清水，煮片刻。

③最后打入鸡蛋，煮至熟，再调入盐，撒上葱末即可。

功效：

本品具有活血化淤、止血止痛的功效，可治疗淤血阻滞型的坐骨神经痛。

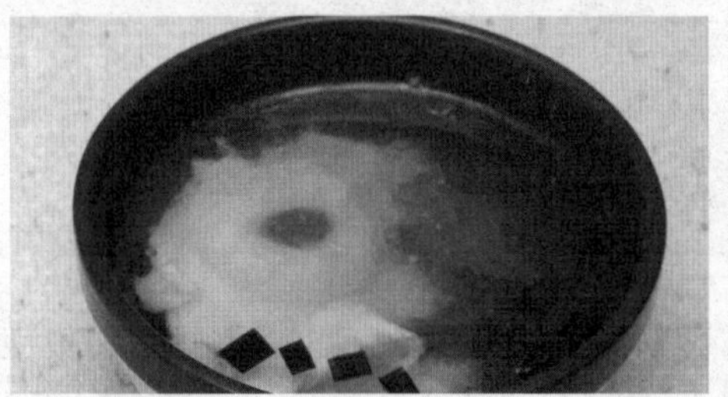

鸡血藤川芎鸡肉粥

材料：

鸡肉200克，鸡血藤、姜、川芎各20克，盐4克

做法：

①鸡肉洗净，切片、氽水；姜洗净切片；鸡血藤、川芎洗净，放入锅中，加水煎煮，留取药汁备用。

②将氽水后的鸡肉、姜放入锅中，大火煮开，转小火炖煮1小时，再倒入药汁，煮沸。

③加入盐调味即可食用。

功效：

川芎能行气止痛、活血化淤；鸡血藤能活血化淤、通经活络，与川芎配伍，祛淤能力倍增。本品对气滞血淤所致的腹痛、痛经、坐骨神经痛均有很好的疗效。

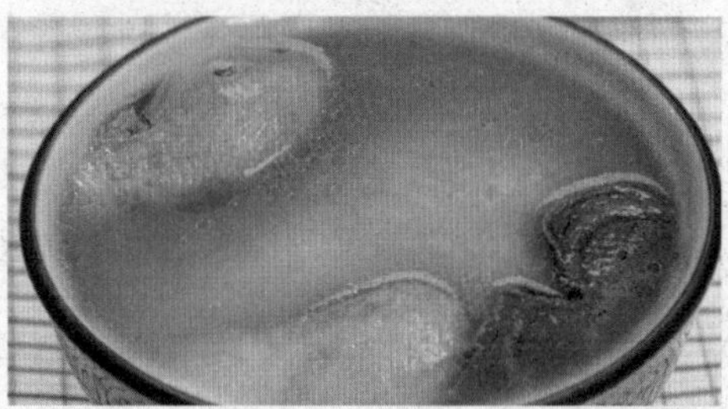

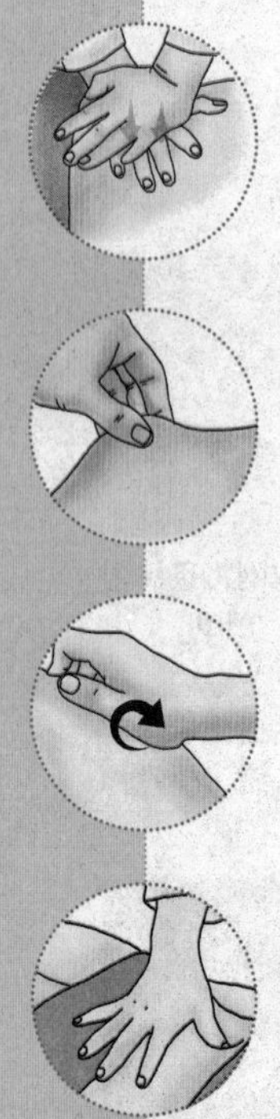

本章看点

- 头痛

  用脊疗帮你舒缓疼痛、醒脑提神

- 失眠

  用脊疗帮你镇静安眠、神清气爽

- 冠心病

  用脊疗帮你滋补气血、安宁心神

- 高血压

  用脊疗帮你平稳血压、平肝潜阳

- 糖尿病

  用脊疗帮你利尿清热、调理气血

- 便秘

  用脊疗帮你消积化食、疏通肠道

- 哮喘

  用脊疗帮你润燥平喘、通畅呼吸

- 网球肘

  用脊疗帮你通经活络、化淤止痛

- 尿频

  用脊疗帮你培补元气、固肾缩尿

……

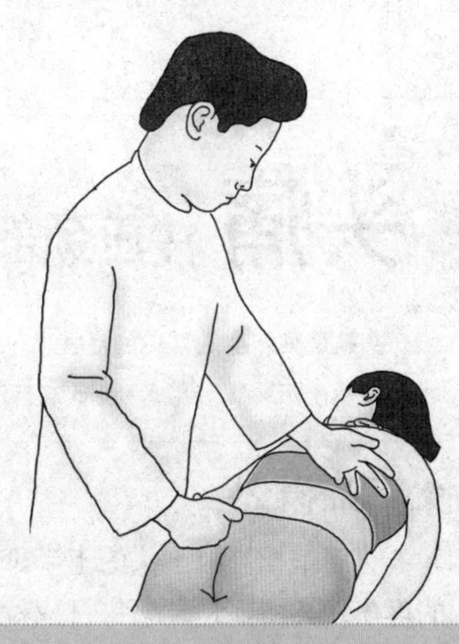

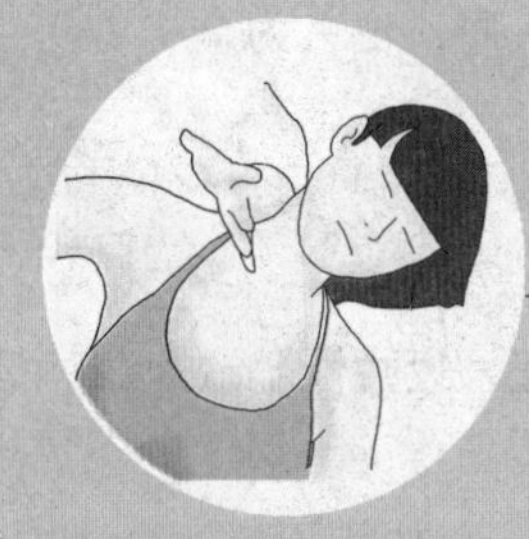

第六章 常见病的治疗

日常生活中，有一些病症比较常见，如果患上这些疾病，应及时去医院进行治疗，同时也可以用脊疗来进行诊治，会取得较好的疗效。

35 头痛 按压颈部，神清气爽

头痛是临床上最常见的症状之一，尤其多见于神经系统疾病中，其发病率较高，病因也十分复杂，如第 1、第 2、第 3 颈椎的错位就可能引发头痛。

病症概述

头痛是指局限于头的上半部，包括眉弓、耳轮上缘和枕外隆突连线以上部位的疼痛，其特征是几乎每日双枕部非搏动性、持续性的钝痛，如带子紧束头部或呈头周紧箍感、压迫感或沉重感。偏头痛发作时眼眶后呈搏动性头痛，也可为全头痛，常伴恶心、呕吐、疲劳等。

诊断

1. 因头位、体位改变诱发的发作性头痛，可能由低颅压综合征、短暂性脑缺血发作、颈性偏头痛等引起。

2. 晨起或夜间头痛发作，可能患有高血压、早期颅内压增高、心功能不全、癫痫等病症。

3. 情绪、劳累等或诱因不明者，可能患有偏头痛、丛集性头痛、癔症等病症。

4. 受寒或受伤后短暂的头部锐痛发作，大多是神经痛。

病理病因

头痛的原因十分复杂，从脊柱学的角度出发，可以分为单纯性头痛和颈源性头痛。

引起单纯性头痛的原因有很多，主要有大脑基底动脉环及其主要分支的牵拉；颅内与颅外血管的扩张及痉挛；血管和颅内、外结构的炎症；头部与颈部肌肉的持久的收缩；对含有痛觉纤维的神经的直接压迫与牵拉。

从脊柱病理来看，颈源性头痛多在第 1、第 2、第 3 颈椎旁有压痛点，特别是第 1、第 2 颈椎椎体周围有明显的压痛，如用手指压迫，会诱发或加重原有的头痛。

专家提示

风寒头痛者宜食葱、姜、蒜等。风热头痛者宜多食绿豆、白菜、白萝卜、藕、梨等。内伤头痛者宜食山药、橘子、山楂、红糖等。

头痛的脊疗

step1

患者体位：仰卧
治疗部位：颈部
治疗手法：按揉
治疗目的：松弛肌肉

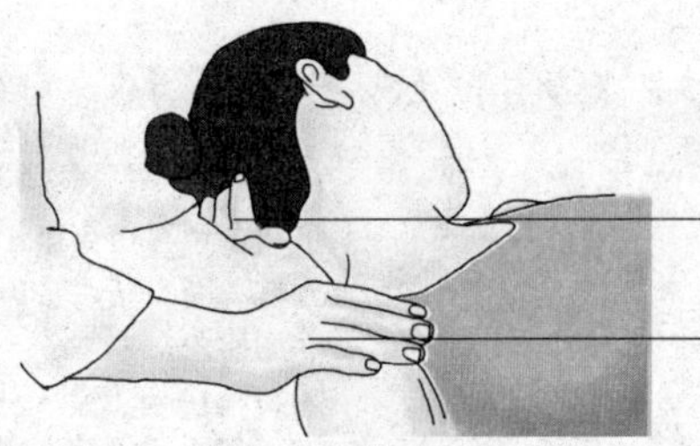

医者左手扶持患者头部，起到固定作用。

医者右手按揉患者颈部，以松弛枕部软组织。

step2

患者体位：仰卧
治疗部位：颈部
治疗目的：颈椎诊断

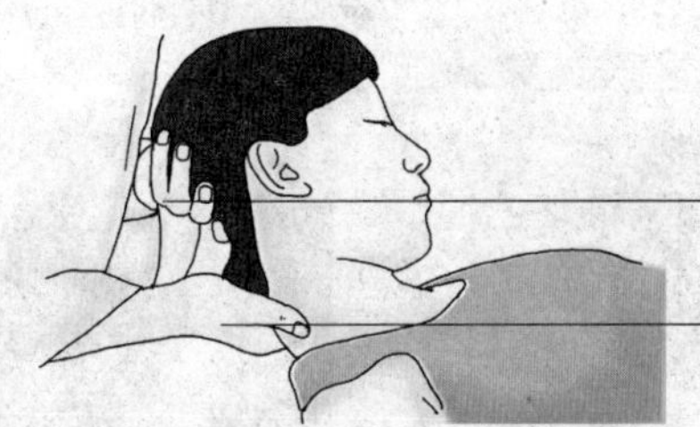

医者左手扶持患者的后颈。

医者右手拇指按住患者的病变颈椎横突侧向隆起处。

step3

患者体位：仰卧
治疗部位：颈部
治疗手法：牵引
治疗目的：整复颈椎

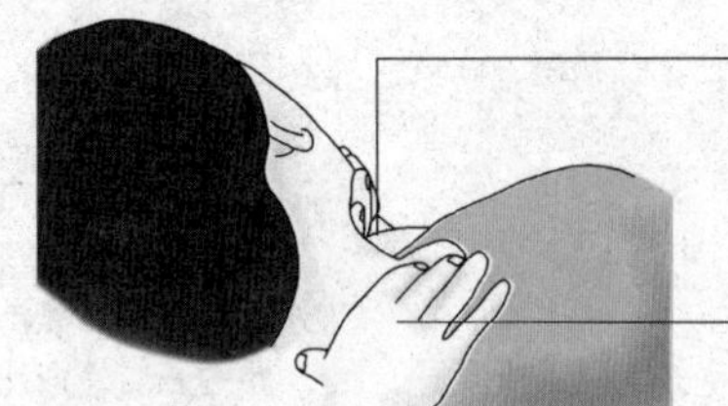

医者左手托住患者下颌，转动患者头部，先后屈向健侧、患侧。

医者右手拇指按住患处，配合左手做扳、按、牵运动。

step4

患者体位：仰卧
治疗部位：颈部
治疗手法：按压
治疗目的：整复颈椎

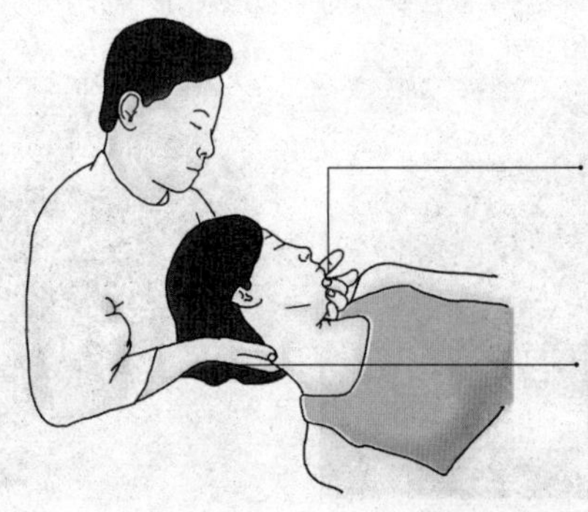

医者左手托住患者面颊，转动患者头部，当转至最大角度时，施以闪动力。

医者右手托扶患者后颈，拇指按住患处，配合左手加力按压。

头痛的对症药膳

当归延胡炖猪心

材料：

鲜猪心1个，党参20克，当归15克，延胡素10克，葱1根，姜末、盐、料酒各适量

做法：

①猪心洗净，剖开。

②党参、当归、延胡索洗净，再一起放入猪心内，用竹签固定。

③在猪心上，撒上姜末、料酒，放入葱，再将猪心放入锅中，隔水炖熟；去除药渣，再加盐调味即可。

功效：

本品具有益气补血、活血化淤的功效，适合血虚、血淤型头痛患者食用。

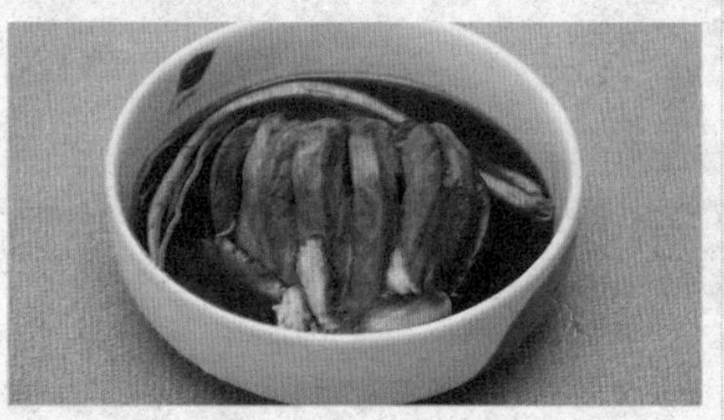

虫草炖雄鸭

材料：

冬虫夏草5枚，雄鸭1只，姜片、葱花、陈皮末、胡椒粉、盐、味精各适量

做法：

①将冬虫夏草用温水洗净。

②鸭洗净，斩块，再将鸭块放入沸水中焯去血水，然后捞出。

③将鸭块与虫草先用大火煮开，再用小火炖软后加入姜片、葱花、陈皮末、胡椒粉、盐、味精，调味后即可。

功效：

本品具有益气补虚、补肾强身的作用，适合肾虚型头痛患者食用。

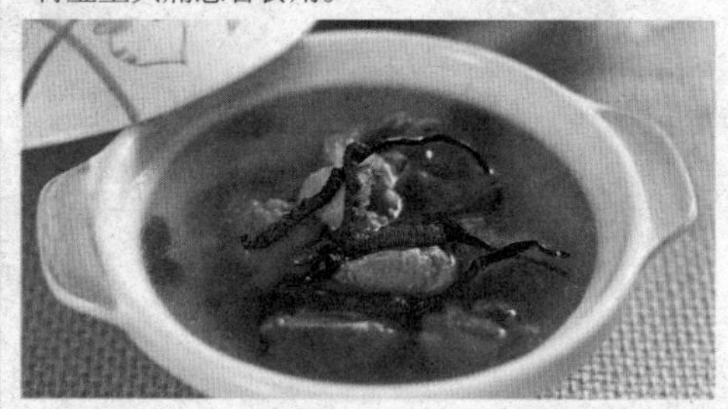

龟板杜仲猪尾汤

材料：

炒杜仲30克，牛膝15克，龟板25克，猪尾600克，盐5克

做法：

①猪尾剁段洗净，氽烫捞起，再冲净1次。

②龟板、牛膝、炒杜仲洗净。

③将上述材料盛入炖锅，加800毫升水以大火煮开，转小火炖40分钟，加盐调味。

功效：

本品具有滋阴补肾、益气补虚、强壮身体的功效，适合肾虚型头痛患者食用。

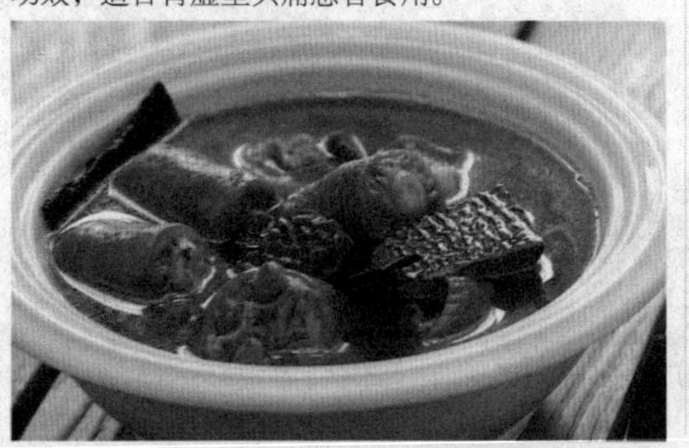

钩藤天麻白术饮

材料：

钩藤15克，天麻、白术各10克

做法：

①钩藤、天麻、白术分别用清水洗净，备用。

②将洗净的钩藤、天麻、白术一起放入锅中，注入适量清水，煮沸煎汁。

③滤去药渣，取汁饮用。

功效：

本品具有平肝潜阳、熄风止痛、健脾燥湿的功效，适合肝阳上亢、痰浊内蕴型头痛患者食用。

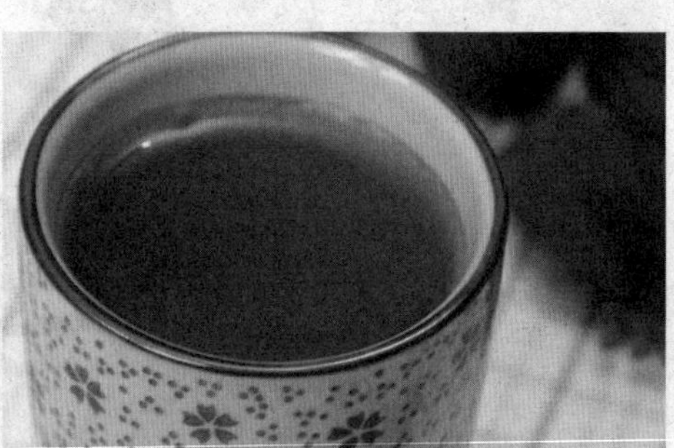

桂圆红枣养血汤

材料：

山药150克，红枣6颗，桂圆肉100克，冰糖适量

做法：

①山药削皮，洗净，切小块；红枣、桂圆肉洗净。

②锅内加400毫升水煮开，加入山药煮沸，再下红枣；待山药煮熟、红枣松软，加入桂圆肉；等桂圆的香味渗入汤中即可熄火。

③根据个人口味加入适量冰糖调味即可。

功效：

本品具有滋阴养血、活络止痛的功效，适合血虚型头痛患者食用。

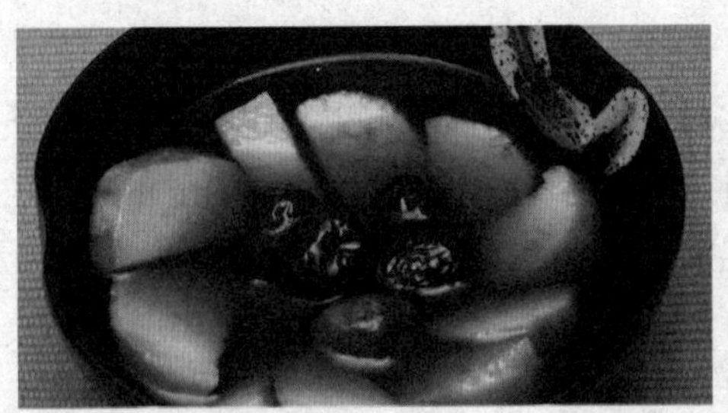

首乌核桃羹

材料：

大米100克，核桃仁50克，何首乌10克，枸杞子、盐各适量

做法：

①何首乌洗净，加500毫升水煮沸熬成汤汁，去掉渣滓，保留汤汁，备用。

②将大米淘洗干净，与枸杞子放入锅中，加入备好的何首乌汁一同熬煮约30分钟，直至大米软烂。

③加入洗净的核桃仁、盐调味即可。

功效：

本品具有滋阴补肾、活血化淤的功效，适合肾虚、血淤型头痛患者食用。

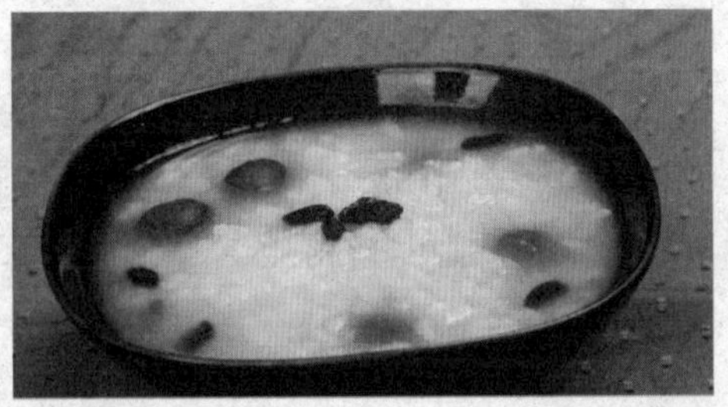

枸杞子佛手粥

材料：

枸杞子10克，佛手15克，大米100克，红糖3克，葱花少许

做法：

①大米洗净，下入冷水中浸泡半小时后捞出沥干水分；佛手、枸杞子洗净，用温水泡至回软备用。

②锅置火上，倒入清水，放入大米，以大火煮开。

③加入佛手、枸杞子煮至粥呈浓稠状，调入红糖拌匀，撒上葱花即可。

功效：

此粥有疏肝理气、活血化淤、健脾开胃之功效，可用于气滞血淤所致的高血压、心绞痛、月经不调、痛经、头痛等症，还可用于消化不良、腹胀疼痛等。

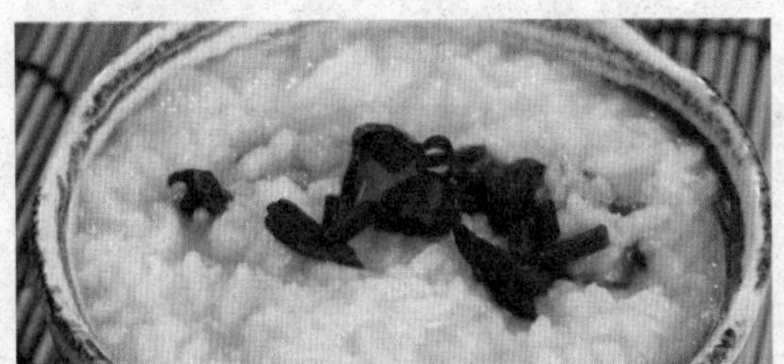

当归煮芹菜

材料：

当归15克，芹菜500克，姜、葱各10克，盐、味精、香油各适量

做法：

①当归浸软，切片；芹菜去叶，洗净，切成滚刀片；姜洗净，切片；葱洗净，切段。

②将当归、芹菜、姜、葱同放炖锅内，加水烧沸，改用文火炖煮，加入盐、味精、香油即成。

功效：

当归具有活血养血功效，芹菜有降压利尿的功效。此药膳适宜高血压引起的头痛、头晕、水肿者食用，也适用于因血虚风动所致的面部及身体抽搐等症。

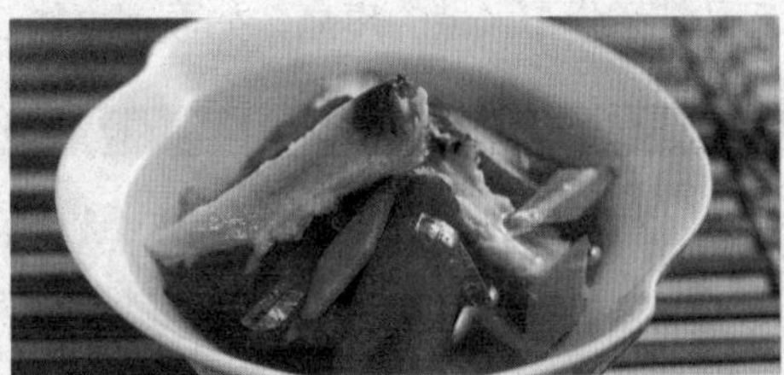

36 脑震荡后遗症 牵引颈椎，调节神经

脑震荡后遗症是脑部受到震荡后产生的头痛、头晕、失眠等系列症状，多与中枢神经的损伤有关。此外，椎－基底动脉供血区的供血不足也会引发此症状。

病症概述

脑震荡是指头颅受外部暴力、撞击、跌碰后，产生的经久不愈、反复发作的神经病变症候群。正常人在脑震荡后，会出现头晕、头痛、恶心、呕吐、耳鸣、失眠等症状，一般多在数周至数月逐渐消失。但也有部分患者长期存在头晕、头痛、失眠等症状，就可能患有脑震荡后遗症。

诊断

1. 脑震荡后遗症患者的突出症状为头痛，其疼痛性质为胀痛、钝痛、紧缩痛或搏动样痛。当用脑、阅读、震动、有特殊气味、空气污浊、人多嘈杂时，患者的疼痛会加重，也会伴有失眠、记忆力减退、对外界反应迟钝、烦躁、无力、心慌、气急、恶心等症状。

2. 脑震荡后遗症患者会出现头痛、恶心、呕吐等症状，不仅经久不愈，还会反复发作，影响患者的生活和工作。

病理病因

当人的头部受到撞击、暴力或跌倒触地后，就有可能造成脑震荡。这时，暴力经大脑深部结构传导到脑干及延髓等生命中枢，使患者大脑和上脑干的功能暂时中断，并抑制下脑干、延髓及颈髓，影响血管神经中枢及自主神经调节系统，使之发生紊乱，就会引起心率减慢、血压下降、面色苍白等症状。如果患者的中枢神经功能迅速自下而上地恢复，脑震荡的症状就会缓解或减轻；如果不能很快地恢复，就会引发脑震荡后遗症。

从脊柱病因看，在脑震荡后，人的双侧椎动脉会屈张、扭转、受压，造成椎－基底动脉供血区的延髓、脑桥、中脑供血不足，并影响到三叉神经元，进而产生三叉神经分布区域的疼痛，如面部疼痛、头部各器官的疼痛。

专家提示

脑震荡后遗症患者在恢复期应注意休息，做到起居有常、生活有节，避免吸烟、喝酒，以免引起脑血管舒缩的异常。

脑震荡后遗症的脊疗

脊柱整复

step1

患者体位：仰卧
治疗部位：颈部
治疗手法：按揉
治疗目的：松弛肌肉

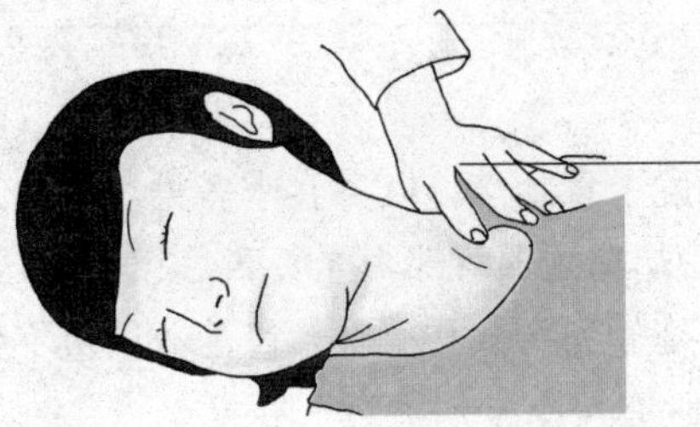

医者左手按揉患者颈部，以松弛其枕部软组织。

step2

患者体位：仰卧
治疗部位：颈部
治疗手法：牵引
治疗目的：整复颈椎

医者左手扶持患者的后颈，并以拇指按住患者的病变颈椎横突侧向隆起处，配合右手加力按压。

医者右手托住患者下颌进行转动，当向患侧转至最大角度时，施以闪动力。

对症食疗

【芹菜天麻汤】

材料：芹菜60克，天麻10克，夏枯草20克，钩藤15克，菊花10克，猪瘦肉80克。

制作：将原料加水熬煮，去渣服用，可以治疗肝阳上亢型脑震荡后遗症。

【归芎鱼头汤】

材料：鱼头1个，川芎、白芷、枸杞子、当归各10克。

制作：将原料放入炖盅，隔水炖熟服用，可以治疗血虚型脑震荡后遗症。

【乳鸽天麻汤】

材料：乳鸽1只，天麻、川芎各10克，黄芪20克，党参30克。

制作：将原料放入炖盅，隔水炖熟服用，可以治疗气虚型脑震荡后遗症。

37 落枕 使用巧力，疏通经络

落枕是一种常见病，多由于睡眠时头部姿势不当、枕头高低不适引起，当颈部一侧肌群在较长时间处于过度伸展牵拉位，就会引发颈部的酸痛。

病症概述

落枕又称失枕，好发于青壮年，以冬春季多见。落枕的常见发病过程是入睡前并无任何症状，晨起后却感到项背部明显酸痛，颈部活动受限，轻者一般在 4 ～ 5 天就可痊愈，重者则会延伸到头部和上肢，直至数周也不会康复。这说明病起于睡眠之后，与睡枕及睡眠姿势有密切关系。

诊断

1. 落枕的临床表现为晨起突感颈后部、上背部疼痛不适，以一侧为多，或有两侧俱痛者。

2. 多数患者睡眠位置欠佳，或有受凉等因素。

3. 由于疼痛使颈项活动失利，不能自由旋转，严重者俯仰也有困难，甚至头部强直于异常位置，使头偏向患侧。

4. 检查时颈部肌肉有触痛，浅层肌肉痉挛、僵硬，摸起来有“条索感”。

病理病因

落枕多由睡眠时头部姿势不当、枕头高低不适、颈肩外感风寒所致。少数患者因颈部突然扭转或肩扛重物，使部分肌肉扭伤或痉挛，颈部一侧或两侧疼痛、僵硬、屈伸受限，疼痛可延伸至头部、上背部及上臂部。

从脊柱病因来看，睡眠时枕头过高、过低或躺卧姿势不良，会使颈部一侧肌群较长时间处于过度伸展牵拉位，因过度紧张而发生静力性损伤，引起胸锁乳突肌、斜方肌、肩胛提肌的痉挛。此外，也有少数患者因颈部突然扭转或肩扛重物，引起痉挛性疼痛。

专家提示

枕头不可过高或过低，女性一般掌握在8～10厘米，男性在10～15厘米为宜。睡觉时盖被不要忘记盖颈部，要注意避免不良的睡眠姿势，如俯卧把头颈弯向一侧。避免在极度疲劳时还没有卧正位置就熟睡过去，或者头颈部位置不正、过度屈曲或伸展等。

落枕的脊疗

step1

患者体位：坐位
治疗部位：颈背部
治疗手法：按揉
治疗目的：松弛肌肉

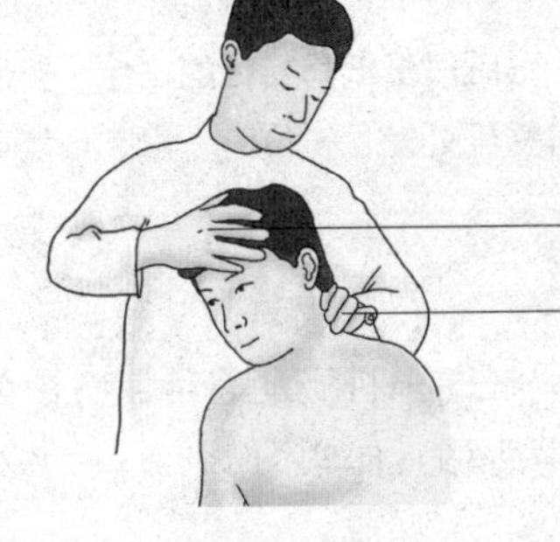

医者右手扶持患者头部。

医者左手按揉患者颈部，以松弛颈部软组织。

step2

患者体位：坐位
治疗部位：颈背部
治疗手法：按揉
治疗目的：松弛肌肉

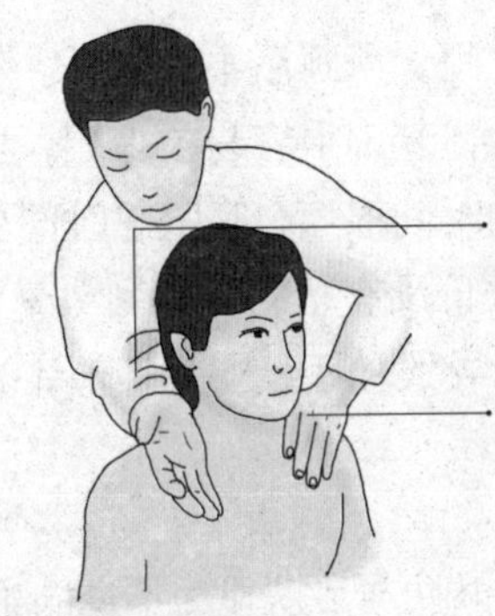

医者右手手肘在患者肩部施力，以松弛肩部。

医者左手扶持患者肩部。

step3

患者体位：坐位
治疗部位：颈部
治疗手法：牵引
治疗目的：整复颈椎

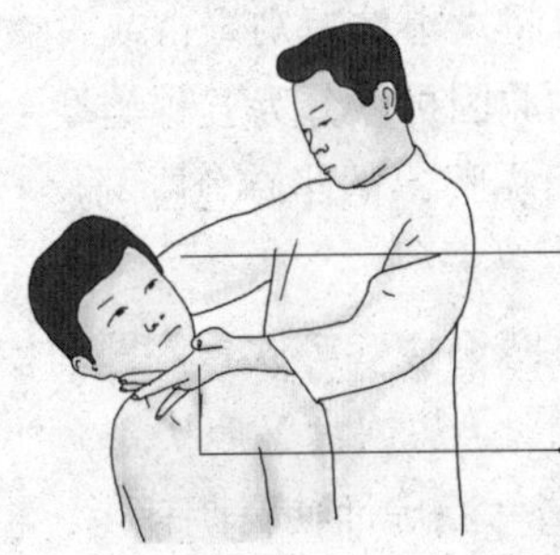

医者右手扶持患者颈部。

医者左手托住患者下颌，向两侧轻轻转动患者头部，当转至受限部位时，突然用力。

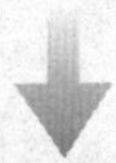

step4

患者体位：坐位
治疗部位：颈部
治疗手法：按揉
治疗目的：巩固疗效

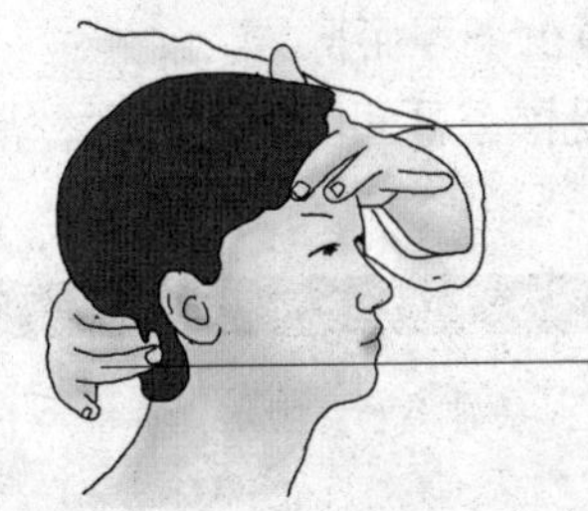

医者左手按住患者头部，使其保持固定。

医者右手手指沿棘突，自上而下轻轻按揉，使颈韧带贴附在棘突上。

38 失眠 镇静安神，神清气爽

失眠是一种以入睡困难、睡眠质量低为特征的病症，多是由不良的生活习惯、情绪波动而造成，而上段颈椎、颈胸椎交界处发生错位时，也有可能导致失眠。

病症概述

失眠是经常不能正常睡眠的一种病症，常伴有白天精神状况不佳、反应迟钝、疲倦乏力，严重影响日常生活和工作学习。

诊断

1. 入睡困难：很难入睡，入睡后不能熟睡。

2. 睡眠质量：经常做噩梦，很容易被惊醒，早醒、醒后就无法再入睡。

3. 睡眠时间：熟睡的时间很短，睡眠总时间少于 6 小时。

4. 日间残留效应：次日没有精力，感到头晕、精神不振、乏力等，如长时间失眠还会容易胡思乱想，导致神经衰弱和抑郁症。

病理病因

任何身体的不适症状均可导致失眠：不良的生活习惯，如睡前喝浓茶、咖啡，吸烟等均可造成失眠；因某个特别事件特别兴奋或者忧虑会导致机会性失眠。

从中医理论而言，失眠的原因可以分为五种类型：

肝郁化火，因恼怒烦闷而失眠，常伴有急躁易怒、目赤口苦、大便干结、舌红苔黄等症状。

痰热内扰，因暴饮暴食、嗜酒成癖等饮食问题而使胃肠内热，无法安眠，常伴有头重、胸闷、心烦、嗳气、不思饮食等症状。

阴虚火旺，因纵欲过度、肾亏精虚而使肾阴耗竭，无法安眠，常伴有心烦不寐、五心烦热、耳鸣健忘等症状。

心脾两虚，因年迈体虚、劳心伤神或久病而气虚血亏，无法安眠，常伴有多梦易醒、头晕目眩、面黄少华等症状。

心胆气虚，因突然受惊、耳闻巨响而失眠，常伴有噩梦惊扰、遇事易惊、胆怯心悸等症状。

专家提示

保持规律的生活作息，平时多加强锻炼，从根本上消除精神上的压力和困扰，避免失眠的恶性循环。

失眠的脊疗

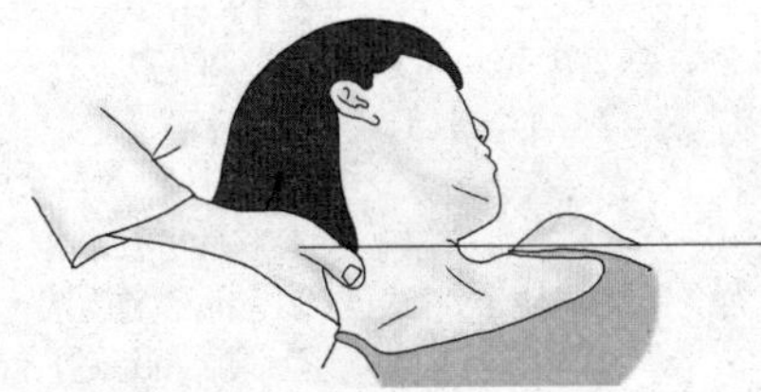

step1

患者体位：仰卧
治疗部位：颈部
治疗手法：按揉
治疗目的：松弛肌肉

医者右手按揉患者颈部，以松弛患者的颈部软组织。

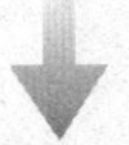

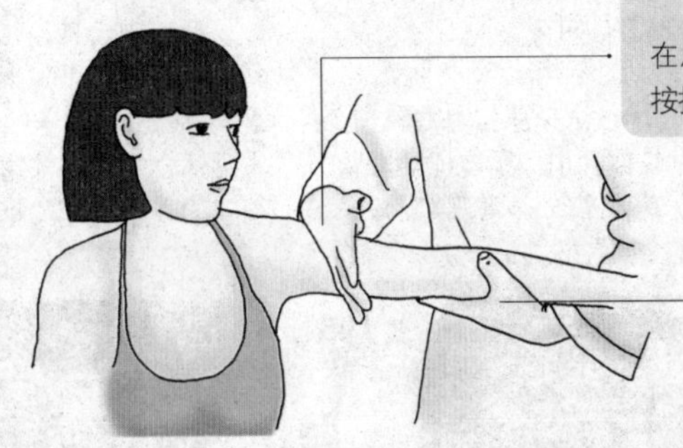

step2

患者体位：坐位
治疗部位：上肢
治疗手法：按揉
治疗目的：松弛肌肉

医者右手手掌根按在患者上臂，从上向下按揉患者的上肢肌肉。

医者左手扶持患者的上臂，起到支撑、固定作用。

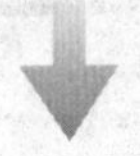

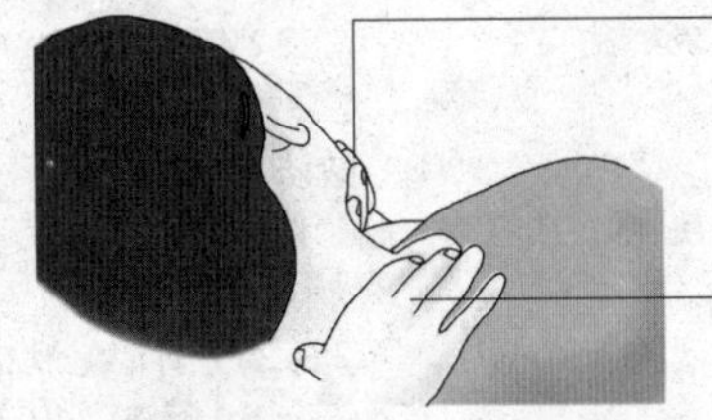

step3

患者体位：仰卧
治疗部位：颈部
治疗手法：牵引
治疗目的：整复颈椎

医者左手托住患者下颌，转动患者头部，先后屈向健侧、患侧。

医者右手拇指按住患处，配合左手做扳、按、牵运动。

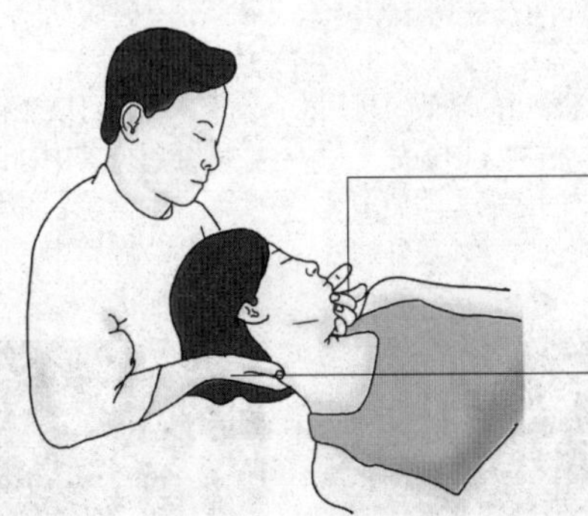

step4

患者体位：仰卧
治疗部位：颈部
治疗手法：按压
治疗目的：整复颈椎

医者左手托住患者面颊，转动患者头部，当转至最大角度时，施以闪动力。

医者右手托扶患者后颈，拇指按住患处，配合左手加力按压。

38

失眠的对症药膳

◉ 灵芝陈皮炖猪尾

材料：

灵芝5克，陈皮3克，猪尾1条，鸡200克，猪瘦肉50克，鸡汤1000毫升，姜、葱、料酒、白糖、盐各适量

做法：

①将猪尾洗净剁成段；猪瘦肉洗净切成块；鸡洗净切块；灵芝洗净切成细丝。

②锅中加水，入猪尾段、猪瘦肉、鸡块汆烫去除血水。

③将鸡汤倒入锅内，煮沸后加入猪尾、猪瘦肉、鸡块、灵芝，炖熟后加调味料即可。

功效：

本道药膳具有补气养心、安神、安眠和美颜等功效，适宜中年妇女长期食用。猪尾能补肝肾，强腰膝，其胶质丰富，含钙较多，常服可治产后妇女的腰酸背痛及风湿性腰痛。

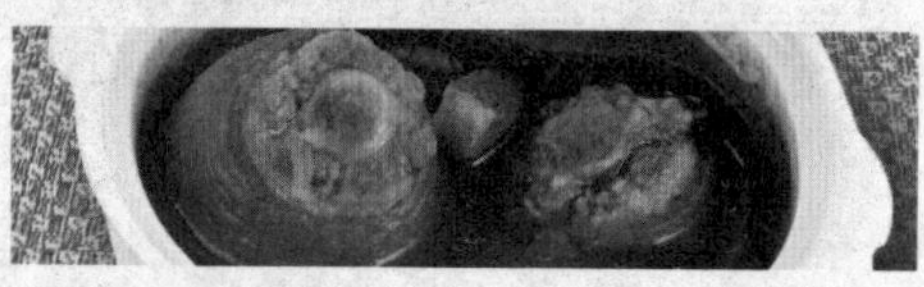

◉ 双仁菠菜猪肝汤

材料：

猪肝200克，菠菜2棵，酸枣仁、柏子仁各10克，盐5克

做法：

① 将酸枣仁、柏子仁装在棉布袋里，扎紧。

② 猪肝洗净切片；菠菜去头，洗净切段；将布袋入锅加400毫升水熬高汤，熬至约剩300毫升水。

③ 猪肝汆烫捞起，和菠菜一起加入高汤中，待水一煮沸即熄火，加盐调味即成。

功效：

菠菜中含铁，是一种平和的补血滋阴之品；猪肝富含铁和维生素K，也是最理想的补血佳品之一；酸枣仁、柏子仁均是养心安神的佳品。因此，本品适合失眠多梦患者食用，尤其适合心血亏虚引起的心悸、失眠者食用。

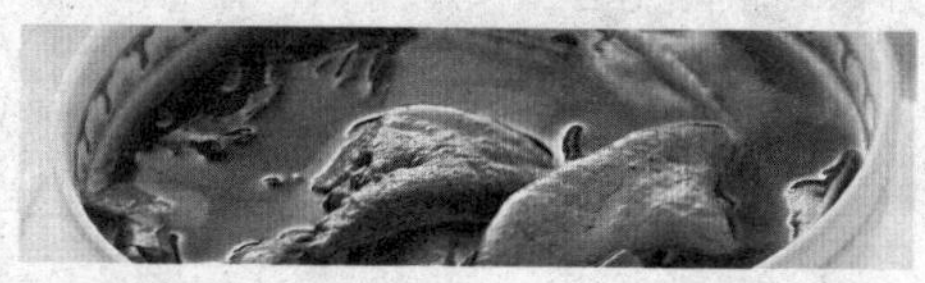

◉ 党参红枣炖猪心

材料：

党参20克，当归15克，红枣5颗，新鲜猪心1个，葱、姜、蒜、盐、料酒各适量

做法：

①将猪心剖开，洗净，将猪心里的血水、血块去除干净。

②将党参、当归、红枣洗净，再一起放入猪心内，可用竹签固定。

③在猪心上再铺上葱、姜、蒜、料酒，再将猪心放入锅中，隔水炖熟，去除药渣，再加盐调味即可。

功效：

本药膳具有安神定惊、养心补血的功效，可用于治疗心虚失眠、惊悸、自汗、精神恍惚等症。猪心是补益食品，常用于心神异常的疾病，即使多炖数次，也有一定功效。党参能补气健脾，还可调理四肢困倦、短气乏力、食欲不振、大便溏薄等症。

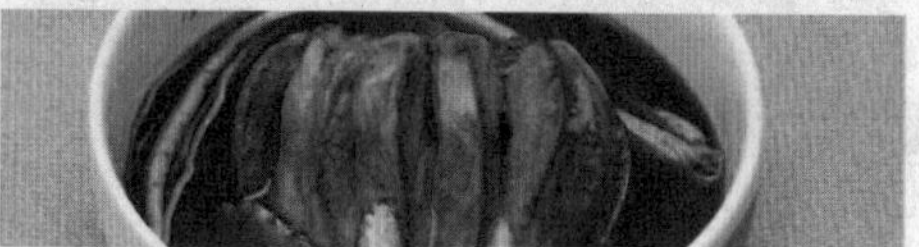

◉ 党参桂圆膏

材料：

党参250克，沙参125克，桂圆肉120克，蜂蜜适量

做法：

①以适量水浸泡党参、沙参、桂圆肉，然后加热、熬煮。

②每20分钟取煎液1次，加水再煮，共取煎液3次，最后合并煎液，再以小火煎熬浓缩。

③至黏稠如膏时，加蜂蜜，煮沸后熄火，待冷却装瓶，平时服用。

功效：

本药膳可以滋补强体、补心安神、补气养血、益脾开胃。其中桂圆可以治疗神经衰弱、更年期女性失眠健忘、心烦出汗等症状；党参可以治虚劳内伤、肠胃中冷、滑泻久痢、气喘烦渴、发热自汗等症状。

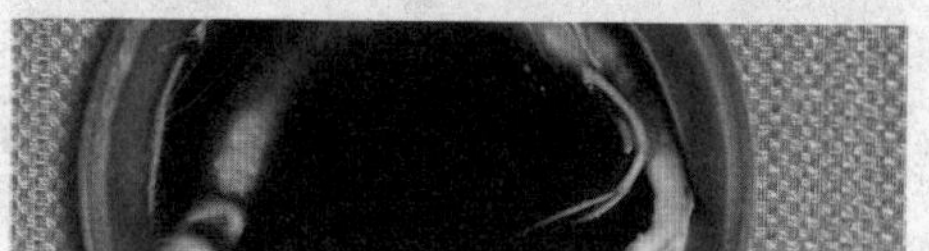

山药益智仁扁豆粥

材料：

鲜山药50克，扁豆15克，大米100克，益智仁10克，冰糖10克

做法：

①大米、益智仁均泡发洗净；扁豆洗净，切段；山药去皮，洗净切块。

② 锅置火上，注水后放入大米、山药、益智仁用旺火煮至米粒开花。

③ 再放入扁豆，改用小火煮至粥成，放入冰糖煮至融化后即可食用。

功效：

山药补脾养胃、生津益肺、补肾涩精；大米调理脾胃。二者合用，能健脾补气、祛湿止涎、养心安眠，可改善失眠多梦、心烦等症状。

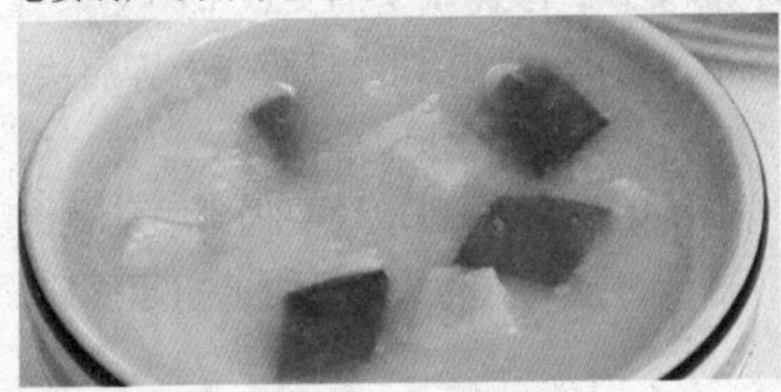

虫草红枣乌鸡汤

材料：

冬虫夏草5克，红枣10克，乌鸡半只，鲜奶适量，盐5克，姜3片

做法：

①红枣去核，洗净；冬虫夏草洗净。

②乌鸡处理干净，斩件，汆水。

③将冬虫夏草、红枣、乌鸡、姜片置放入炖盅中，加入600毫升沸水，加盖，隔水炖2小时，倒入鲜奶，加盐调味即可。

功效：

本品具有益气补虚、养血健脾、宁心安神等功效，可用于气血两虚的患者，症见头晕目眩、神疲乏力、心悸失眠、面色苍白等症。

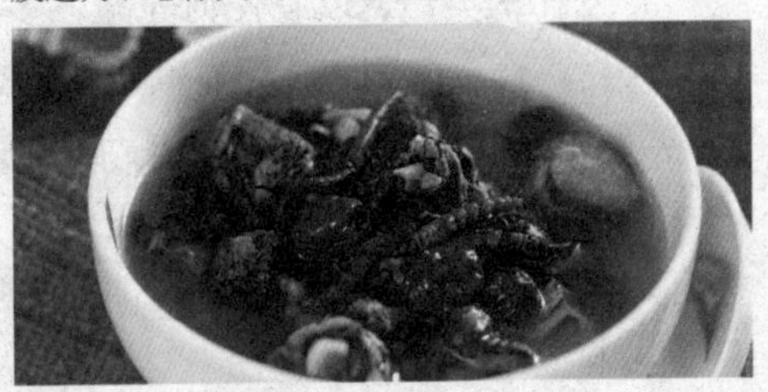

人参红芪茶

材料：

人参、红枣（去核）各10克

做法：

①将人参、红枣分别用清水冲洗干净，备用。

②将洗净的人参、红枣一起放入锅中，加入适量的清水，煮成茶饮。

功效：

本品具有益气补虚、养血健脾等功效，可用于气血两虚的患者，症见头晕目眩、神疲乏力、失眠健忘、口唇色淡、面色苍白等症。

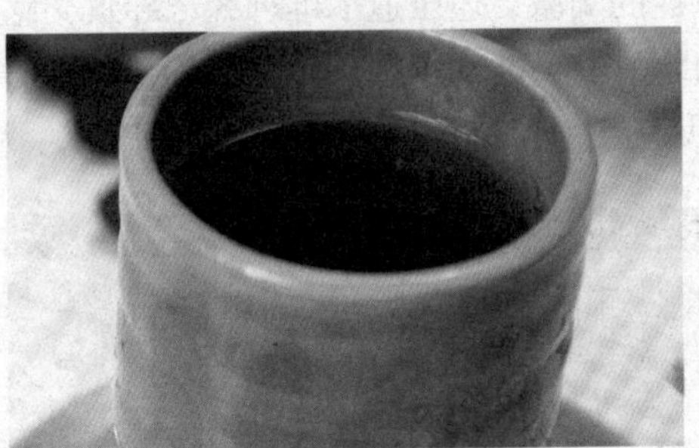

灵芝红枣瘦肉汤

材料：

猪瘦肉300克，灵芝6克，红枣适量，盐4克

做法：

① 将猪瘦肉洗净、切片；灵芝、红枣洗净备用。

② 净锅上火倒入水，下入猪瘦肉烧开，捞去浮沫。

③ 下入灵芝、红枣转文火煲煮2小时，最后调入盐即可。

功效：

灵芝可益气补心、补肺止咳；红枣补气养血；猪肉健脾补虚。三者同用，可调理心脾功能，改善贫血和失眠的症状。

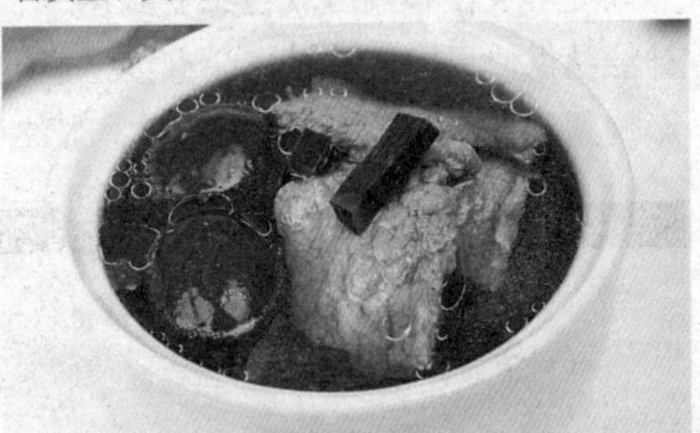

39 三叉神经痛 揉推治疗，祛寒止痛

三叉神经痛是在面部三叉神经分布区内反复发作的神经痛，多由于供血血管的硬化、肿瘤压迫等引发。此外，当颈椎发生病变时，也有可能刺激颈神经根，导致三叉神经痛。

病症概述

三叉神经痛也称“脸痛”，是在面部三叉神经分布区内反复发作的神经痛，患者常出现骤发、骤停、闪电样、刀割样、烧灼样、顽固性、难以忍受的剧烈性疼痛，多于 40 岁发病，多见于女性。

诊断

1. 发作很突然，没有任何先兆，多为一侧发作，多见于上颌支或下颌支。当发作时，疼痛十分剧烈，伴有面肌抽搐、流泪、流涎、面潮红、结膜充血等症状，持续数秒或 1 ~ 2 分钟才能好转。随着病情的加重，发作会更为频繁。

2. 疼痛常有一起始点，如上下唇、口角、门齿、颊部等，只要稍微触动就会引起疼痛。病情严重时，患者说话、洗脸、刷牙，甚至晃动头部就可能引起疼痛，严重影响工作和生活。

病理病因

三叉神经痛可分为原发性和继发性两大类。原发性三叉神经痛是指找不到确切病因的三叉神经痛，可能是由于供血血管的硬化压迫神经造成，也可能是因为脑膜增厚、神经通过的椎孔狭窄造成压迫引起的。继发性三叉神经痛是指由于肿瘤压迫、炎症、血管畸形引起的三叉神经痛。

从脊柱结构来看，椎动脉的最大分支、小脑下后动脉的分支供应三叉神经脊髓束和三叉神经脊束核。当第 4 至第 5 颈椎、第 5 至第 6 颈椎受到损伤时，其水平的钩椎关节会出现侧生的骨质增生，或椎间盘脱出，或后伸性椎体半脱位。这些改变不仅使颈周围软组织受到痉挛、炎症的刺激，还压迫了椎神经，导致交感神经丛供血受阻。有时还会直接压迫椎动脉，引起椎 - 基底动脉供血不足，进而影响到三叉神经脊髓束和脊束核，最终引发三叉神经痛。

专家提示

患者应用温水洗脸和刷牙，避免冷水刺激。平时注意气候变化，避免吹风和寒冷气候对面部的刺激。

三叉神经痛的脊疗

step1

患者体位：坐位
治疗部位：颈部
治疗手法：按揉
治疗目的：松弛肌肉

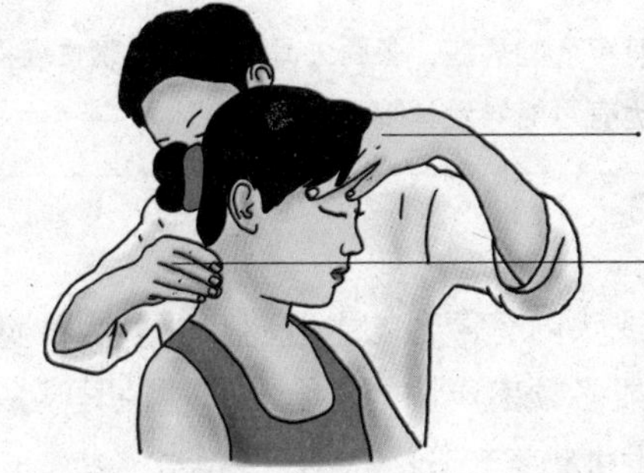

医者左手按在患者头部，起到固定作用。

医者右手按揉患者颈部，以松弛枕部软组织。

step2

患者体位：俯卧
治疗部位：肩部
治疗手法：按揉
治疗目的：松弛肌肉

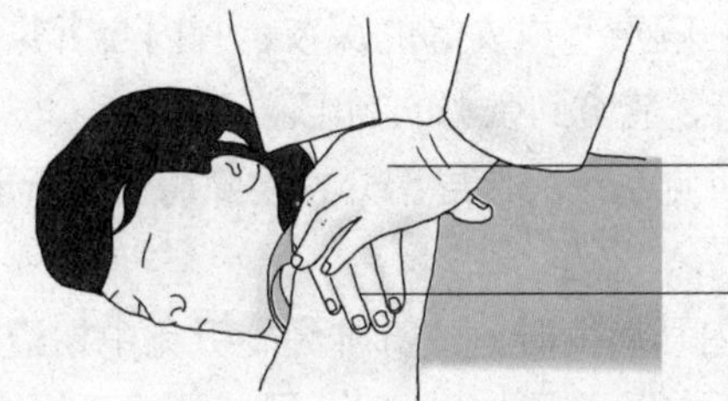

医者左手按在右手手背上，辅助右手施力。

医者右手按揉患者肩部，以松弛肩部软组织。

step3

患者体位：仰卧
治疗部位：颈部
治疗手法：牵引
治疗目的：整复颈椎

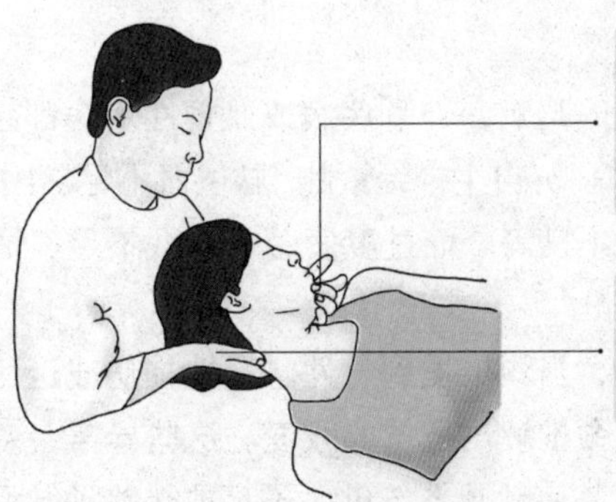

医者左手托住患者面颊，转动患者头部，当转至最大角度时，施以闪动力。

医者右手托扶患者后颈，拇指按住患处，配合左手加力按压。

健康贴士

除了注意气候变化外，三叉神经痛患者在饮食上也应多加注意，避免食用刺激性食品。

宜食：富含维生素及有泻火解毒功用的食物，如新鲜水果、蔬菜及豆制类。

忌食：油炸物和刺激性食物，以及过酸、过甜、过热的食物。

40 耳鸣 侧屈摇正，心态平和

耳鸣是耳内或头内有声音的病症，多因外耳疾病、血管性疾病或全身疾病而引发，而当颈椎受到急性损伤时，也有可能导致耳鸣。

● 病症概述

耳鸣是患者耳内或头内有声音的主观感觉，多因听觉功能紊乱而引起。持续性耳鸣可有单一频率或多频率声调的混合。节律性耳鸣多与血管跳动一致，偶尔与呼吸一致，耳鸣的发生频率较低。

● 诊断

1. 生理性耳鸣：在隔声室或安静的深夜，耳内会听见身体的血管搏动、血液流动、肌肉收缩等声音，感觉到微弱的响声。

2. 传导性耳鸣：听觉系统的传导部分发生障碍，使听取外界声音的能力降低，而耳内声音的感觉提高。

3. 神经性耳鸣：内耳病变时，或听神经、听觉中枢遭受外伤或炎症时，以及颅内各种病变影响到听神经或听觉中枢时，可能形成高频性蝉鸣或刺耳的尖声。

4. 客观性耳鸣：在耳部附近的体内有音源，能发生搏动性耳鸣，外人也能听见。

● 病理病因

耳鸣是指自觉耳内鸣响，外耳疾病或血管性疾病都会发生耳鸣。另外，一些全身性疾病也能引起耳鸣：自主神经紊乱、脑供血不足、中风前期、高血压、低血压、贫血、糖尿病、营养不良等。而过度疲劳、睡眠不足、情绪过于紧张也可导致耳鸣的发生。

从脊柱病因来看，当颈椎受到急性、慢性损伤或退行性改变时，会引起颈椎内外平衡失调，导致颈椎解剖位置的改变。这些异常会刺激、压迫椎动脉或颈部交感神经，致使椎－基底动脉系统供血不足或迷路动脉反射性痉挛，并影响到内耳的血液循环，从而引起耳鸣。

专家提示

饮食上应减少摄入肥甘食物；肾虚型耳鸣耳聋者，应减少食用温燥食物；脾虚患者忌饮浓茶、咖啡、酒等刺激性饮料。另外，应多食含铁丰富或含锌丰富的食物，多吃豆制品。

耳鸣的脊疗

step1

患者体位：坐位
治疗部位：颈部
治疗手法：按揉
治疗目的：松弛肌肉

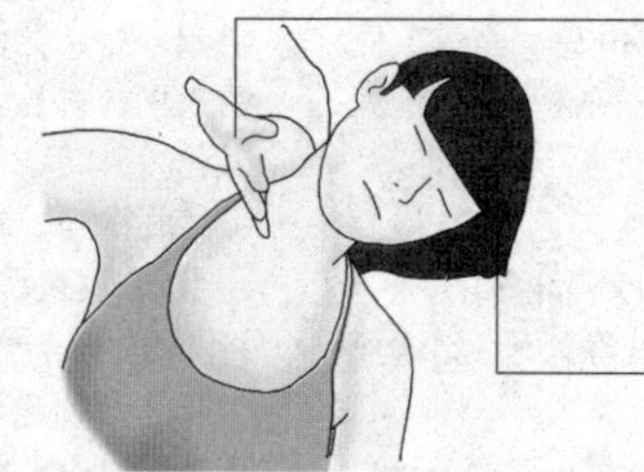

医者手掌掌根按揉患者颈部，以松弛颈部软组织。

患者侧头，抬起手臂，配合医者治疗。

step2

患者体位：俯卧
治疗部位：背部
治疗手法：按揉
治疗目的：松弛肌肉

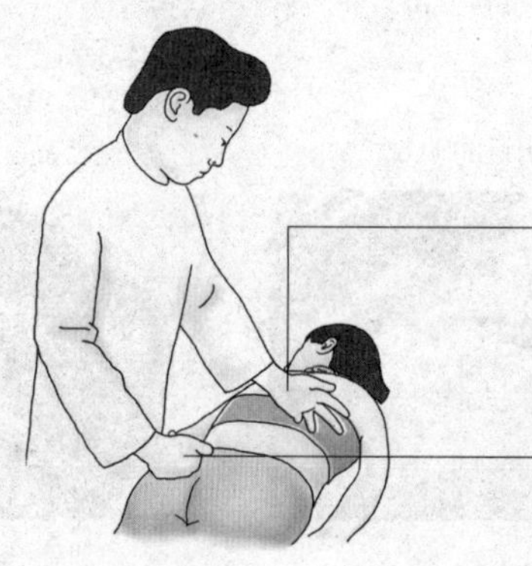

医者左手掌背按揉患者背部，以松弛背部软组织。

医者右手按压患者臀部，固定患者的身体。

step3

患者体位：低枕侧卧
治疗部位：颈部
治疗手法：摇动
治疗目的：整复颈椎

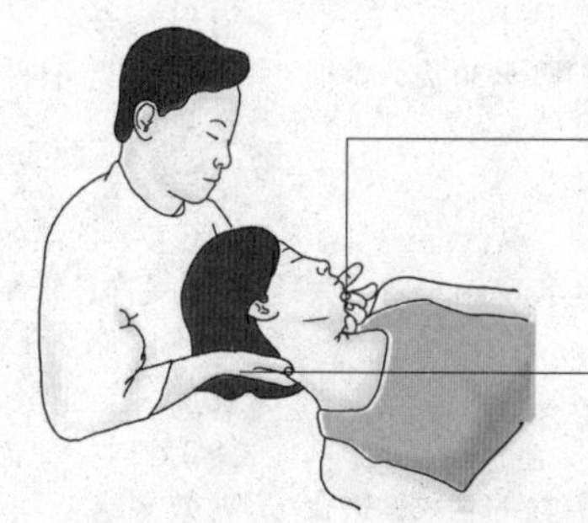

医者左手托住患者下颌，将患者的头部抬起，并转动摇正。

医者右手托扶患者头部，拇指按住患者的患椎关节下方。

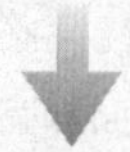

step4

患者体位：仰卧
治疗部位：颈部
治疗手法：牵引
治疗目的：整复颈椎

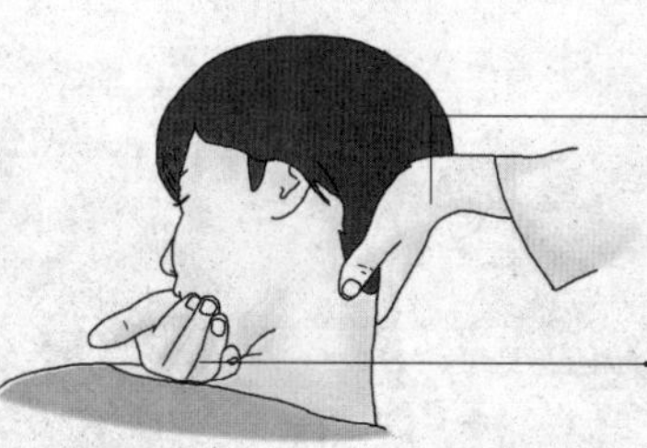

医者右手托扶患者后颈，拇指按住患椎横突侧向隆起处，保持定点。

医者左手托住患者下颌，转动患者头部，当向患侧转至最大角度时，做扳、按、牵运动。

耳鸣的对症药膳

熟地双味肠粉

材料：

虾仁20克，韭菜80克，猪肉丝40克，香菜5克，河粉100克，红枣5颗，枸杞子10克，熟地黄25克，料酒、酱油各适量

做法：

①枸杞子、熟地黄、红枣加水煎取药汁备用。

②虾仁由背部划开；韭菜、香菜洗净切段；猪肉丝、虾仁加酱油、料酒腌渍15分钟。

③将一片河粉包入猪肉和韭菜，另一片河粉包入虾仁和韭菜，排盘，移入蒸笼蒸熟，再将药汁淋在粉肠上即可食用。

功效：

本品具有补肾养血、聪耳明目的功效。

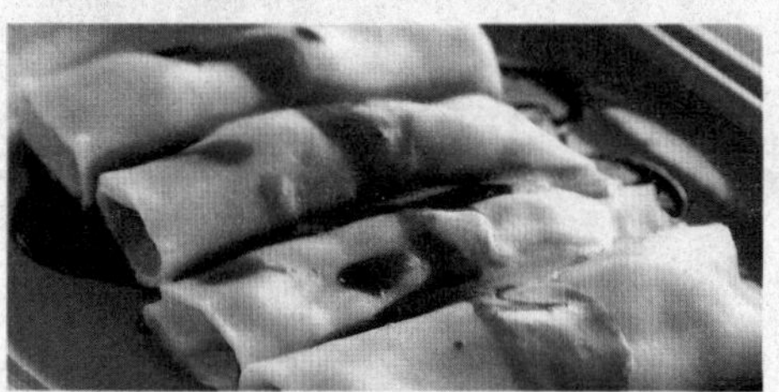

归芪猪肝汤

材料：

当归6克，黄芪30克，猪肝150克，盐4克，味精3克，香油3毫升

做法：

①猪肝洗净，切片，用盐稍腌渍。

②当归、黄芪洗净，用200毫升水煎2次，煎半小时，将2次的药汁混合。

③药汁继续烧开，加入腌好的猪肝，煮熟，调入盐、味精，淋香油即可。

功效：

本品具有补血填髓、补中益气的功效，适合供血不足、组织缺氧引起的耳鸣、耳聋患者食用。

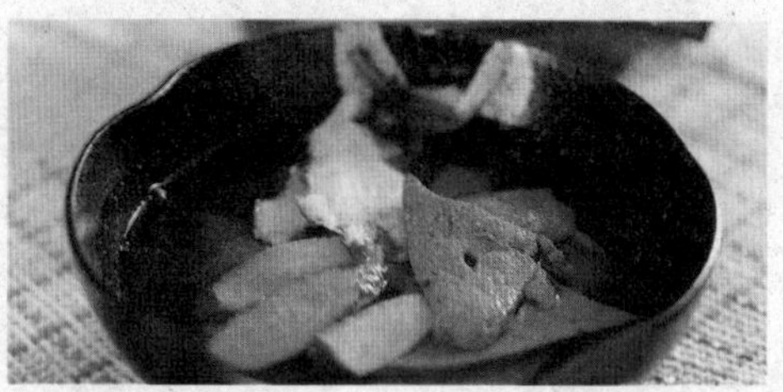

山茱萸枸杞子瘦肉汤

材料：

猪瘦肉100克，山茱萸10克，枸杞子30克，龟板20克

做法：

①猪瘦肉洗净，切块。

②山茱萸、枸杞子、龟板加适量水煎40分钟，去渣取汁。

③将药汁与猪瘦肉同煮至肉熟即可。

功效：

本品具有滋养肝肾、滋阴养血的功效，适合肝肾阴虚引起的耳鸣、耳聋患者食用。

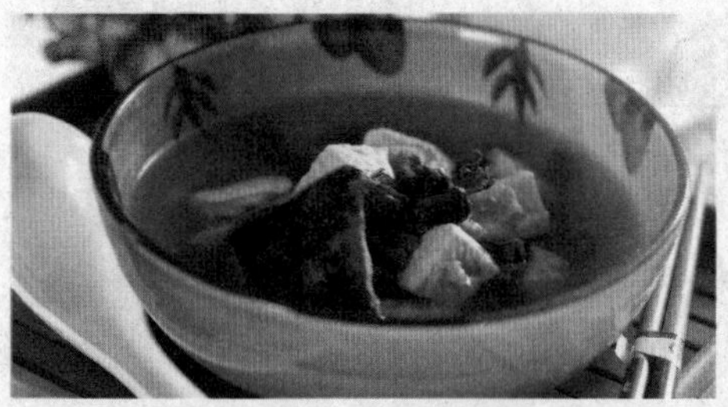

二参清鸡汤

材料：

红参20克，桂圆肉15克，西洋参10克，鸡500克，盐5克

做法：

①红参、西洋参洗净，浸泡2小时；桂圆肉洗净。

②鸡洗净，斩件，入沸水中氽去血水。

③将1500毫升清水放入瓦锅内，煮沸后加入鸡块、红参、桂圆肉、西洋参，武火煲开后，改用文火煲3小时，加盐调味即可。

功效：

本品温中益气、补精填髓，可辅助治疗因肾精不足所致的耳聋耳鸣。

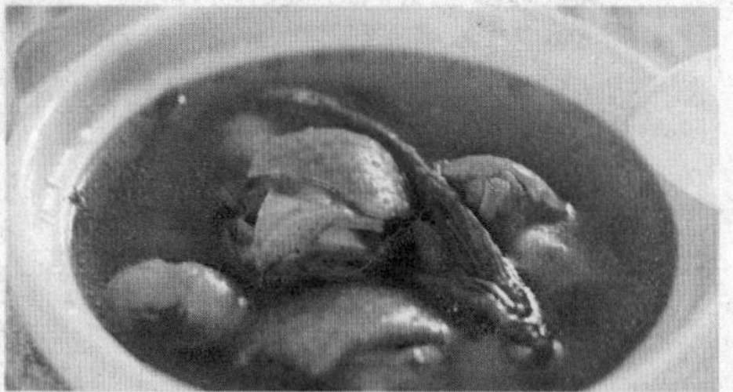

◉ 河车鹿角胶粥

材料：

鹿角胶15克，鲜紫河车1/4具，粳米100克，姜3片，葱白、盐各适量

做法：

①先将洗净的粳米放入锅中，加水煮粥，待沸后放入洗净的鹿角胶、紫河车块、姜、葱白同煮为稀粥。

②煮好后加入盐调味。

③每日1剂，分2次温服。

功效：

本品补肾阳、益精髓，适用于肾气不足所致的耳鸣失聪、精力不济等症的辅助治疗。口干舌燥、尿黄便秘者忌服。

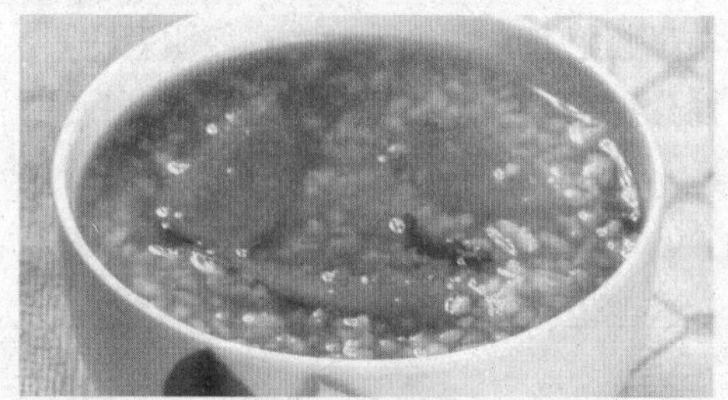

◉ 栀子菊花茶

材料：

栀子、枸杞子、白菊花各适量

做法：

①先将枸杞子、栀子洗净备用。

②将枸杞子、栀子与白菊花同时加入杯中，加沸水冲泡，盖上盖。

③待10分钟后即可饮用。

功效：

栀子有清热泻火、凉血解毒之效；菊花有疏风散热、清热解毒之效。本品适合肝火上扰或肝经热盛的患者食用，症见头痛、头晕、流鼻血、目赤目涩、耳鸣、心烦易怒等。

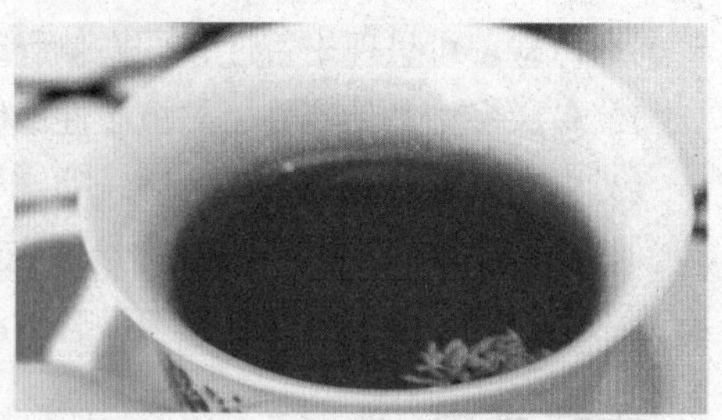

◉ 女贞子鸭汤

材料：

枸杞子15克，熟地黄、山药各20克，女贞子30克，丹皮、泽泻各10克，鸭肉500克，盐适量

做法：

①将鸭肉洗干净，切成块。

②将枸杞子、熟地黄、山药、女贞子、丹皮、泽泻均洗净，与鸭块同放入锅中，加适量清水，大火煮开，再转小火，煮至鸭肉熟烂。

③以盐调味即可。

功效：

此汤具有滋补肝肾、滋阴养血、补虚强身的功效，可用于肝肾阴虚的患者，并能改善腰膝酸软、自汗盗汗、口干咽干、舌红无苔、头晕耳鸣等阴虚症状。

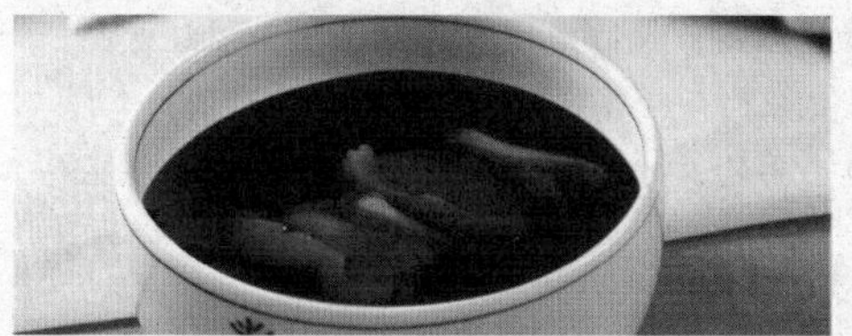

◉ 苹果炖甲鱼

材料：

苹果2个，甲鱼1只，猪肉100克，龙骨100克，姜、盐、胡椒粒、香油各适量

做法：

①苹果洗净切瓣；猪肉洗净切块；龙骨剁块；姜洗净切片。

②锅上火，加水适量，放入姜片大火煮开，放入洗净剁块的甲鱼焯烫后捞出，去内脏。

③砂锅上火，放入甲鱼、猪肉、龙骨和适量清水，加入胡椒粒，大火炖开，转用小火炖约2小时，调入盐，淋入少许香油即可。

功效：

本品益气养血、养阴润燥，适用于阴虚火旺以及气阴两虚所致的头摇、耳鸣、健忘等症。

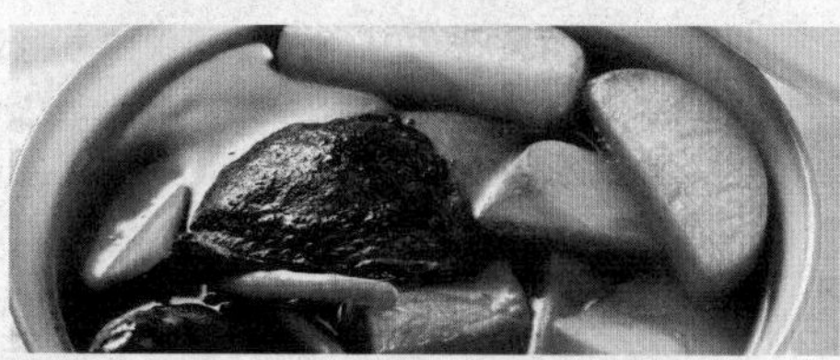

41 慢性鼻炎 按压痛点，轻松呼吸

慢性鼻炎是鼻腔黏膜和黏膜下层的炎症，多因邻近的慢性炎症、慢性疾病引发。此外，当第 2 至第 4 颈椎发生错位时，也有可能造成慢性鼻炎。

病症概述

慢性鼻炎是鼻腔黏膜和黏膜下层的慢性炎症。比较早期的慢性鼻炎常表现为鼻黏膜的慢性充血肿胀，称慢性单纯性鼻炎；若发展为鼻黏膜和鼻甲的增生肥厚，则称慢性肥厚性鼻炎。

诊断

1. 鼻塞：可呈现交替性，即左侧卧时左鼻腔阻塞，右侧卧时右鼻腔阻塞。

2. 鼻涕多：为黏液性、黏液脓性或脓性分泌物。

3. 可有嗅觉减退，头胀头昏，咽部不适。

4. 检查鼻腔发现：鼻黏膜弥漫性充血、鼻甲肿胀、黏膜表面或仅于鼻腔底部有分泌物积聚，而中鼻道及嗅沟没有脓液，这也是与副鼻窦炎区别所在。

病理病因

邻近的慢性炎症长期刺激，致鼻腔发生通气不畅或引流阻塞，可造成鼻炎。而一些慢性疾病如内分泌失调、长期便秘、肾脏病和心血管疾病以及缺乏维生素 A 或维生素 C 都可能导致鼻炎。

在中医理论中，慢性鼻炎被认为是因肺气虚弱、卫表不固、寒邪侵袭所致。当人体的肺部、脾脏虚弱，不能正常运行时，湿浊之气会侵袭鼻窍，进而阻碍脉络，造成气血运行不畅、气滞血淤等症状。

从脊柱病因看，慢性鼻炎和第 2 至第 4 颈椎的错位有密切关系，当颈椎棘突偏右时，左鼻孔有较重的阻塞；当颈椎棘突偏左时，右鼻孔有较重的阻塞。

专家提示

养成良好的个人卫生习惯，保持鼻窍清洁湿润，及时清理鼻腔及痂皮。但最好不要用手挖鼻孔，以免细菌感染，也不应长期使用具有血管收缩作用的滴鼻剂。

加强锻炼，增强体质，预防感冒。在鼻炎早期，治疗可起到很好的效果，所以在发现鼻炎征兆时要及早治疗。

慢性鼻炎的脊疗

step1

患者体位：坐位
治疗部位：颈部
治疗手法：按揉
治疗目的：松弛肌肉

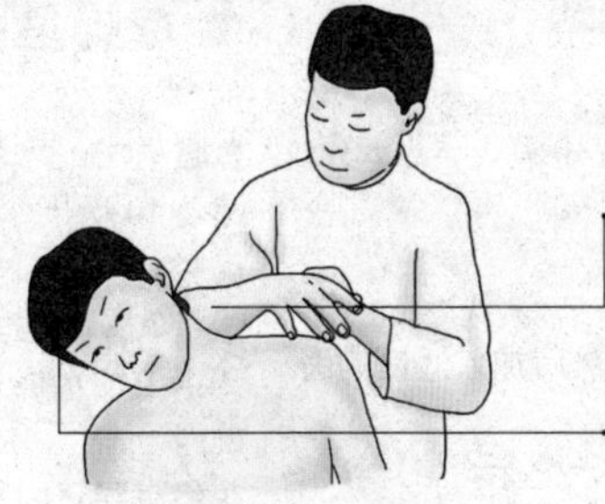

医者手肘按揉患者颈部，以松弛颈部软组织。

患者正坐侧头，配合医者治疗。

step2

患者体位：坐位
治疗部位：颈部
治疗手法：按揉
治疗目的：松弛肌肉

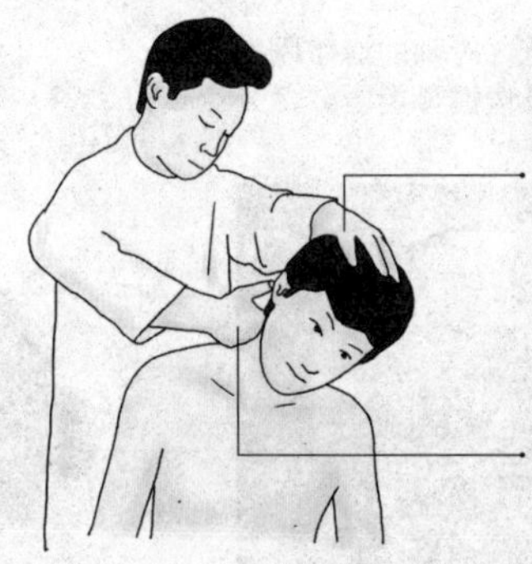

医者左手按持患者头部，固定患者的头部。

医者右手按揉患者颈背部，以松弛颈背部软组织。

step3

患者体位：坐位
治疗部位：颈部
治疗手法：牵引
治疗目的：整复颈椎

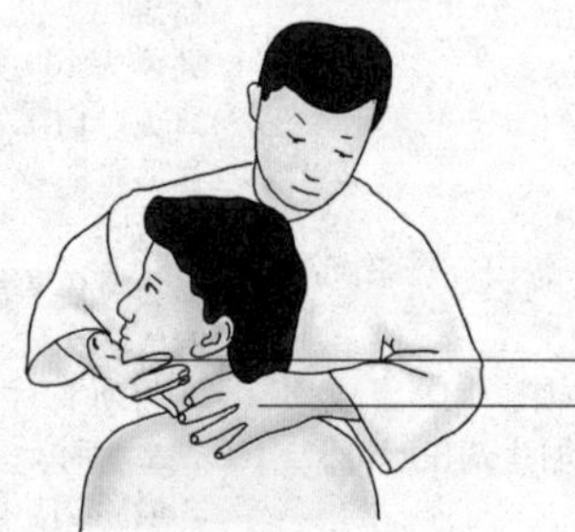

医者右手托扶患者下颌，引导患者头部转动。

医者左手拇指按在患者偏歪的棘突上，当指下棘突有松弛感时，稍用力往一侧推动。

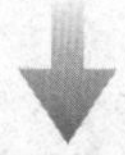

step4

患者体位：坐位
治疗部位：颈部
治疗手法：按揉
治疗目的：巩固疗效

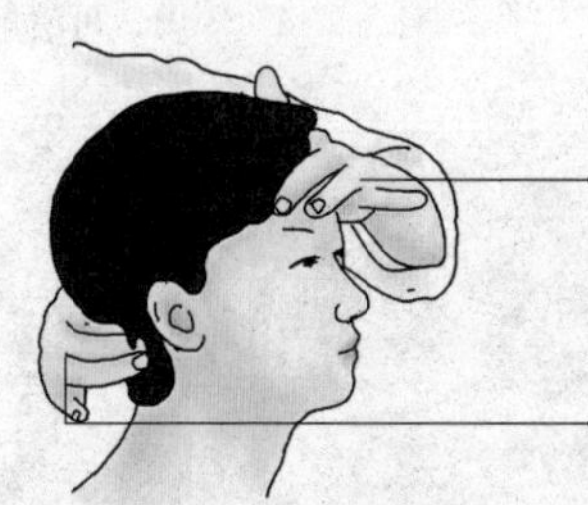

医者左手按住患者头部，使其保持固定。

医者右手手指沿棘突，自上而下轻轻按揉，使颈韧带贴附在棘突上。

慢性鼻炎的对症药膳

金银花鱼腥草白芷茶

材料：

金银花15克，鱼腥草、白芷各10克，辛夷8克，白糖适量

做法：

①将上述金银花、鱼腥草、白芷、辛夷洗净，备用。

②将洗净的药材放入炖盅内，然后加入适量的清水，用小火蒸煮大约5分钟。

③取汁倒入杯中加入适量白糖，搅拌均匀，等稍凉后即可饮用。

功效：

本品清热解表、通窍排脓，可辅助治疗风热感冒引起的鼻塞流黄涕，以及慢性鼻炎、鼻窦炎等症。

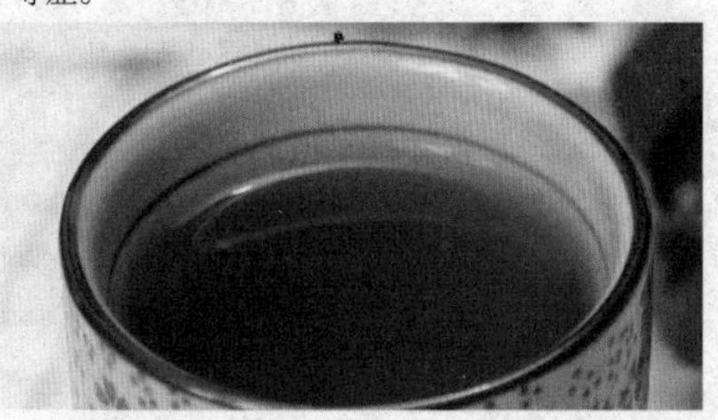

凉拌鱼腥草

材料：

鱼腥草350克，红椒20克，盐5克，味精2克，香油、醋各10毫升

做法：

①将鱼腥草洗净切成段；红椒洗净切丝。

②锅中加水烧开，下入鱼腥草焯透后，捞出装入碗内。

③将鱼腥草内加入红椒丝和所有调味料一起拌匀即可。

功效：

本品具有清热、解毒、排脓的功效，适合热毒内蕴型的慢性鼻炎患者，症见鼻涕脓稠、腥臭等。

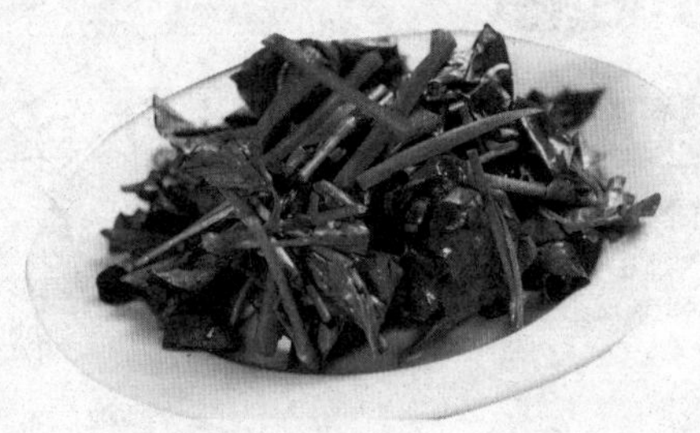

葱白红枣鸡肉粥

材料：

红枣6颗，鸡肉、粳米各100克，姜、葱白、香菜各10克，盐少许

做法：

①鸡肉洗净，切块;粳米、红枣、葱白、香菜洗净，备用；姜去皮，洗净切片。

②将粳米、鸡肉、姜、红枣放入锅中，加水煮成粥。

③待粥成，再加入葱白、香菜，加盐调味即可。

功效：

本品有补中益气、散寒通窍的功效，可用于体虚感冒所致的鼻窍不痛、鼻炎流涕等症。

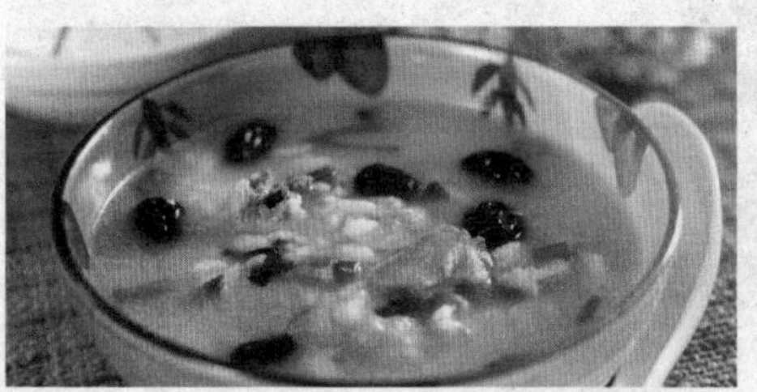

黄花菜鱼头汤

材料：

鳙鱼头100克，红枣、黄花菜各15克，苍耳子6克，白芷、白术各8克，细辛3克，姜片、食用油、盐各适量

做法：

①将鳙鱼头洗净沥水；红枣、黄花菜洗净备用。锅内放油，烧热后把鱼头两面稍煎一下，盛出备用。

②将所有材料放入砂锅中，加水适量，以小火炖煮2小时。

③最后加盐调味即可。

功效：

本品具有消炎通窍的作用，适合鼻炎患者食用，可缓解鼻塞流涕、打喷嚏、头痛头昏、鼻痒的症状。

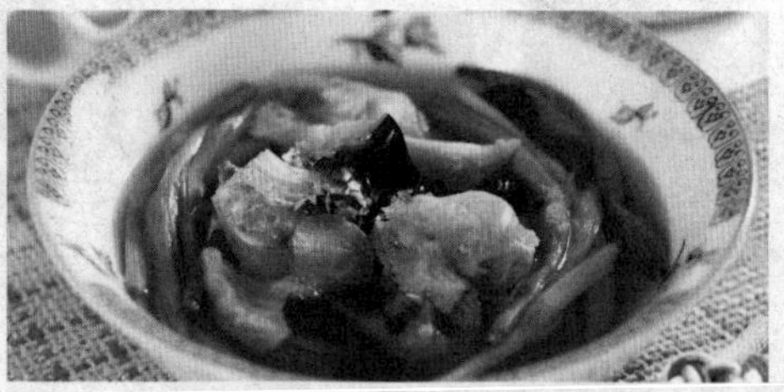

◉ 苍耳辛夷薄荷饮

材料：

苍耳子、辛夷、薄荷各10克，连翘、桔梗各6克，白糖适量

做法：

①将苍耳子、辛夷、薄荷、连翘、桔梗均洗净，放入锅内，加入适量的清水，大火煮开转用小火煮大约5分钟。

②取汁倒入杯中加入适量白糖，搅拌均匀，等稍凉后即可饮用。

功效：

本品清热解毒、宣通鼻窍，对慢性鼻炎引起的鼻塞，流脓涕等症有很好的治疗效果。

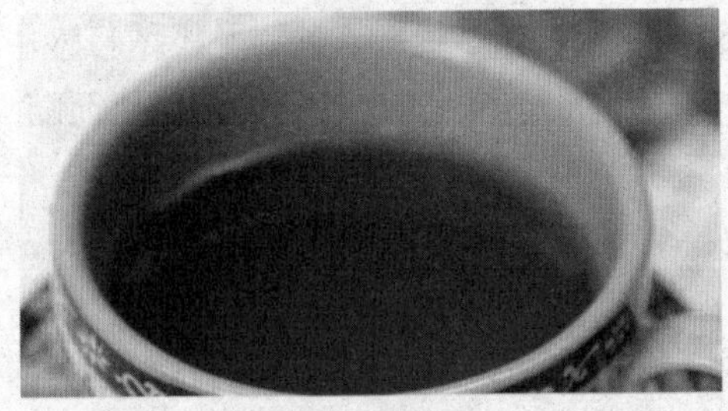

◉ 姜醋炖木瓜

材料：

姜5克，木瓜100克，醋少许

做法：

①木瓜洗净，切块；姜洗净，切片。

②木瓜、姜片一同放入砂锅。

③加醋和水，用小火炖至木瓜熟即可。

功效：

本品具有温胃止呕、温肺散寒的功效，可用于治疗外邪袭肺所致的鼻塞、流涕等，还可用于慢性鼻炎患者，症见畏寒、流清涕、频打喷嚏等。适当饮醋还有杀菌的功效，用醋熏空气可以预防上呼吸道感染。

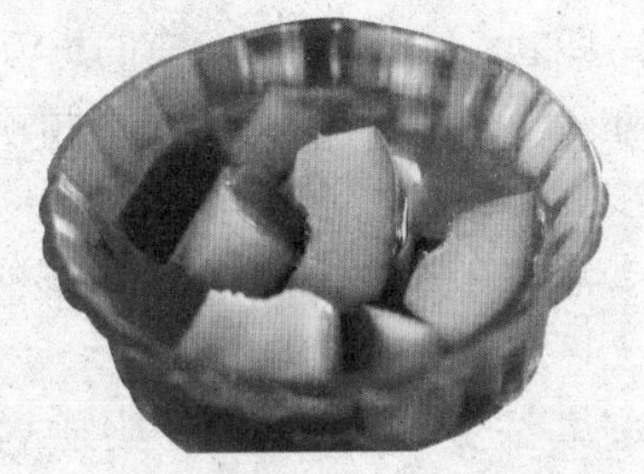

◉ 丝瓜络煲猪瘦肉

材料：

丝瓜络30克，猪瘦肉60克，细辛3克，盐4克

做法：

①将丝瓜络洗净；猪瘦肉洗净，切块；细辛洗净，备用。

②将丝瓜络、猪瘦肉、细辛放入锅内同煮。

③最后加入少许盐调味即可。

功效：

本品具有清热消炎、解毒通窍的功效，适合风热感冒引起的鼻塞流涕以及鼻炎等病症。

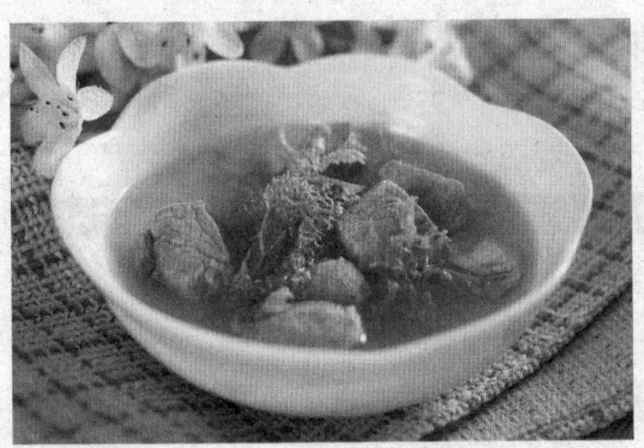

◉ 蒲公英鱼腥草饮

材料：

蒲公英、鱼腥草各10克，玉米须5克，冰糖少量

做法：

①将玉米须、蒲公英、鱼腥草洗净，放入锅中。

②锅中加水1000毫升，煎后去渣。

③加冰糖调匀即可。

功效：

本品具有清热消炎、解毒排脓的功效，适合热毒内蕴型的慢性鼻炎患者。

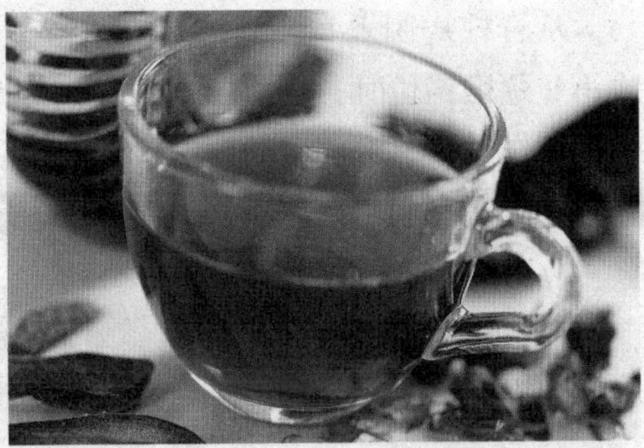

42 咽部异物感 咽喉通畅，心情愉悦

咽部异物感是指咽部总是感觉有异物的病症，通常与局部病变、全身疾病和精神因素有关。此外，当颈椎出现病变时，也会引起颈部肌肉的紧张，甚至产生颈部异物感。

病症概述

咽部异物感又称“咽异感症”，是指咽部感觉有异物，如总觉得喉咙里有什么东西堵着，咽也咽不下去，想咳出来又什么也没有。

诊断

1. 患者常能指明咽部异物的位置，多在咽喉部感到有物阻塞、蚁行、灼热、紧束、闷塞、狭窄等感觉。有的患者感到有树叶、发丝、线头、肿物及痰黏着感，有的患者在颈部有紧压感而不敢扣领扣，这些症状大多随着患者的情绪起伏而随时改变。

2. 患者在做吞咽动作时有明显的异物感，在进食时会感到症状减轻或消失，一般无疼痛或仅有轻度咽痛。

3. 患者的局部病变往往不明显或较轻微，如遇到症状与体征不符的患者，应首先检查各种器质性病变在咽部表现的症状，排除后可仔细检查鼻咽、口咽、咽喉及颈部有无黏膜充血、肿胀、增生、干燥、萎缩、瘢痕、畸形、淋巴结肿大等。

病理病因

咽部异物感的病因相当复杂，通常认为与局部病变、全身疾病和精神因素有关。局部病变多指咽喉部和邻近器官的病变，因为这些病变能刺激咽丛神经，使咽喉部出现异物感。全身疾病特别是上消化道疾病能刺激咽部的感觉神经，如胃及十二指肠的疾病可反射性地引起咽感觉异常。精神因素也会引起咽部异物感，如咽神经官能症、癔症、精神分裂症及焦虑状态均有可能使咽部出现异常感觉。

从脊柱病因来看，咽部异物感与颈椎异常有一定关系。当颈椎有局部压痛，或第 5 颈椎错位时，会引起颈部肌肉的紧张，甚至产生颈部异物感。因此长时间伏案工作或从事头部活动频繁者比较容易患有咽部异物感。

专家提示

对无明显器质性病变的患者应进行耐心解释，使其去除不必要的顾虑，保持精神愉快。尽量不使之独居一室，以免胡思乱想。

情绪不愉快时不要进食，饮食不能过饱，戒除吸烟、饮酒的习惯。

咽部异物感的脊疗

step1

患者体位：坐位
治疗部位：颈部
治疗手法：拍击
治疗目的：松弛肌肉

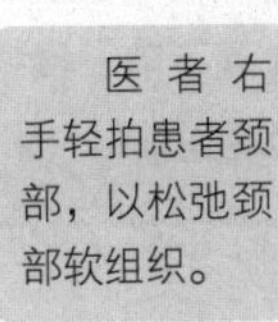

医者右手轻拍患者颈部，以松弛颈部软组织。

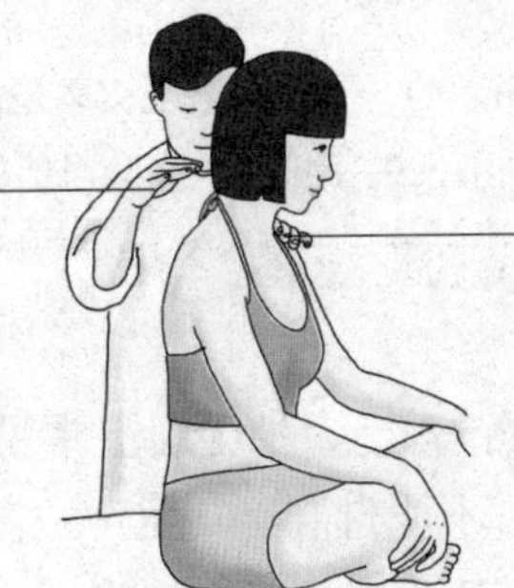

医者左手扶持患者肩部，起到固定作用。

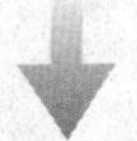

step2

患者体位：坐位
治疗部位：背部
治疗手法：捶击
治疗目的：松弛肌肉

医者双手成拳型，轻轻捶击患者背部，以松弛背部软组织。

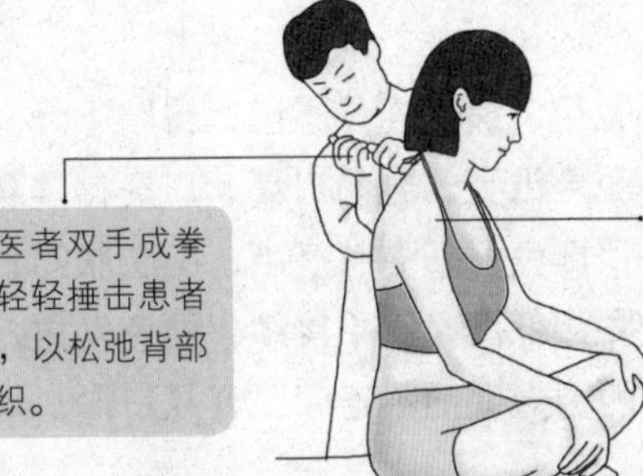

患者正坐，双腿盘起，双手放在自己的膝盖上。

step3

患者体位：平枕侧卧
治疗部位：颈部
治疗手法：牵引
治疗目的：整复颈椎

医者右手拇指按住患者错位的横突隆起处下方，配合左手按压。

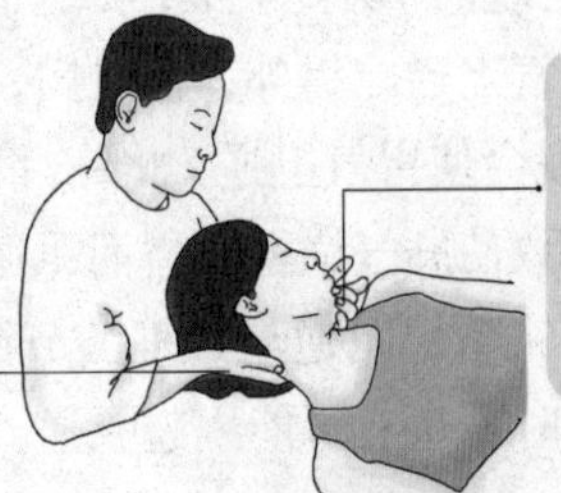

医者左手托住患者下颌，转动患者头部，当转至最大角度时，施以闪动力。

step4

患者体位：低枕侧卧
治疗部位：颈部
治疗手法：摇动
治疗目的：整复颈椎

医者右手托扶患者头部，将其抬起侧屈并转动摇正。

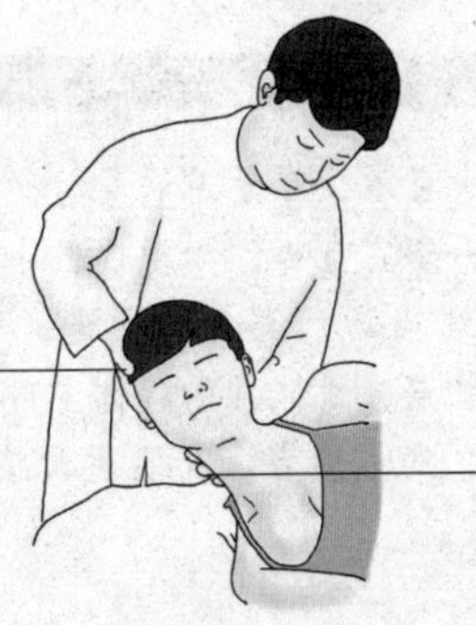

医者左手拇指按住患者的患椎关节下方，保持定点。

43 呃逆 清热除烦，养阴润燥

呃逆为膈肌痉挛引起的一种临床表现，多是由饮食不节、精神因素而引发。此外，当第3至第5颈椎的钩椎关节发生错位时，也有可能引起呃逆。

病症概述

呃逆俗称“打嗝”，是一种生理上常见的现象。当气逆上冲，喉间会出现呃呃连声，声短而频，不能自制。其呃声或高或低，或疏或密，间歇时间不定，伴有胸膈郁闷、脘腹不适、情绪不安等症状。一年四季均有发生。

诊断

1. 寒邪犯胃：呃声沉缓，连续不已，胃脘不舒，得热则减。
2. 胃火上逆：呃声洪亮，容易口渴、口臭，喜欢吃冷的食物。
3. 气逆痰阻：痰涎壅盛，呃有痰声，胸胁胀闷，或恶心纳呆。
4. 脾胃阳虚：呃声低沉，气不接续，面色发白，肢体发冷。
5. 胃阴不足：呃声短促而不连续，容易口渴，纳少便干。

病理病因

呃逆的病因主要为饮食不节，如过食生冷之物或寒凉药物，就会使寒气集聚在胃部，导致胃气上逆。另外，在重病、久病之后，或是年老体弱时，脾胃阳虚，缺少滋养胃液，就会使胃气上逆。此外，精神因素也会引起呃逆，如情绪抑郁、恼怒，就会影响肝脏，致使肝气横逆犯胃而呃逆。

从脊柱病因来看，呃逆与颈椎关节错位有密切关系，当第3至第5颈椎的钩椎关节发生错位时，也有可能引起呃逆。

专家提示

让呃逆者饮少量水，在呃逆的同时咽下或尽量屏气，有时可止住呃逆。

饮食宜温暖，不宜生冷，如冷饮、冷水、凉菜、冷粥等。

膳食中应有适当汤汁类食物同进，否则，干硬、黏稠的食物会刺激食管或胃肠，或促使随食物裹挟进体内的气体上逆而至呃逆。

大汗久渴、久病体虚者，不宜过量饮水，否则易损伤脾胃，导致肺胃之气逆而下降，呃逆频发。

呃逆的脊疗

step1

患者体位：坐位
治疗部位：颈部
治疗手法：按揉
治疗目的：松弛肌肉

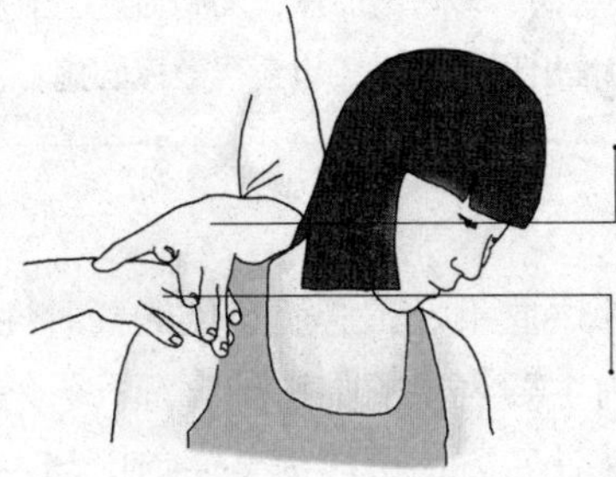

医者左手肘按揉患者颈部，以松弛颈部软组织。

医者右手扶持患者肩部，起到固定作用。

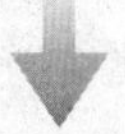

step2

患者体位：平枕仰卧
治疗部位：颈部
治疗手法：牵引
治疗目的：整复颈椎

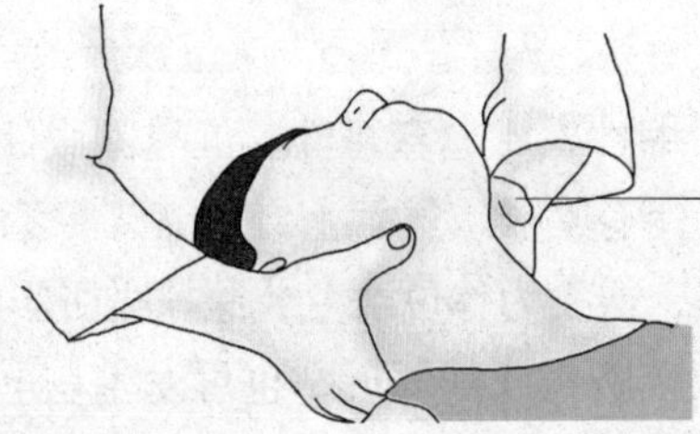

医者双手夹持患者向后突起的棘突两旁椎板，在患者仰头时，双手稍加力向前推动。

step3

患者体位：低枕仰卧
治疗部位：颈部
治疗手法：摇动
治疗目的：整复颈椎

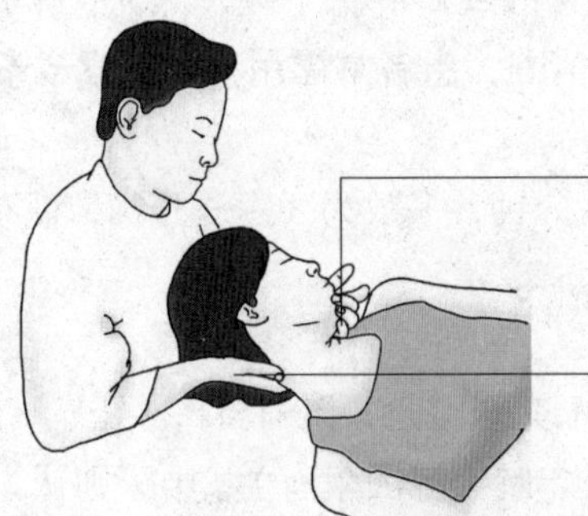

医者左手托扶患者头部，将其抬起侧屈并转动摇正。

医者右手拇指按住患者的患椎关节下方，保持定点。

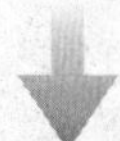

step4

患者体位：低枕仰卧
治疗部位：颈部
治疗手法：摇动
治疗目的：整复颈椎

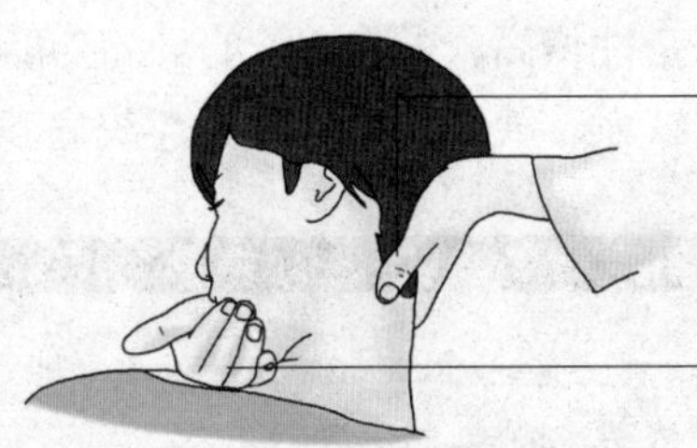

医者左手拇指按住患者的患椎关节下方，保持定点。

医者右手托扶患者头部，将其抬起侧屈并转动摇正。

冠心病 滋补气血，心神安宁

冠心病是一种常见的心脏病，多与高血压、高脂血症、血液黏稠度高、糖尿病、内分泌功能低下有关。此外，当颈椎出现病变时，也会导致冠心病。

病症概述

冠心病，是冠状动脉供血不足，心肌急剧的暂时性缺血与缺氧所引起的，以发作性胸痛或胸部不适为主要表现的临床综合征。它的特点是阵发性的前胸压榨性疼痛，疼痛主要位于胸骨后方，可放射至心前区与左上肢，常发生于劳动或情绪激动时。

诊断

1. 心绞痛应是压榨紧缩性、压迫窒息性、沉重闷胀性疼痛。少数患者可为烧灼感、紧张感或呼吸短促，伴有咽喉或气管上方紧缩感。疼痛或不适感开始时较轻，逐渐加剧，然后逐渐消失，很少为体位改变或深呼吸所影响。

2. 疼痛或不适处常位于胸骨或其邻近，也可发生在上腹至咽部之间的任何水平处，但极少在咽部以上。有时可位于左肩或左臂，偶尔也可位于右臂、下颌、下颈椎、上胸椎、左肩胛骨间或肩胛骨上区，然而位于左腋下或左胸下者很少。对于疼痛或不适感分布的范围，患者常需用整个手掌或拳头来指示，仅用一手指的指端来指示者极少。

3. 发作时限为 1 ~ 15 分钟，多数为 3 ~ 5 分钟，偶有达 30 分钟的。

病理病因

冠心病的确切病因尚未完全清楚，该病与高血压、高脂血症、血液黏稠度高、糖尿病、内分泌功能低下及年龄大等因素有关。中医则认为是正气亏虚、痰浊血淤、气滞寒凝，引起心脉痹阻不畅所致。

从脊柱病因来看，当颈椎出现病变时，会刺激到颈神经后根或颈交感神经，使节内发生的节后纤维兴奋性增高，影响血管的舒缩功能，导致血管平滑肌收缩，引起冠状动脉管腔痉挛、缺血、缺氧，进而导致心绞痛。

专家提示

起居有常，早睡早起，避免熬夜工作，睡前不宜看紧张、恐怖的小说和电视剧。应绝对戒烟，不宜喝浓茶、咖啡。

冠心病的脊疗

颈椎矫正

患者体位：仰卧
治疗部位：颈部
治疗手法：推压
治疗目的：整复颈椎

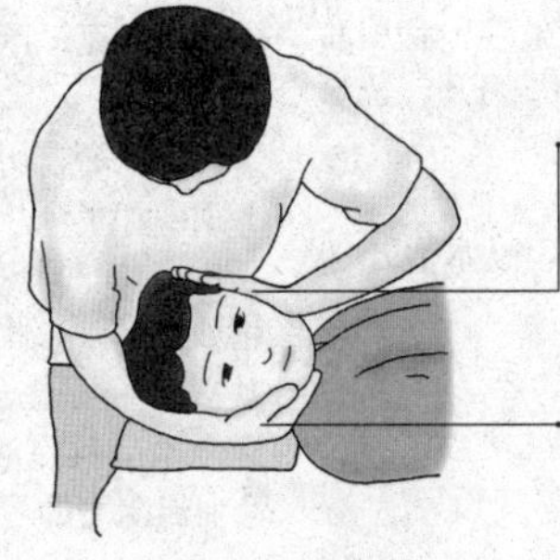

医者左手推压患者左脸颊，向右侧拉压。

医者右手扶持患者右脸颊接近下颌处，手肘紧贴患者面部，保持固定。

胸椎矫正

患者体位：坐位
治疗部位：背部
治疗手法：拉伸
治疗目的：整复胸椎

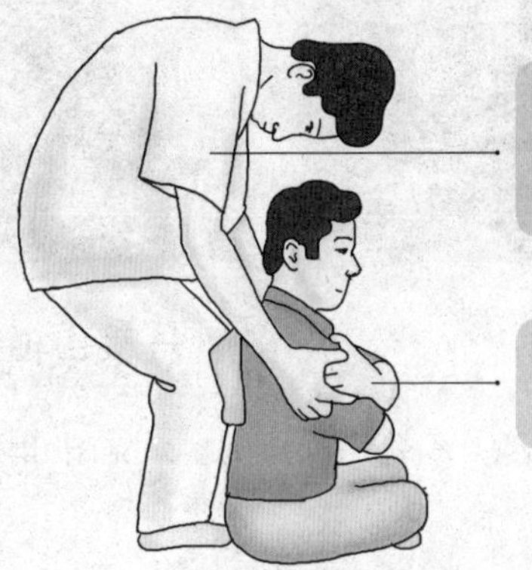

医者双手抓住患者两手往后拉，双膝按压患者胸椎棘突两侧，配合双手的拉伸往前顶。

患者正坐，双手环抱，背后胸椎处放置一条折叠的毛巾。

健康贴士

1. 做到劳逸结合，避免过重的体力劳动或突然用力，饱餐后不宜立即运动。

2. 坚持体育锻炼，如打太极拳、打乒乓球、健身操，但要量力而行，适量的运动可使全身气血流通，减轻心脏负担。

3. 忌暴怒、惊恐、过度思虑以及过喜等情绪刺激。

4. 宜选择桂枝、丹参、地龙、西洋参、菊花、山楂、洋葱等扩张冠脉血管的药材和食材。

5. 宜选择三七、当归、益母草、香附、黑木耳等促进血液循环、预防血栓形成的药材和食材。

冠心病的对症药膳

腐竹木耳瘦肉汤

材料：

猪瘦肉100克，腐竹50克，黑木耳30克，食用油5毫升，酱油、香菜末各适量，香油2毫升，葱末5克

做法：

①将猪瘦肉洗净切丝、氽水；腐竹用温水泡开切小段；黑木耳泡开，撕成小块备用。

②净锅上火倒入食用油，将葱末爆香，倒入水，下入肉丝、腐竹、黑木耳，调入酱油烧沸，撒香菜，淋香油即可。

功效：

本品具有活血化淤、通脉止痛的功效，适合心血淤阻型的冠心病患者食用。

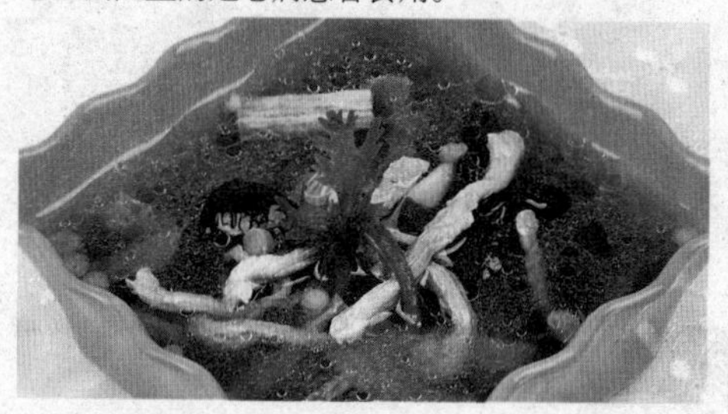

洋葱炒芦笋

材料：

洋葱150克，芦笋200克，盐3克，食用油适量

做法：

①芦笋洗净，切成斜段；洋葱洗净，切成片。

②锅中加水烧开，下入芦笋段稍焯后捞出沥水。

③锅中加油烧热，下入洋葱爆炒香，再下入芦笋稍炒，下入盐炒匀即可。

功效：

本品具有活血化淤、通脉止痛的功效，适合心血淤阻型的冠心病患者食用。

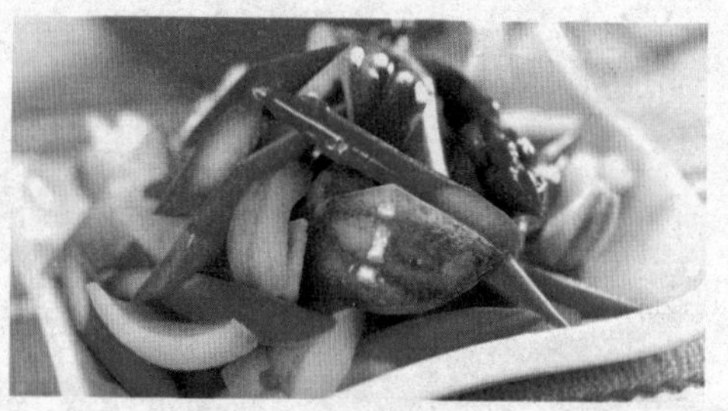

鸽肉莲子红枣汤

材料：

鸽子1只，莲子60克，红枣10颗，姜5克，盐3克，食用油适量

做法：

①鸽子洗净，斩成小块；莲子、红枣泡发洗净；姜洗净切片。

②将鸽块下入沸水中氽去血水后，捞出。

③锅上火加油烧热，用姜片爆锅，下入鸽块稍炒后，加适量清水，下入红枣、莲子一起炖35分钟至熟，调入盐即可。

功效：

本品具有益气养阴、活血通脉的功效，适合气阴两虚型的冠心病患者食用。

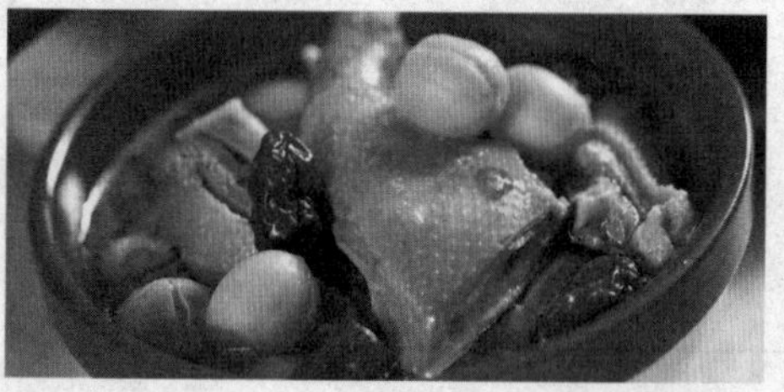

丹参山楂大米粥

材料：

丹参20克，干山楂30克，大米100克，冰糖5克，葱花少许

做法：

①大米洗净，放入水中浸泡；干山楂用温水泡后洗净。

②丹参洗净，用纱布袋装好扎紧封口，放入锅中加清水熬汁。

③锅置火上，放入大米煮至七成熟，放入山楂、倒入丹参汁煮至粥将成，放冰糖调匀，撒葱花便可。

功效：

此粥活血化淤、降压降脂、消食化积，适合淤血阻滞型的冠心病患者食用。

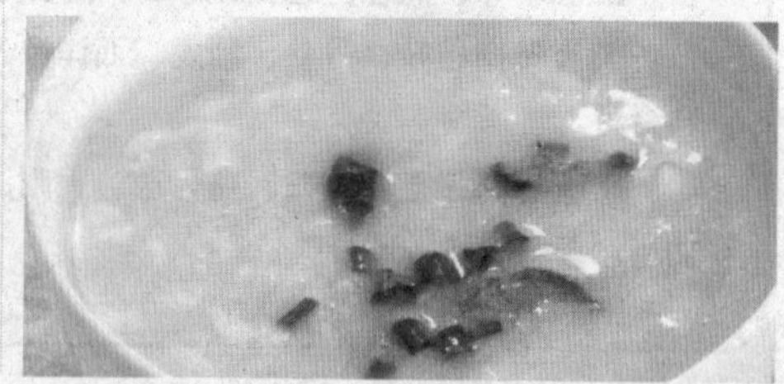

◉ 玫瑰柴胡疏肝茶

材料：

香附10克，玫瑰花、柴胡各5克，冰糖5克

做法：

①玫瑰花剥瓣，洗净，沥干。

②香附、柴胡以清水冲净，加200毫升水熬煮约5分钟，滤渣，留汁。

③将备好的药汁再烧热时，放入玫瑰花瓣，加入冰糖，搅拌均匀，待冰糖全部溶化，药汁变黏稠时，搅拌均匀即可。

功效：

此茶饮可理气解郁、活血散淤，适合肝郁气滞型冠心病患者食用。

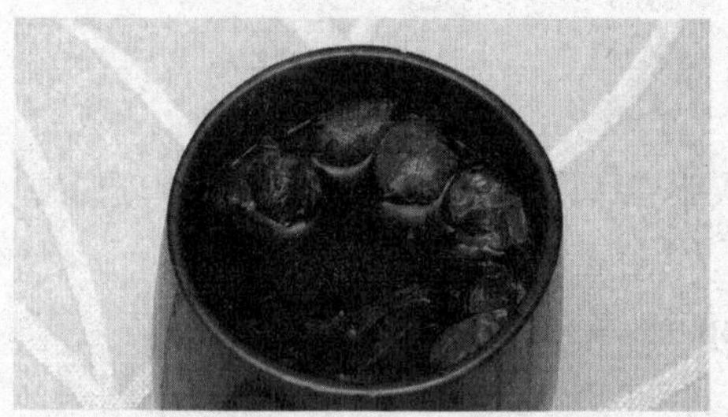

◉ 枸杞子熟地炖甲鱼

材料：

甲鱼250克，枸杞子30克，熟地黄30克，红枣10颗，盐适量

做法：

①甲鱼宰杀后洗净。

②枸杞子、熟地黄、红枣洗净。

③将全部用料一起放入煲内，加开水适量，以小火炖2小时，加盐调味即可。

功效：

本品具有滋阴养血、补益肝肾的功效，适合气阴两虚型的冠心病患者食用。

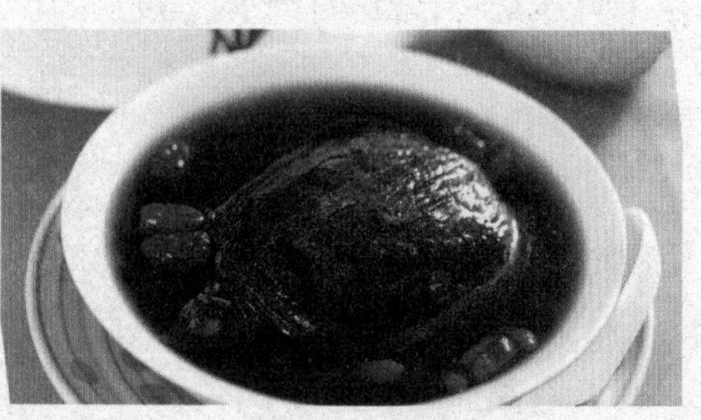

◉ 决明子苦丁饮

材料：

炒决明子、牛膝、苦丁茶各5克，白糖适量

做法：

①将炒决明子、牛膝、苦丁茶洗净，放进杯中。

②加入沸水冲泡10分钟。

③加入白糖调味即可。

功效：

本品可清热泻火、降压降脂，可预防高血压、高脂血症、脑血管硬化、冠心病。

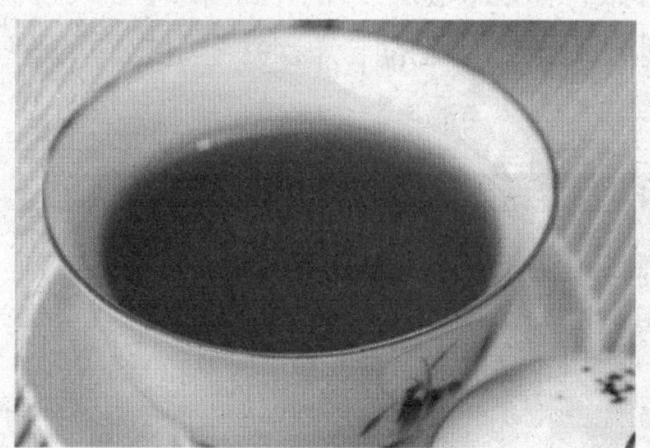

◉ 桃仁苦丁茶

材料：

苦丁茶8克，桃仁6克

做法：

①将苦丁茶清洗干净，放入容器内再倒入适量沸水。

②再放入洗净的桃仁加盖闷10分钟左右即可。

③代茶频频饮用。

功效：

本品具有清肝泻火、活血通脉的功效，对高血压、高脂血症、脑血管硬化、冠心病等病均有疗效。

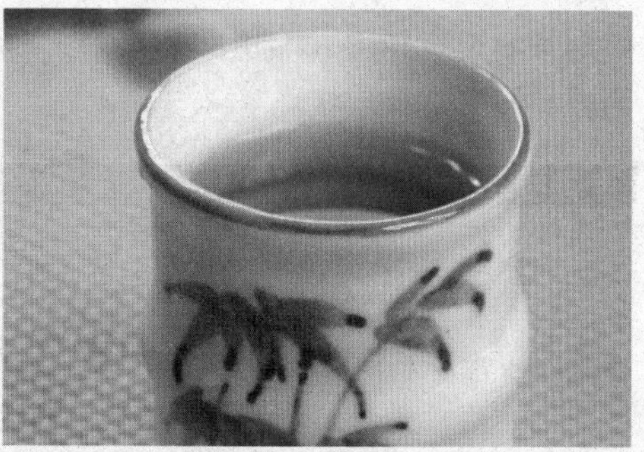

45 高血压 血流通畅，平肝潜阳

高血压是近年来的“富贵病”，是以动脉血压升高为主要表现的病症，多因神经中枢调节血压的功能紊乱引发。此外，当颈部受到外伤、风寒侵袭时，也会引发高血压。

病症概述

高血压是一种以动脉血压升高为主要表现的疾病，常伴有脂肪和糖代谢紊乱以及心、脑、肾和视网膜等器官功能性或器质性改变，是以器官结构重塑为特征的全身性疾病。一般临床表现为血压持续地超过 140/90 毫米汞柱，多伴有眩晕、头痛、头胀、耳鸣、心慌、手指发麻、面红、烦躁、失眠等症。临床治疗为服用各种降压药物，但多有不同程度的副作用影响治疗效果。

诊断

1. 症状复杂，常见的有头痛、头晕、头胀、耳鸣、心悸、四肢发麻、颈项僵硬、烦躁、失眠等。

2. 在不同 1 天内测得的 2 次血压在 140/90 毫米汞柱以上。

3. 有高血压的昼夜节律。

病理病因

中医认为高血压是肝肾阴阳失调引起。现代医学认为是由于神经中枢调节血压的功能紊乱所引起的。临床上很多高血压患者特别是肥胖者常伴有糖尿病，而糖尿病也多伴有高血压，因此将两者称为同源性疾病。

从脊柱病因来看，当颈部受到外伤、风寒侵袭，或颈部退变后，颈椎的平衡会被破坏，局部组织松弛、痉挛，直接或间接地刺激颈交感神经和椎动脉，进而引起脑组织缺血，导致中枢性血压异常。尤其是第 2、第 3 颈椎错位后，交感神经兴奋性会增高，心跳加速，冠状动脉舒张，血压也随着升高；而第 5、第 6 颈椎病变后，椎体附近的颈动脉窦会受到刺激，导致血压的上升，并会引起胸闷气短或心律失常等症状。

专家提示

患者平时要注意饮食调节，以低盐、低动物脂肪饮食为宜，并避免食用富含胆固醇的食物。

合理安排作息时间，生活要有规律，避免过度劳累和精神刺激。应早睡早起，不宜在临睡前活动过多和看刺激性的影视节目。

高血压的脊疗

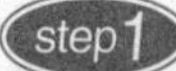

患者体位：仰卧
治疗部位：腹部
治疗手法：按揉
治疗目的：稳定情绪

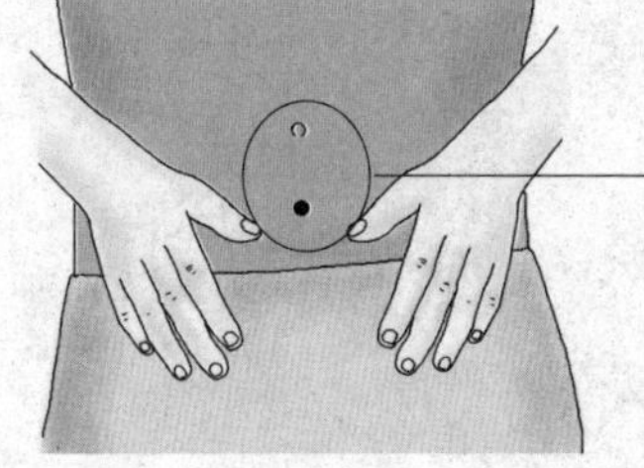

医者双手合并，在患者丹田处，即肚脐以下 3 寸，按揉 3 分钟，以使患者稳定情绪，防止血压升高。

患者体位：仰卧
治疗部位：颈部
治疗手法：推压
治疗目的：整复颈椎

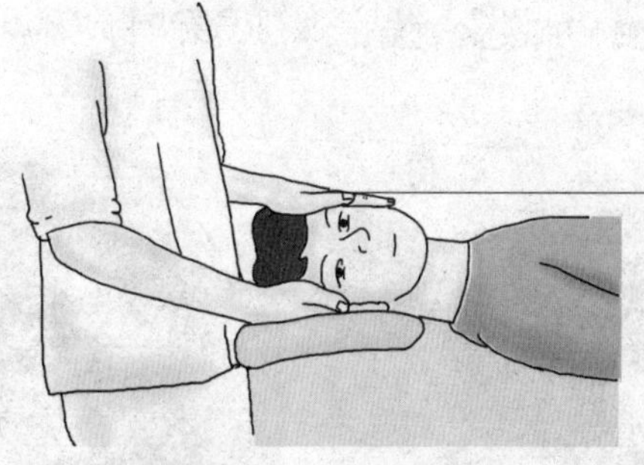

医者以双手扶持患者的左右两颊，用中指和无名指夹住患者的耳朵，然后双手施力，向右侧转动患者的头部至最大角度，以顿力矫正第 1 颈椎。

患者体位：仰卧
治疗部位：头部
治疗手法：按摩
治疗目的：巩固疗效

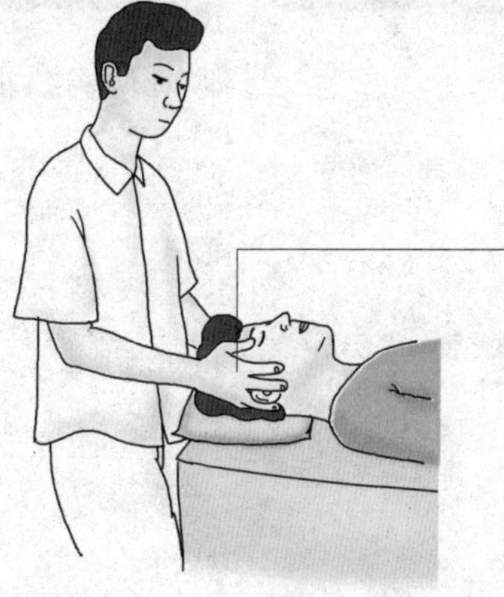

整脊后，医者用双手按摩患者头部的两侧，帮助患者舒缓，巩固疗效。

健康贴士

1. 高血压患者宜选用豆腐、黄豆、南瓜、黄精、决明子、山楂、灵芝、枸杞子、杜仲、玉米须、何首乌、兔肉、梨、西瓜等具有降低胆固醇作用的中药材和食材。

2. 宜选用蒜、女贞子、丹参、芦笋、洋葱、芹菜、海带、蘑菇等来清除体内的氧自由基。

高血压的对症药膳

山楂降压汤

材料：

山楂15克，猪瘦肉200克，食用油、姜、葱、鸡汤、盐各适量

做法：

①把山楂洗净，待用。

②猪瘦肉洗净，去血水，切片；姜洗净，拍松；葱洗净，切段。

③把锅置中火上烧热，加入食用油，烧至六成熟时，下入姜、葱爆香，加入鸡汤，烧沸后下入猪肉、山楂、盐，用小火炖50分钟即成。

功效：

本品能消积化食、降低血压，适合高血压、食积腹胀的患者食用。

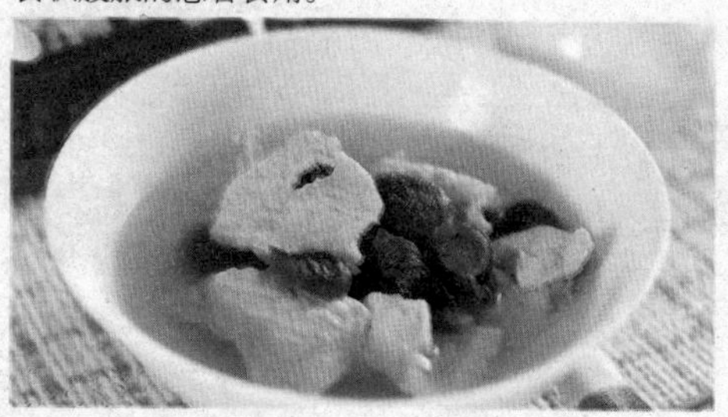

海带豆腐汤

材料：

海带结80克，豆腐55克，黄精10克，高汤、枸杞子、盐各少许，香菜3克

做法：

①将海带结、黄精洗净，备用；豆腐洗净切块备用。

②黄精入锅，加适量水煲10分钟，取汁备用。

③锅上火加入高汤，下入豆腐、海带结、枸杞子、药汁，调入盐煲至熟，最后撒入洗净的香菜即可。

功效：

本品具有降低血压、滋补肝肾的功效，适合肝肾阴虚型的高血压患者食用。

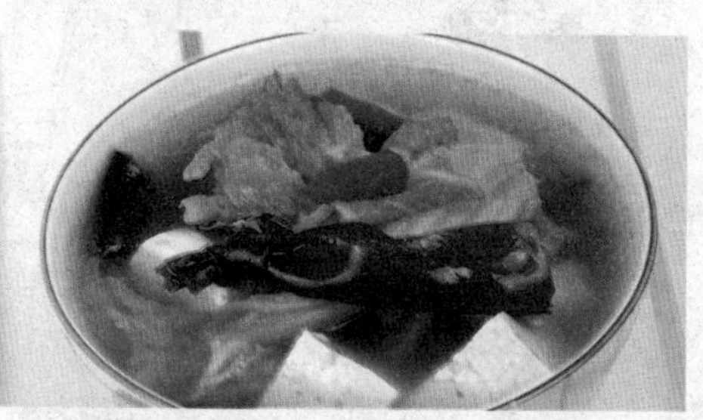

蜜柚黄豆浆

材料：

黄豆50克，柚子60克，白糖少许

做法：

①黄豆加水泡至发软，捞出洗净；柚子去皮去籽，将果肉切碎丁备用。

②将上述材料放入豆浆机中，加水搅打成豆浆，煮沸后滤出蜜柚黄豆浆，加入白糖拌匀。

功效：

本品具有补气养血、调养心脾的功效，适合气血亏虚型的高血压患者食用。

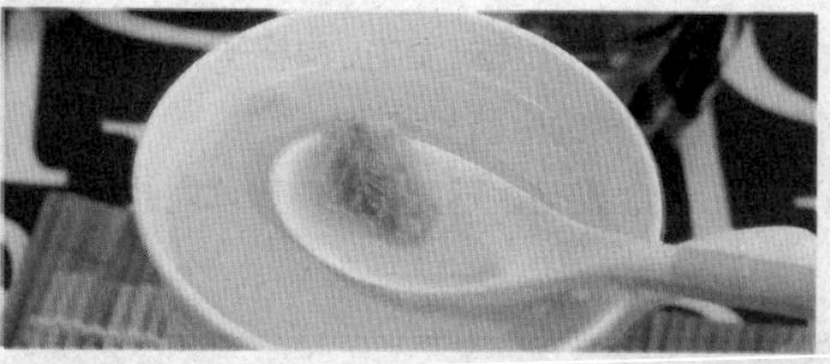

薄荷钩藤水鸭汤

材料：

水鸭400克，鲜薄荷30克，钩藤10克，姜、盐、胡椒粉、食用油各适量

做法：

①水鸭收拾干净，斩成小块；鲜薄荷洗净，摘取嫩叶；钩藤洗净；姜洗净，切片。

②锅中加水烧沸，下鸭块氽去血水，捞出；钩藤煎水去渣。

③净锅加油烧热，下入姜片、鸭块炒干水分，加入钩藤药汤，煲约30分钟，再下入薄荷叶、盐、胡椒粉，调匀即可。

功效：

本品具有清热解毒、利咽润喉、滋阴潜阳、降压降糖、补虚益气等功效。可用于肝火旺盛、肝阳上亢所致的咽喉肿痛、高血压、糖尿病等症。

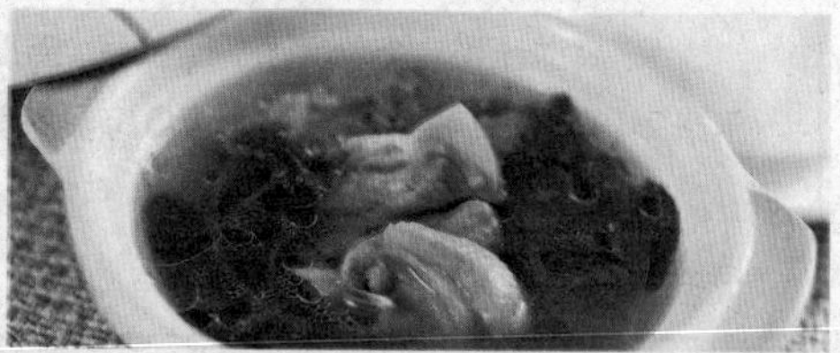

◉ 胡萝卜山药鲫鱼汤

材料：

鲫鱼1条（约300克），胡萝卜350克，山药60克，盐2克，味精2克，食用油适量

做法：

①鲫鱼去鳞及内脏，洗净；胡萝卜洗净切片；山药去皮洗净切片。

②油锅烧热，下入鲫鱼煎至两面金黄。

③将鲫鱼、胡萝卜块、山药放入锅中，加适量水，以大火煮开，转用小火煲20分钟，加盐、味精调味即可。

功效：

本品具有化湿祛痰、健脾和胃、补气养血的功效，适合痰湿逆阻、气血亏虚型高血压患者食用。

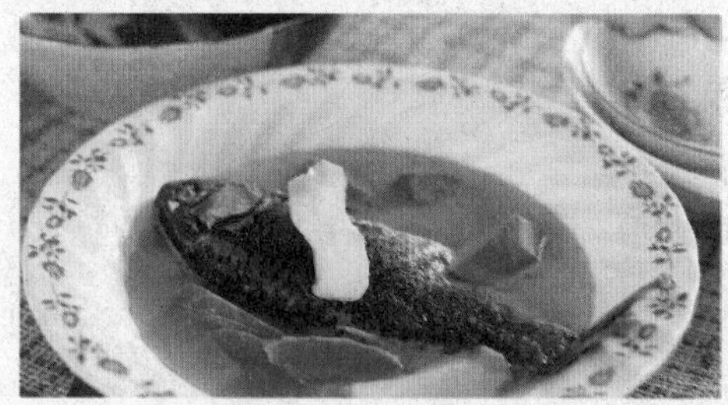

◉ 西瓜芹菜汁

材料：

西瓜150克，芹菜适量，葡萄柚1个，白糖适量

做法：

①将西瓜洗净，去皮，去籽；葡萄柚去皮；芹菜去叶，洗净，均切适当大小的块。

②将西瓜、芹菜、葡萄柚放入榨汁机内搅打成汁，滤出果肉。

③加入白糖调味即可。

功效：

本品具有清热泻火、利尿解暑、降压降脂的功效，适合肝火旺盛、肝阳上亢型高血压患者食用。

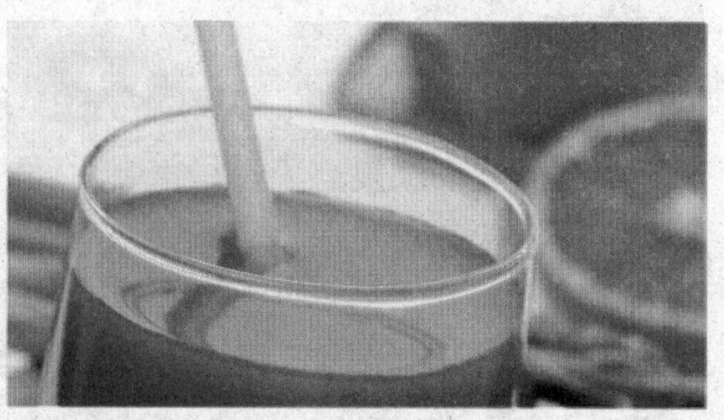

◉ 山药薏苡仁白菜粥

材料：

山药、薏苡仁各20克，白菜30克，大米70克，盐2克，枸杞子适量

做法：

①大米、薏苡仁均泡发洗净；山药去皮洗净切小块；白菜洗净，切丝。

②锅置火上，倒入清水，放入大米、薏苡仁、山药，以大火煮开。

③加入白菜、枸杞子煮至粥呈浓稠状，调入盐拌匀即可。

功效：

本品具有化湿祛痰、健脾和胃的功效，适合痰湿逆阻型的高血压患者食用。

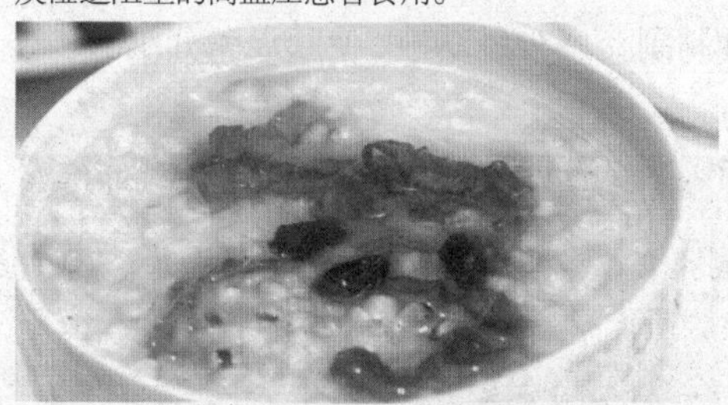

◉ 双耳炒芹菜

材料：

干黑木耳、干银耳各25克，芹菜、胡萝卜、黑芝麻、白芝麻各适量，姜、白糖、香油各适量

做法：

①黑木耳、银耳以温水泡开、洗净；芹菜洗净切段；胡萝卜洗净切片。上述材料均以开水余烫捞起备用。

②将黑芝麻、白芝麻以香油爆香，拌入所有食材并熄火起锅，最后加入盐、白糖腌渍30分钟即可。

功效：

本品清肝泻火、平肝潜阳、降压降脂，适合高血压、高脂血症等患者食用。

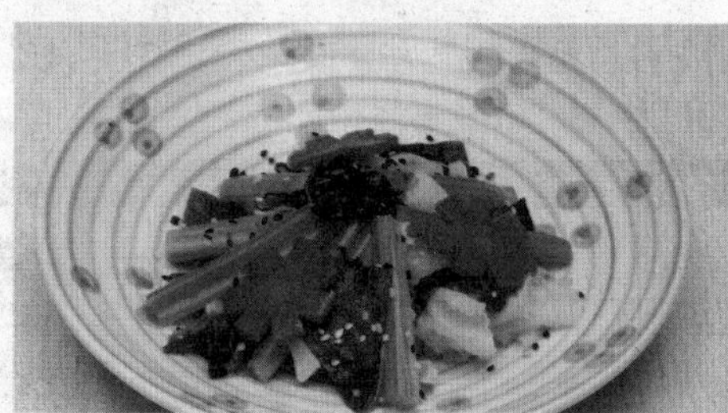

46 糖尿病 清热利尿，调节新陈代谢

糖尿病是由于遗传等多种因素导致的糖、蛋白质、脂肪、水和电解质等一系列代谢紊乱综合征。而当第 6 至第 10 胸椎错位时，也有可能导致糖尿病。

病症概述

糖尿病，即症状为尿中含糖的一种病症，是一种以糖代谢紊乱为主的慢性内分泌疾病。它的发病原因是人体中促使糖代谢的胰岛素分泌过少，糖的代谢速度变慢，从而使患者血糖上升、尿中含糖。糖尿病患者在严重的时候，会出现酮症酸中毒性昏迷，有可能危及生命。

诊断

1. 此病的主要特征：多饮、多食、多尿、消瘦。

2. 皮肤容易反复感染，经常会生痈、疖。

3. 尿液检查可见尿糖呈阳性，空腹血糖大于 7.0 毫摩每升，餐后 2 小时血糖大于 11.1 毫摩每升。

4. 酮症酸中毒：如有厌食、恶心、呕吐、腹痛时，或嗅到苹果味，应考虑糖尿病酮症酸中毒的可能。患者呼吸急促，严重的可出现昏迷、大口呼吸、血压下降、手足发冷、反射迟钝或消失等症状。尿糖呈强阳性，尿酮呈阳性。

病理病因

胰岛在胰腺内，可以分泌胰岛素，促进糖代谢。当胰岛素分泌过少时，人体的糖代谢速度变慢，就会发生糖尿病，使患者血糖上升、尿中含糖。

中医称糖尿病为“消渴”。按照病情轻重，本病可分为上消（肺消）、中消（胃消）、下消（肾消），多因火热耗津，或阴火上蒸肺胃，导致肾虚、肺燥、胃热，最终引发本病。

从脊柱病因来看，糖尿病的发病与胸椎椎体错位也有关系。当第 6 至第 10 胸椎错位时，会损伤胰腺的交感神经，使其髓鞘发生改变，进而引起自主神经功能紊乱，直接影响胰腺血液循环。并间接地抑制副交感神经功能，使胰岛素分泌减少、血糖升高，最终引起糖尿病。

专家提示

在保证身体合理需要的情况下，应限制主食、油脂的摄入，忌食糖类。饮食应以适量米、面、杂粮为主，配以蔬菜、豆类、瘦肉和鸡蛋等。

糖尿病的脊疗

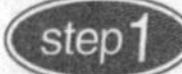

患者体位：俯卧
治疗部位：背部
治疗手法：按揉
治疗目的：松弛肌肉

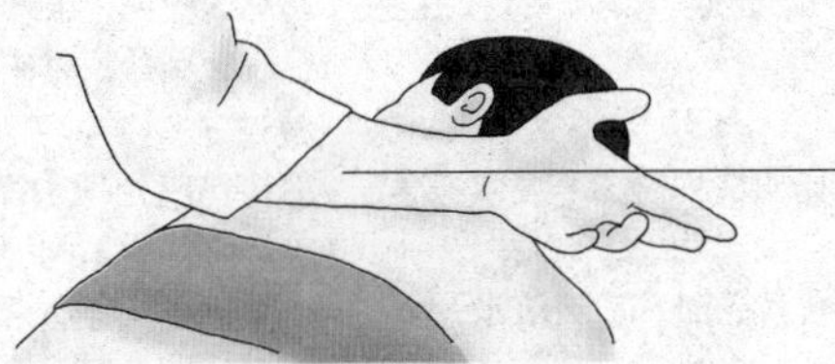

医者手肘按揉患者背部，以松弛背部软组织。

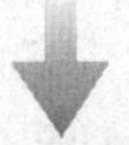

患者体位：俯卧
治疗部位：背部
治疗手法：按揉
治疗目的：松弛肌肉

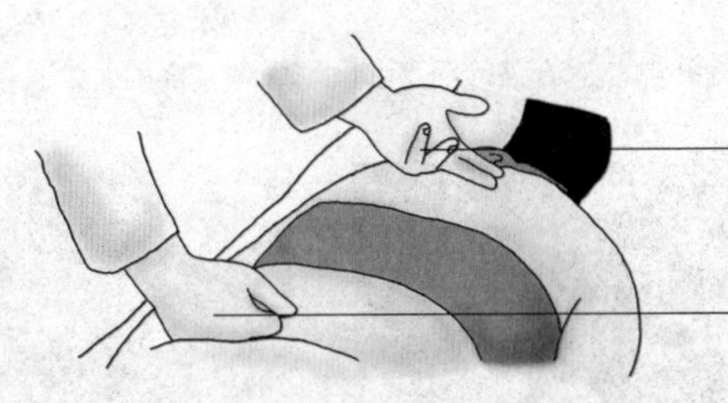

医者左手手背按揉患者背部。

医者右手按住患者背部，起到固定作用。

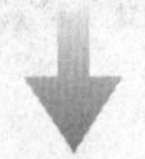

患者体位：坐位
治疗部位：背部
治疗手法：推压
治疗目的：整复胸椎

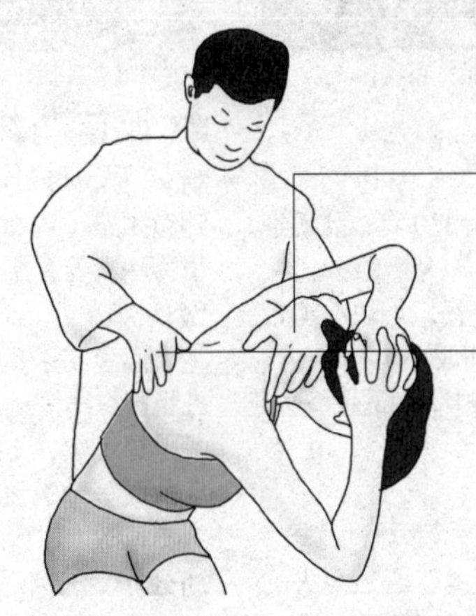

医者左臂从患者左腋伸向右肩，引导患者向左转身。

医者右手拇指按住患者的错位胸椎棘突处，当指下有活动感时，将棘突往左侧推。

健康贴士

1. 保持良好的生活习惯，适量运动，保证充足的睡眠，不要熬夜。

2. 糖尿病患者尽量不要在空腹或餐前运动，否则容易引发低血糖，一般在餐后1~2小时运动较佳。

糖尿病的对症药膳

手撕兔肉

材料：

兔肉300克，植物油3毫升，红椒、葱段、姜片、盐、醋、熟芝麻各适量

做法：

①兔肉洗净，入水氽烫后捞出洗去血沫；红椒洗净切圈。

②兔肉入高压锅，加盐、姜片、醋、适量清水，上火煮至软烂，取肉撕成丝。

③起油锅，爆香葱段、熟芝麻、红椒，盛出浇在兔肉上即可。

功效：

此菜滋阴凉血、益气补虚，适合各个证型的糖尿病患者食用。

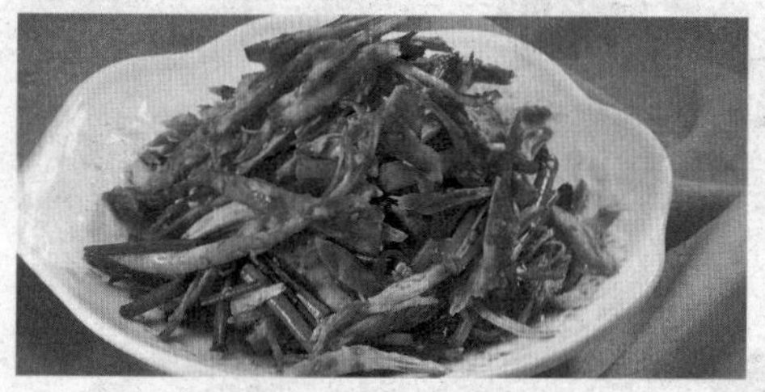

银耳枸杞子煲乌鸡

材料：

乌鸡300克，银耳100克，枸杞子10克，植物油、葱段、精盐、姜末各适量

做法：

①将乌鸡处理干净斩块，氽水备用；银耳洗净摘成小块备用；枸杞子浸泡洗净。

②净锅上火倒入植物油，下入姜、葱段爆香，加入水，调入精盐，下入银耳、乌鸡、枸杞子煲至成熟即可。

功效：

本品具有益气补虚、滋阴生津的功效，糖尿病患者食用尤为适宜。

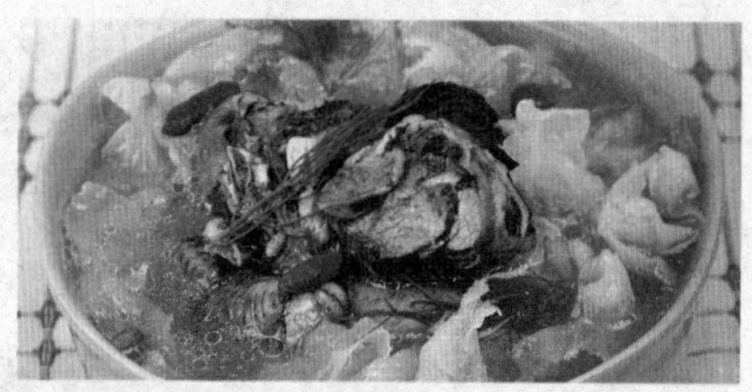

苦瓜海带瘦肉汤

材料：

苦瓜150克，海带100克，猪瘦肉150克，盐适量

做法：

①将苦瓜洗净，切成两半，挖去籽，切块；海带浸泡1小时，洗净；猪瘦肉洗净切成小块。

②把苦瓜、猪瘦肉、海带放入砂锅中，加适量清水，煲至瘦肉熟烂。

③调入适量的盐即可。

功效：

本品具有降糖降压、排毒瘦身、清热泻火的功效，适合糖尿病、高血压、肥胖症等患者食用。

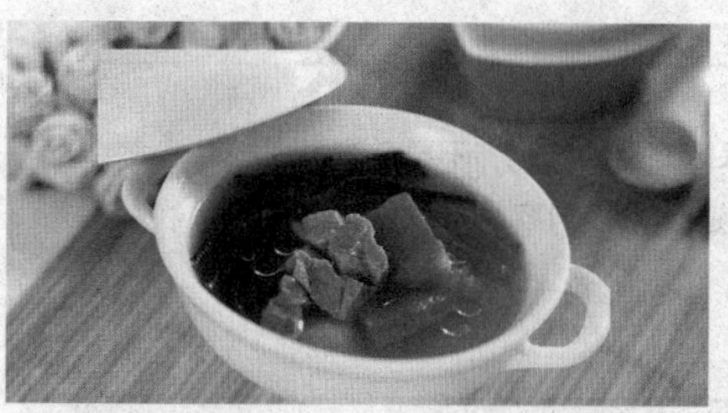

西蓝花炖鲫鱼

材料：

鲫鱼1条（约200克），西蓝花100克，枸杞子、植物油、姜、盐各适量

做法：

①将鲫鱼宰杀，去鳞、鳃及内脏，洗净；西蓝花去粗梗洗净，掰成朵；姜洗净切片。

②煎锅上火，下油烧热，用姜炝锅，放入鲫鱼煎至两面呈金黄色，最后加入适量水，下西蓝花煮至熟，撒入适量的枸杞子，用适量盐调味即成。

功效：

此菜可降血糖、利水消肿、防癌抗癌，糖尿病患者常食，可改善全身不适症状。

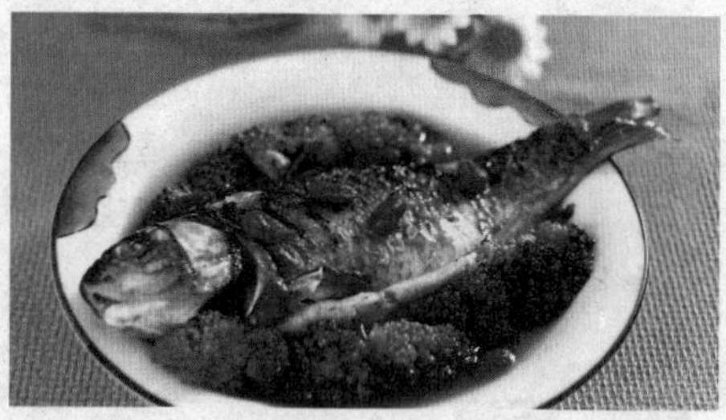

西芹炖南瓜

材料：

南瓜200克，西芹150克，姜、葱段各10克，盐、水淀粉各适量

做法：

①西芹取茎洗净，切菱形片；南瓜去皮、去瓤，洗净，切菱形片。

②将西芹片、南瓜片一起下开水锅中焯水，然后捞出，沥干水分。

③装入砂锅中，于中火上炖5分钟，下入调味料拌匀即可。

功效：

本品滋阴、利尿、止渴，适合肺热伤津、胃热炽盛以及肾阴亏虚型的糖尿病患者食用。

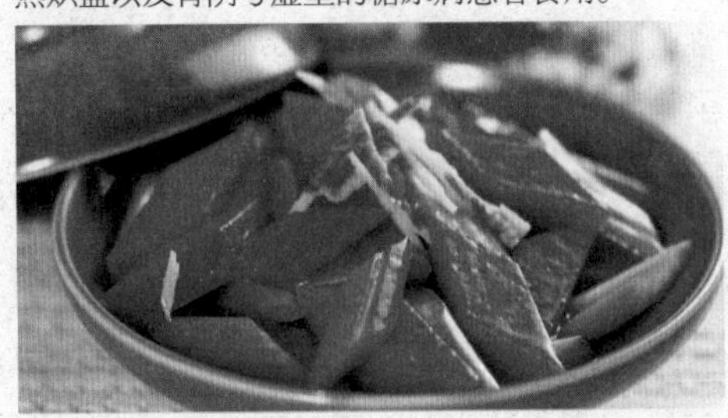

银耳西红柿汤

材料：

干银耳20克，西红柿150克

做法：

①将银耳用温水泡发，去杂质洗净，撕碎。

②西红柿洗净，切块。

③在锅内加适量水，大火煮开，再放入银耳、西红柿块，煮熟即成。

功效：

本品具有清热生津、益气补虚、止消渴的功效，适合糖尿病患者食用。

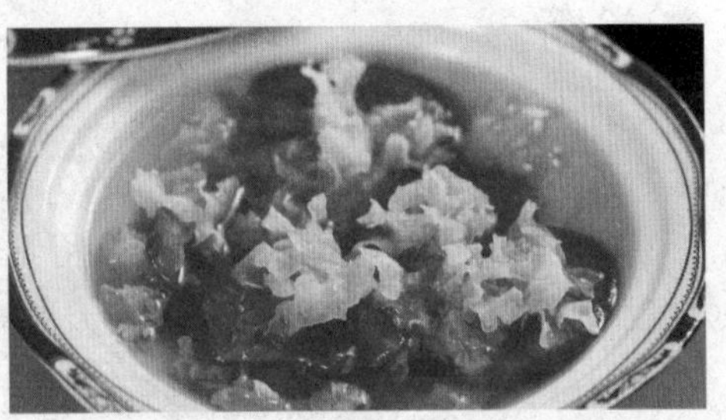

蛤蜊白菜汤

材料：

蛤蜊300克，白菜250克，香菜10克，植物油3毫升，姜片、高汤各适量，盐3克

做法：

① 将蛤蜊剖开洗净；白菜洗净，切段；香菜洗净，切段。

②锅上火，加入植物油烧热，下入蛤蜊煎2分钟至腥味去除。

③锅中加入高汤烧沸，下入蛤蜊、白菜、姜煲20分钟，调入盐，撒上适量的香菜即可。

功效：

本品滋阴润燥、清热化痰，适合各个证型的糖尿病患者食用。

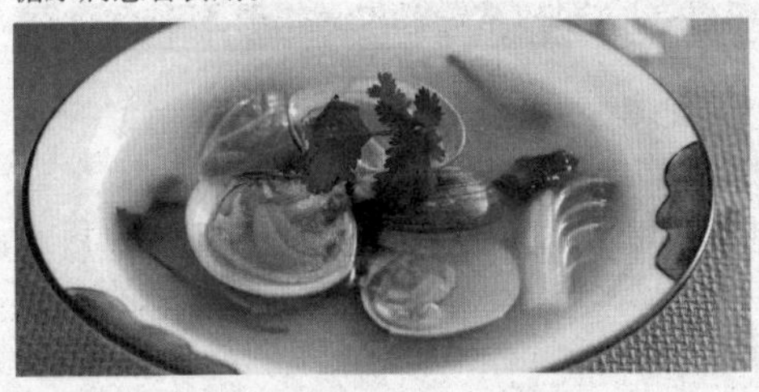

蒜蓉蒸扇贝

材料：

扇贝200克，蒜蓉50克，粉丝30克，食用油、葱丝、红椒丁、盐各适量

做法：

①扇贝洗净剖开，留一半壳；粉丝泡发，剪小段。

②将贝肉洗净，剞两三刀，放置在贝壳上，撒上粉丝，上笼屉，蒸2分钟。

③烧热油锅，下蒜蓉、葱丝、红椒丁煸香，放入盐、味精，熟后淋到扇贝上。

功效：

此菜有滋阴补肾、健脾和胃的功效，适合肾阴亏虚型糖尿病患者食用。

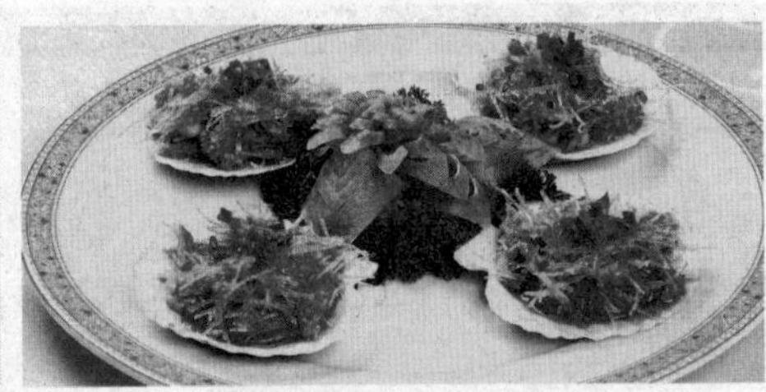

47 慢性腹泻 排便正常，肠胃舒畅

慢性腹泻是消化系统疾病中的一种常见的症状，是由于胃肠道的分泌、消化吸收及运动功能发生障碍而引发。此外，当颈椎和第 4 腰椎的钩椎关节发生错位时，也有可能引起慢性腹泻。

病症概述

慢性腹泻是指病程在 2 个月以上的腹泻或间歇期在 2 ～ 4 周内的复发性腹泻，其表现为持续 2 个月以上大便次数增多，便稀，甚至带有黏冻、脓血，还会伴有腹痛、发热、消瘦、腹部肿块或消化性溃疡等症状。

诊断

1. 小肠病变引起的腹泻：脐周不适，在餐后或便前加剧，大便量多、色浅，次数可多可少。

2. 结肠病变引起的腹泻：腹部两侧或下腹不适，在便后会缓解或减轻，排便次数多且急，粪便量少，常带有血及黏液。

3. 直肠和乙状结肠病变引起的腹泻：便意频繁，里急后重。

病理病因

慢性细菌性疾病、肠结核、血吸虫病、溃疡性结肠炎、放射性肠炎、缺血性结肠炎、肿瘤、小肠吸收不良、消化不良、肠蠕动紊乱等都可能导致慢性腹泻。

中医认为腹泻与脾虚的关系最为密切，如果脾脏虚弱，就很容易产生湿热，影响大肠而引起腹泻。此外，久病之后、年老体衰，也会损伤脾肾，使其运作失常，产生腹泻；或者因情志不调，也会伤及胃肠而引起腹泻。

从脊柱病因来看，慢性腹泻与颈椎、腰椎错位有密切关系，当颈椎和第 4 腰椎的钩椎关节发生错位时，就有可能引起慢性腹泻。

专家提示

发病初期，饮食应以能保证营养而又不加重胃肠道病变部位的损伤为原则，一般宜选择清淡的流质饮食，如浓米汤、淡果汁和面汤等。

缓解期排便次数减少后可进食少油的肉汤、牛奶、豆浆、蛋花汤、蔬菜汁等流质饮食，以后逐渐进食清淡、少油、少渣的半流质饮食。

慢性腹泻的脊疗

step1

患者体位：俯卧
治疗部位：背部
治疗手法：按揉
治疗目的：松弛肌肉

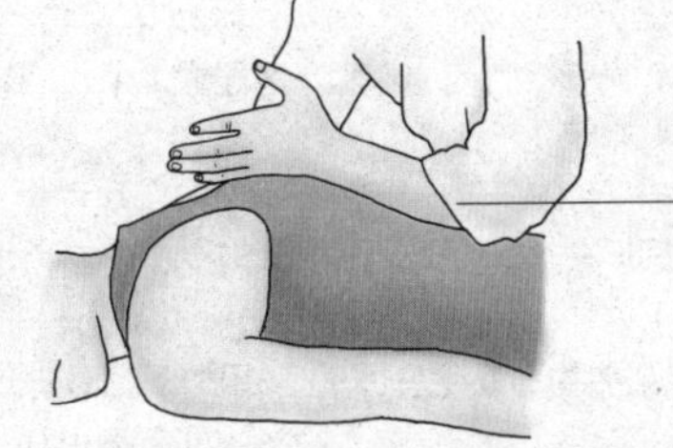

医者手肘按揉患者背部，以松弛背部、腰骶部软组织。

step2

患者体位：仰卧
治疗部位：颈部
治疗手法：推压
治疗目的：整复颈椎

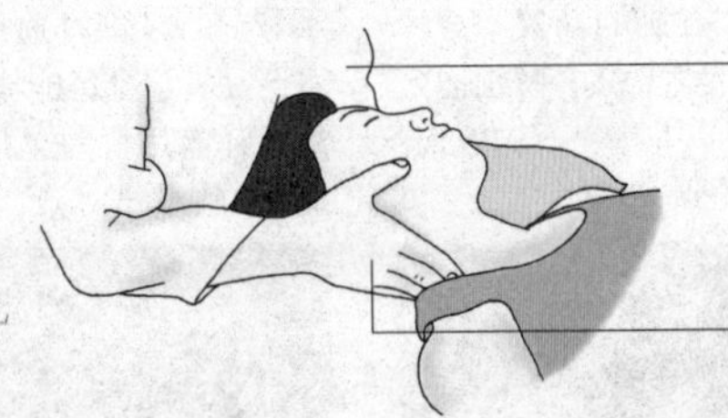

医者左手托扶患者后颈，以拇指按住患者的患椎横向隆起处。

医者右手托扶患者下颌，前臂紧贴患者面颊。

step3

患者体位：仰卧
治疗部位：颈部
治疗手法：牵引
治疗目的：整复颈椎

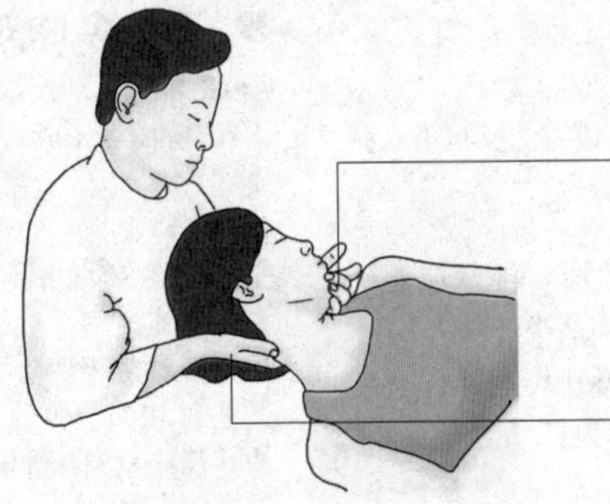

医者左手牵引患者头部先后向健侧、患侧转动，当向患侧转至最大角度时，做扳、按、牵运动。

当患者头部向患侧转至最大角度时，医者右手拇指按住患处不放松。

step4

患者体位：俯卧
治疗部位：背部
治疗手法：牵引
治疗目的：整复腰椎

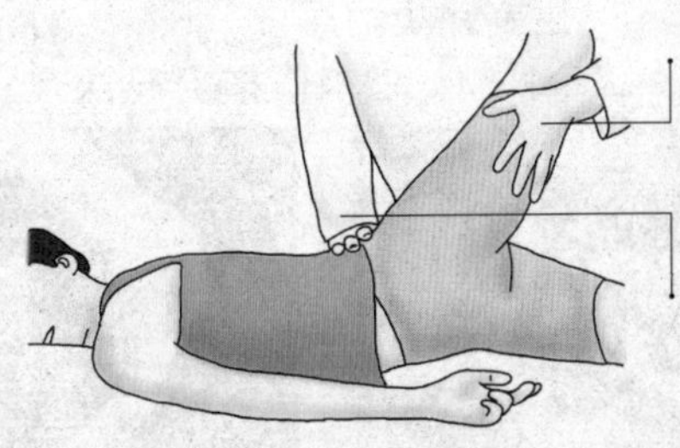

医者左手扶持患者大腿，向右手的反方向用力，向斜后方扳动患者大腿，呈15°～25°。

医者右手手掌根按压患者错位的棘突。

慢性腹泻的对症药膳

莲子紫米粥

材料：

莲子 25 克，红枣 5 颗，紫米 100 克，桂圆肉 40 克，白糖适量

做法：

①莲子洗净、去心；紫米洗净后以热水泡 1 小时；红枣洗净，泡发，待用。

②砂锅洗净，倒入泡发的紫米，加约 500 毫升水，用中火煮滚后转小火。

③再放进莲子、红枣、桂圆肉续煮 40 分钟 ~50 分钟，直至粥变黏稠，最后加入白糖调味即可。

功效：

莲子具有养心补肾，调和五脏的功效；紫米具有补血益气、补肾养肝、滋阴之功效，特别适合孕产妇和康复患者保健食用，具有非常良好的效果；本药膳将二者结合，可以养心润肺。

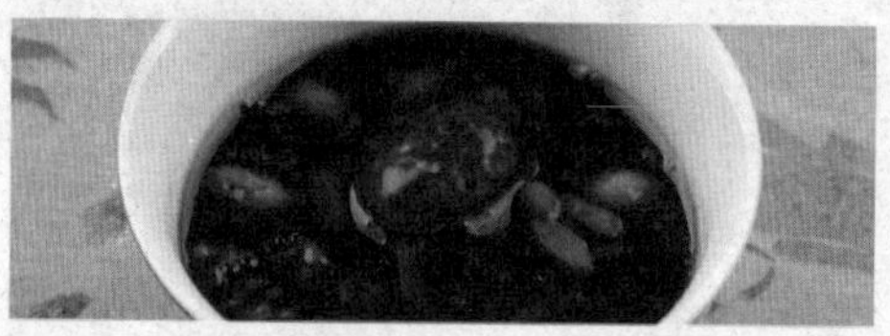

柠檬蜂蜜汁

材料：

柠檬 1 个，蜂蜜约 15 毫升，白糖少许

做法：

①将新鲜柠檬洗净，可根据个人口味，决定是否剥皮，然后榨出酸甜清香的柠檬原汁。

②柠檬原汁与蜂蜜混合，加入温开水 500 毫升，用勺子顺时针地搅拌、调匀。

③可在杯里插上吸管，在玻璃杯口沿上，插一块薄薄的柠檬片即可。

功效：

柠檬能治疗中暑烦渴、食欲不振、孕妇胃气不和等，还能降血压。柠檬富有香气，和肉类、水产品一起烹饪能除腥。将柠檬果核 3 克研成粉，每晚睡前用料酒送服，可治疗劳累过度、全身酸痛无力。需要注意，胃溃疡者禁食。

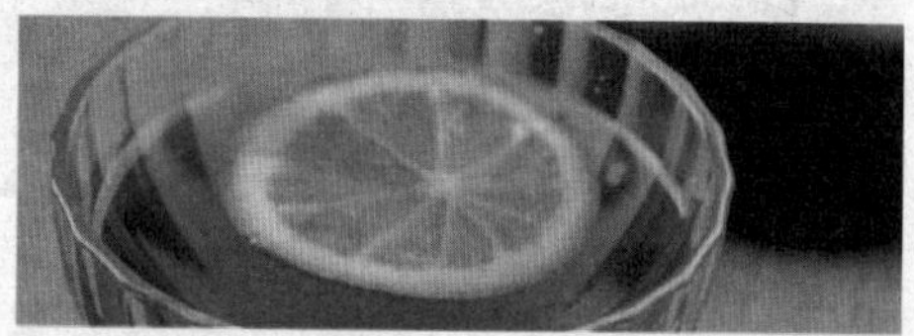

土茯苓鳝鱼汤

材料：

当归 8 克，土茯苓 10 克，赤芍 10 克，鳝鱼 100 克，蘑菇 100 克，盐 3 克

做法：

①鳝鱼洗净，切小段，可适当撒些盐腌渍 10 分钟，再用清水洗净；再将剩余材料用清水洗净。

②全部材料、药材与清水 800 毫升共置锅中，以大火煮沸，再转小火续煮 20 分钟。

③加入盐搅拌均匀，即可食用。

功效：

本药膳具有利湿解毒、补虚损、驱风湿、强筋骨的功效。患有脾虚血亏、腹冷肠鸣、下痢脓血、身体羸瘦、脱肛、内痔出血、子宫脱垂等病症的人可适当食用。

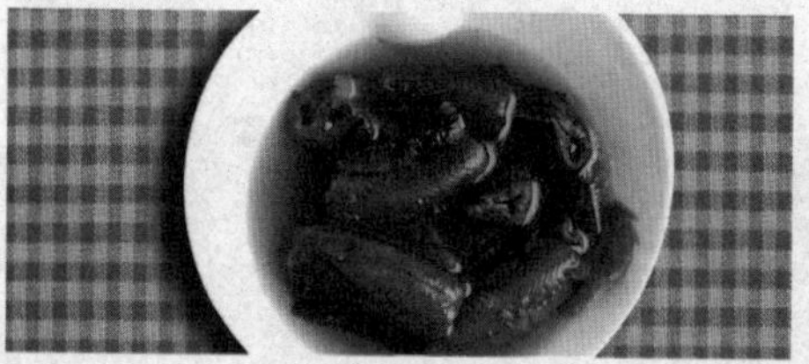

丁香多味鸡腿

材料：

丁香、陈皮各 10 克，党参、白术各 15 克，鸡腿 2 只，姜 3 片

做法：

①将药材、鸡腿分别洗净。将陈皮泡发；鸡腿汆烫，去血水，备用。

②把药材放于锅底，再将鸡腿放在药材上，水盖过药材和肉，再放入姜片，上方封一层保鲜膜，使其药味及肉味能够保存。

③在电饭锅中加 150 毫升水煮，等电饭锅跳起即可。

功效：

本药膳芳香健胃，具有促进消化的功能，可治疗肠胃虚寒所导致的腹部冷痛、呕吐或腹泻等症。此外，孕妇因早孕反应所引起的不适，也可选择本菜品来调治。

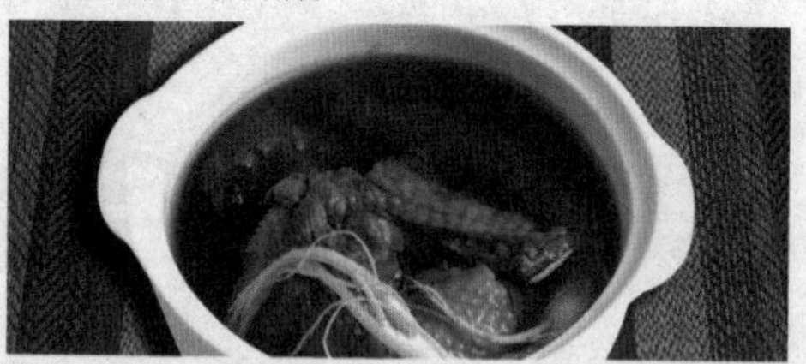

莲子红枣糯米粥

材料：

红枣10颗，莲子50克，糯米100克，冰糖适量

做法：

①莲子洗净、去莲心；糯米淘净放入锅中，加700毫升水以大火煮开，转小火慢煮20分钟。

②红枣洗净、泡软，与莲子一同加入已煮开的糯米中续煮20分钟。

③等莲子熟软，米粒呈糜状，加冰糖调味，搅拌均匀即可。

功效：

此粥能健脾补气养血，适合体质较弱者食用。红枣中铁的含量丰富，有助于治疗贫血。莲子可补中养神、清热止渴、强筋骨、补虚损、除寒湿，具有滋阴补血、润肺养心、延年益寿的功效。

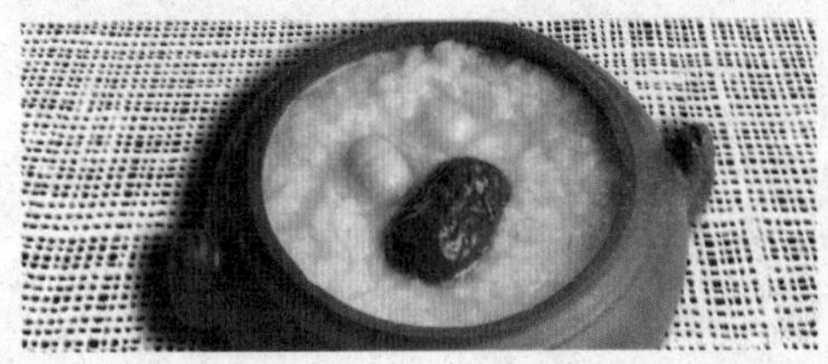

白术内金红枣粥

材料：

大米100克，白术、鸡内金、红枣各适量，白糖4克

做法：

①大米泡发洗净；红枣、白术均洗净；鸡内金洗净，加水煮好，取汁待用。

②锅置火上，加入适量清水，倒入煮好的汁，放入大米，以大火煮开。

③再加入白术、红枣煮至粥呈浓稠状，调入白糖拌匀即可。

功效：

本品具有补中益气、健脾化湿的功效，适合脾胃气虚型的慢性腹泻患者。

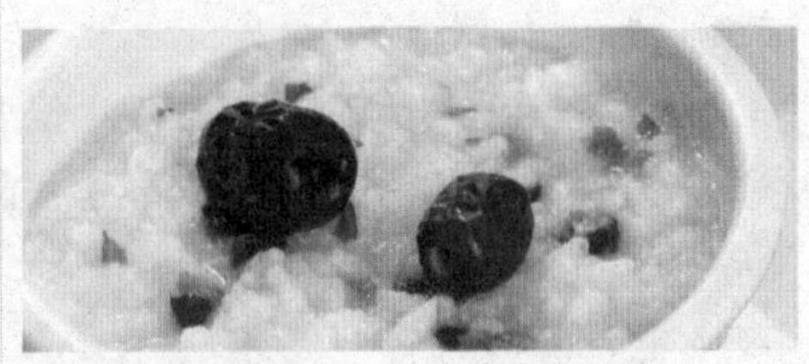

芡实煲家鸡

材料：

芡实50克，家鸡半只，姜1小块，盐4克，味精2克

做法：

①鸡收拾干净，斩块备用；芡实用清水洗净，泡发备用；姜切片。

②锅洗净，置于火上，将鸡块、芡实、姜片一起放入锅中，加入适量清水，煲至熟烂。

③待熟时，调入盐、味精煲至入味即可。

功效：

本品具有健脾化湿、固肾止泻的功效，适合脾胃气虚、脾肾阳虚的慢性腹泻患者。

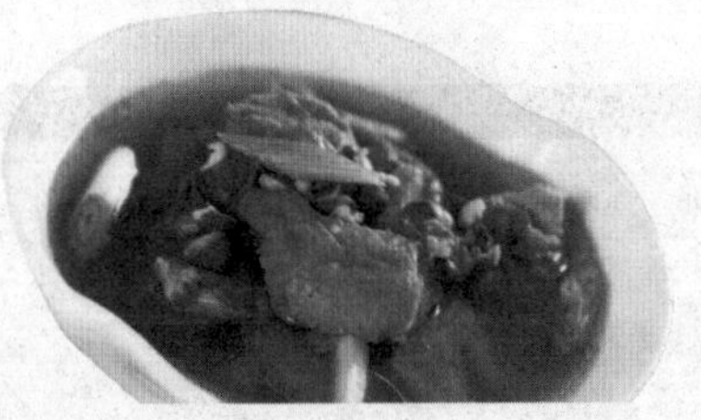

玉带西蓝花

材料：

西蓝花300克，玉带子300克，白果75克，葱、姜、蒜各切片少许，盐、鸡精、白糖、胡椒粉、淀粉各适量

做法：

①将西蓝花、玉带子及白果以水洗净。

②先将西蓝花入水氽烫，再把葱、姜、蒜片下入油锅爆香，加入玉带子、白果一起炒，待熟后加盐、鸡精、白糖、胡椒粉、淀粉调味，以西蓝花为盘边装饰即可。

功效：

本品具有清热凉血、收敛除湿的功效，适合湿热型的慢性腹泻患者。

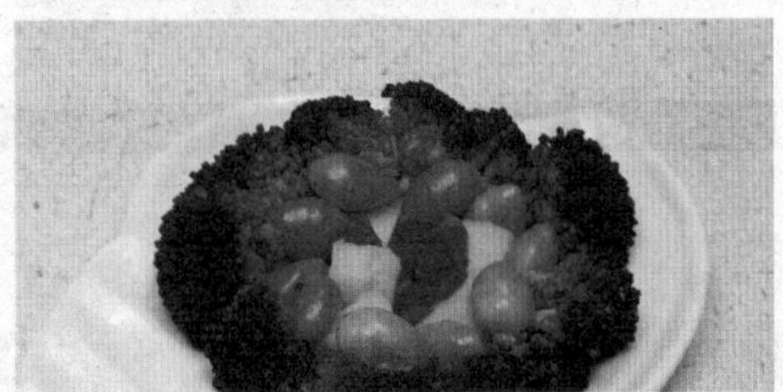

48 慢性胃炎 促进消化，缓解不适

慢性胃炎是慢性胃黏膜炎性发生异常的病症，多因急性胃炎、饮食不节而引发。此外，当第 7 至第 9 胸椎受到外伤或慢性劳损后，也有可能导致慢性胃炎。

病症概述

慢性胃炎系指不同病因引起的各种慢性胃黏膜炎性病变，是一种常见病，属中医学“胃脘痛”“痞满”“吞酸”“嘈杂”等范畴。临床上通常表现为以下几个症状：上腹部闷胀疼痛、嗳气频繁、泛酸、食欲减退、消瘦、腹泻等。

诊断

1. 上腹部不适或疼痛，进食后加重；常有口臭、口苦、嗳气、恶心、食欲不振等症状。

2. 胃酸分泌常增多，临床表现可似溃疡病，也可发生胃出血。后期可见营养不良、消瘦、贫血、舌萎缩，部分患者胃酸分泌减少，有时可出现腹泻，甚至恶变成胃癌。

3. 胃液分析。

病理病因

慢性胃炎的成因一般来自三个方面：一是由急性胃炎转变而来；二是由其他疾病引起的继发性炎症，如溃疡病、胃癌、胃扩张、胃下垂等；三是由饮食无节制、爱吃生冷辛辣、长期饮酒、过度吸烟、精神刺激等因素诱发所致。

中医认为，慢性胃炎多因长期情志不遂、饮食失调、劳逸失常，导致肝气郁结、脾失健运、胃脘失和、胃寒气滞、升降失常、胃络失养，日久中气亏虚而引发胃炎。

从脊柱结构来看，支配胃的内脏神经是由第 7、第 8、第 9 胸椎的脊神经组成。当这 3 节胸椎受到外伤或慢性劳损后，会使椎体发生错位及小关节紊乱，从而使支配胃的内脏神经受到压迫，导致胃部的运动和分泌发生异常，身体的免疫力也随之下降。此时如食用刺激性食物、药物，或遭受细菌、病毒侵入，就很容易发生胃炎。

专家提示

避免食用坚硬、粗糙、纤维过多和不易消化的食物，亦须避免食用过酸、过辣、香味过浓、过咸和过热的食物。

饭菜要软烂，含纤维多的食物不宜吃太多，可粗粮细做。

慢性胃炎的脊疗

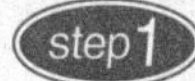

患者体位：俯卧
治疗部位：肩背部
治疗手法：按揉
治疗目的：松弛肌肉

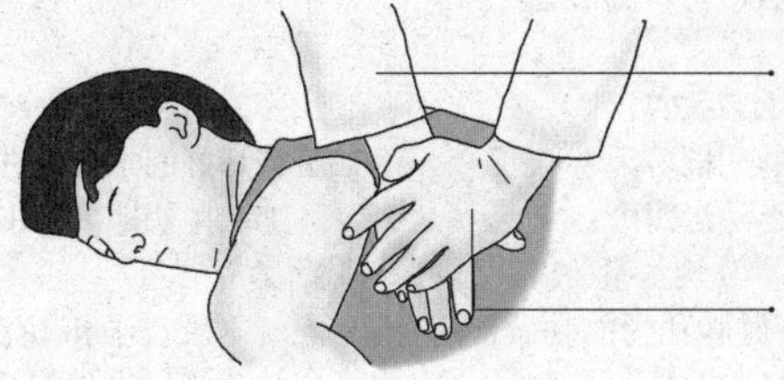

医者右手按揉患者背部，以松弛肩背部软组织。

医者左手按在右手手背上，辅助右手施力。

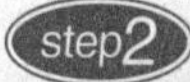

患者体位：俯卧
治疗部位：背部
治疗手法：按压
治疗目的：整复胸椎

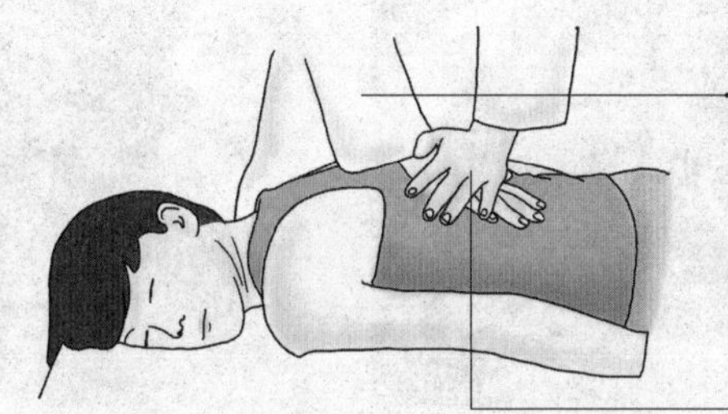

医者右手手掌垂直按压患者错位的棘突，一般会有关节复位的弹响声。

医者左手按在右手手背上，辅助右手施力，但切忌大力。

健康贴士

1. 抑郁或过度紧张和疲劳，容易造成幽门括约肌功能紊乱，胆汁反流而发生慢性胃炎。

2. 加强体育锻炼，增强体质，加强肠胃功能。

3. 积极治疗口腔、鼻腔、咽部慢性感染灶，以防局部感染灶的细菌或毒素被长期吞食，造成胃黏膜炎症。

4. 忌用或少用对胃黏膜有损害的药物，如阿司匹林、保泰松、消炎痛、利血平、甲苯磺丁脲、激素等。如果必须应用这些药物，一定要饭后服用，或者同时服用抗酸剂及胃黏膜保护药，以防止它们对胃黏膜的损害。

5. 慢性胃炎患者应食用木瓜、红枣、麦芽糖、山药、鳝鱼、猪肚、羊肚、党参、黄芪、白芍、白术等补脾健胃、保护胃黏膜的药材和食材，还可选用姜、茯苓、炙甘草等抗胆汁反流的药材。

慢性胃炎的对症药膳

韭菜子蒸猪肚

材料：

韭菜子9克，猪肚1个，盐、胡椒粉各适量

做法：

①猪肚洗净，将韭菜子放入猪肚内。

②猪肚放入碗中，加入盐、胡椒粉。

③将装有猪肚的碗上笼蒸至熟烂即可。

功效：

本品具有温中行气、健脾和胃的功效，适合中焦虚寒的胃炎患者食用。

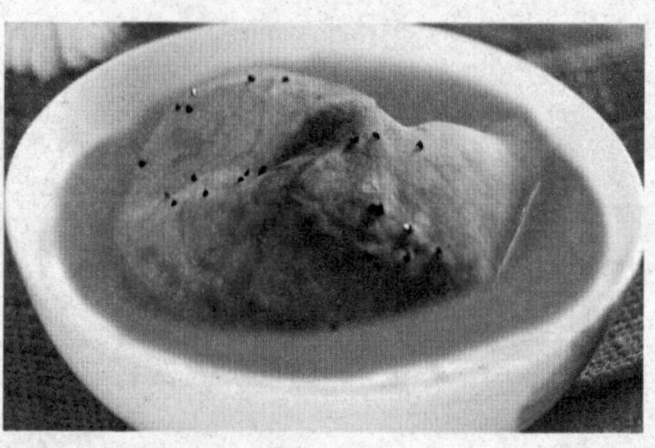

牛奶木瓜甜汤

材料：

木瓜200克，牛奶300毫升

做法：

①将木瓜洗净，削皮，去籽，切成小块。

②将切好的木瓜放进碗中。

③加入牛奶即可食用。

功效：

木瓜有中和胃酸、生津止痛的作用，可抑制胃酸分泌，有效保护胃黏膜。与牛奶同食可生津止渴、补虚开胃、保护胃黏膜，适合慢性胃炎患者食用。

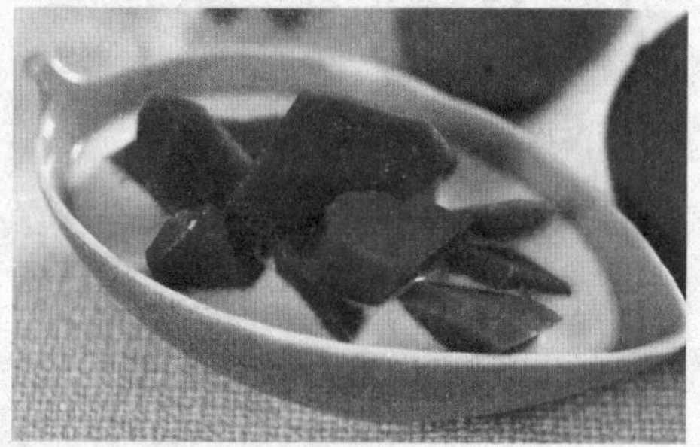

枳实金针河粉

材料：

厚朴、枳实各10克，金针菇50克，黄豆芽15克，胡萝卜、素肉各30克，河粉90克，盐3克

做法：

①上诉全部药材洗净，置于锅中，加适量清水以小火煮至沸，约1分钟后关火，滤取药汁备用。

②胡萝卜洗净，切丝；黄豆芽洗净，去除根须；金针菇洗净备用；河粉放入开水中煮熟，捞出；素肉切丝。

③河粉、药汁一同入锅煮沸，加入黄豆芽、胡萝卜、金针菇煮熟，放入素肉丝，加盐调味，拌匀即可食用。

功效：

枳实和厚朴均具有行气消胀、理气止痛的功效。本品具有理气宽中、疏肝解郁的功效，适合肝胃不和型的慢性胃炎患者食用。还可用于治疗食积腹胀、胸腹胀满、胸部闷痛、水肿、便秘、胃下垂、子宫下垂、脱肛等病症。

山药五宝甜汤

材料：

山药200克，莲子150克，百合10克，银耳、桂圆肉各15克，红枣8颗，冰糖适量

做法：

①山药削皮，洗净，切段；银耳泡发，去蒂，切小朵；莲子淘净；百合用清水泡发；桂圆肉、红枣洗净。

②将材料放入锅中，加清水适量，中火煲45分钟。放入冰糖，以小火煮至冰糖溶化即可。

功效：

本品健脾养血、滋阴益胃，对胃阴亏虚，有烧灼感的胃炎患者有较好疗效。

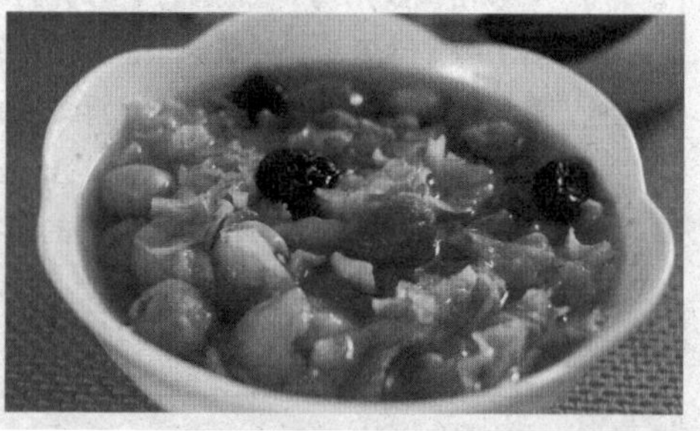

◉ 红枣白术羊肚汤

材料：

羊肚250克，红枣、枸杞子各15克，山药、白术各10克，盐、鸡精各2克

做法：

①羊肚洗净，切块，汆水；山药洗净，去皮，切块；白术洗净，切段；红枣、枸杞子洗净，浸泡。

②锅中烧水，放入羊肚、山药、白术、红枣、枸杞子，加盖。

③炖2小时后调入盐和鸡精即可。

功效：

本品具有健脾益气、暖胃宽中的功效，适合慢性胃炎患者食用。

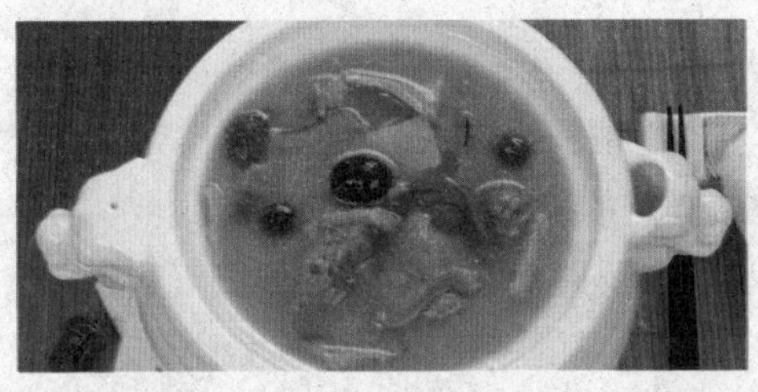

◉ 金针菇牛肉卷

材料：

金针菇250克，牛肉100克，青椒、红椒各10克，食用油20毫升，日本烧烤汁30毫升

做法：

①牛肉洗净，切成长薄片；青椒、红椒洗净，切丝；金针菇洗净备用。

②将金针菇、辣椒丝卷入牛肉片。

③锅中注油烧热，放入牛肉卷煎熟，淋上日本烧烤汁即可。

功效：

本品有健脾益胃、理气宽中、养胃生津的功效，适合肝胃不和、肝胃郁热以及胃阴亏虚型的慢性胃炎患者。

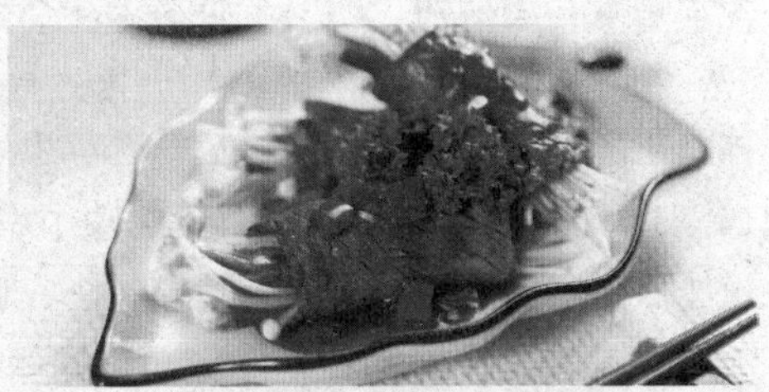

◉ 冬瓜红豆汤

材料：

冬瓜200克，红豆100克，盐3克，鸡精2克，食用油适量

做法：

①冬瓜去皮洗净，切块；红豆泡发洗净备用。

②锅入水烧开，放入红豆汆至八成熟，捞出沥干水分备用。

③锅下油烧热，放入冬瓜略炒，加入清水，放入红豆，加盐、鸡精调味，煮熟装盘即可。

功效：

本品具有清热泻火、养胃生津的功效，适合肝胃郁热以及胃阴亏虚型的慢性胃炎患者。

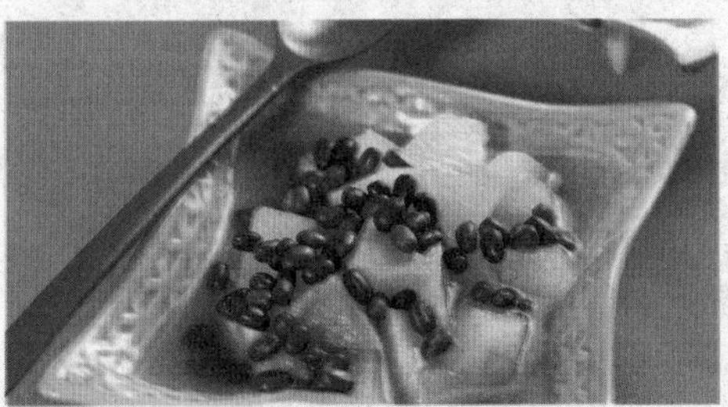

◉ 西瓜木瓜汁

材料：

西瓜100克，木瓜200克，姜2克，柠檬20克，低聚糖5克

做法：

①将木瓜与西瓜去皮去籽；姜、柠檬洗净后去皮。将这几种原料均以适当大小切块。

②将所有材料放入榨汁机，加冰水200毫升，一起搅打成汁，滤出果肉即可。

功效：

本品具有清热泻火、养胃生津的功效，适合肝胃郁热、胃阴亏虚型的慢性胃炎患者。

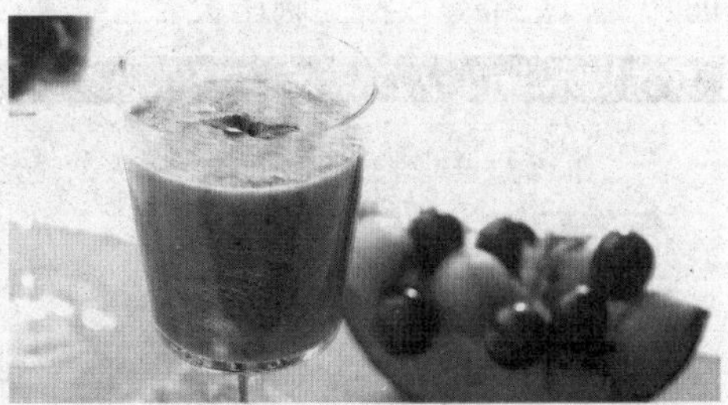

49 慢性阑尾炎 消除炎症，恢复健康

慢性阑尾炎是指急性阑尾炎消退后而遗留的阑尾慢性炎症，多是由急性阑尾炎转化而来。此外，当第 1 至第 3 腰椎发生错位后，也会挤压内脏神经，甚至造成慢性阑尾炎。

病症概述

慢性阑尾炎是指阑尾急性炎症消退后而遗留的阑尾慢性炎症病变，如管壁纤维结缔组织增生、管腔狭窄或闭塞、阑尾扭曲、阑尾与周围组织粘连等。

诊断

1. 腹部疼痛：右下腹部出现疼痛，表现为间断性隐痛或胀痛，时重时轻，大多在饱餐、运动和长期站立后发生。

2. 胃肠道反应：出现消化不良、胃纳不佳等症状。病程较长者会身体消瘦、体重下降，但没有恶心和呕吐，老年患者可伴有便秘。

3. 腹部压痛：右下腹部有范围较小、位置固定的压痛，是慢性腹泻的主要体征，重压后会出现疼痛。一般无腹部包块、肌紧张和反跳痛，有时可触到胀气的盲肠。

4. 曾有急性阑尾炎发作史，症状体征比较明显的慢性阑尾炎诊断比较容易；对于无急性阑尾炎发作史者，则应用钡剂充盈阑尾，检查阑尾是否狭窄变细，有无不规则、间断充盈的扭曲、固定现象。

病理病因

慢性阑尾炎一般可分为原发性慢性阑尾炎和继发性慢性阑尾炎，其中原发性慢性阑尾炎病初无急性发作史，起病较隐匿，症状发展缓慢，病程持续较长，无反复急性发作的现象；而继发性慢性阑尾炎是急性阑尾炎发病后，非手术治疗而愈或自行缓解的后遗症，会再次或多次急性发作，久治不愈。

从脊柱病因来看，慢性阑尾炎与腰椎错位有密切关系，当第 1 腰椎至第 3 腰椎发生错位后，会挤压内脏神经，引起胃肠功能紊乱，并因剧烈活动、饮食不节而加重，甚至导致慢性阑尾炎。

专家提示

患者应当保持良好的精神状态，避免剧烈的情绪变化，以免打破神经系统的平衡，进而诱发阑尾炎。

患者应注意季节、气候变化，避免腹部受到寒冷刺激，维护胃肠道的正常功能状态。

慢性阑尾炎的脊疗

step1

患者体位：俯卧
治疗部位：背部
治疗手法：按压
治疗目的：松弛肌肉

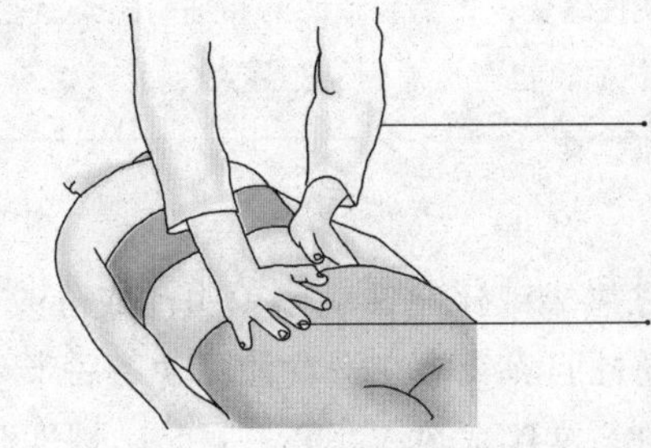

step2

患者体位：俯卧
治疗部位：背部
治疗手法：推摇
治疗目的：整复腰椎

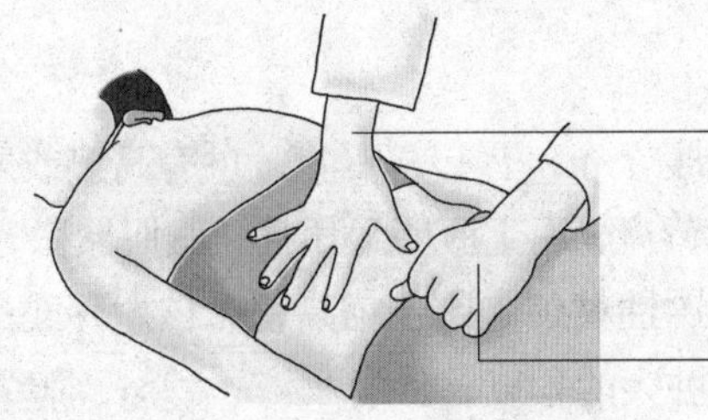

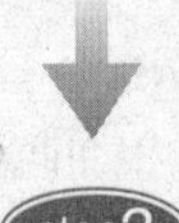

step3

患者体位：俯卧
治疗部位：背部
治疗手法：按压
治疗目的：整复腰椎

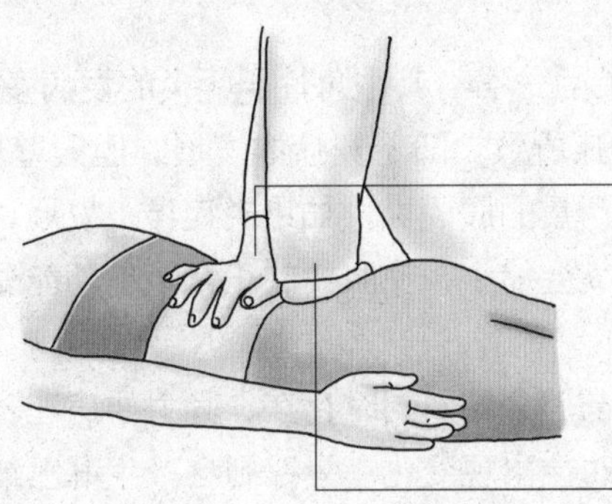

健康贴士

1. 患者在饮食方面应定时定量进食，到了规定时间，应主动进食。可以多吃富含维生素 C 的蔬菜和水果，少吃辣椒、胡椒等辛辣食物，餐后也不能立刻饮水，以免稀释胃液，影响消化。

2. 避免吸烟、饮酒，以免刺激胃部，影响胃壁细胞的血液供应，使胃黏膜抵抗力降低而诱发胃病。

50 胆囊炎 利尿泻热，疏肝利胆

胆囊炎是胆囊的炎性病变，多为胆汁淤滞和细菌感染后在胆囊壁产生的炎症。此外，第9至第11胸椎发生错位后，也有可能引发胆囊炎。

◉ 病症概述

胆囊炎是细菌性感染或化学性刺激（胆汁成分改变）引起的胆囊炎性病变，为胆囊的常见病。急性胆囊炎多在进食油腻晚餐后半夜发病，表现为右上腹持续性疼痛，阵发性加剧，常伴发热、恶心、呕吐。慢性胆囊炎多数表现为胆源性消化不良、厌油腻食物、上腹部闷胀、嗳气、胃部灼热等。

◉ 诊断

1. 发病急骤，右上腹疼痛，恶心，呕吐，可有高热或寒战症状。
2. 急性病患者可见黄疸，右上腹明显压痛，腹肌紧张，或可触及肿大的胆囊。
3. 血中白细胞数和中性粒细胞比例增高，见核左移或见中毒颗粒。
4. B超可显示胆囊肿大的程度，伴有积液、积脓、胆囊周围渗出性改变。

◉ 病理病因

胆囊炎有急性、慢性之分，其中急性胆囊炎的发病多因胆汁淤滞和细菌感染，从而在胆囊壁产生炎症所致。随着炎症的发展，胆囊壁可能会发生坏死、穿孔，引发胆囊周围脓肿或严重的腹膜炎。如果炎症停止发展，胆囊壁会留下瘢痕，但如果多次发作，胆囊就会缩小，使胆囊的正常生理功能受到影响，甚至丧失正常的生理功能。

慢性胆囊炎往往与胆囊结石同时存在，其主要病理表现为胆囊壁的增厚和瘢痕收缩，胆囊的大小也会出现变化。囊壁则会产生淋巴细胞浸润、纤维化、钙化等改变，从而使胆囊的收缩和排空功能受到影响。

从脊柱结构来看，第9至第11胸椎发出的内脏神经主要负责调节肝胆功能，当这3节胸椎受到外伤或慢性劳损后，会使椎体发生错位及小关节紊乱。从而刺激胸椎部分的内脏神经，导致肝胆功能紊乱，免疫力下降，容易引发胆囊炎。

专家提示

合理控制饮食，避免发胖，保持心情放松愉快，不可长时间沉闷忧虑。
平时多饮水(每天1500～2000毫升)，以稀释胆汁。

胆囊炎的脊疗

step1

患者体位：俯卧
治疗部位：背部
治疗手法：按揉
治疗目的：松弛肌肉

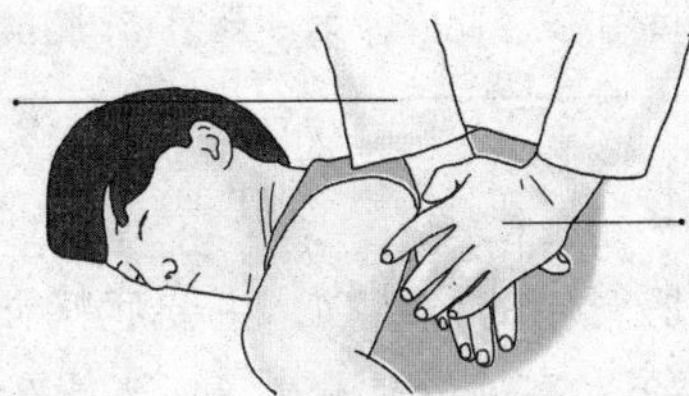

step2

患者体位：俯卧
治疗部位：背部
治疗手法：按揉
治疗目的：松弛肌肉

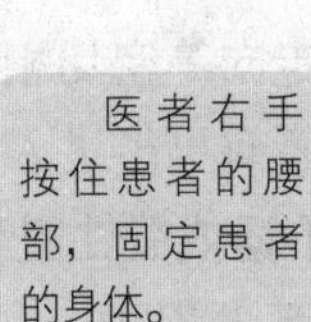
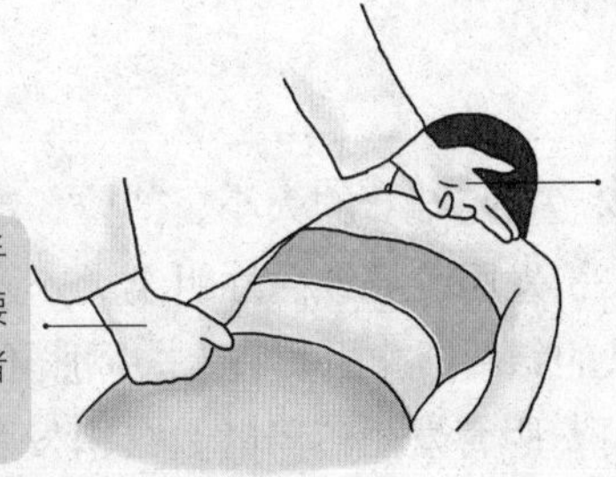

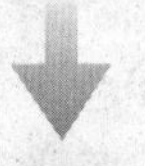

step3

患者体位：俯卧
治疗部位：背部
治疗手法：按压
治疗目的：整复胸椎

医者右手按住患者的后凸棘突上，当患者呼气时，用有限度的冲压力往下压，重复2～4次。
医者左手按在右手手背上，辅助右手施力。

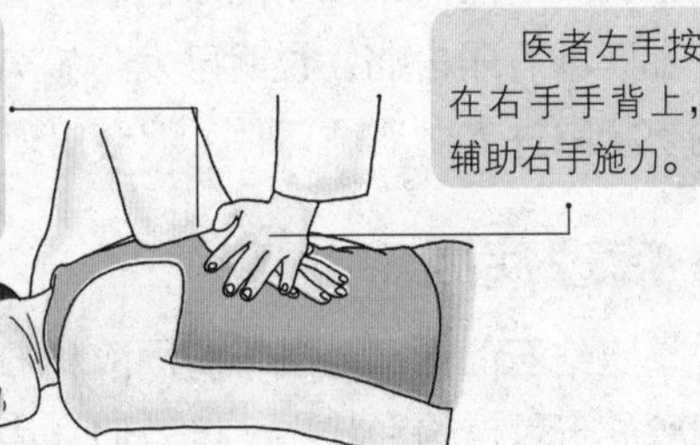

健康贴士

在饮食方面，胆囊炎患者也应多加注意，避免食用刺激性食品。

宜食：低脂肪、低蛋白、少量易消化的流质饮食或半流质饮食，随病情的减轻可逐渐加入少量瘦肉、鱼、蛋、奶、水果及蔬菜等，多吃萝卜、青菜、豆类、豆浆等副食。

忌食：油炸、油煎、辛辣食物和高脂肪食物。

51 胆结石 排石止痛，健脾利胆

胆结石是胆管内形成的凝结物，是消化系统常见病症之一，多是肝细胞合成的胆汁中的胆固醇过于饱和而引发。此外，第 9 至第 11 胸椎的错位也可能造成胆结石。

病症概述

胆结石是胆管中的凝结物，主要症状表现为上腹疼痛并放射到肩和背部，且低热、恶心、呕吐、寒战、大汗淋漓甚至伴有黄疸。患者常自幼年即有腹痛、发冷、发热、黄疸反复发作的病史。并发症多且较严重，较常见的有化脓性肝内胆管炎、肝脓肿、胆道出血等。

诊断

1. 胆结石的症状与结石的大小、部位、走向等密切相关。较小的结石在进食后可阻塞胆管，引发胆绞痛或急性胆囊炎，还有可能进入胆总管，引发继发性胆总管结石；较大的结石则能引发右上腹闷胀不适或慢性胆囊炎。

2. 当结石阻塞胆管发生感染时，会引发胆囊积脓，在胆囊处有明显的压痛；而不发生感染时，仅会形成胆囊积液，在胆囊处没有明显的压痛。

3. 胆总管结石的典型症状有腹痛、寒热交替、黄疸，多反复发作。腹痛经常发于剑突下区域，多由闷胀痛转为刀割性绞痛，触摸时有深压痛和肌紧张，如在肝部区域有叩击痛，说明已发生感染。当感染向上扩散，细菌和内毒素通过肝脏的窦状隙进入血液循环时，就会出现寒热交替的症状，继而出现黄疸。

病理病因

胆结石的大部分属于胆固醇结石，其形成主要是由于肝细胞合成的胆汁中胆固醇处于过度饱和状态，以及胆汁中的蛋白质促使胆固醇晶体成核作用。另外的因素则为胆囊运动功能损害，它们共同作用，致使胆汁淤滞，促发结石形成。

从脊柱病因来看，第 9 至第 11 胸椎的错位会压迫脊神经，从而诱发胆结石的形成，如能在急性外伤期整复胸椎，不仅可以预防胆结石的发生，还能治疗胆结石。

专家提示

预防胆结石，应注意生活作息要有规律，平时应多参加体育活动，在饮食方面更要注意，要按时吃早餐。

胆结石的脊疗

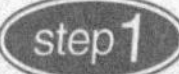

患者体位：俯卧
治疗部位：背部
治疗手法：按揉
治疗目的：松弛肌肉

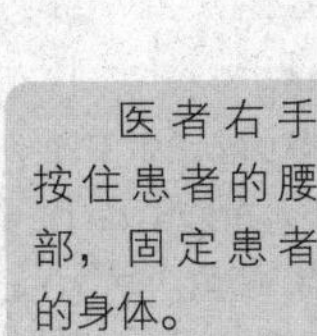

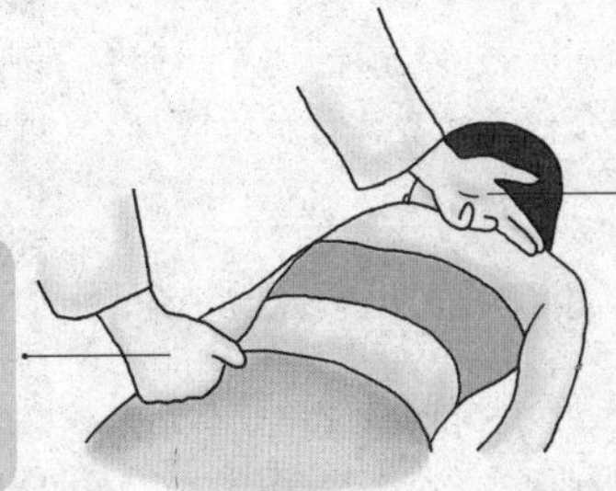

医者左手手背按揉患者背部，以松弛背部软组织。

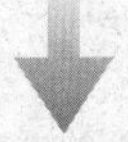

step2

患者体位：俯卧
治疗部位：背部
治疗手法：按压
治疗目的：整复胸椎

医者右手手掌按在患者的错位棘突上，并垂直按压。

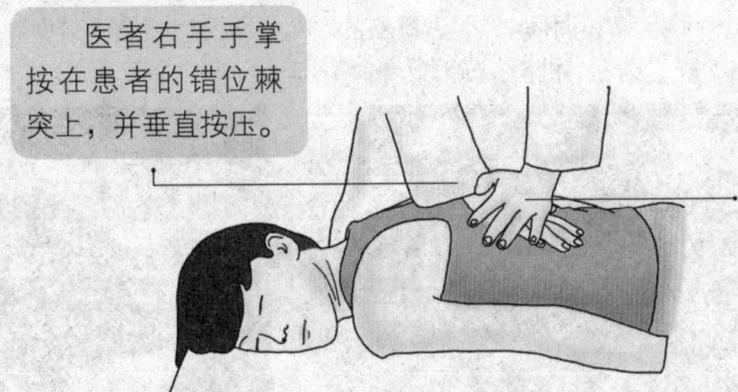

医者左手按在右手手背上，辅助右手施力，切忌大力。

健康贴士

1. 平时要多参加体育活动，如散步、慢跑、做体操等。体力好的时候还可以原地跳跃，同样有利于预防泌尿系结石症的复发。

2. 积极治疗原发病，如尿路感染、痛风、糖尿病等。

3. 在预防的同时，还要接受检查以排除甲状腺功能亢进、尿路结石和肾小管性酸中毒等疾病。

4. 患者还应定期到医院检查，观察结石的“动向”。

5. 饮食注意荤素搭配，避免过食肥甘厚味。尤其是晚上，应避免进食高胆固醇类食品如鸡蛋（尤其是蛋黄）、肥肉、海鲜、无鳞鱼类、动物内脏等食品。

6. 烹调时应用煮、蒸、烩、炒、拌、汆、炖的烹调方法，不用油煎、炸、烤、熏的烹调方法。

7. 多吃富含维生素 C 与维生素 A 的水果及蔬菜，如橘子、胡萝卜、西红柿等，有利于胆结石的溶解。

8. 保证充足的饮水量，每天喝水 2000 毫升以上为宜。

9. 减少高蛋白、高尿酸、高草酸的食物的摄入，如豆腐、菠菜、茶叶、咖啡、可可等。

胆结石的对症药膳

利尿汤

材料：

冬瓜肉、冬瓜皮、冬瓜仁各 20 克，老姜 2 片，老玉米须 25 克

做法：

①冬瓜须买带仁的，先将冬瓜皮、肉、仁切分开，并将冬瓜仁剁碎。

②到中药房买老玉米须，并购 1 个小布袋，1 次取用 25 克，将其中灰尘杂质洗净，装入小布袋。

③将所有材料加入 750 毫升水煮开，改小火煮 20 分钟，滤汤取饮，食冬瓜肉即可。

功效：

本品具有清热利尿、清肝利胆、促进排石的功效，适合湿热淤结型肝胆结石、尿路结石的患者食用。

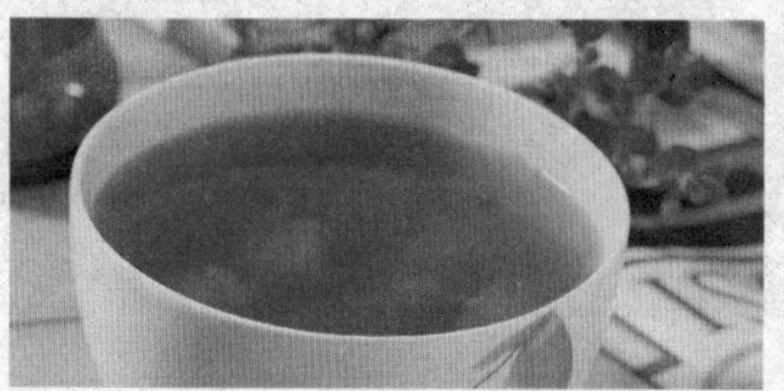

赤小豆炖鲫鱼

材料：

鲫鱼 1 条（约 350 克），赤小豆 500 克，海金沙 10 克

做法：

①将鲫鱼处理干净；赤小豆、海金沙洗净，海金沙装入布袋中备用。

②将鲫鱼、赤小豆、布袋均放入锅内，加 1500~2000 毫升水清炖。

③炖至鱼熟豆烂即可。

功效：

本品具有补中利水、消肿排石的功效，可辅助治疗湿热蕴结型胆结石、膀胱结石等各种结石症。

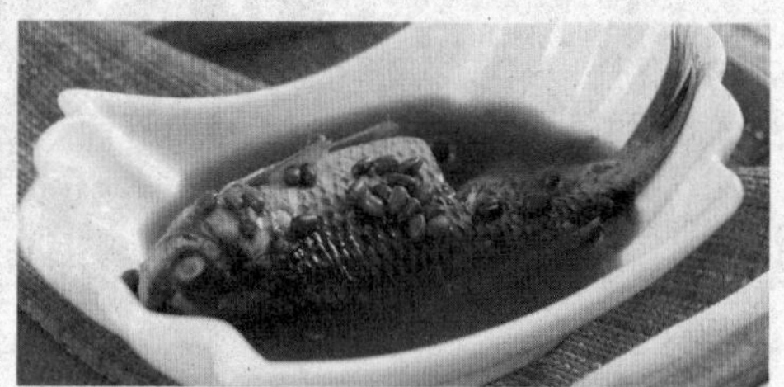

三金茶

材料：

鸡内金 10 克，金钱草 20 克，海金沙 25 克，冰糖 10 克

做法：

①将海金沙用布袋包扎好，与鸡内金、金钱草一起放入锅中，加水 500 毫升。

②以大火煮沸后再转小火煮 10 分钟左右，加入冰糖即可。

功效：

本品具有清湿热、消结石、健脾胃的功效，对湿热蕴结型胆结石患者有很好的食疗作用。

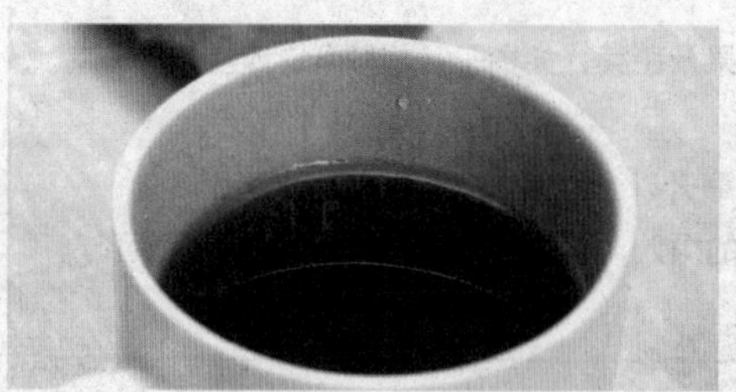

木瓜车前草滚猪腰汤

材料：

木瓜 50 克，鲜车前草 40 克，猪腰 140 克，姜 3 克，盐适量

做法：

①木瓜洗净，去皮切块；鲜车前草洗净，去除根须；猪腰洗净后剖开，剔除中间的白色筋膜；姜洗净，去皮切片。

②将木瓜、车前草、猪腰、姜片一同放入砂锅内，加适量清水，大火煲沸后改小火煲煮 2 小时，加入盐调味即可。

功效：

本品清热利湿、补肾消肿，适用于湿热蕴结型胆结石患者。

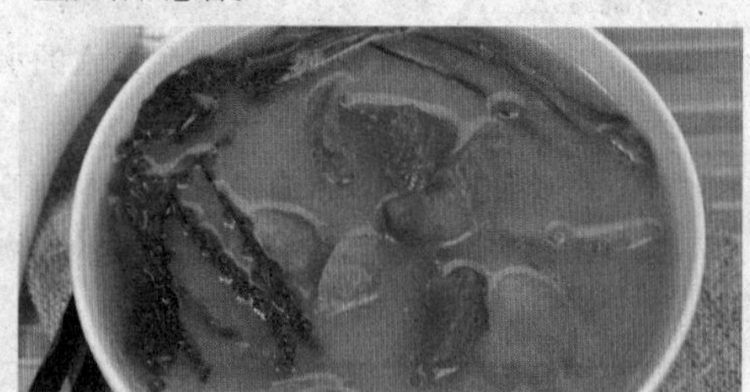

◉ 金钱草茶

材料：

金钱草20克，红花10克，蜂蜜适量

做法：

①将金钱草、红花洗净备用。

②锅内加入清水适量，放入金钱草、红花，以大火煮开后小火煮5分钟即可。

③倒出药茶待稍凉后加入蜂蜜调匀即可饮用。

功效：

本品具有清热解毒、活血化淤的功效，非常适合气滞血淤型胆结石的患者食用。

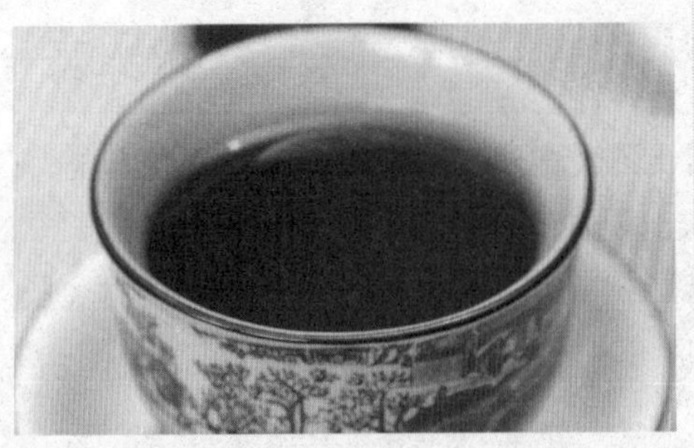

◉ 通草海金沙茶

材料：

通草、车前子、海金沙、玉米须各10克，白糖15克

做法：

①将海金沙用布包扎好，与洗净的通草、车前子、玉米须一起盛入锅中，加500毫升水煮茶。

②大火煮开后，转小火续煮15分钟。

③最后加入白糖即成。

功效：

本品具有清湿热、排结石的功效，对肝胆湿热型胆结石患者有很好的食疗作用。

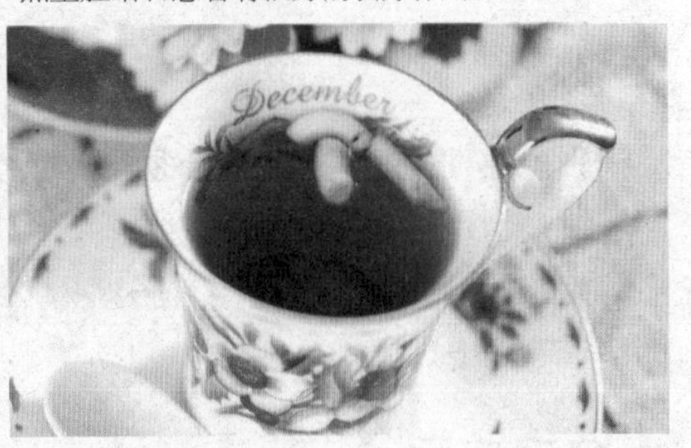

◉ 苦瓜牛蛙汤

材料：

牛蛙250克，苦瓜200克，冬瓜100克，盐4克，姜丝3克，清汤、枸杞子各适量

做法：

①将苦瓜去籽，洗净，切厚片，用盐水稍泡；冬瓜洗净，切片备用。

②牛蛙处理干净，斩块，汆水备用。

③净锅上火倒入清汤，调入盐、姜丝烧开，下入牛蛙、苦瓜、枸杞子煲至熟即可。

功效：

本品具有清热利尿、祛湿消肿等功效，适合湿热内蕴型胆结石患者食用。

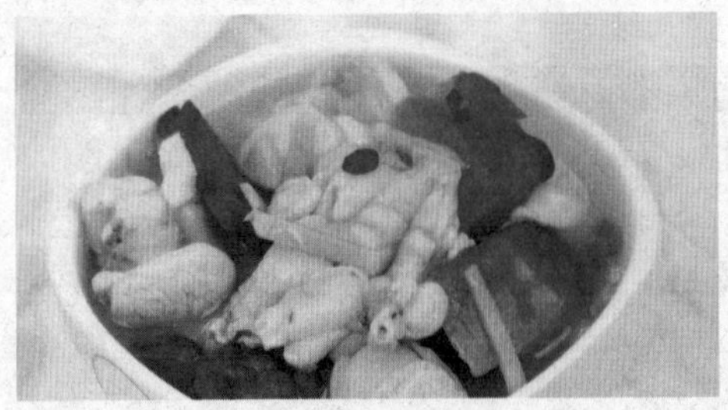

◉ 青螺煲鸭肉

材料：

鸭半只，鲜青螺肉200克，熟火腿25克，水发香菇150克，白扁豆30克，盐、冰糖、枸杞子、葱末各适量，姜片5克

做法：

①将鸭肉洗净，斩件，煮熟捞出;青螺肉洗净备用。

②鸭肉放砂锅中，加水以旺火烧开，转小火煲至六成熟时，加盐、冰糖。

③将火腿、香菇洗净，切丁，与青螺肉、白扁豆、枸杞子、葱末、姜片一同入锅煲至肉熟烂。

功效：

本品可清热解毒、利湿通淋、益气补虚，适合胆结石患者食用。

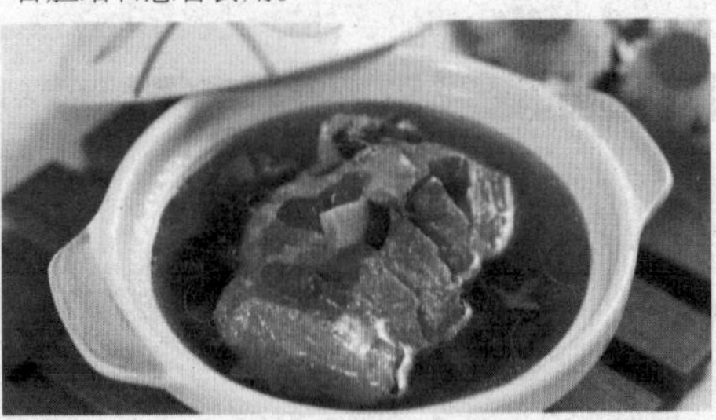

52 结肠炎 调节平衡，消炎止痛

结肠炎是直肠、结肠黏膜的非特异性炎症病变，多因免疫反应、感染、遗传、精神等因素而引发。此外，当腰椎发生错位后，也很可能导致结肠神经功能紊乱，引起结肠炎。

病症概述

结肠炎又称“非特异性溃疡性结肠炎”“痉挛性结肠炎”，是直肠、结肠黏膜的非特异性炎症病变。主要症状为黏液或脓血便、食欲不振、腹胀、恶心、消瘦、乏力、贫血等。严重者可能出现高热、呕吐、心动过速、心力衰竭、脱水、神志昏迷等症状。

诊断

1. 急性期的腹痛多在左下腹部，其症状不太剧烈，但排便多伴有大量出血。

2. 病情严重或病程较长的患者，经常出现发热、乏力、食欲不振、消瘦、贫血等症状，而晚期患者还伴有肠穿孔、结肠狭窄、肛管直肠周围脓肿、瘘管、肠内瘘管等病变。

病理病因

结肠炎是结肠运动和分泌功能失调，以慢性腹泻和腹痛为主要症状的全身性疾病。自身免疫反应、感染、遗传、精神等因素都可能使结肠黏膜发生病变，在黏膜和黏膜下层出现充血、水肿、出血、糜烂和浅表性小溃疡。溃疡严重者甚至会形成大溃疡，深度能至肌层，乃至穿孔；晚期也会使纤维组织增生，肠壁增厚、变形，导致肠壁狭窄。

中医认为结肠炎属“肝胃不和”“肝脾不和”的范畴，其病因是湿热内侵、饮食不当、情志所伤、脾胃受损、命门火衰等。

从脊柱病因来看，结肠炎的发病与第 11 至第 12 胸椎、第 1 至第 3 腰椎发出的交感神经功能失调有关。当这几节椎体发生错位后，很容易影响直肠和结肠，导致结肠神经功能紊乱，引起结肠炎。

专家提示

结肠炎患者要注意充分休息，减少精神和体力负担。病情好转后，也要避免重体力活动。

在饮食方面，更要多加注意，应少量多餐，否则一次吃太多食物，会使消化系统负担过重。

结肠炎的脊疗

step1

患者体位：俯卧
治疗部位：背部
治疗手法：按揉
治疗目的：松弛肌肉

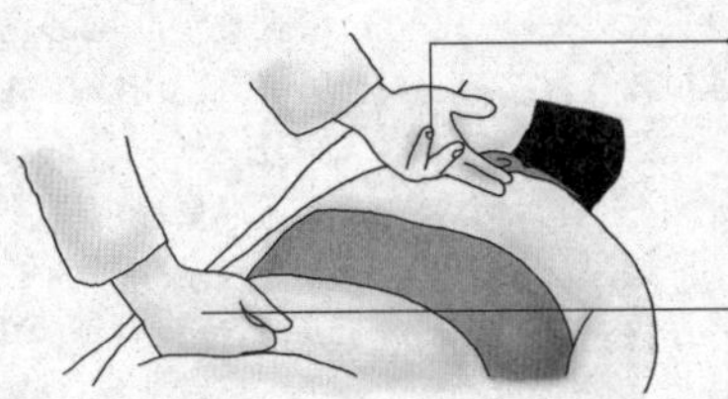

医者左手手背按揉患者背部，以松弛背部软组织。

医者右手按住患者的腰部，固定患者的身体。

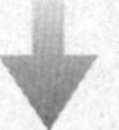

step2

患者体位：俯卧
治疗部位：背部
治疗手法：按压
治疗目的：整复胸椎

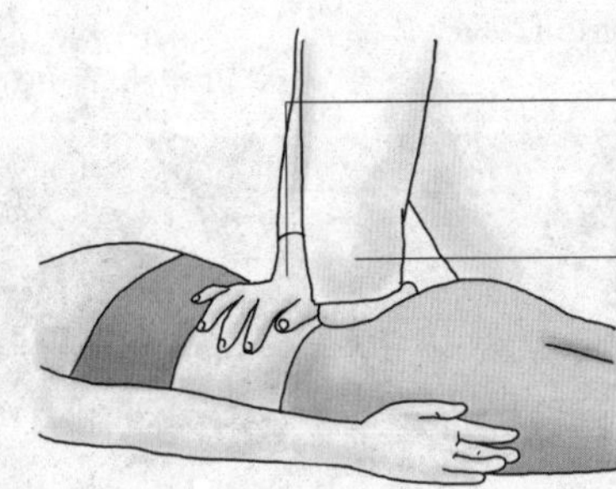

医者右手掌根按在患者的患椎下方棘突右侧，当患者吸气时，双手用适度的冲击力转正脊柱。

医者左手掌根按在患者的患椎上方棘突左侧。

健康贴士

1. 预防结肠炎要把好“病从口入”这道关，注意个人卫生和环境卫生。

2. 结肠炎患者多为身体虚弱、抵抗力弱者，因此结肠炎患者更应该注意饮食卫生，且平时要多加强锻炼，增强体质。

3. 保持心情舒畅，长期的悲伤、紧张、恐惧等情绪可使神经功能紊乱，从而导致胃壁血管的痉挛性收缩，诱发胃炎、胃溃疡等病症。所以，结肠炎患者保持良好的心情对于病情的恢复非常有利。

4. 结肠炎患者伴有腹胀、肠鸣音活跃时，应忌吃蔗糖、土豆、红薯、白萝卜等会发酵产气的食物。

5. 多食含有鞣酸、果胶的食物，如苹果、石榴等均有涩肠止泻的作用。

6. 饮食上忌吃辛辣、生冷、刺激性强的食物，如油条、薯条、麻辣锅、虾、蟹等。

7. 避免吸烟、喝酒、喝咖啡等，否则容易损伤肠胃。

8. 应做到劳逸结合，养成良好的生活习惯，不熬夜。

结肠炎的对症药膳

猪腰山药薏苡仁粥

材料：

猪腰100克，山药80克，薏苡仁50克，大米120克，盐3克，味精2克，香油、葱花适量

做法：

①猪腰收拾干净，切花刀；山药洗净，去皮，切块；薏苡仁、大米淘净，泡好。

②锅中注水，下入薏苡仁、大米、山药大火煮沸，再用中火煮半小时。

③改小火，放入猪腰，至猪腰煮熟，调入盐、味精调味，淋香油，撒上葱花即可。

功效：

薏苡仁具有利水渗湿、健脾止泻的功效，本品具有健脾化湿、补脾益气的功效。

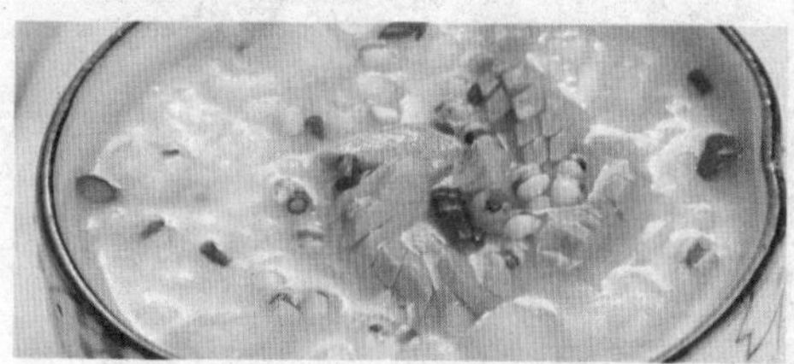

白扁豆莲子鸡汤

材料：

白扁豆100克，莲子40克，鸡腿300克，半夏、草豆蔻、山楂各10克，盐适量

做法：

①将半夏、山楂、草豆蔻放入棉布袋与清水1500毫升、鸡腿、莲子置入锅中，以大火煮沸，转小火续煮45分钟备用。

②白扁豆洗净，沥干，放入锅中与其他材料混合，续煮15分钟至白扁豆熟软。

③取出棉布袋，加入调味料后关火即可。

功效：

本品化痰化湿、健胃补虚，适合脾胃气虚、痰湿内阻型的结肠炎患者。

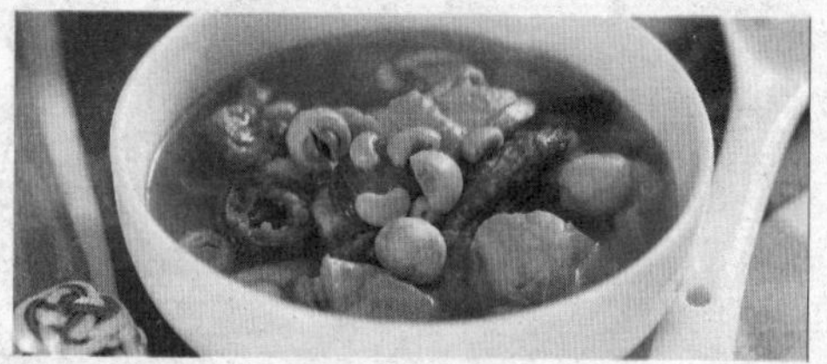

韭菜炒蚕豆

材料：

蚕豆150克，韭菜100克，盐3克，味精2克，姜10克，食用油适量

做法：

①将韭菜洗干净，切成段；姜拍碎，备用。

②再将蚕豆放入水中煮熟备用。

③锅中放油烧热，下入蚕豆，加韭菜、姜爆炒熟后，调入盐、味精即可。

功效：

本品具有健脾化湿、温补脾阳、涩肠止泻的功效，适合脾胃气虚、脾肾阳虚型的慢性结肠炎患者。

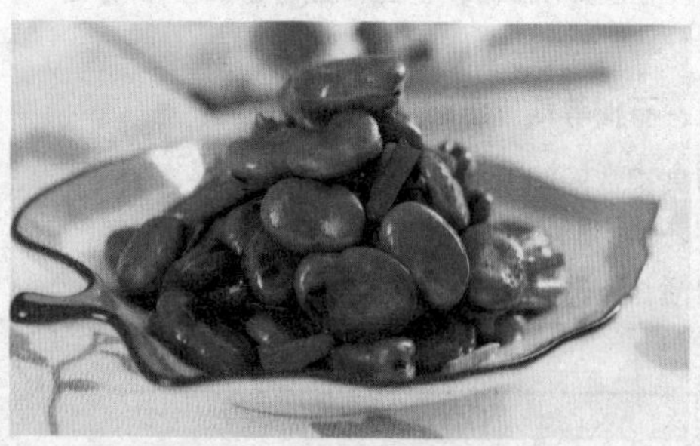

四味猪肚汤

材料：

益智仁、芡实、山药、莲子（去心）各20克，猪肚1个，盐适量

做法：

①将猪肚洗净，切块；益智仁、芡实、山药、莲子冲洗干净。

②锅中加水，放入猪肚、益智仁、芡实、山药、莲子，文火炖熟。

③最后下盐调味即可。

功效：

本品具有健脾化湿、补中益气、涩肠止泻的功效，适合脾胃气虚型的结肠炎患者。

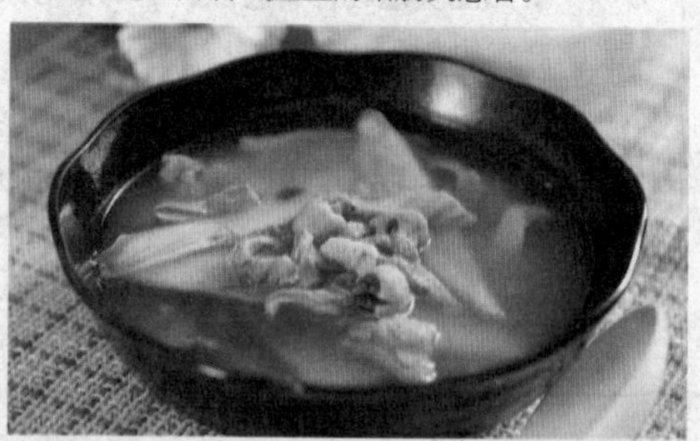

炖南瓜

材料：

南瓜300克，葱、姜各5克，盐3克，食用油适量

做法：

①将南瓜去皮、去瓤，洗净切成厚块；葱洗净切圈；姜去皮切丝。

②锅上火，加油烧热，下入姜、葱炒香。

③再下入南瓜，加入适量清水炖10分钟，调入盐即可。

功效：

本品具有益气补虚、消炎止痛的功效，适合慢性结肠炎患者食用，可缓解其炎症及腹痛等症状。

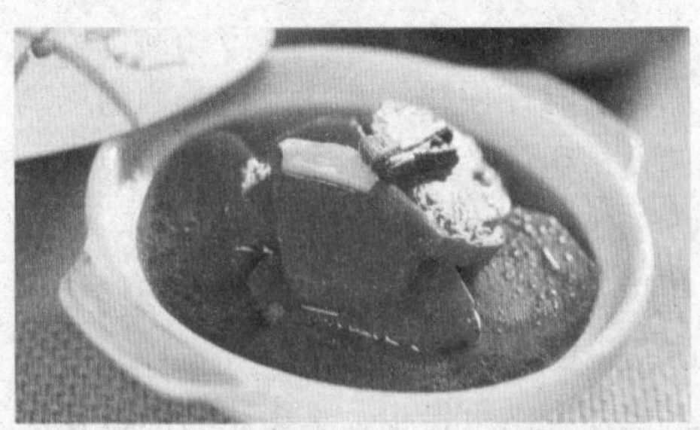

山药炒鲈鱼

材料：

鲈鱼、山药各150克，胡萝卜80克，盐、味精各3克，香油5毫升，食用油少许

做法：

①鲈鱼收拾干净，切片；山药、胡萝卜去皮洗净，切片。

②油锅烧热，下鲈鱼煎熟，再下入山药同炒。

③调入盐、味精炒匀，淋入香油即可。

功效：

本品具有补气养血、健脾补胃的功效，适合脾胃气虚型的结肠炎患者。

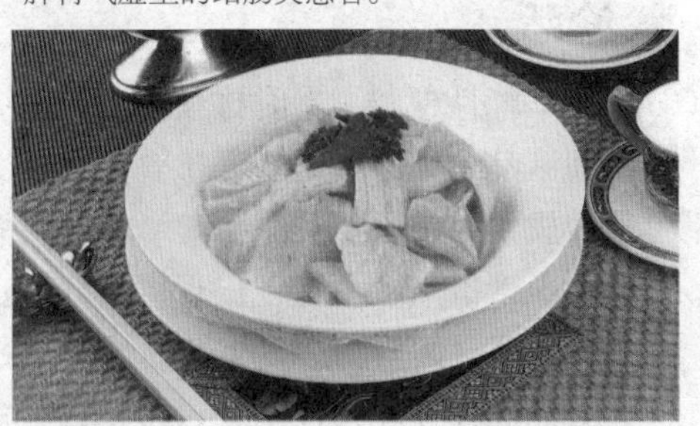

吉祥鳜鱼

材料：

鳜鱼1条，黄豆芽100克，西蓝花、盐、味精、酱油、淀粉各适量

做法：

①鳜鱼收拾干净，切成片（保留头尾），以盐、淀粉上浆备用。

②黄豆芽择洗干净，焯水，装盘垫底；西蓝花掰成小朵，洗净，焯水备用；鳜鱼头、尾入蒸锅蒸熟，摆在黄豆芽上。

③鱼片下入沸水锅余熟，倒在黄豆芽上，以西蓝花围边，调入酱油、味精即可。

功效：

本品具有健脾胃、补气血的功效，适合脾胃气虚型的慢性结肠炎患者。

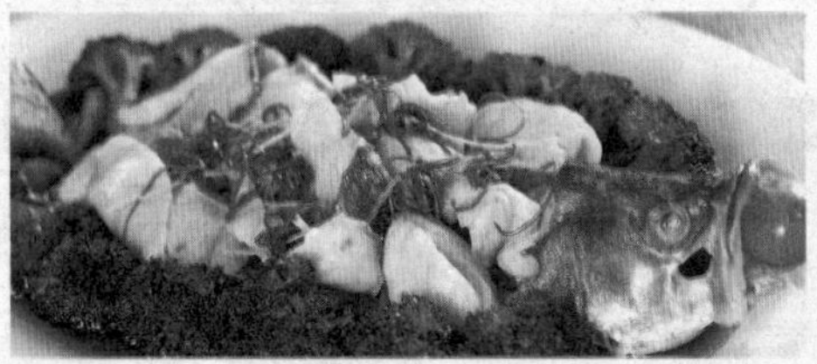

白果炒鹌鹑

材料：

白果50克，鹌鹑150克，蘑菇、食用油各少许，盐4克，白糖1克，水淀粉5克，香油2毫升，青椒、红椒各80克，姜末、葱段各5克

做法：

①鹌鹑取肉洗净切丁，用盐、水淀粉腌渍；青椒、红椒、蘑菇洗净，切丁；白果洗净，入笼锅蒸透。

②烧锅下油，加入姜末爆香，放入鹌鹑丁、蘑菇丁、白果、青椒丁、红椒丁，调入盐、白糖、葱段爆炒至香。

③用水淀粉勾芡，淋入香油即成。

功效：

本品具有温补脾阳、固肾止泻的功效，适合脾肾阳虚型的慢性结肠炎患者。

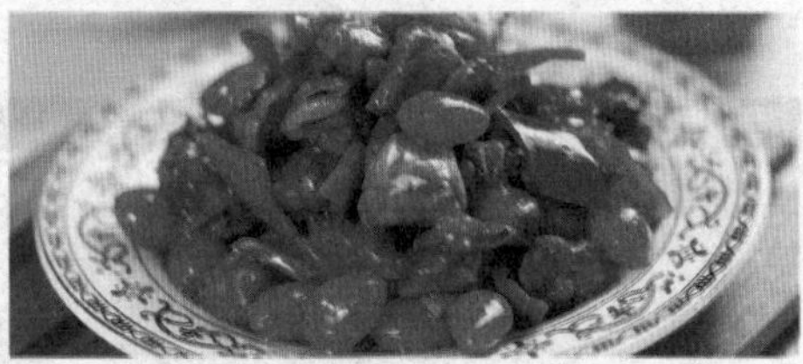

53 便秘 消食化积，疏通肠道

便秘是以大便次数减少、排便困难为特征的常见病症，其发病有多种因素，如当第 1 腰椎受到压迫时，就很可能引起排便不顺，进而引发便秘。

病症概述

便秘是大便次数减少、排便间隔时间延长，或正常排便但粪质干燥、排出困难的病症，可伴有腹胀、腹痛、食欲减退、嗳气反胃等症状。慢性便秘多无明显症状，可伴有头昏、头痛、易疲劳等神经官能症的症状。

诊断

1. 功能性便秘：平时排便顺畅的人，出现暂时性便秘的症状，这是因为肠功能出现紊乱，如不吃早餐、摄食量过少、偏食、生活环境变化、焦虑等情况都有可能造成便秘，只要多加注意，就能恢复正常。

2. 急性器质性便秘：出现原发疾病的症状，并会伴随剧烈的腹胀、腹痛、呕吐等，主要是因胃肠道发生器质性病变所致，需尽快去医院诊治。

3. 顽固性便秘：便次太少或排便不畅，粪便干结且量少，许多患者的排便次数每周少于 3 次，严重者长达 2 ～ 4 周才排便 1 次。

病理病因

便秘的原因不是单一的，其发病常有多种因素，如饮食过于精细少渣、缺乏食物纤维，粪便体积减小、黏滞度增加、在肠内蠕动缓慢、水分过量被吸收而导致便秘。此外，生活习惯不良，经常服用强泻剂及灌肠，平时没有养成定时排便的习惯，都会使排便反射受到抑制，日久引起便秘。

在中医理论中，则认为便秘的原因是燥热内结、气虚传送无力，或血虚肠道干涩，以及阴寒凝结等。如饮食过于辛辣、温补时，就会使肠道燥热，耗伤津液；而久病、产后、老年体衰则会出现气血两虚、脾胃内伤的症状，从而导致便秘。

从脊柱病理来看，与肠道蠕动的是第 1 腰椎，当其受到压迫时，就会引起排便不顺。如能整复此节腰椎，不仅能改善暂时性便秘的问题，还能使顽固性便秘得到好转。

专家提示

养成每天定时排便的习惯，即使没有便意也要定时如厕，建立良好的排便条件反射。

便秘的脊疗

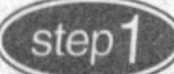

患者体位：俯卧
治疗部位：腰部
治疗手法：捏脊
治疗目的：整复腰椎

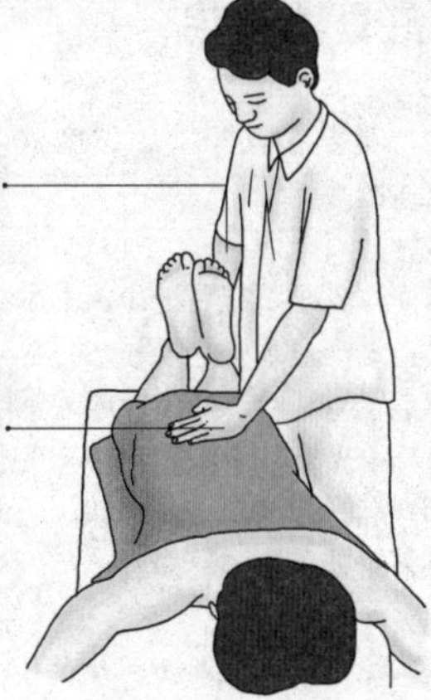

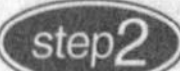

患者体位：俯卧
治疗部位：腰部
治疗手法：牵引
治疗目的：整复腰椎

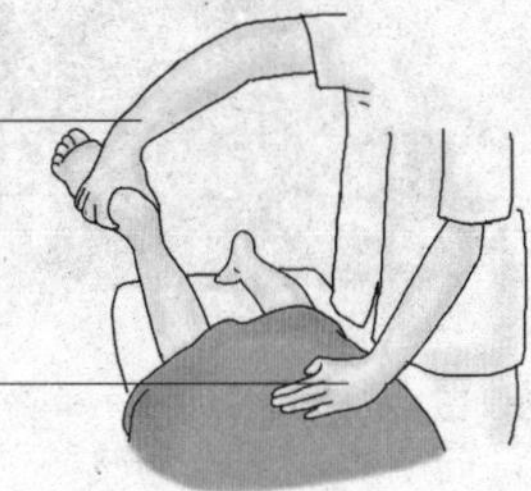

健康贴士

1. 经常容易发生便秘者一定要注意把排便安排在合理时间，每到时间就去上厕所，养成良好的排便习惯。

2. 散步、跑步、做深呼吸运动、练气功、打太极拳、转腰抬腿、参加文体活动和体力劳动等均可使胃肠活动加强、食欲增加，膈肌、腹肌、肛门肌得到锻炼，从而提高排便动力，预防便秘。

3. 可做腹部顺时针按摩，每天 2 次，每次 5 ~ 10 分钟。

4. 便秘患者慎用泻药，泻药虽然能够暂时让人摆脱便秘的困扰，但是如果长期使用，会使肠道形成对泻药的依赖，从而使自主运动减弱，肠道神经受到损害，使便秘加重。

5. 便秘患者在吃早餐前，喝点冷开水、牛奶之类，对缓解便秘是很好的。在吃饭前，要尽可能地喝点汤，这是个好习惯。

便秘的对症药膳

红豆燕麦粥

材料：

红豆、燕麦片各30克，白糖10克，枸杞子5克，香菜适量

做法：

①燕麦片洗净；红豆洗净，泡水约4小时，直到泡胀为止；枸杞子浸泡。

②将泡软的红豆、燕麦片放入锅中，加入适当的水后，用中火煮，水滚后，转文火煮至熟透。

③加入泡好的枸杞子，再加入适量的白糖调味，撒上香菜即可。

功效：

本品具有益气通便、补虚养胃的功效，适合气虚、阳虚型的便秘患者。

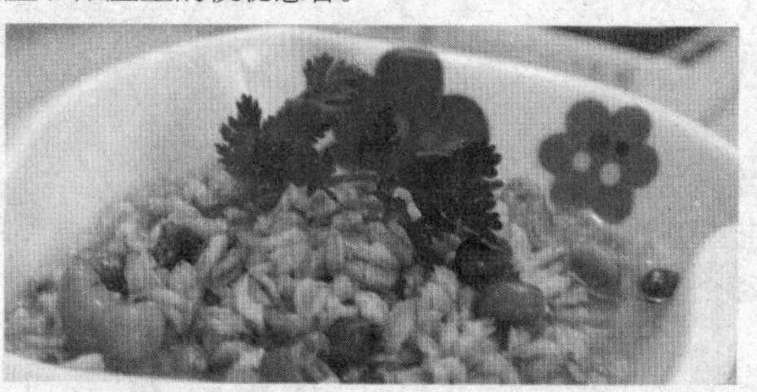

韭菜花烧猪血

材料：

韭菜花100克，猪血150克，上汤200毫升，盐4克，味精2克，红椒1个，食用油10毫升，豆瓣酱20克

做法：

①猪血洗净切块；韭菜花洗净切段；红椒洗净，切块。

②锅中加水烧开，放入猪血焯烫，捞出沥水。

③锅中加油烧热，爆香红椒，加入猪血、上汤及调味料煮至入味，再加入韭菜花煮熟即可。

功效：

本品具有温阳通便的功效，适合阳虚型的便秘患者。

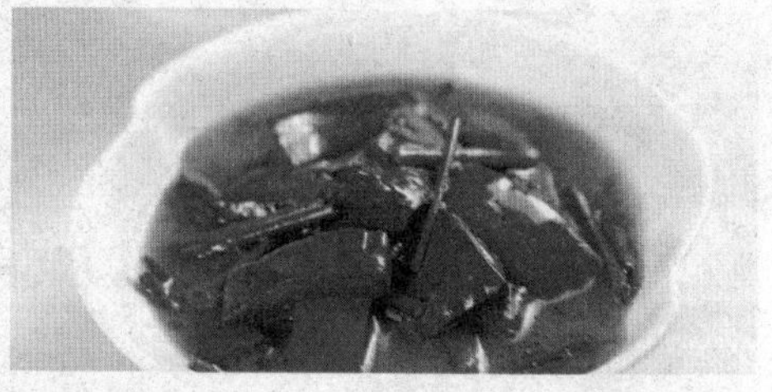

百合猪蹄汤

材料：

萝卜干30克，百合20克，猪蹄600克，蜜枣5颗，盐4克

做法：

①萝卜干浸泡1小时，洗净、切块；蜜枣洗净；百合泡发。

②猪蹄斩件，洗净、飞水，入烧锅，将猪蹄干爆5分钟。

③将清水2000毫升放入瓦锅内，煮沸后加入以上材料，大火煲沸后，改用小火煲3小时，加盐调味即可。

功效：

本品具有补血、滋阴的功效，适合血虚、阴虚的便秘患者。

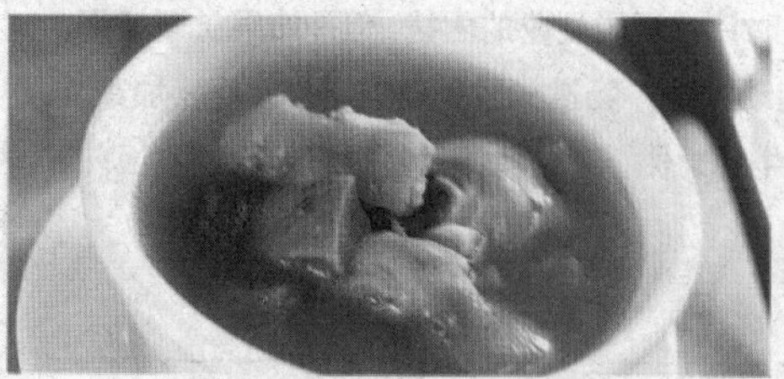

猪肠核桃汤

材料：

猪大肠200克，核桃仁60克，熟地黄30克，红枣10颗，姜丝、葱末各适量，盐4克

做法：

①将猪大肠反复漂洗干净，入沸水中焯2~3分钟，捞出切块；核桃仁捣碎。

②红枣洗净，备用；熟地黄用干净纱布袋包好。

③锅内加水适量，放入猪大肠、核桃仁、药袋、红枣、姜丝、葱末，大火烧沸，改用小火煮40~50分钟，拣出药袋，调入盐即成。

功效：

本品具有养血润肠的功效，适合血虚型的便秘患者。

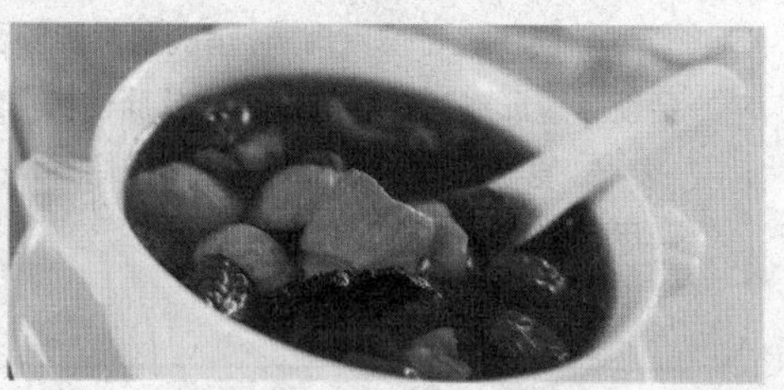

◉ 阿胶枸杞子炖甲鱼

材料：

甲鱼1只，清鸡汤700毫升，山药15克，枸杞子6克，阿胶20克，姜3片，料酒5毫升，盐适量，味精3克

做法：

①甲鱼宰杀洗净，切块，飞水去血污；山药去皮，洗净；枸杞子洗净。

②将甲鱼肉、清鸡汤、山药、枸杞子、姜、料酒置于炖盅，盖上盅盖，用中火隔水炖2小时，放入阿胶后再用小火炖30分钟，再调入盐、味精即可。

功效：

本品滋阴补血、益气补虚，适合阴虚、血虚、气虚型的便秘患者。

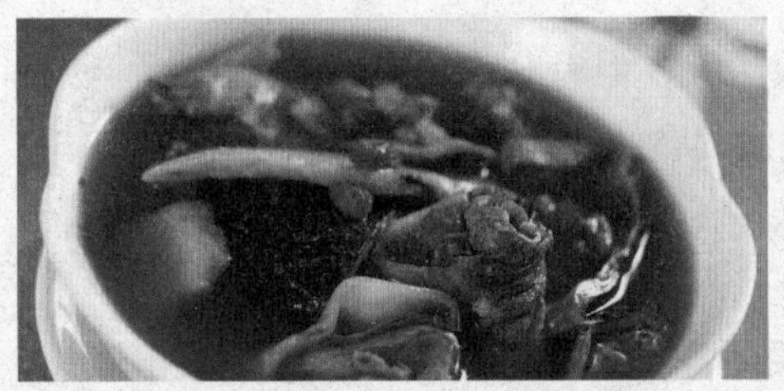

◉ 豆腐海带鱼尾汤

材料：

豆腐1块，海带50克，鲩鱼尾500克，姜2片，食用油10毫升，盐4克

做法：

①豆腐放入冰箱急冻30分钟。

②海带浸泡24小时，洗净。

③鲩鱼尾去鳞，洗净，烧锅下食用油、姜，将鱼尾两面煎至金黄色，加入沸水1000毫升，煲20分钟后放入豆腐、海带，再煮15分钟，加盐调味即可食用。

功效：

本品具有清热、润肠、通便的功效，适合肠胃积热型的便秘患者。

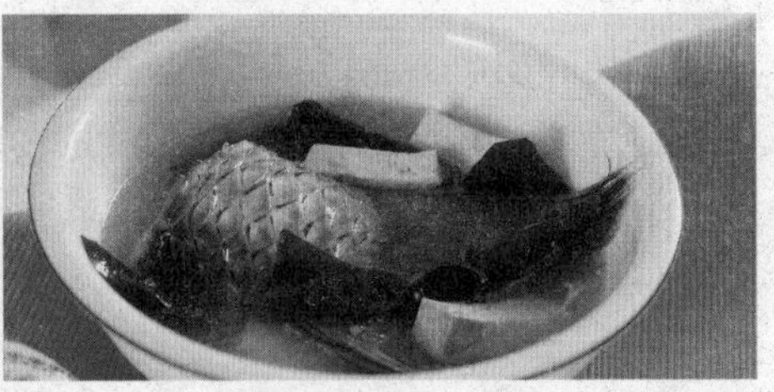

◉ 糙米米浆

材料：

糙米80克，去壳花生仁50克，葡萄糖浆30毫升

做法：

①糙米洗净，泡水3小时后沥干水分；花生仁洗净平铺于烤盘上，放入烤箱，以130℃烤至表面呈金黄色。

②将糙米、花生仁、500毫升清水一起放入果汁机中，搅打至颗粒绵细。

③用纱布过滤出米汁，再将米汁用大火煮开后转中小火，边煮边将浮沫捞除，煮约10分钟后熄火，再加入葡萄糖浆拌匀即可。

功效：

本品具有温阳通便的功效，适合阳虚型的便秘患者。

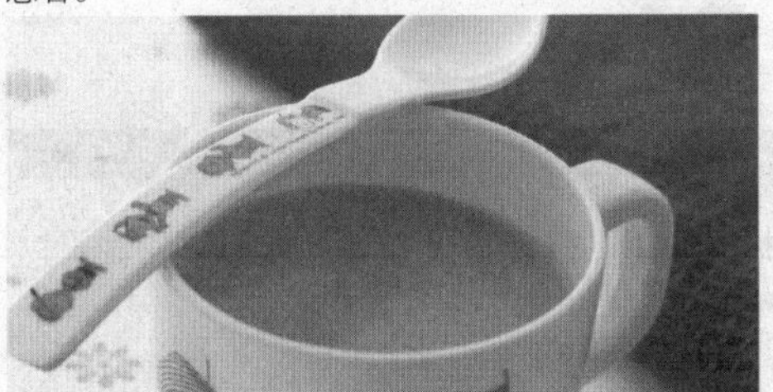

◉ 鹌鹑蛋粳米粥

材料：

鹌鹑蛋100克，粳米50克

做法：

①将鹌鹑蛋洗净，煮熟，去壳；粳米洗净。

②将粳米加水煮粥，将熟时，下入鹌鹑蛋即可。

功效：

本品具有补中益气、健脾和胃、滋阴润肠的功效，适合气虚、阴虚型的便秘患者。

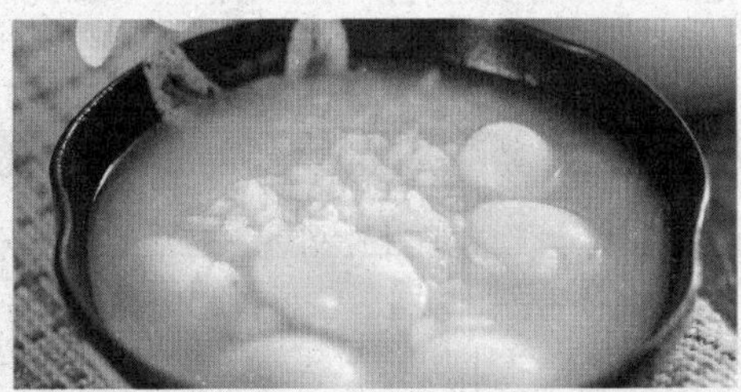

54 痔疮 清热利湿，避免久坐

痔疮是直肠末端黏膜下和肛管皮肤下静脉丛扩张和屈曲而成的柔软静脉团，多因肛门部位受冷或受热、便秘、腹泻、不良习惯而引发。此外，整复第2腰椎可以促进血液循环的畅通，对痔疮的防治很有功效。

病症概述

痔疮是肛门直肠底部及肛门黏膜的静脉丛发生曲张而形成的一个或多个柔软的静脉团的一种慢性疾病。通常当排便时持续用力，造成此处静脉内压力反复升高，静脉就会曲张。

诊断

1. 便时出血，血色鲜红，出血量一般不大，但有时也可有较大量出血，便后出血自行停止。粪便干硬、饮酒及进食刺激性食物等都是便时出血的诱因。

2. 痔块脱出：痔发展到一定程度即能脱出肛门外，痔块由小变大，由可以自行回复变为须用手推回肛门内。

3. 疼痛：肛门沉重、疼痛，常与排便不净的感觉同时存在。痔块脱出嵌顿，出现水肿、感染，局部疼痛剧烈。

4. 痛痒：肛门周围痛痒，甚至出现皮肤湿疹，常使患者极为难受。

病理病因

肛门部位受冷或受热，便秘、腹泻等疾病以及过量饮酒和多吃辛辣食物等不良习惯，都会刺激肛门和直肠，使静脉丛充血而导致痔疮。一些疾病如腹内肿瘤、子宫肿瘤、卵巢肿瘤、前列腺增生等也会间接引发痔疮。

在中医理论中，痔疮与大肠的功能失调有关。如果大肠功能出现异常，糟粕就不能下行，进而造成肠道积热、大便困难，久之便导致痔疮。

从脊柱病理来看，矫正脊柱特别是第2腰椎可以使下半身受阻的血液恢复畅通，帮助消化道的秽物排出体外，因此对痔疮的防治都有较好的效果。

专家提示

保持肛门周围的清洁。最好每天定时排便，不要强忍大便，如厕时间不宜过长及过分用力。司机、孕妇和久坐人员可每天做10次提肛动作来预防痔疮。

痔疮的脊疗

step1

患者体位：俯卧
治疗部位：腰骶部
治疗手法：按揉
治疗目的：松弛肌肉

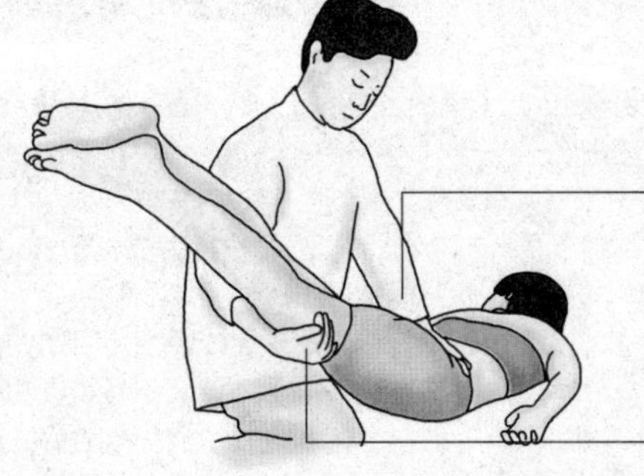

医者左手按揉患者腰部，以松弛腰骶部肌肉。

医者右手托举患者的大腿，固定患者的身体。

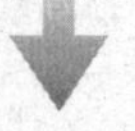

step2

患者体位：俯卧
治疗部位：腰骶部
治疗手法：牵引
治疗目的：整复腰椎

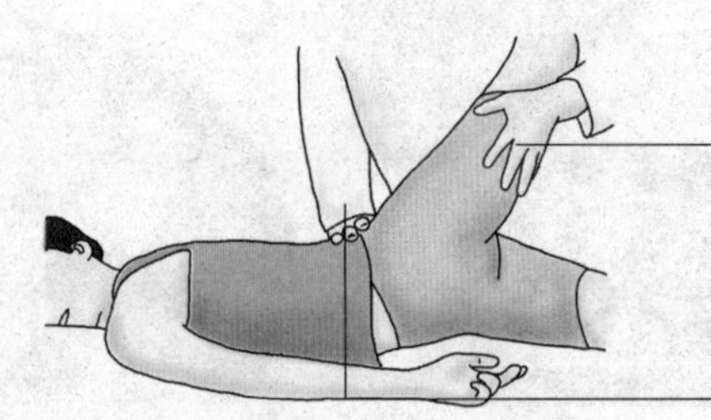

医者左手扶持患者大腿，向右手的反方向用力，向斜后方扳动患者大腿，呈15°～25°。

医者右手手掌根按压患者错位的棘突。

step3

患者体位：侧卧
治疗部位：腰骶部
治疗手法：按压
治疗目的：整复腰椎

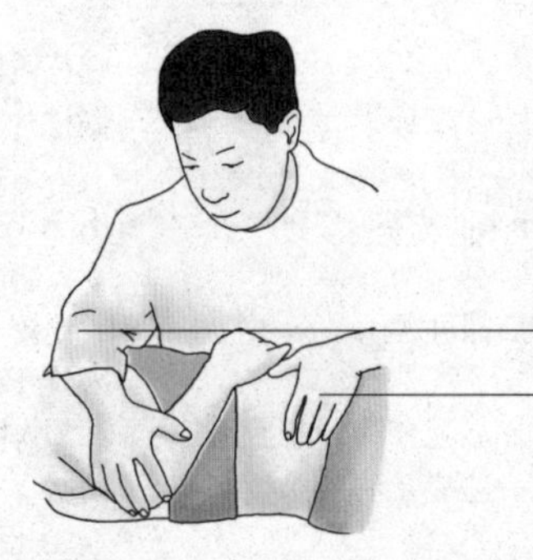

医者右手肘顶压患者锁骨，将患者的肩膀推向后固定。

医者左手拇指按在患椎处，左肘按压患者臀部，然后收紧。

健康贴士

在饮食方面，痔疮患者也应多加注意，避免食用辛辣刺激食物。

宜食：**具有润肠作用的食物，如梨、香蕉、菠菜、蜂蜜等；质地偏凉的食物，如黄瓜、苦瓜、冬瓜、西瓜、莲藕、竹笋、莴苣、茭白等。**

忌食：**辛辣刺激、油腻、煎炸熏烤的食物，如羊肉、狗肉、生蒜、生葱、辣椒等。**

痔疮的对症药膳

核桃仁拌韭菜

材料：

核桃仁300克，韭菜150克，白糖10克，白醋3毫升，盐4克，香油8毫升，食用油适量

做法：

①韭菜洗净，焯熟，切段。

②锅内放入食用油，待油烧至五成热下入核桃仁炸成浅黄色捞出。

③在另一只碗中放入韭菜、白糖、白醋、盐、香油拌匀，和核桃仁一起装盘即成。

功效：

本品润肠通便、益肾补阳，适合阳虚型便秘所致的痔疮患者食用。阴虚型痔疮患者忌食。

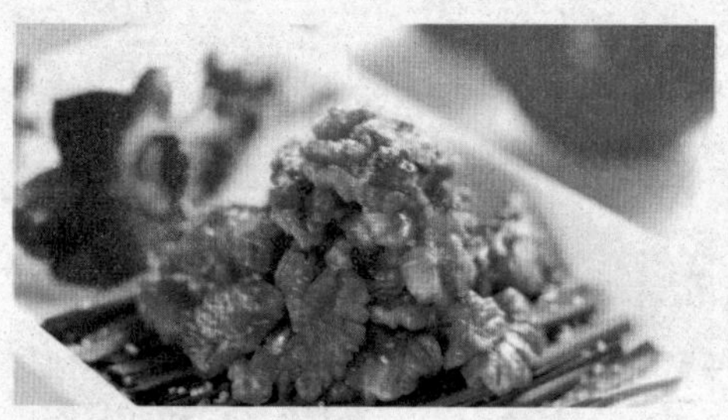

核桃乌鸡汤

材料：

乌鸡肉200克，核桃100克，大米80克，枸杞子30克，鲜汤、盐、葱花、食用油各适量

做法：

①核桃去壳，取肉；大米淘净；枸杞子洗净；乌鸡肉洗净，切块。

②油锅烧热，下乌鸡肉过油，倒入鲜汤，放入大米煮沸，下核桃肉和枸杞子，熬煮。

③文火将粥焖煮好，调入盐调味，撒上葱花即可。

功效：

本品具有润肠通便、补肾养血的功效，适合肝肾阴虚型的痔疮、便秘患者。

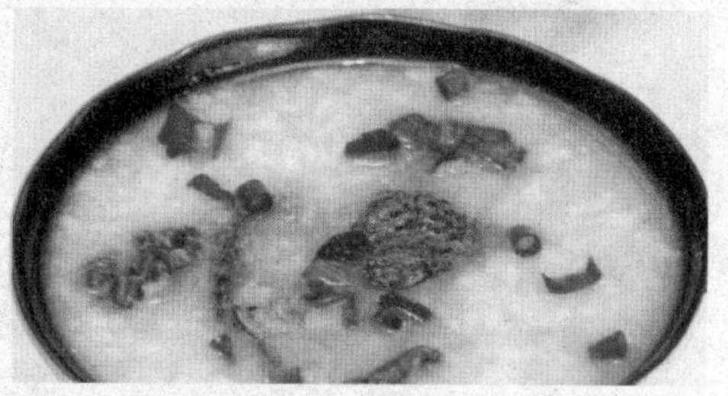

生地绿茶饮

材料：

绿茶6克，生地黄5克

做法：

①将绿茶、生地放入保温杯。

②先冲入沸水，第1遍水用来冲洗茶叶，约1分钟后将水倒掉。

③再冲入沸水，泡20分钟后即可饮用。

功效：

本品具有清热解毒、润肠通便、改善微循环的功效，适合便秘、痔疮、癌症及心脑血管疾病患者饮用。

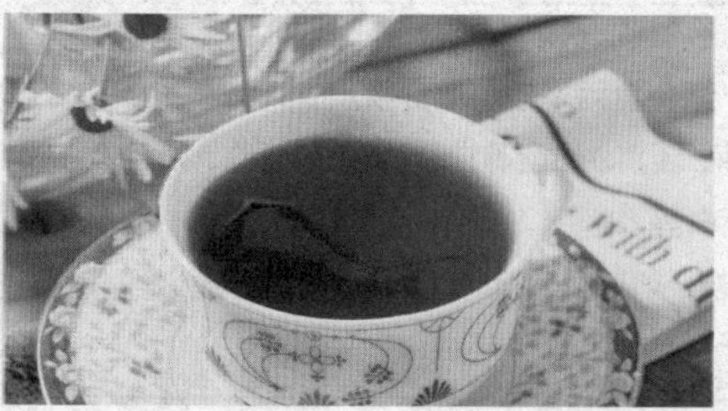

槐花大米粥

材料：

槐花适量，大米80克，牛蒡子15克，白糖3克

做法：

①大米淘洗干净，置于冷水中泡发半小时后，捞出沥干水分；槐花、牛蒡子洗净，装入纱布袋，下入锅中，加适量水熬取汁备用。

②锅置火上，倒入清水，放入大米，以大火煮至米粒开花。

③加入槐花牛蒡汁煮至浓稠状，调入白糖拌匀即可。

功效：

此粥清热润肠、凉血止血，适合痔疮出血、便血等出血患者食用。

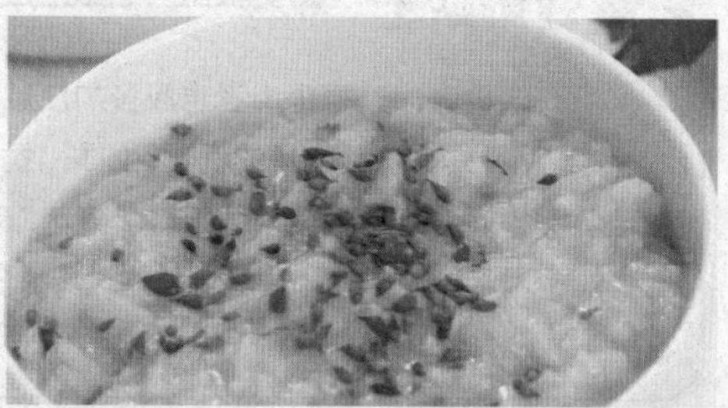

地黄乌鸡汤

材料：

生地黄20克，丹皮10克，红枣6颗，午餐肉100克，乌鸡1只（约重1500克），姜、盐、味精、骨头汤各适量

做法：

①将生地黄洗净，切成薄片；红枣、丹皮洗净；午餐肉切片。

②乌鸡洗净，去内脏及爪尖，切成方块，入开水中汆去血水。

③将骨头汤倒入净锅中，放入所有材料，炖至鸡肉熟烂即可。

功效：

此汤具有补益虚损、凉血止血的功效，对痔疮出血者有一定的疗效。

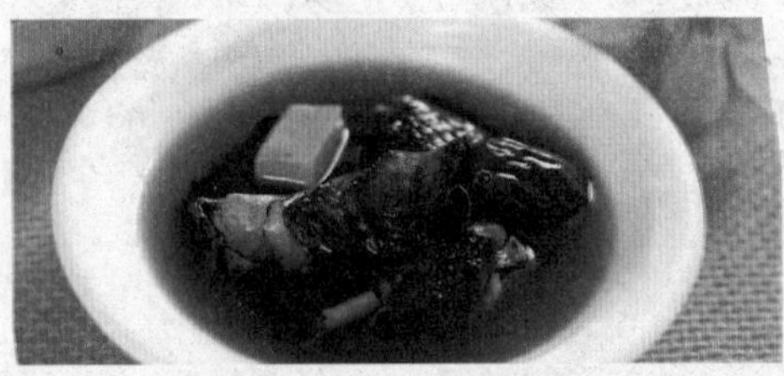

猴头菇螺片汤

材料：

螺肉、猴头菇各50克，山药、五味子、鱼腥草、黄芪各10克，玉竹、盐各5克，猪瘦肉100克

做法：

①先将猴头菇用水浸泡20分钟，挤干水分；猪瘦肉洗净，切片。

②螺肉用盐搓洗干净。

③将所有的材料装入纱布袋扎紧，与猪瘦肉一起放入锅内，加水适量，武火煲沸，再以文火煲2小时，汤成后取出纱布袋即可。

功效：

本品具有清热利尿、滋阴解毒的功效，适合湿热下注型的痔疮患者。

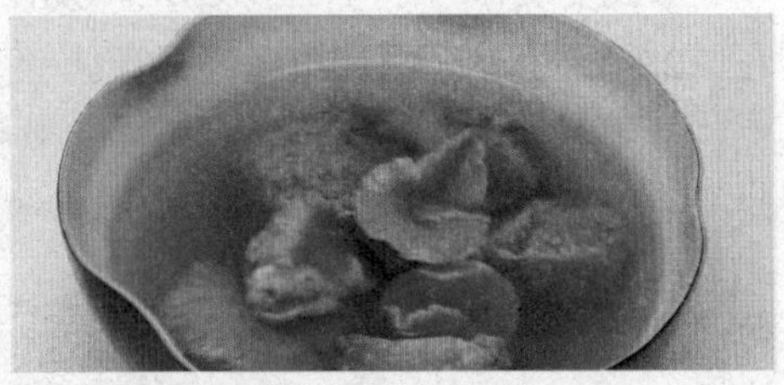

鱼肚甜汤

材料：

赤小豆100克，鱼肚200克，白糖10克

做法：

①将鱼肚洗净，备用。

②赤小豆洗净，备用。

③将鱼肚、赤小豆、白糖一同放在砂锅内，加适量清水，大火煮开，转中火炖熟烂即可。

功效：

此汤具有清热解毒、止血消肿的功效，适合痔疮、肠炎等患者食用。

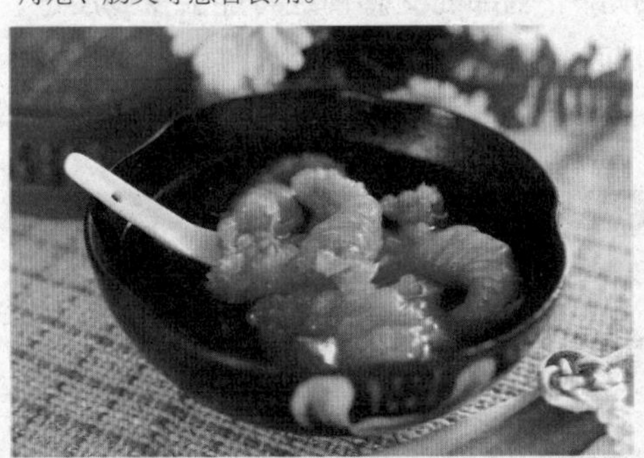

丹皮银花决明子

材料：

丹皮、金银花、决明子各10克

做法：

①丹皮、金银花、决明子分别用清水洗净备用。

②将丹皮、金银花、决明子放入壶中，加入适量沸水冲泡。

③滤渣取汁饮即可。

功效：

本品具有清热凉血、活血化淤的功效，适合湿热下注、淤毒内阻型的痔疮患者。

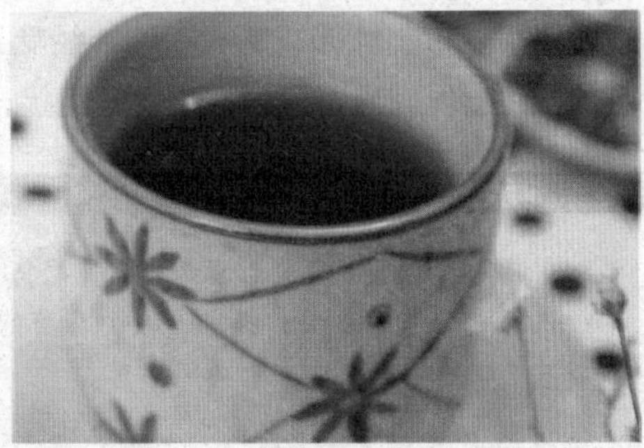

55 哮喘 平喘止咳，呼吸平稳

哮喘是一种慢性气管炎症，多与遗传因素、环境因素等有密切关系。此外，当颈椎、胸椎受到外伤、退化性改变、小关节错位时，会压迫到交感神经，甚至造成哮喘。

病症概述

哮喘是因支气管痉挛所引起的一种很常见的呼吸道疾病。临床表现为反复发作的喘息、气促、胸闷或咳嗽等症状，呼气性呼吸困难反复发作，发作时不能平卧，发作将止时咳出白色泡沫痰，多在夜间或凌晨发生。

诊断

1. 反复发作的呼气性呼吸困难，发作时不能平卧，发作将止时咳出白色泡沫痰。
2. 肺部听诊，两肺布满哮鸣音。
3. 哮喘性支气管炎，必有慢性咳嗽病史。
4. 无心脏病病史。

病理病因

遗传因素是哮喘的一个重要病因。环境因素在哮喘发病中也起到重要的促发作用，相关的诱发因素较多，包括吸入性抗原如尘螨、花粉、真菌、动物毛屑等，各种非特异性吸入物如二氧化硫、油漆、氨气等。感染因素有病毒、细菌、支原体或衣原体等。食物性抗原有鱼、虾、蟹等。

在中医理论中，哮喘是由于肺、脾、肾三脏虚弱而引起的病症。肺为气之主，肾为气之根，当其不能正常运行时就会影响到气，气逆于上就会喘急；而脾为生化之源，如果脾虚，就会生痰，痰阻气道，故见哮喘。

从脊柱病因来看，哮喘与颈椎病、胸椎小关节紊乱都有联系。当颈椎、胸椎受到外伤、退化性改变、小关节错位时，颈部、胸部的交感神经可能会受到压迫，进而使其分布于肺部、支气管的神经受到抑制，造成支气管平滑肌痉挛，分泌物增加，并出现胸闷、气急、咳嗽等症状，最终导致哮喘。

专家提示

避免大的情绪波动，诸如忧虑、悲伤、过度兴奋甚至大笑等。

室内要避免潮湿、阴暗，减少霉菌的滋生；尽量不种植一些有花植物，在春季等花粉飘扬的高峰季节宜关闭门窗。

哮喘的脊疗

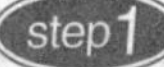

患者体位：坐位
治疗部位：颈部
治疗手法：按揉
治疗目的：松弛肌肉

医者左手扶持患者头顶，固定患者的头部。

医者右手手背按揉患者颈部，以松弛颈部肌肉。

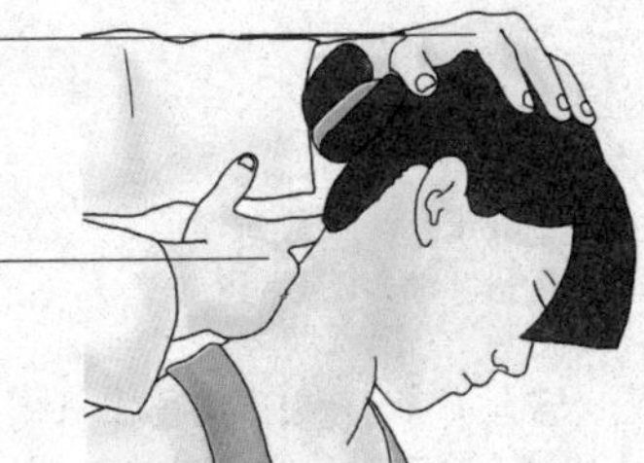

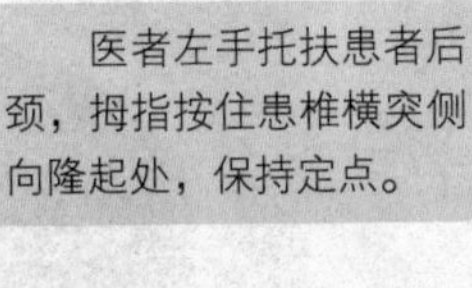

医者左手托扶患者后颈，拇指按住患椎横突侧向隆起处，保持定点。

患者体位：仰卧
治疗部位：颈部
治疗手法：牵引
治疗目的：整复颈椎

医者右手托住患者下颌，转动患者头部，当向患侧转至最大角度时，做扳、按、牵运动。

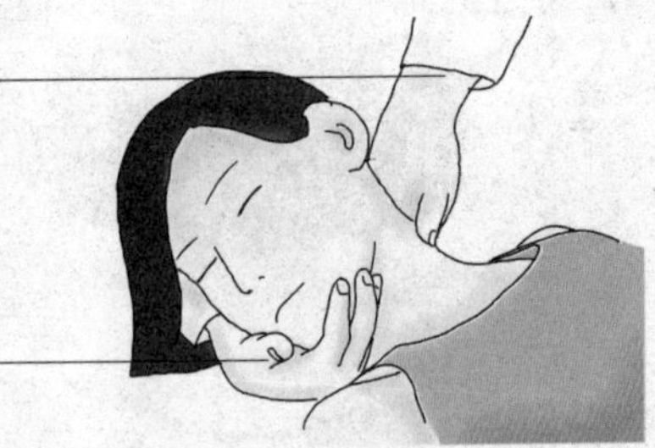

医者左手扶持患者面颊，转动至最大角度时，施以有限度的闪动力。

患者体位：平枕侧卧
治疗部位：颈部
治疗手法：按压
治疗目的：整复颈椎

医者右手托扶患者后颈，拇指按住错位的横突隆起处，当患者头部转至最大角度时，施力按压。

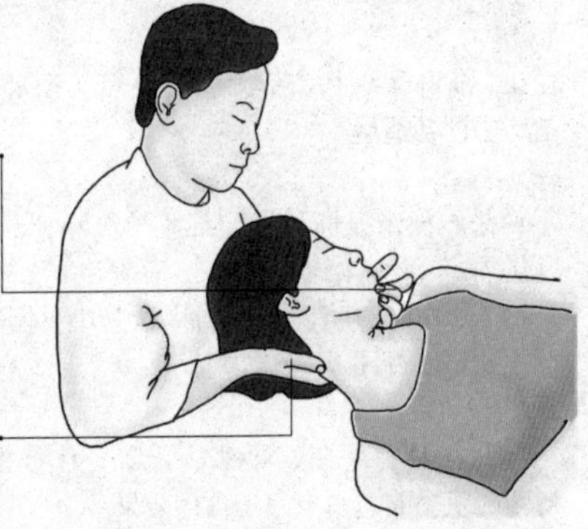

健康贴士

1. 哮喘患者宜选用麻黄、桔梗、紫菀、陈皮、佛手、香附、木香、款冬花等能松弛气道平滑肌的药材。

2. 宜选择黄芩、防风、红枣、五味子等有抗过敏反应作用的药材。

3. 宜吃高蛋白食物，如奶类、瘦肉类等，多吃白果、核桃、猪肺等补肾养肺的食物。

哮喘的对症药膳

天南星冰糖水

材料：

天南星9克，冰糖适量

做法：

①天南星洗净，备用。

②加水200毫升，煎煮20分钟，去渣。

③加入适量冰糖，以微甜为准。

功效：

本品具有燥湿化痰、祛风解痉作用，适合寒痰、湿痰阻肺，咳喘痰多，胸膈胀闷的寒性哮喘患者食用。

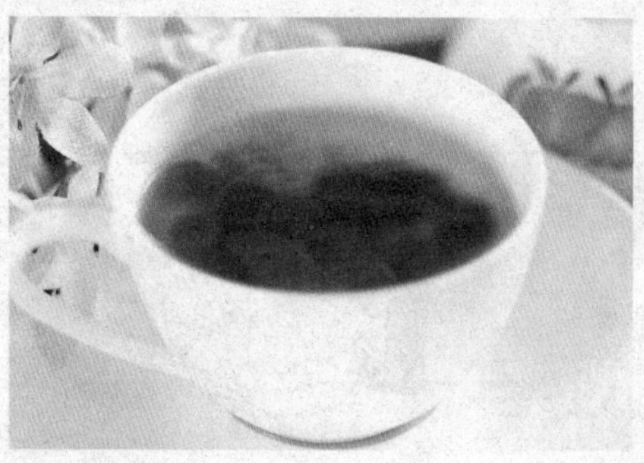

紫菀款冬猪肺汤

材料：

紫菀10克，款冬花15克，猪肺300克，盐4克，姜片3克

做法：

①将猪肺用清水洗净，切块。

②猪肺与洗净的紫菀、款冬花加水共煮。

③煮至熟时加入盐、姜片调味即可。

功效：

本品具有补肺定喘、止咳祛痰作用，适合咳逆喘息、痰多阻肺、呼吸困难等哮喘患者食用。

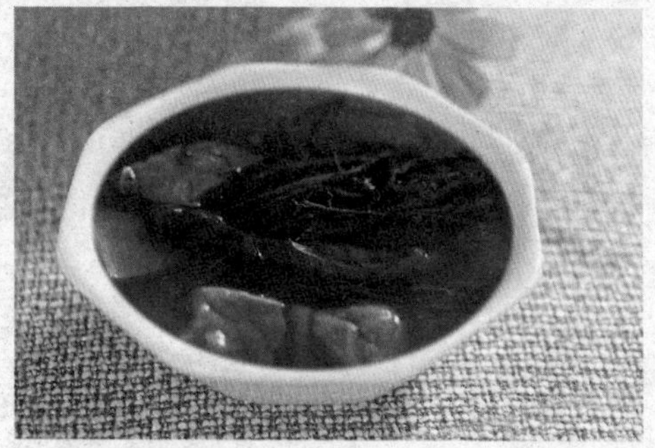

果仁粥

材料：

白果、浙贝母各10克，莱菔子15克，粳米100克，盐、香油各适量

做法：

①白果、粳米、浙贝母、莱菔子洗净，一起装入瓦煲内。

②加入2000毫升清水，烧开后，改为小火慢煮成粥。

③下盐，淋香油，调匀即可。

功效：

此粥具有下气、平喘、止咳、化痰的功效，对哮喘痰多的患者有一定食疗效果。

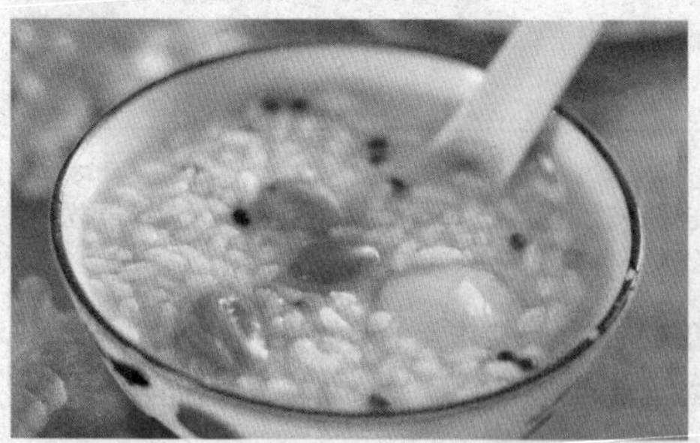

菊花桔梗雪梨汤

材料：

甘菊5朵，桔梗6克，雪梨1个，冰糖5克

做法：

①甘菊、桔梗洗净，加1200毫升水煮开，转小火继续煮10分钟，去渣留汁。

②加入冰糖搅匀后，盛出待凉。

③梨洗净，削去皮，梨肉切丁，加入已凉的甘菊水中即可。

功效：

本品开宣肺气、清热止咳，适合咳嗽气喘、咳吐黄痰等症的哮喘患者食用。

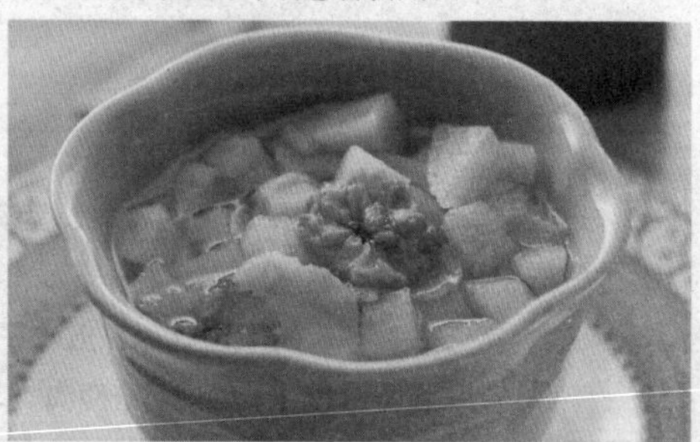

蛤蚧酒

材料：

蛤蚧1对，白酒2000毫升

做法：

①将蛤蚧洗净，去头足。

②将准备好的蛤蚧浸入酒中，密封后置于阴凉处，每日摇动酒罐1次，半月后即可饮用。

③每日饮用1次，1次30毫升。

功效：

本品具有健脾益气、补肺纳喘的功效。适合虚哮型的哮喘患者食用，症见哮喘发作时喘息、汗出、四肢抽搐，平时神疲乏力、咳嗽声低等。

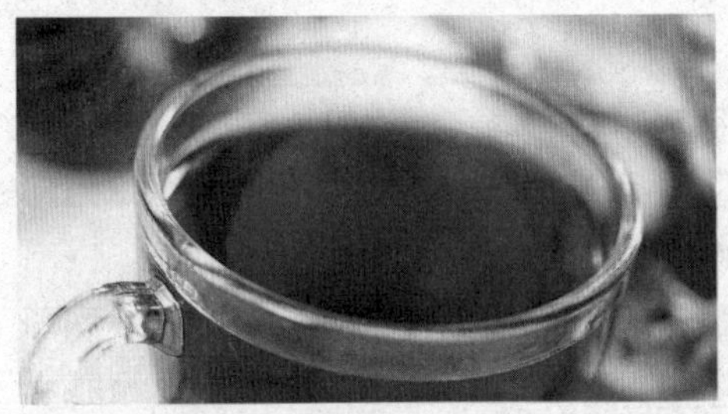

椰汁薏苡仁萝卜粥

材料：

椰汁50毫升，薏苡仁80克，玉米粒、白萝卜、豌豆各15克，冰糖7克，葱花少许

做法：

①薏苡仁洗净后泡发；玉米粒洗净；白萝卜洗净，切丁；豌豆洗净。

②锅置火上，注入水，加入薏苡仁煮至米粒开花后，加入玉米、白萝卜、豌豆同煮。

③煮熟烂后加入冰糖、椰汁，撒上葱花即可。

功效：

此汤具有清热宣肺、化痰定喘的功效，适合热哮型的哮喘患者食用。

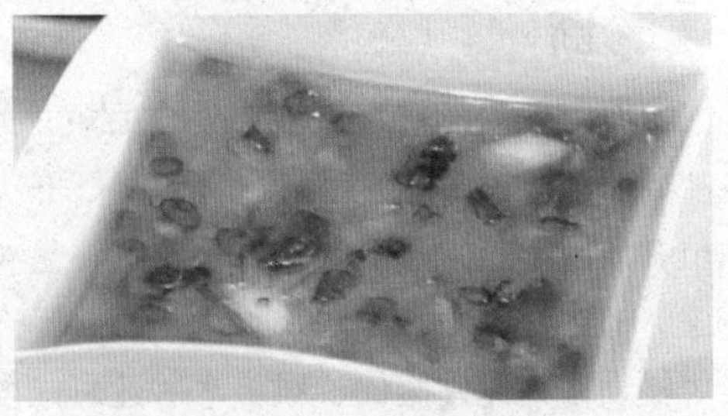

天花粉鳝鱼汤

材料：

天花粉30克，黄鳝1条，香油5毫升，盐4克

做法：

①黄鳝去内脏、洗净，剁成5厘米的小段，然后将其沥干备用;天花粉用棉布袋包好、扎紧，备用。

②将黄鳝和天花粉放入锅内，加清水适量，以大火煮沸，再转入小火，煲45分钟左右，将火调小。

③起锅前，用少许香油和盐调味即可。

功效：

天花粉具有清热泻火、生津止渴、排脓消肿的功效，而鳝鱼具有补气养血、温阳健脾、滋补肝肾、祛风通络等医疗保健的功能。两者搭配对支气管哮喘有良好的疗效。

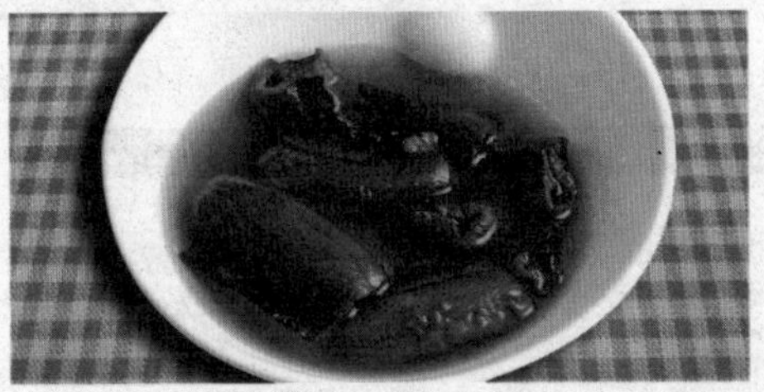

鹌鹑五味子陈皮粥

材料：

鹌鹑3只，大米80克，五味子、陈皮各10克，肉桂、姜末、盐、葱花各适量

做法：

①鹌鹑洗净，切块，入沸水中汆烫;大米淘净;肉桂、五味子、陈皮洗净，装入棉布袋，扎紧袋口。

②锅中放入鹌鹑、大米、姜末及药袋，加入沸水，中火焖煮至米粒开花后，改小火熬煮成粥，加盐，撒入葱花即可。

功效：

本粥具有健脾益气、补肺纳喘的作用，适合虚哮型的哮喘患者食用。

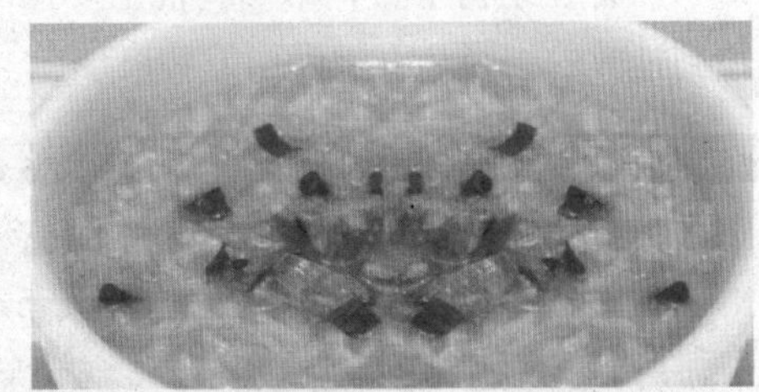

56 荨麻疹 减轻过敏症状，改善体质

荨麻疹是一种皮肤、黏膜血管反应性疾病，会由多种原因引发，如第 9 胸椎发生错位时，就会压迫到过敏的神经丛，进而引发荨麻疹。

病症概述

荨麻疹俗称“风疹块”，是一种常见的过敏性疾病，临床主要表现为皮肤突然出现成块成团的风团，异常瘙痒。如发于咽喉，可致呼吸困难；发于肠胃可致恶心、呕吐、腹痛等症状。根据临床诊断要点可分为寻常荨麻疹、寒冷性荨麻疹、日光性荨麻疹等。

诊断

1. 起病快，瘙痒明显，发作后短时间内可自行消退。一天可发作数次。

2. 皮损只表现为大小、形态不一的风团。若发生在眼睑、口唇等组织松弛部位并表现出特别明显的水肿，此为血管神经性水肿。

3. 内脏可发生水肿，同时有胸闷、气急、腹痛、腹泻的表现，有时腹痛剧烈可被误诊为急性腹痛，喉头水肿还可能发生窒息。

4. 如皮损广泛，颜色特别红，全身症状 (发热等) 明显者，则可能是药物过敏引起，应详细询问患者在发作前有无服用药物及其他特殊食物。

5. 本病一般发作 1 天或数天即愈，亦有反复发作者，经久不愈可转化为慢性荨麻疹。

病理病因

作为一种常见的过敏性皮肤病，荨麻疹的病因有很多，如食物诱因主要有鱼、虾、蟹、蛋类和含有人工色素、防腐剂、酵母菌等人工添加剂的罐头、腌腊食品、饮料等。此外，一些病毒、细菌、动植物及物理因素都有可能引发荨麻疹。

在中医理论中，荨麻疹被称为“四弯风”，主要是由风邪侵袭肺脏而引发。

从脊柱结构来看，第 9 胸椎主要控制过敏的神经丛，当其发生错位时，会压迫到过敏的神经丛，进而引发荨麻疹。

专家提示

注意饮食，如鱼、虾等海鲜多为荨麻疹的诱因，应小心食用。

喝酒、受热、情绪激动、用力等都会促进皮肤血管扩张，引发或加重荨麻疹。

荨麻疹的脊疗

step1

患者体位：俯卧
治疗部位：背部
治疗手法：按揉
治疗目的：松弛肌肉

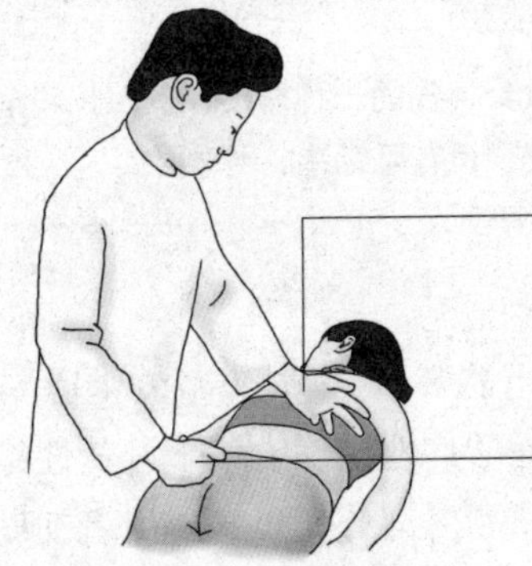

医者左手手背按揉患者背部，以松弛背部软组织。

医者右手按住患者的腰部，固定患者的身体。

step2

患者体位：坐位
治疗部位：胸部
治疗手法：牵引
治疗目的：整复胸椎

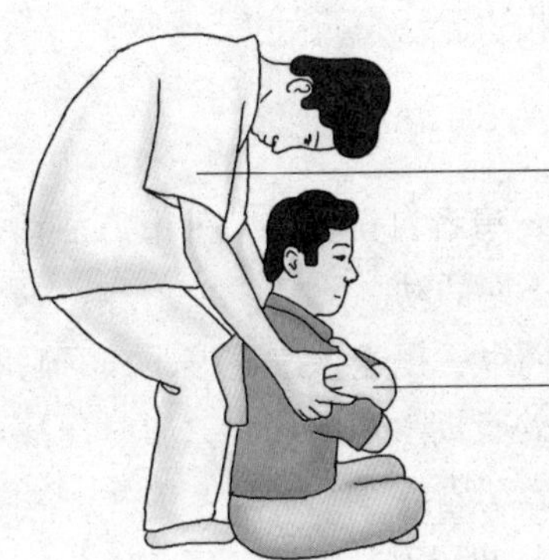

医者双手抓住患者两手往后拉，双膝按压患者第 9 胸椎棘突两侧，配合双手的拉伸往前顶。

患者正坐，双手环抱，在第 9 胸椎棘突处放置 1 条折叠的毛巾。

健康贴士

1. 某些食物可能是荨麻疹诱因，例如海鲜，含有人工色素、防腐剂、酵母菌等人工添加剂的罐头、腌腊食品、饮料等。

2. 染发剂、橡皮手套、加香料的肥皂或洗涤剂、化纤和羊毛服装等，对于过敏体质的人都可能产生不良刺激，应该尽量避免。

3. 有些药物可以引起荨麻疹，如青霉素、四环素、氯霉素、链霉素、磺胺类药物、多黏霉素等抗生素，安乃近、阿司匹林等解热镇痛剂等，应慎重使用。

4. 荨麻疹患者可多吃冬瓜、绿豆、西瓜、荸荠、薏苡仁等药材和食材，少吃辛辣、刺激性强的食物；尽量戒烟酒。

5. 保证规律的生活作息，不熬夜，多参加体育锻炼，以增强体质，增强对疾病的抵抗力。

57 网球肘 通经活络，化淤止痛

网球肘是手肘外侧肌腱发炎疼痛的一种病症，多因长期牵引伸腕肌起点而引发。此外，当第 3 至第 5 颈椎发生错位后，也有可能造成网球肘。

病症概述

网球肘又称“肱骨外上髁炎”，是肘关节外上髁局限性疼痛，并影响到手腕伸缩和前臂旋转功能的慢性酸痛性疾病，属于过劳性综合征的典型例子。患者会在用力抓握或提举物体时感到肘部外侧疼痛。患者初期偶感手肘外侧疼痛，严重时手臂疼痛、无力、无法举高，如果过于严重，可能连牙刷、筷子、汤匙都无法拿好，上厕所时拉链和纽扣也无法自己处理。

诊断

1. 本病多数发病缓慢，患者自觉肘关节外上方活动痛，疼痛有时可向上或向下放射，感觉酸胀不适，不愿活动。

2. 手不能用力握物，握锹、提壶、拧毛巾、打羽毛球等运动可使疼痛加重。

3. 一般在肱骨外上髁处有局限性压痛点，有时压痛可向下放散，有时甚至在伸肌腱上也有轻度压痛及活动痛。

4. 局部无红肿，肘关节伸屈不受影响，但前臂旋转活动时疼痛。严重者手指伸直、伸腕或执筷动作时即可引起疼痛。患肢在屈肘、前臂旋后位时伸肌群处于松弛状态，因而疼痛可缓解。

5. 少数患者在阴雨天时自觉疼痛加重。

病理病因

网球肘多因长期劳累，或伸腕肌起点反复受到牵拉刺激，引起部分撕裂和慢性炎症，或局部出现滑膜增厚、滑囊炎等变化。

从脊柱病因来看，网球肘发病的主要原因是第 4 至第 6 颈椎的病变。当这 3 节颈椎发生错位后，会刺激到脊神经根，导致疼痛，如果不能及时加以整复，就会造成网球肘。

专家提示

加强手臂、手肘的力量练习和柔韧度练习。运动的强度要合理，不可使手臂过度疲劳。每次运动后，要进行放松练习，最好是按摩手臂，使肌肉柔软不僵硬。

网球肘的脊疗

step1

患者体位：坐位
治疗部位：肩部
治疗手法：按揉
治疗目的：松弛肌肉

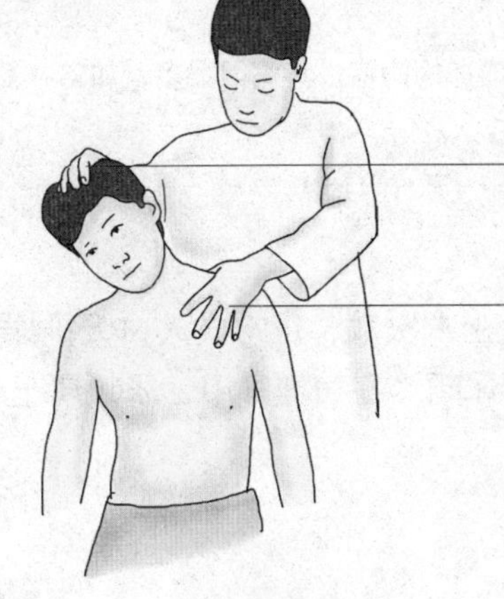

step2

患者体位：坐位
治疗部位：颈部
治疗手法：牵引
治疗目的：整复颈椎

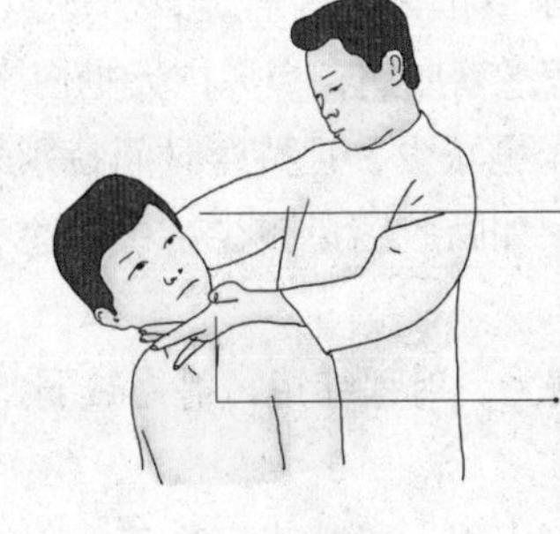

step3

患者体位：坐位
治疗部位：颈部
治疗手法：按揉
治疗目的：巩固疗效

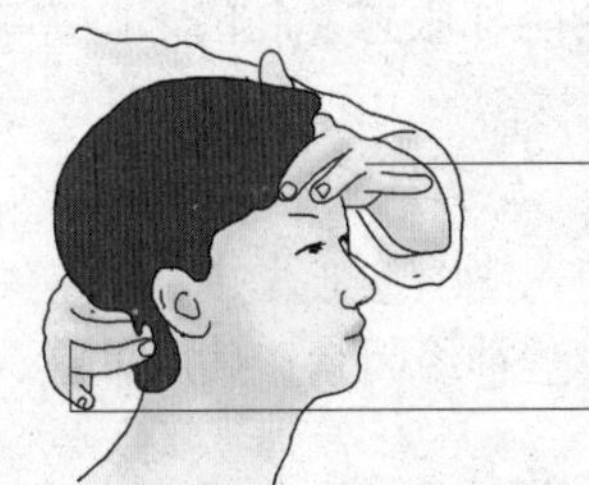

健康贴士

1. 在混凝土球场上打球会加大手臂的负荷，应该选择柔软的场地。球拍线的张力越大、球拍越重，肘部的作用力就越大，所以要选择钛合金或碳素的球拍，调整到合适的张力，这样就可以减少受伤的几率。

2. 急性损伤宜于24小时后进行手术治疗，早期手法应轻柔、缓慢。运动锻炼前应先活动手臂，使肌肉放松。

58 尿频 培补元气，固肾缩尿

尿频是排尿次数明显增加的病症，其病因很多，如第 4 腰椎发生偏移后，也会影响肝、肾功能，进而出现尿频的症状。

病症概述

尿频是指排尿超过正常次数，正常成人白天排尿 4 ～ 6 次，夜间 0 ～ 2 次，而次数明显增多就称为尿频。在病理学中，尿频属于一种症状，并不算是疾病，较易发生在女性身上。

诊断

1. 排尿次数增多而每次尿量正常，因而全日总尿量增多，可能患有糖尿病、尿崩症等。如尿内含糖则应考虑糖尿病，而尿内无糖应考虑尿崩症。

2. 排尿次数增多而每次尿量减少，且持续时间特别长，可能患有膀胱炎、下尿路炎症、膀胱结核或结石。如膀胱容量减少，可能患有膀胱内占位性病变、结核性挛缩膀胱等。

3. 排尿开始迟缓，排尿费力，射程缩短，射力减弱，可能患有前列腺增生症、尿道狭窄等。

4. 尿频、尿急与尿痛同时出现，可能患有炎症；伴有发热、脓尿现象，可能患有急性膀胱炎；伴有会阴部胀感、肛门下坠等现象，可能患有急性前列腺炎；伴血尿，可能患有膀胱结核。

病因病理

尿频的原因较多，一些神经因素、病后体虚、炎症刺激、寄生虫病、膀胱容量减少等都能导致尿频。

从脊柱病理来看，人体的膀胱和尿道都属于肌肉组织，其收缩和放松都与肝、肾有关。而脊柱两侧有丰富的血管、神经，当第 4 腰椎发生偏移后，就会影响肝、肾功能，不仅容易导致尿频，还会影响前列腺和性功能。

专家提示

患有尿频者，要注意酸碱平衡，平时应保持良好的心情，经常进行户外运动，多呼吸新鲜的空气，排除体内多余的酸性物质。在饮食结构上，应多吃富含植物有机活性碱的食品，少吃肉类及被污染的食物，多吃蔬菜，不宜摄入过多的酸性食品。

尿频的脊疗

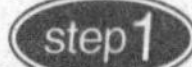

患者体位：俯卧
治疗目的：检查髋骨

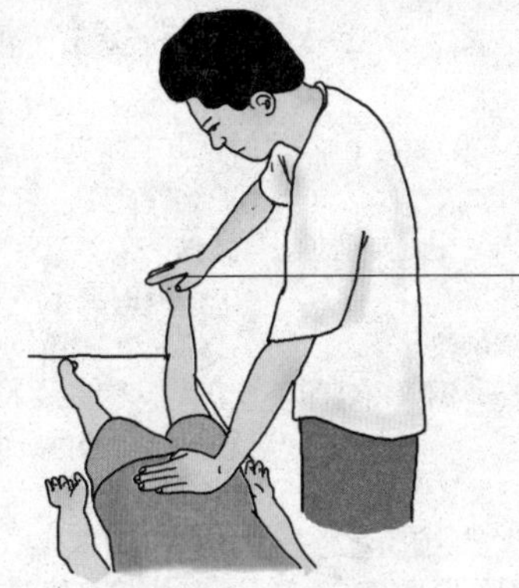

医者抬起患者的左脚，一手定位，然后再换右脚，检查患者髋骨是否倾斜。如肾病患者，其髋骨会向右上倾斜。

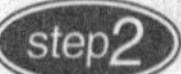

患者体位：侧卧
治疗部位：腰椎
治疗手法：牵引
治疗目的：整复腰椎

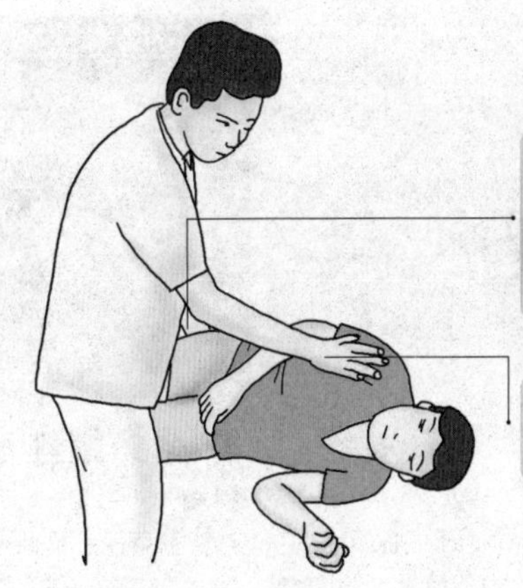

医者左手抵住患者臀部下方的坐骨、靠近坐骨小孔处，施力推揉、按压肌肉，之后再按压右髋。

医者右手辅助左手，往左前方45°、左下方推压。

健康贴士

1. 尿频患者应以补益肾气为主，宜食用金樱子、覆盆子、桑螵蛸、海螵蛸、菟丝子、益智仁、黄芪、白术、升麻、乌药、党参、芡实、五味子、陈皮、猪肚、羊肉、牛肉等补肾缩尿的药材和食材。

2. 肾气不足者宜食白果、莲子、韭菜、黑芝麻、山药、桂圆等温补固涩的食物；肝胆火旺者宜食丝瓜、鸭肉、苦瓜等食物。

3. 尿频多为虚证，需要调养，平时做膀胱括约肌收缩运动，可锻炼膀胱括约肌，改善症状。

4. 少食寒凉生冷食物，少饮咖啡、碳酸饮料等。

尿频的对症药膳

金樱糯米粥

材料：

糯米 80 克，金樱子适量，白糖 3 克

做法：

①糯米洗净泡发；金樱子洗净，放入锅中，加适量清水煎煮，取浓汁备用。

②糯米入锅，加水适量，用大火煮至米粒开花。

③倒入金樱子浓汁，转小火煮至粥稠，调入白糖即可食用。

功效：

金樱子归肾、膀胱经，可收敛固涩、缩尿止泻；糯米可健脾养胃。二者配伍食用，对因肾虚脾虚而致夜尿频多者有一定的食疗作用。

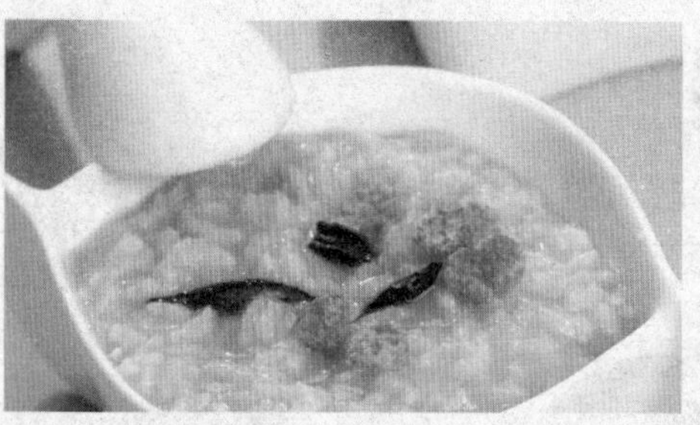

益智仁糯米粥

材料：

桂圆肉 20 克，益智仁 15 克，糯米 100 克，白糖、姜丝各 5 克

做法：

①糯米淘洗干净，放入清水中浸泡；桂圆肉、益智仁洗净备用。

②锅置火上，放入糯米，加适量清水煮至粥八成熟。

③放入桂圆肉、益智仁、姜丝，煮至米烂后放入白糖调匀即可。

功效：

桂圆补脾养心，益智仁暖肾缩尿，糯米为温补强壮食品。故此粥适宜因体虚或脾肾两虚而致夜尿频多者。

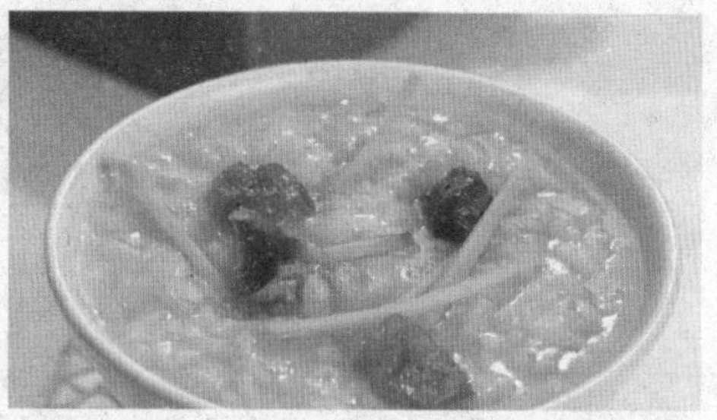

海螵蛸鱿鱼汤

材料：

鱿鱼 100 克，补骨脂 30 克，桑螵蛸、红枣各 10 克，海螵蛸 50 克，盐、味精、葱花、姜各适量

做法：

①将鱿鱼泡发，洗净切丝；海螵蛸、桑螵蛸、补骨脂、红枣洗净。

②将海螵蛸、桑螵蛸、补骨脂、红枣水煎取汁。

③放入鱿鱼、红枣，加药汁同煮至鱿鱼熟后，去药渣，加盐、味精、葱花、姜调味即可。

功效：

鱿鱼与红枣可养胃补虚，补骨脂、桑螵蛸、海螵蛸皆可温肾止泻，搭配食用可使夜尿频多患者的肾功能恢复正常，减少排尿次数。

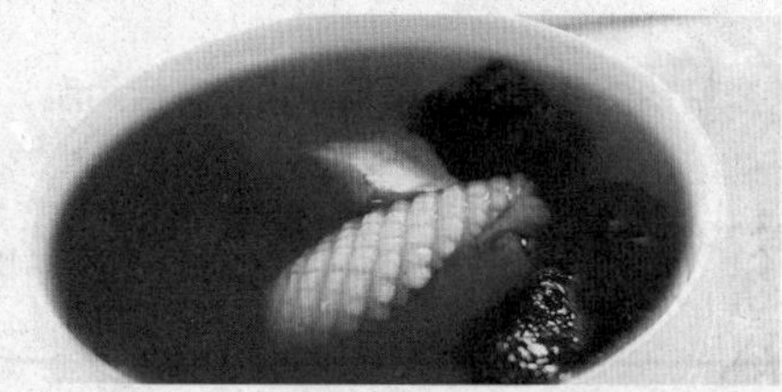

桑螵蛸红枣鸡汤

材料：

鸡腿 1 只，桑螵蛸 10 克，红枣 8 颗，盐 4 克

做法：

①鸡腿剁块，洗净，汆去血水。

②将桑螵蛸、红枣、鸡腿一同装入锅，加 1000 毫升水，用大火煮开，再改小火炖 2 小时，最后加盐调味即可。

功效：

桑螵蛸可补肾缩尿，鸡腿和红枣都具有强身健体的功效，食之可增强体质和提高免疫力，对夜尿频多者有一定的食疗作用。

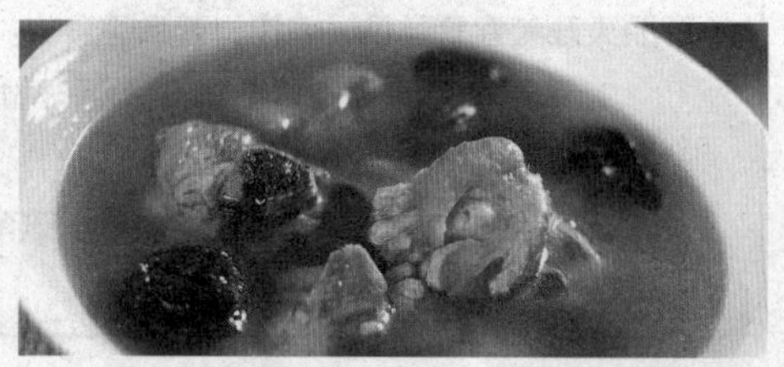

板栗枸杞子粥

材料：

枸杞子 50 克，板栗 200 克，盐 4 克，大米 100 克

做法：

①将大米用清水淘洗干净；板栗用水烫过冲凉，剥壳备用。

②在砂锅中加入清水，投入备好的板栗和大米，用小火一起熬煮成粥。大约需要 70 分钟。

③快煮好时撒上枸杞子，加入盐调味，然后再煲煮入味即可。

功效：

此粥可以滋补肾气、固肾缩尿，改善体虚气短、腰酸腿软、尿频尿多等症状，对于刺激性激素分泌、防止性功能衰退、提高生育能力有很大帮助。正常人服用也可以起到补充体力、增强体质、提高抗病能力的作用。

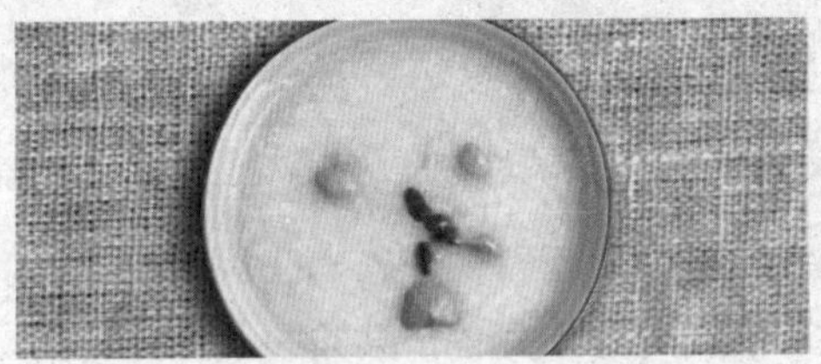

巴戟天海参煲

材料：

巴戟天 15 克，白果 10 克，海参 300 克，绞肉 150 克，胡萝卜 80 克，白菜 1 棵，盐 4 克，酱油 3 毫升，白胡椒粉少量，醋 6 毫升，白糖适量，淀粉 5 克

做法：

①海参洗净，去掉海参腔肠，氽烫后捞起，切大块；胡萝卜洗净切片；绞肉加盐和胡椒粉拌均匀，然后捏成小肉丸。

②锅内加 100 毫升水，将巴戟天、胡萝卜、肉丸等加入并煮开，加盐、酱油、醋、白糖调味。

③再加入海参、白果煮沸，然后加入洗净的白菜，再煮沸时用淀粉水勾芡后即可起锅。

功效：

海参能补肾气、益精髓、摄小便、壮肾阳。常用本品，能收壮阳益肾、固摄尿液等效果，适合夜尿频多、腰膝酸软患者食用。

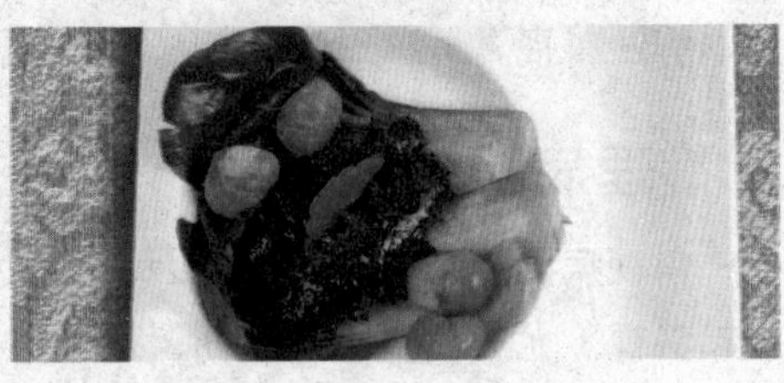

黄芪枸杞子炖乳鸽

材料：

黄芪 30 克，枸杞子 30 克，乳鸽 200 克，盐适量

做法：

①先将乳鸽去毛及内脏，洗净，斩件；黄芪、枸杞子洗净，备用。

②将乳鸽与黄芪、枸杞子同放炖盅内，加适量水，隔水炖熟。

③加盐调味即可。

功效：

本品具有补心益脾、固摄精气的功效，适合尿频、遗精、早泄、滑精、腰膝酸软等患者食用。

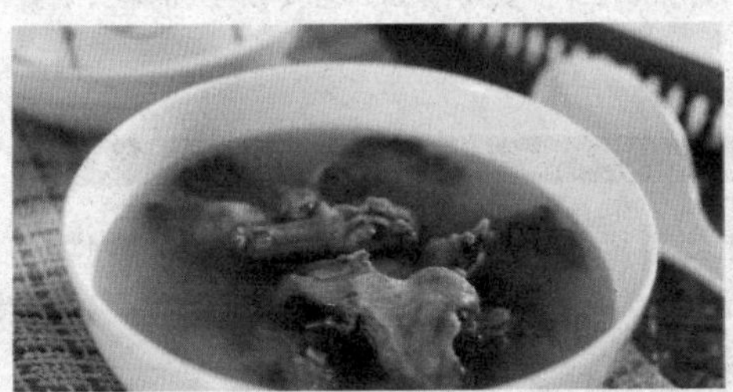

当归牛尾虫草汤

材料：

当归 30 克，冬虫夏草 8 克，牛尾 1 条，猪瘦肉 100 克，盐适量

做法：

①猪瘦肉洗净，切大块；当归用水略冲；冬虫夏草洗净。

②牛尾去毛，洗净，切成段。

③将以上所有材料一起放入砂锅内，加适量清水，待猪瘦肉煮熟，调入盐即可。

功效：

此汤具有填精补髓、补肾壮阳的功效，可治疗肾阳虚所致的尿频、遗精、早泄等症。

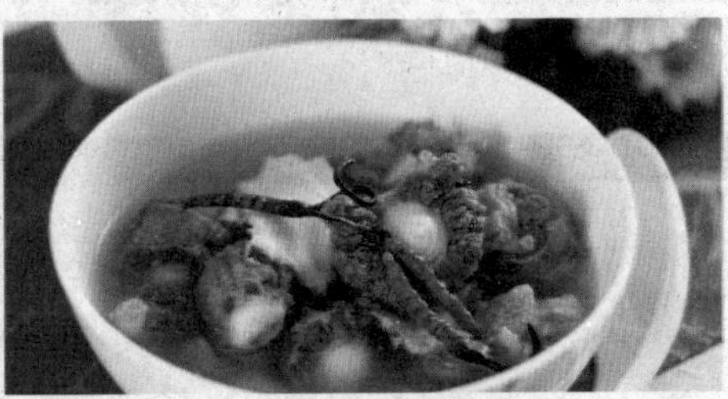

59 斜视 按压舒筋，持之以恒

斜视是指两眼不能同时注视目标，是常见的眼外肌疾病之一，多因遗传因素、疾病而引发。此外，当第 1 至第 3 颈椎发生错位后，会压迫到眼外肌、眼部神经，甚至造成斜视。

病症概述

斜视是指两眼不能同时注视一目标，而仅能用一只眼注视，另一只眼的视轴表现为偏斜的病症，大多发生在婴小儿时期。

诊断

1. 眼球无运动障碍，无复视症状，眼位偏斜，为共同性斜视。共同性内斜是偏向鼻侧，共同性外斜是偏向颞侧。

2. 眼球运动受限制，出现复视症状，伴有眩晕、恶心、步态不稳等全身症状，为麻痹性斜视。

病理病因

斜视病因复杂，除了遗传因素和先天性变异会引起斜视外，一些疾病也容易引起斜视。尤其在婴小儿时期，双眼单视功能发育还不完善，其角膜及晶体屈折力也比较大，多为远视眼，如要看清物体就需要更大的调节力，任何不稳定的因素都可能引起斜视的发生。此外，由病毒或细菌引起的脑炎、脑膜炎、脊髓前角灰质炎、周围神经炎等疾病也会刺激眼外肌的神经核、神经或眼肌，使眼外肌产生麻痹，以至于造成麻痹性斜视。

从脊柱病因来看，斜视与第 1 至第 3 颈椎的错位有密切关系，当这几节颈椎发生病变时，很容易压迫眼外肌、眼部神经，造成斜视。

斜视的预防

预防斜视要从婴小儿时期抓起，特别是 5 岁前是儿童斜视的高发期，家长应注意观察儿童眼睛的发育情况。婴小儿在发热、出疹、断奶时也要加强护理，仔细观察眼位的情况。

专家提示

日常生活中要保证充足睡眠，在饮食上注意营养摄入要均衡，可用菊花、枸杞子、决明子等泡茶饮用，少吃油炸和辛辣的食物。

斜视的脊疗

step1

患者体位：坐位
治疗部位：肩部
治疗手法：按揉
治疗目的：松弛肌肉

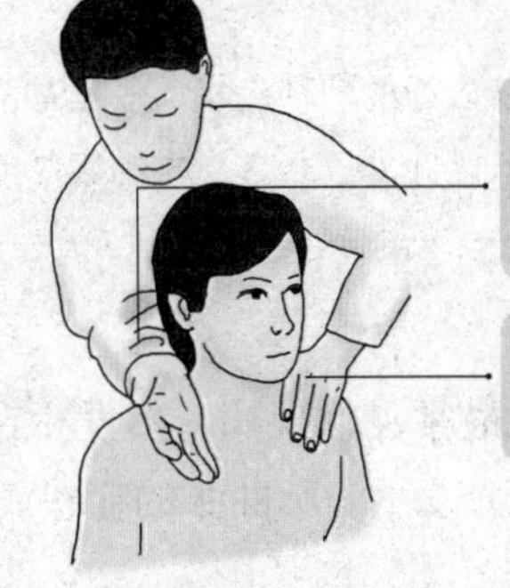

医者右手手肘在患者肩部施力，以松弛肩部。

医者左手扶持患者肩部。

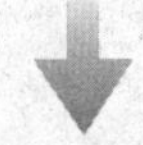

step2

患者体位：坐位
治疗部位：颈部
治疗手法：牵引
治疗目的：整复颈椎

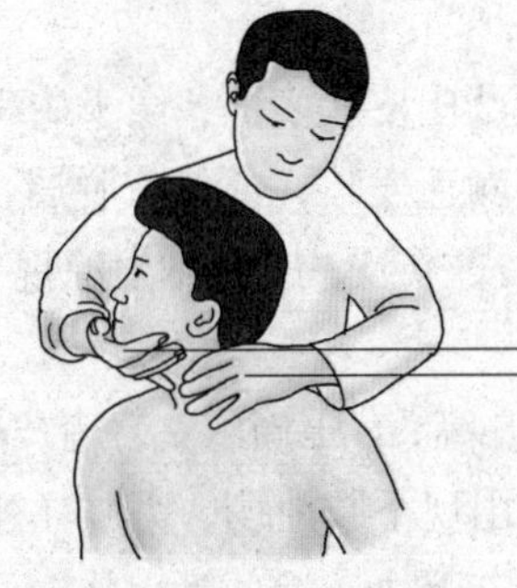

医者左手托住患者下颌，转动患者头部。

医者右手拇指按住患者偏歪的棘突。

step3

患者体位：坐位
治疗部位：颈部
治疗手法：按揉
治疗目的：巩固疗效

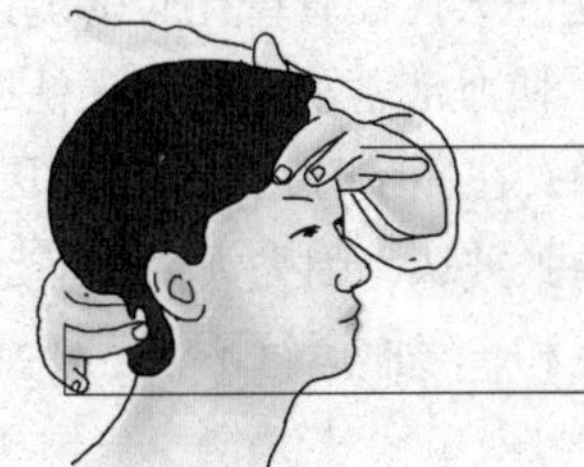

医者左手按住患者头部，使其保持固定。

医者右手手指沿棘突，自上而下轻轻按揉，使颈韧带贴附在棘突上。

健康贴士

1. 注意新生儿头部的位置，不可使其总是偏向一侧。

2. 在新生儿的小床正中上方挂上一个红色、有声音的玩具，由于小儿对红色比较敏感，所以可以定期摇动玩具，训练新生儿双侧眼肌动作的协调，从而起到防治斜视的效果。

60 静脉曲张 健脾利湿，活血通络

静脉曲张是血管凸出皮肤表面的一种症状，多因先天性血管壁比较薄弱或长时间维持同一姿势所引起，常发生于下肢。此外，第 3 腰椎的病变也与静脉曲张有一定关系。

病症概述

静脉曲张是静脉系统最常见的疾病，多发生在小腿肚和膝盖后，但在腹腔静脉、胃部食道静脉等处也会发生静脉曲张的症状。

诊断

1. 患者的表层血管明显凸出皮肤表面，像小蛇一样曲张，多呈团状或结节状。

2. 腿部有酸胀感，皮肤颜色发暗，或伴有脱屑、瘙痒、水肿等症状。

3. 双腿多有水肿、疼痛、酸沉无力、麻木发凉现象，晚上症状较重，早上较轻，并在运动时、夜间加剧。

4. 患肢变细，表皮温度升高，有压痛感。轻者皮肤出现颜色发暗、脱屑、瘙痒、足踝水肿等多种症状，重者出现下肢溃疡、下肢坏死，甚至要截肢。

5. 出现腹水、肝脾肿大、呕血、黑便等症状。

病理病因

静脉曲张的主要原因是先天性血管壁比较薄弱或长时间维持同一姿势，此时静脉受到不同程度的压迫，使血液蓄积下肢，无法回流，最终导致静脉变粗，出现静脉曲张症状。此外，妇女在怀孕时，也很容易因胎儿的压迫而导致静脉曲张。

在中医理论中，静脉曲张被认为因先天禀赋不足、筋脉薄弱，加之久行久立、过度劳累所致。此时经脉不和，气血运行不畅，淤血阻滞脉络，日久则交错盘曲，形成瘤体。

从脊柱病因来看，静脉曲张与第3腰椎的病变有关。如能对此节脊柱进行矫正，则能在一定程度上解除脊柱病变对血液与神经的压迫，进而促进静脉血液的回流，减轻静脉曲张的症状。

专家提示

避免长时间站或坐，应经常让腿做抬高、放下的运动，可以在休息或看电视时，尽量抬高双脚的位置。在饮食方面，多摄取豆类、核果类、牛肉等热量较高的食物，改善血液循环，即使在减肥期间，也不可忽视这些营养成分的摄入。

静脉曲张的脊疗

脊柱整复

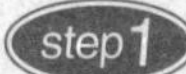

患者体位：俯卧
治疗部位：腰骶部
治疗手法：捏脊
治疗目的：整复腰椎

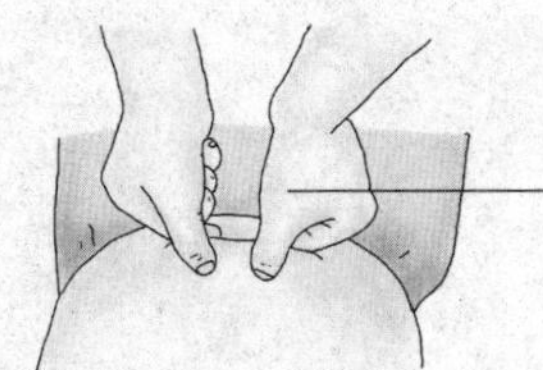

针对脊柱下陷的情况，医者双手以拇指在前、食指在后，沿患者第5腰椎棘突至第3腰椎棘突两侧捏拿皮肤，连做3次。

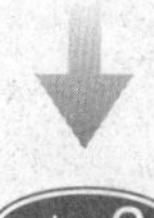

患者体位：俯卧
治疗部位：腰骶部
治疗手法：拉伸
治疗目的：整复腰椎

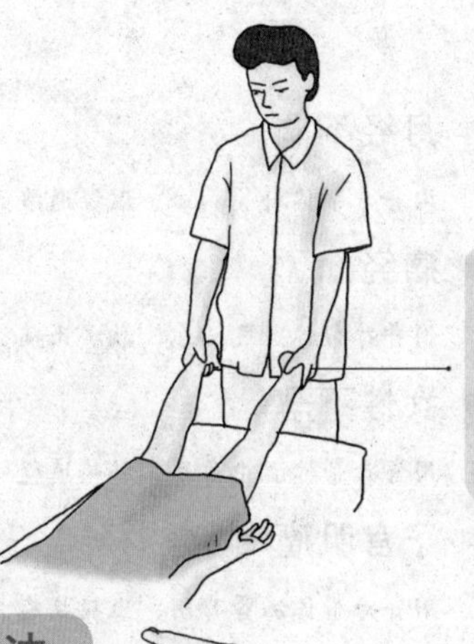

医者从后面抓起患者的脚踝，提高15°左右，然后上下轻晃患者的身躯，重复3～5次后，再适当地加速抖动患者的下肢。

静脉曲张的自疗法

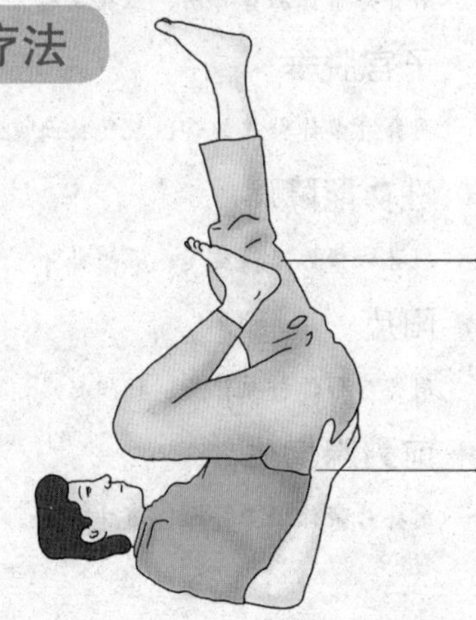

双腿以骑自行车的姿势上踩100下，以促进下半身的血液循环。

入睡前，在床上仰卧，两脚尽量抬高，悬空腰部，以双手撑住。

健康贴士

1. 静脉曲张患者在每天起床后，可以穿上医用弹力袜，在睡前再脱下，以降低小腿静脉压。

2. 每天应坚持运动腿部1小时，散步、快走、骑自行车、跑步皆可。

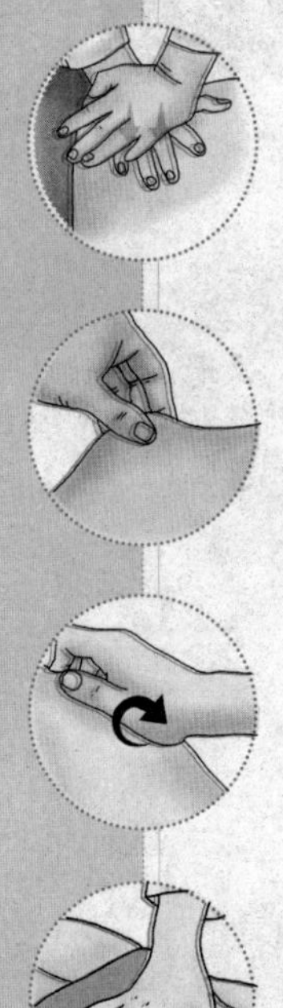

本章看点

- 月经不调

  用脊疗帮你补气养血、温经通络
- 痛经

  用脊疗帮你行气活血、散淤止痛
- 女性不孕

  用脊疗帮你温中益气、补精填髓
- 子宫肌瘤

  用脊疗帮你滋肾育阴、止痛祛瘤
- 子宫脱垂

  用脊疗帮你补气健脾、益气补血
- 性功能障碍

  用脊疗帮你填精益气、滋阴补肾
- 阳痿

  用脊疗帮你补益肾气、壮阳起痿
- 前列腺增生

  用脊疗帮你温肾补血、消肿除湿

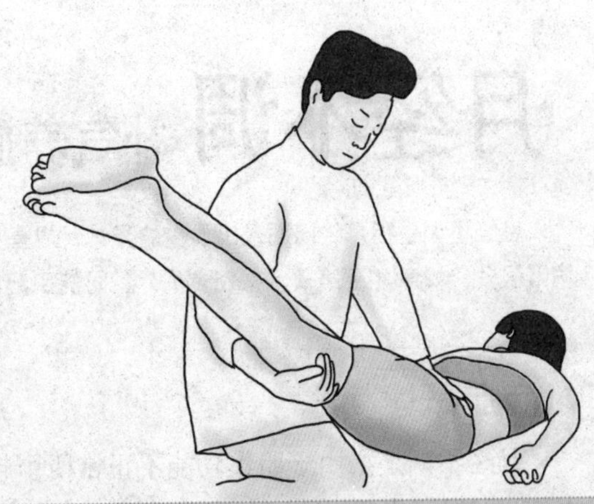

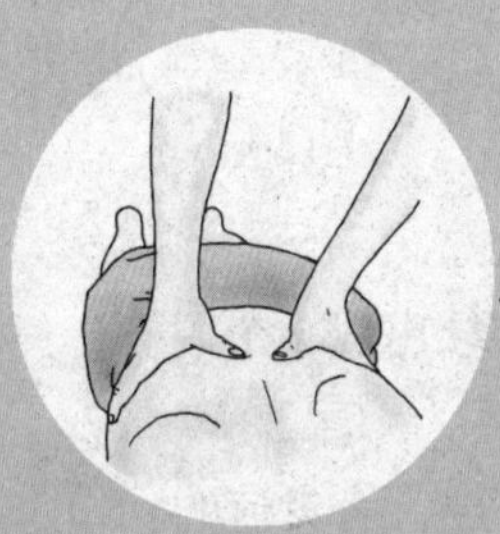

第七章 妇科、男科病症的治疗

女性生殖系统所患的疾病叫妇科疾病，而男性生殖系统所患的疾病叫男科疾病。从脊柱病因来看，无论是妇科病还是男性病都与腰椎的错位有密切关系，因而也可以通过脊疗来解除这些难言之隐。

61 月经不调 补气养血，温经通络

月经不调是指月经周期或出血量的异常，或是月经前期、经期时的腹痛及全身症状。其病因很多，如第 3 至第 5 腰椎错位后，就可能引起内分泌紊乱，引发月经不调。

病症概述

月经不调是指由于卵巢功能不正常所引起的月经周期提前或延迟、行经日期紊乱、经量过多或过少。如果出现月经不调，应当及时治疗，不能忽视。

诊断

1. 经期提前：月经周期短于 21 天，而且连续出现 2 个周期以上。

2. 经期延迟：月经错后 7 天以上，甚至 40 ～ 50 天 1 次，并连续出现 2 个周期以上。

3. 经期延长：周期正常，经期延长超过 7 天以上，甚至 2 周方净。有炎症的女性平时小腹疼痛，经期加重，平素白带量多，色黄或黄白、质稠、有味。黄体萎缩不全者月经量较多；子宫内膜修复延长者在正常月经结束后，仍有少量持续性阴道出血。

4. 月经失调：月经先后不定期，月经提前或延迟，周期短于 21 天或长于 35 天。

病理病因

月经不调的原因很多，主要有血热、虚热、虚寒等，如月经提前、经量较多、颜色鲜红、口干、便秘、舌质红是因为血热；月经提前、经量较少、颜色淡、头晕、耳鸣、腰酸是因为虚热；经期延后、经量少、颜色暗淡、怕冷、舌苔发白是因为虚寒；经期提前、经量较多、颜色暗淡、面色苍白、无力是因为气虚；经期提前或延后、颜色暗淡、头晕、体虚、舌苔白是因为脾虚。

从脊柱病因来看，当第 3 至第 5 腰椎或骨盆发生病变时，会刺激骨盆神经，进而引起内分泌紊乱，导致月经失调。如能整复错位的腰椎，就能在一定程度上调整月经不调。

专家提示

保持精神愉快，避免精神刺激和情绪波动。

注意卫生，预防感染，注意外生殖器的卫生清洁。

月经不调的脊疗

step1

患者体位：俯卧
治疗部位：腰骶部
治疗手法：按揉
治疗目的：松弛肌肉

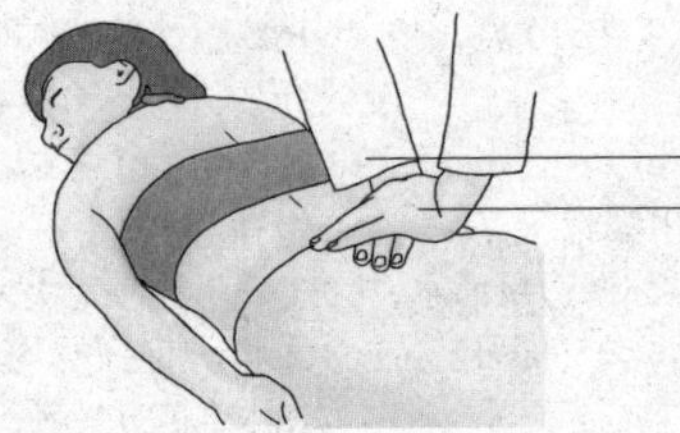

医者右手按在患者腰骶部，并施力按揉。

医者左手按在右手手背，辅助右手施力。

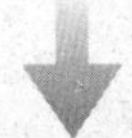

step2

患者体位：侧卧
治疗部位：腰骶部
治疗手法：牵引
治疗目的：整复腰椎

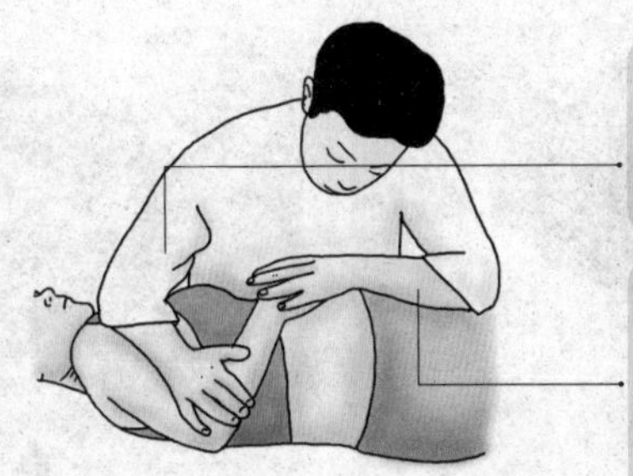

医者右肘顶压住患者右肩锁骨部，并将患者肩部推向后并加以固定。

医者左手拇指按压患者的患椎棘突，左肘按压患者右臀部，将其扳按到最大角度，收紧左肘。

step3

患者体位：侧卧
治疗部位：腰骶部
治疗手法：扳按
治疗目的：整复腰椎

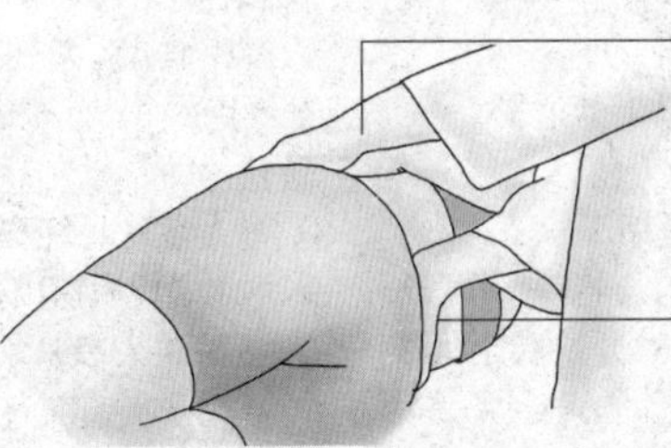

医者左手抓扶患者髂前上棘部，配合右手往后拉伸患者的身体。

医者右手掌根按住患者骶椎中部，在左手拉的同时往前推。

健康贴士

1. 月经不调患者宜选用益母草、乌鸡、韭菜、香蕉、杏仁、薏苡仁、核桃等具有松弛子宫肌肉作用的药材和食材。

2. 月经提前、月经量多及痛经患者宜选用艾叶、当归、川芎、红花、核桃等具有止痛止血功能的药材。

月经不调的对症药膳

● 赤芍桃仁饮

材料：

桃仁、赤芍各15克，绞股蓝、红花各10克，蜂蜜适量

做法：

①将所有药材分别用清水洗净，备用。

②先将桃仁、赤芍一起放入锅中，注入适量清水，大火煮沸后加入绞股蓝、红花续煮5分钟即可。

③最后加入适量蜂蜜调味。

功效：

本品有凉血活血、化淤止痛的功效，适合月经不调、痛经、经色暗有血块的患者食用。

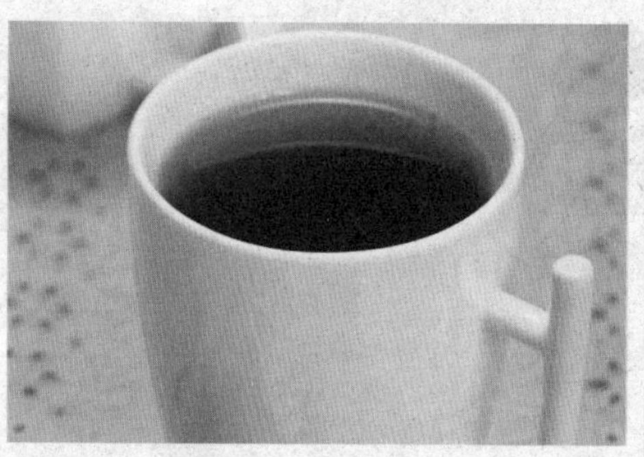

● 活血乌鸡汤

材料：

乌鸡腿2只，熟地黄、党参、黄芪各15克，当归、桂枝、枸杞子各10克，川芎、白术、茯苓、甘草各5克，红枣6颗，盐适量

做法：

①鸡腿洗净剁块，汆烫后捞起洗净。

②将所有药材均洗净，盛入炖锅，加入鸡腿块，加水至盖过材料，以大火煮开，转小火慢炖50分钟。

③最后加盐调味即可。

功效：

此汤活血养血、调经止痛，适合气血亏虚型月经不调的患者食用。

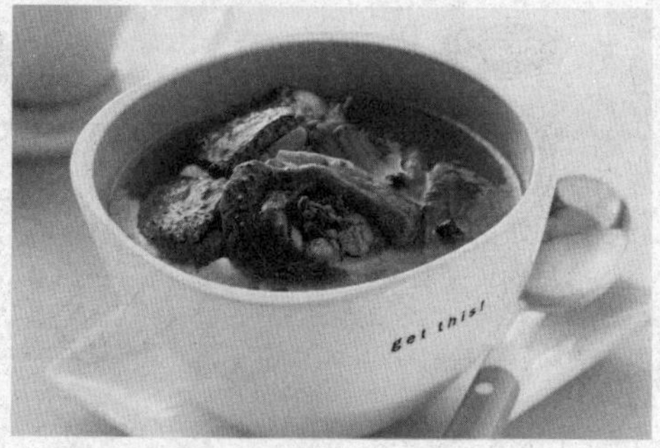

● 当归芍药多味排骨

材料：

排骨500克，当归、熟地黄、芍药、丹参、川芎各15克，三七粉10克，料酒10毫升，盐适量

做法：

①将排骨洗净，汆烫去腥，捞起备用。

②将洗净的当归、芍药、熟地黄、丹参、川芎入水煮沸，下排骨，加料酒，待水煮开，转小火续煮30分钟。

③加入三七粉拌匀，最后加盐调味即可。

功效：

本品既补血，又活血，妇女月经不调、血虚经闭、胎产诸症均可食用。

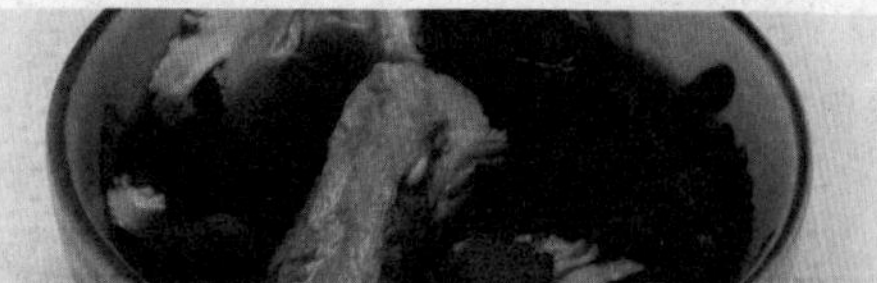

● 益母土鸡汤

材料：

人参片15克，鸡腿1只，红枣8颗，益母草10克，盐5克

做法：

①将人参片、红枣、益母草均洗净；鸡腿剁块，入沸水汆烫后捞出，洗净。

②鸡腿和人参片、红枣、益母草放入锅中，加1000毫升水，以大火煮开，转小火续炖25分钟。

③起锅前加盐调味即成。

功效：

此汤活血化淤、缓中止痛、调经，适合月经不调、经色淡、量少，并伴神疲乏力、面色苍白的患者食用。

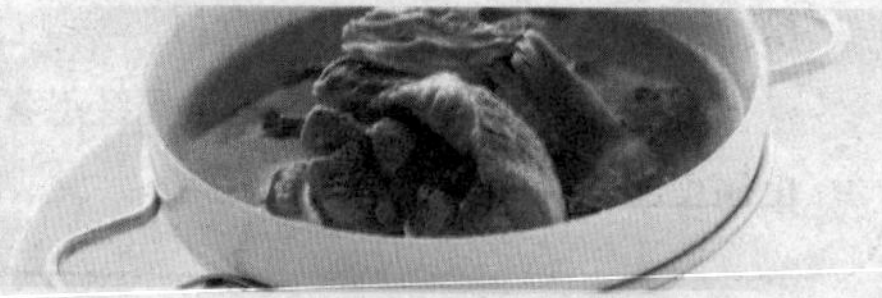

牛奶红枣粥

材料：

红枣20颗，大米100克，鲜牛奶150毫升，白糖适量

做法：

①将白米、红枣分别洗净，泡发1小时。

②起锅入水，将红枣和大米同煮，先用大火煮沸，再改用小火续熬，大概1个小时。

③鲜牛奶另起锅加热，煮沸即熄火，再将煮沸的牛奶缓缓调入之前煮好的红枣大米粥里，加入白糖拌匀，待煮沸后适当搅拌，即可熄火。

功效：

牛奶含有丰富的蛋白质、脂肪和碳水化合物，还含有多种矿物质和维生素。红枣是补中益气、养血安神的佳品，对各种虚证都有补益调理作用。牛奶红枣粥易于消化，开胃健脾，营养丰富，常食对气血两虚所致的月经不调有益。

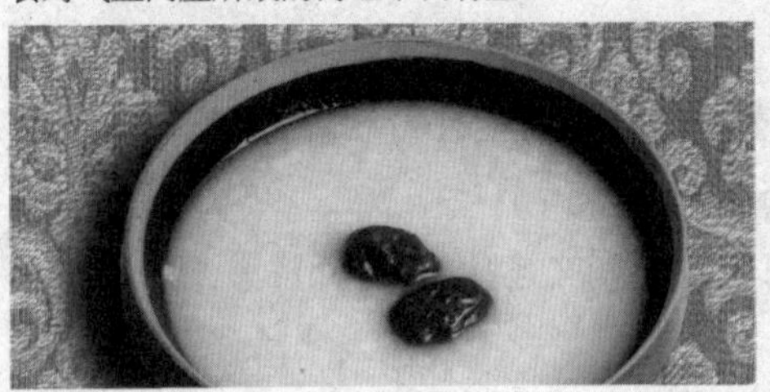

参归枣鸡汤

材料：

党参15克，当归15克，红枣8颗，鸡腿1只，盐3克

做法：

①鸡腿剁块，放入沸水中汆烫，捞起冲净。

②鸡肉、党参、当归、红枣一起入锅，加800毫升水以大火煮开，转小火续煮30分钟。

③起锅前加盐调味即可。

功效：

本品有补血活血、防治贫血并调理月经的作用，可改善因贫血造成的月经稀发、经期紊乱、量少等症状。党参、当归配伍可补气养血，促红细胞生成，增强人体的造血功能；红枣可补益中气、养血补虚。

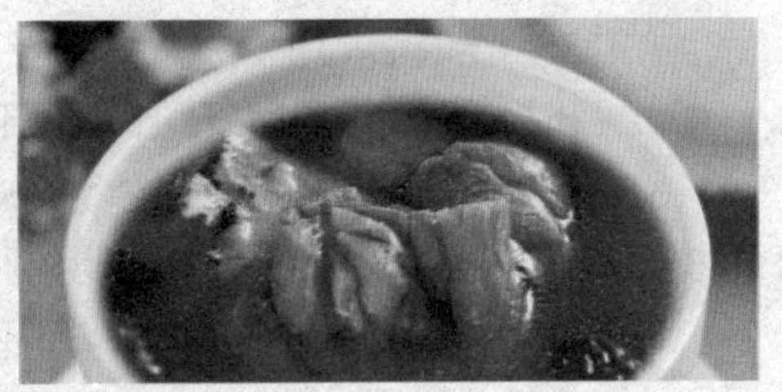

丹参桃红乌鸡汤

材料：

丹参15克，红枣10颗，红花、桃仁各10克，乌鸡腿1只，盐4克

做法：

① 将红花、桃仁装在棉布袋内，扎紧；将鸡腿洗净剁块，汆烫后捞出；将红枣、丹参冲净。

②将所有材料盛入锅中，加700毫升水煮沸，转小火炖约20分钟，待鸡肉熟烂，加盐调味即成。

功效：

本品可疏肝解郁、活血化淤、益气补虚，对气滞血淤型月经量少、颜色暗、痛经的患者有很好的食疗作用。

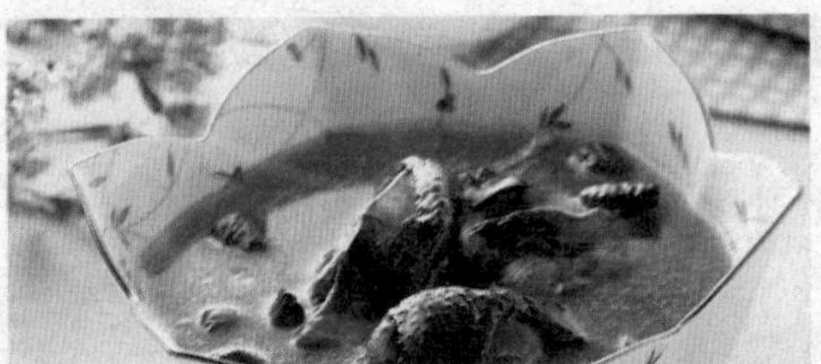

郁金菊花枸杞子茶

材料：

枸杞子10克，菊花5克，绿茶包1袋

做法：

①将枸杞子、菊花与绿茶一起放入保温杯。

②冲入沸水500毫升，加盖闷15分钟，即可饮用。

功效：

枸杞子润肺滋阴，菊花疏散风热，绿茶提神清心，郁金疏肝解郁、行气止痛。常饮此茶可安心除烦、疏肝止痛，对月经不调、痛经患者有一定的食疗作用。

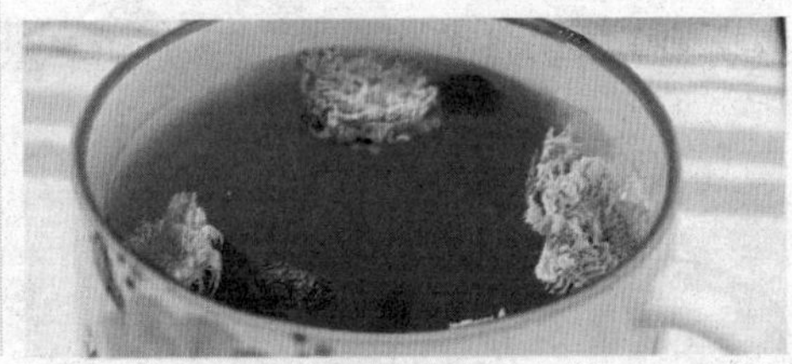

62 痛经 活血化淤，行气止痛

痛经是指女性在经期及其前后，出现下腹及腰骶疼痛的病症，是常见的妇科病之一，多由气血运行不畅而引发。此外，当第 1 至第 4 腰椎错位后，也有可能造成痛经。

病症概述

痛经是指经期前后或行经期间出现不适的病症，主要症状表现为经期或行经前后，发生下腹部胀痛、冷痛、灼痛、刺痛、隐痛、坠痛、绞痛、痉挛性疼痛、撕裂性疼痛。

诊断

痛经主要分为原发性痛经和继发性痛经两种。

原发性痛经的诊断：

1. 初潮后 1 ~ 2 年内发病。
2. 在出现月经或在此之前几个小时开始痛，疼痛持续时间不超过 72 小时。
3. 疼痛性质属痉挛性或类似分娩产痛。
4. 妇科双合诊或肛诊阴性，可得出原发性痛经之诊断。

继发性痛经的诊断：

1. 有慢性盆腔炎反复发作史、月经周期不规则、月经过多、放置宫腔节育器、不育等病史有助于继发性痛经的诊断。

2. 通过妇科双合诊及三合诊，可发现一些导致痛经的病因，如子宫畸形、子宫肌瘤、卵巢肿瘤、盆腔炎性组织等。

3. 其他检查：如血沉、白带细菌培养、盆腔 B 超、子宫输卵管造影、诊断刮宫，最后应用宫腔镜、腹腔镜检查，可及早明确痛经之发病原因。

专家提示

先用逆时针摩法按摩小腹，再进行穴位按摩，治疗效果更好。

避免食用一切生冷及不易消化和刺激性食物，如辣椒、油炸食物、胡椒、烈性酒、咖啡、茶、可乐、巧克力等。

痛经的脊疗

患者体位：俯卧
治疗部位：腰骶部
治疗手法：按揉
治疗目的：松弛肌肉

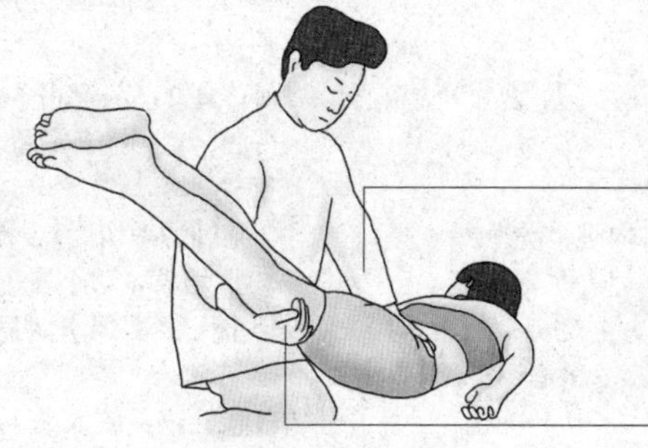

医者左手按揉患者背部，以松弛腰骶部肌肉。

医者右手托举患者的大腿，固定患者的身体。

step2

患者体位：俯卧
治疗部位：腰骶部
治疗手法：牵引
治疗目的：整复腰椎

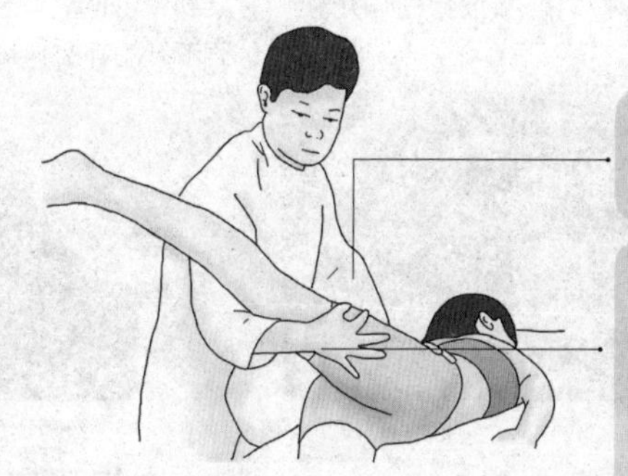

医者左手手掌根按压患者错位的棘突。

医者右手扶持患者大腿，在左手的反方向用力，向斜后方扳动患者大腿，呈15°～25°。

健康贴士

1. 气滞血淤型患者应选择行气活血的药材和食物，如益母草、香附、五灵脂、当归、川芎、桃仁、红花、鸡内金、白萝卜、橘子、山楂、墨鱼、鳝鱼等。

2. 寒凝胞宫型患者应选择具有散寒除湿、温经通脉功效的药材和食物，如干姜、艾叶、肉桂、吴茱萸、桂枝、茴香、花椒、大葱、韭菜、洋葱、羊肉、狗肉、荔枝、桂圆肉、桃子等。

3. 气血虚弱型患者宜补气养血，可选择熟地黄、当归、何首乌、黄芪、党参、猪蹄、牛肉、乌鸡、土鸡、猪肝、猪肚、红枣、桂圆肉等。

4. 肝肾阴虚型患者宜滋阴、补肝肾，可选择枸杞子、何首乌、生地黄、熟地黄、墨旱莲、桑葚、葡萄、银耳、黑木耳、猪腰、干贝、蛤蜊、甲鱼、乌龟、椰子等。

5. 痛经者应多食富含维生素C的新鲜蔬菜和水果，积极补充矿物质。研究表明，许多女性在每日摄取适当的维生素、矿物质后，痛经症状能得到明显改善。

痛经的对症药膳

归参炖母鸡

材料：

当归15克，党参20克，母鸡1只，葱、姜、料酒、盐各适量

做法：

①将母鸡宰杀后，去毛，去内脏，洗净。

②将剁好的鸡块放入沸水中焯去血。

③加清水，把砂锅放在武火上烧沸，然后再用文火炖至鸡肉烂熟，调入葱、姜、料酒、盐调味即成。

功效：

当归补血活血、调经止痛，为补血调经第一药，凡血虚、血淤、气血不和、冲任不调等引起的月经不调、痛经、闭经诸证，皆可服用；党参益气补虚；母鸡大补元气。三者搭炖汤食用，对气血虚弱型痛经有很好的调养效果。

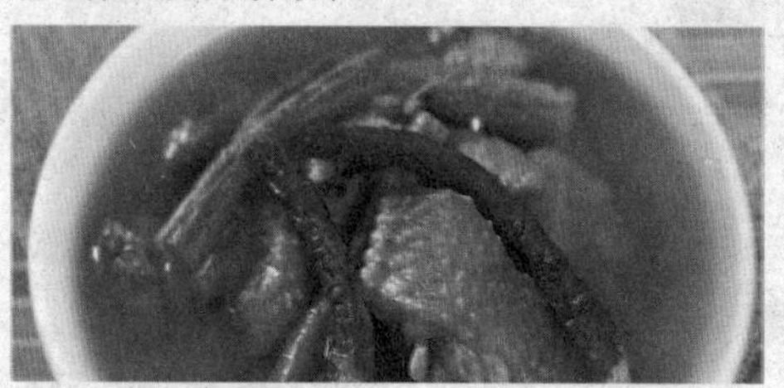

何首乌炒猪肝

材料：

何首乌20克，猪肝300克，韭菜100克，淀粉、盐、香油、食用油各适量

做法：

①猪肝洗净切片，入开水中汆烫，捞出沥干。

②韭菜洗净切小段；将何首乌放入清水中煮沸，转小火续煮10分钟后熄火，滤取药汁与淀粉混合拌匀。

③起油锅，放入沥干的猪肝、韭菜拌炒片刻，加入盐和香油拌炒均匀，淋上药汁勾芡即可。

功效：

何首乌滋补肝肾、滋阴养血，猪肝补血，韭菜补肾滋阴。三者合用，对肝肾阴虚引起的痛经有较好的补益作用。

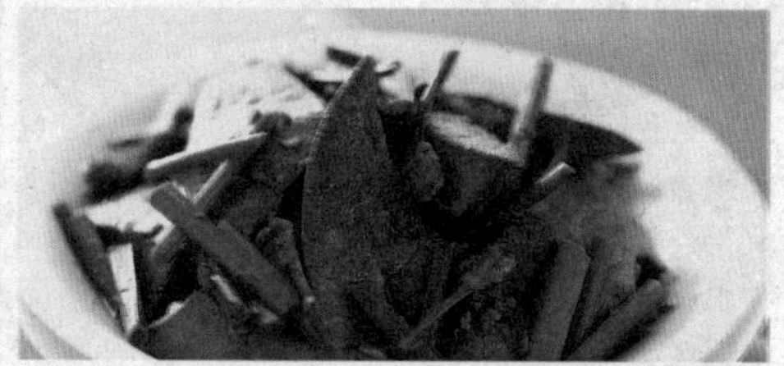

上汤益母草

材料：

益母草300克，蒜10克，猪瘦肉100克，盐3克，味精2克，食用油适量

做法：

①益母草去根洗净；蒜去皮。

②猪瘦肉洗净剁碎；蒜炸香；益母草入沸水中汆烫，捞出装盘。

③猪瘦肉炒香，下入蒜、清水、调味料，淋在益母草上即可。

功效：

益母草具有活血化淤、调经止痛的功效，对女性月经不调、痛经、闭经等均有较好的疗效；蒜可解毒、杀菌、增强抵抗力；猪瘦肉益气补虚。三者配伍同用，可加强补虚调经的效果。

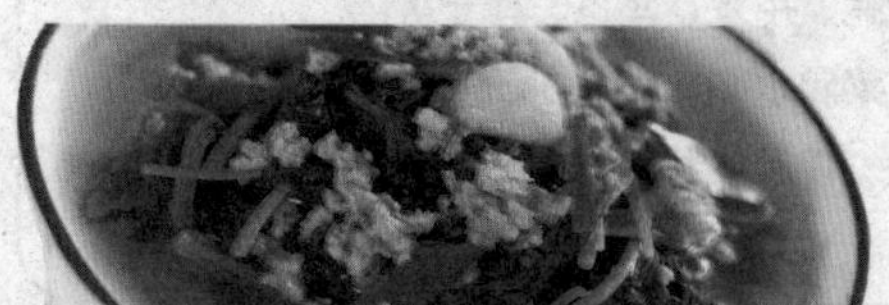

枸杞子茉莉花粥

材料：

枸杞子、茉莉花各适量，青菜10克，大米80克，盐2克

做法：

①大米洗净，浸泡30分钟后捞出沥水；枸杞子、茉莉花洗净。

②锅置火上，倒入清水，放入大米，用大火烧开。

③加入枸杞子同煮片刻，转小火煮至粥稠，撒上茉莉花，加盐拌匀即可。

功效：

枸杞子滋肾补肝，茉莉花理气止痛，青菜清热除烦，大米补中益气、润肺处烦。混煮成粥可使人心神安宁，亦可缓解经期疼痛、焦虑等症状，对痛经患者有一定的食疗作用。

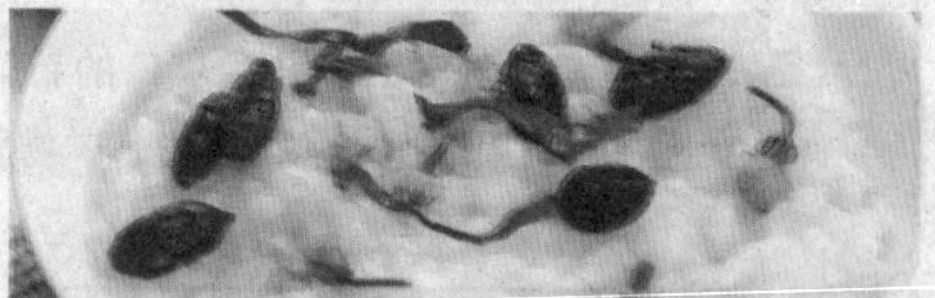

◉ 当归三七乌鸡汤

材料：

当归20克，三七8克，乌鸡肉250克，盐3克，酱油2毫升，食用油5毫升，葱末适量

做法：

①把当归、三七用水洗干净，然后用刀剁碎。

②把乌鸡肉用水洗干净，用刀剁成块，放入开水中煮5分钟，再取出过冷水。

③把所有的材料放入炖盅中，加水，慢火炖3小时，最后调味，撒上葱花即可。

功效：

乌鸡和当归、三七搭配，有补血补气之作用。适用于改善气血不足、产后出血、产后体虚等症，特别适合血虚有淤引起月经不调、痛经的女性经常食用。

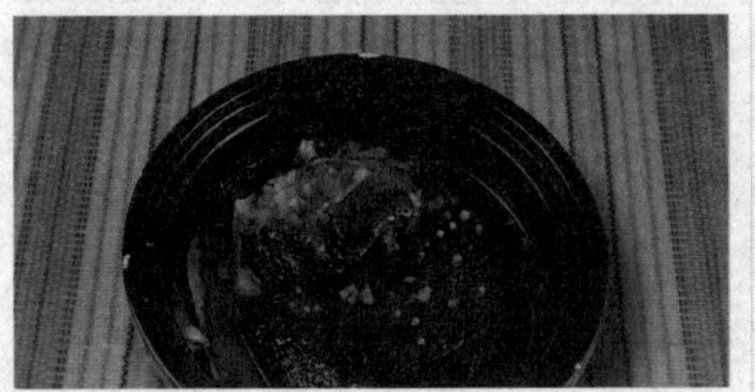

◉ 玫瑰益母调经茶

材料：

玫瑰花7～8朵，益母草10克

做法：

①将玫瑰花、益母草略洗，去除杂质。

②将玫瑰花及益母草放入锅中，加水600毫升，大火煮开后再煮5分钟。

③关火后倒入杯中即可饮用。

功效：

玫瑰具有疏肝解郁、活血通经的功效，对心情抑郁而造成中枢神经系统功能受抑制，使卵巢功能紊乱而致痛经的患者有一定的食疗效果。益母草活血通经，可改善气滞血淤引起的月经紊乱、闭经、痛经、乳房胀痛等症状。

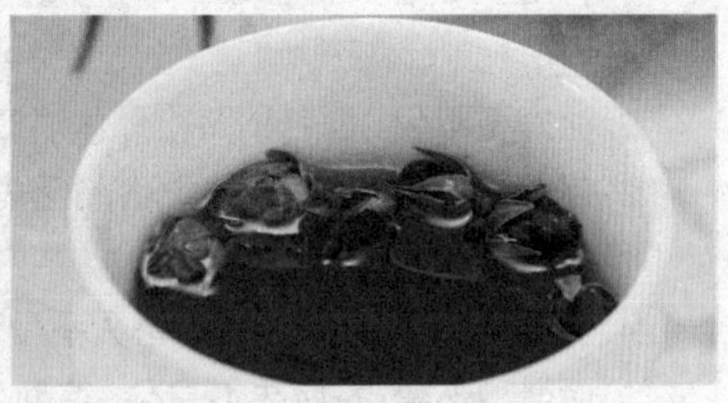

◉ 川芎蛋花汤

材料：

川芎10克，鸡蛋1个，料酒20毫升

做法：

①川芎洗净，在清水中浸泡约20分钟；鸡蛋打入碗内，拌匀，备用。

②起锅，倒入适量清水，以大火煮滚后，加入川芎，倒入鸡蛋，蛋熟后加入料酒即可。

功效：

川芎具有活血调经、祛风止痛之效，料酒尚有活血温经之效。本品可用于治疗气血淤滞、气滞寒凝所致的经期疼痛、宫寒冷痛、腹部冷痛等症。

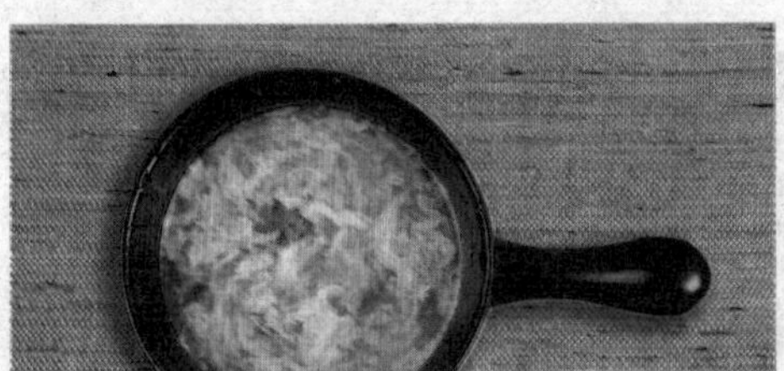

◉ 艾叶煮鸡蛋

材料：

新鲜的鸡蛋2个，艾叶10克

做法：

①生鸡蛋用清水冲洗干净，备用；将艾叶洗净，加水熬煮至出色。

②将洗净的鸡蛋放入艾叶水中一起炖煮，约5分钟。

③待鸡蛋壳变色，将其捞出，即可食用。

功效：

艾叶有理气血、逐寒湿、温经止血、安胎的作用，可治月经不调、痛经、心腹冷痛、久痢、吐衄、下血等症。尤其擅长治疗寒凝胞宫所致痛经、月经不调、胎动不安等症。

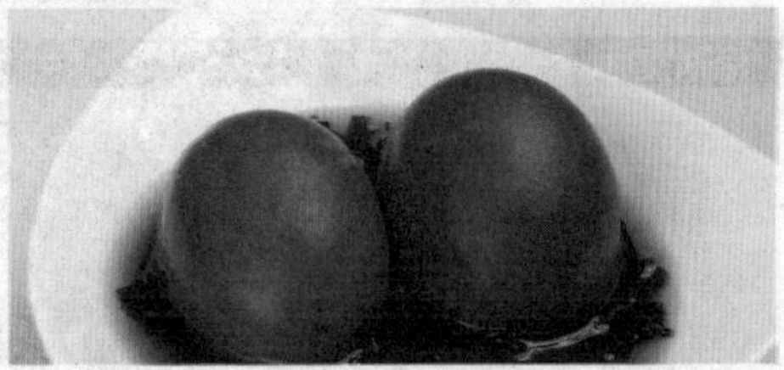

63 女性不孕 温中益气，补精填髓

女性不孕是指女性婚后1~3年以上，规律性生活，未避孕而未受孕。其病因很多，如内分泌异常、肾上腺功能异常、重症糖尿病都可能导致不孕。此外，腰椎的异常也与女性不孕有一定关系。

病症概述

女性不孕，指育龄妇女婚后1~3年以上，规律性生活，未采取避孕措施而未受孕的病症。

诊断

1. 肾虚型不孕：面色晦暗，容易乏力，婚久不孕，经期延后，量少色暗，白带清稀。

2. 血虚型不孕：面色枯黄，形体消瘦，头晕目眩，婚久不孕，月经量少色淡。

3. 痰湿型不孕：形体肥胖，容易乏力，性欲淡漠，婚后多年不孕，月经不调，带下量多。

4. 肝郁型不孕：经常烦躁，婚久不孕，胸胁乳房胀痛，月经不调，有痛经症状。

5. 血淤型不孕：婚后久不受孕，胸胁乳房胀痛，月经后期有腹痛，色暗有血块。

病理病因

生殖器官异常，如阴道、宫颈管、子宫、输卵管、卵巢等发育异常、狭窄、阻塞、炎症、粘连、肿瘤、宫颈管黏液分泌异常、子宫颈黏液亲和性不良及子宫内膜功能异常、子宫内膜异位症等都可能造成女性不孕。

在中医理论中，女性不孕被认为与体质有关，尤其是先天禀赋不足、肾阴不足、胞宫虚冷、经来腹痛者都是不孕的高危险人群。

在脊柱病因方面，女性不孕则与腰椎有关。由于腰椎主管膀胱，所以在矫正腰椎后，可以促进膀胱经运行畅通，并能缓解输卵管和子宫受到的压迫，使其恢复正常功能，进而帮助受孕。

专家提示

不孕妇女应注意平时的饮食和调养，在月经前后应禁食生冷之物，以防腹部出现冷痛症状。久坐、久站、久卧都容易造成血液循环不良，进而引起内分泌失调，应适当进行调节，隔一段时间就要活动一下。

女性不孕的脊疗

脊柱整复

step1

患者体位：俯卧
治疗部位：腰骶部
治疗手法：触诊
治疗目的：诊断病情

医者右手抓拉患者的两脚，比较患者双腿的长度。

医者左手触摸患者腰椎棘突，确认错位的腰椎。

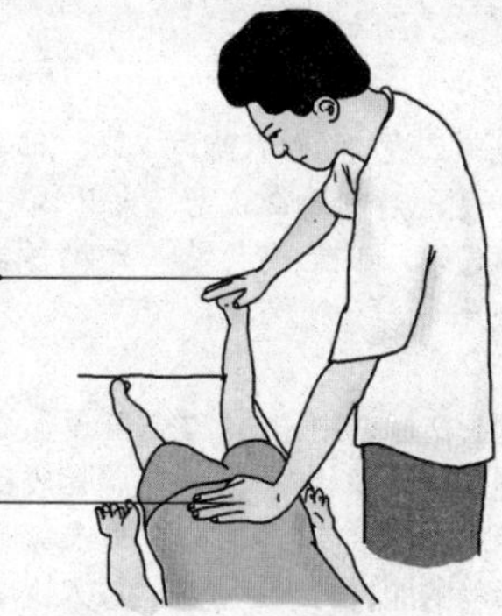

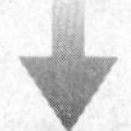

step2

患者体位：侧卧
治疗部位：腰骶部
治疗手法：推压
治疗目的：整复腰椎

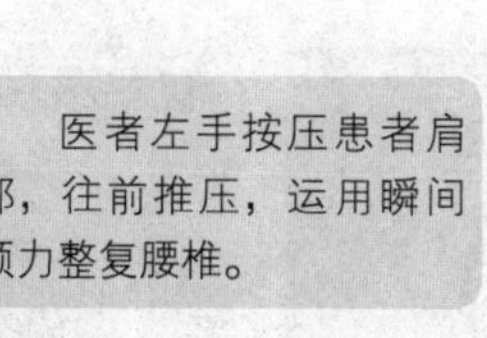

医者左手按压患者肩部，往前推压，运用瞬间顿力整复腰椎。

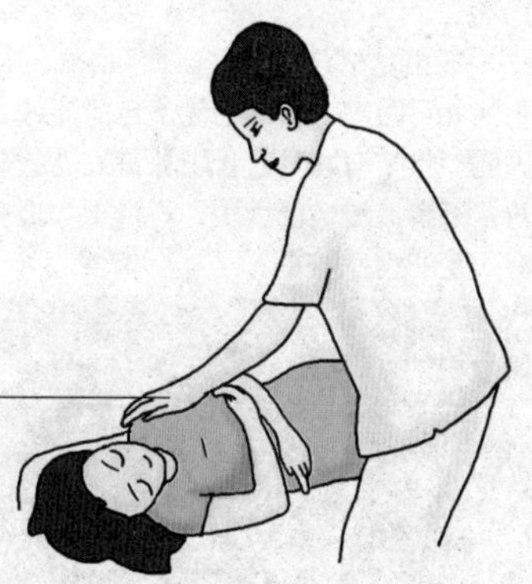

对症按摩

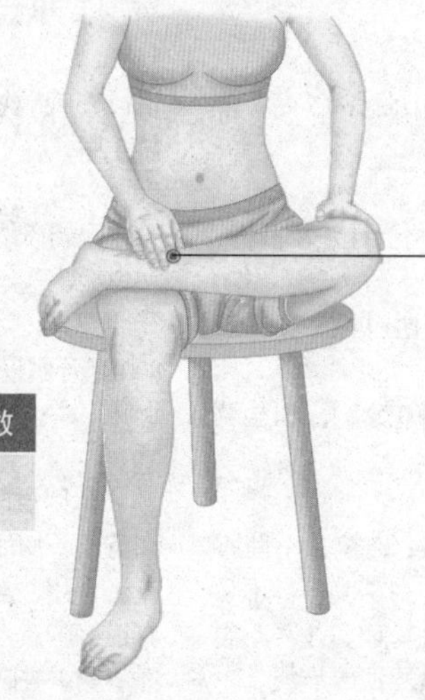

三阴交穴

正坐，抬脚置另一腿上，以另一侧手除拇指外的四指并拢伸直，并将小指置于足内踝上缘处，则食指下、内踝尖正上方胫骨边缘后凹陷处即是该穴。

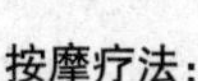

按摩疗法：

按摩手法	按摩功用	按摩次数
按揉	调经止痛	36 次

女性不孕的对症药膳

虫草海马炖鲜鲍

材料：

冬虫夏草 2 克，新鲜大鲍鱼 1 只，海马 4 只，丝光鸡 500 克、猪瘦肉 200 克，火腿 30 克，姜 2 片，料酒 3 毫升，味精 3 克，盐、鸡精各 2 克，浓缩鸡汁 2 毫升

做法：

①将海马洗净，用瓦锅煸去异味；丝光鸡洗净剁成块；猪瘦肉洗净切成大粒；火腿切成粒。将切好的材料飞水去掉杂质。

②把所有的原材料放入炖盅，放入锅中隔水炖 4 小时后，放入调味料调味即成。

功效：

冬虫夏草具有补虚损、益精气、补肺肾之功效，主治肺肾两虚、精气不足、自汗盗汗、腰膝酸软等虚弱症状；海马具有壮阳补肾的功效；鲍鱼滋补肝肾。三者搭配炖汤食用，对肾阳亏虚引起的不孕症有一定的食疗效果。

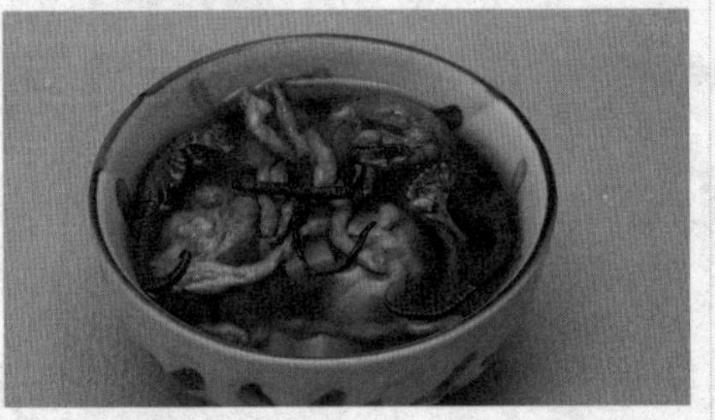

菟丝子烩鳝鱼

材料：

干地黄、菟丝子各 12 克，鳝鱼 250 克，水发黑木耳 3 克，酱油、盐、淀粉、姜末、蒜末、香油、白糖、食用油各适量，蛋清 1 个

做法：

①将菟丝子、干地黄煎 2 次，取汁过滤。鳝鱼洗净切成片，加水、淀粉、蛋清、盐煨好。

②将鳝鱼片放入碗内，放温油中划开，加药汁和其他材料同煮，待鱼片泛起，再放入所有调味料即可。

功效：

菟丝子具有滋补肝肾、固精缩尿等功效，可用于腰膝酸软、目昏耳鸣、肾虚等症；鳝鱼补肝肾、活血通络、养血调经；干地黄滋补肝肾。三者配伍同用，对肝肾亏虚引起的不孕症有较好的食疗效果。

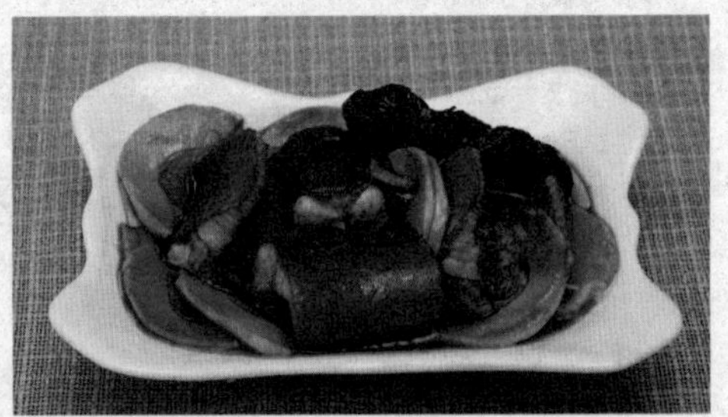

肉桂茴香炖鹌鹑

材料：

鹌鹑 3 只，肉桂、胡椒各 10 克，小茴香 15 克，杏仁 15 克，盐少许

做法：

①鹌鹑去毛、内脏、脚爪，洗净；将肉桂、小茴香、胡椒、杏仁均洗净备用。

②鹌鹑放入锅中，加适量水，煮开，再加入肉桂、杏仁以小火炖 2 小时。

③最后加入小茴香、胡椒，焖煮 10 分钟，加盐调味即可。

功效：

鹌鹑肉补肾壮阳、益气养血；肉桂、小茴香均可暖宫散寒，与鹌鹑配伍同食，对男女不育不孕均有一定的食疗效果。还促进女性排卵，改善小腹冷痛、四肢冰凉、腰膝酸痛、性欲冷淡等症状。

杜仲菟丝猪尾汤

材料：

龟板 25 克，炒杜仲 30 克，菟丝子 15 克，猪尾 600 克，盐 5 克

做法：

①猪尾剁段洗净，汆烫捞起，再冲净 1 次。

②龟板、菟丝子、炒杜仲冲净备用。

③将猪尾、杜仲、龟板、菟丝子盛入炖锅，加 800 毫升水以大火煮开，转小火炖 40 分钟，加盐调味。

功效：

龟甲滋阴补肾、固经止血、养血补心，杜仲和菟丝子均能补肝肾、强筋骨，猪尾可强壮腰膝。三者合用，对肝肾阴虚或肝肾不足所致的不孕症有很好的食疗效果。还可用于阴虚潮热、女性月经不调、失眠、腰膝酸软、男性不育等。

松茸鸽蛋海参汤

材料：

海参20克，松茸20克，盐5克，鸽蛋、水发虫草花、清鸡汤、枸杞子各适量

做法：

①海参泡发，洗净备用；松茸洗净后用热水将其泡透，汤汁留用；将鸽蛋、水发虫草花、海参分别入沸水快速飞水，捞出备用。

②净锅下清鸡汤、松茸，汤开后倒入盛有盐和枸杞子的炖盅内，盖上盖子，放入蒸笼旺火蒸10分钟至味足，即可取出上桌。

功效：

海参具有补肾益精、养血润燥的功效，可改善肾阳不足引起的女性精血亏虚、性欲低下、月经不调、不孕等症状；虫草花、松茸、鸽蛋均具有补肾益气、延年抗衰的功效。以上几味配伍，对治疗肾阳亏虚引起的女性不孕有疗效。

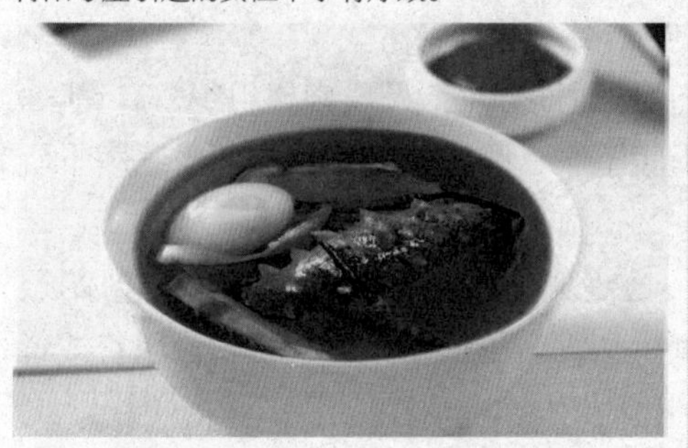

莲子补骨脂猪腰

材料：

补骨脂50克，猪腰1个，莲子、核桃仁各40克，姜适量，盐4克

做法：

①补骨脂、莲子、核桃仁分别洗净浸泡；猪腰剖开除去白色筋膜，加盐揉洗，以水冲净；姜洗净去皮切片。

②将所有材料放入砂锅中，注入清水，大火煲沸后转小火煲煮2小时。

③加入盐调味即可。

功效：

补骨脂具有滋阴补肾、固肾摄气的作用，莲子清心醒脾、补肾固精，核桃补益肾气。三者配伍同用，可改善雌激素水平，增强性欲，对肾阳虚型不孕者有一定的食疗作用。

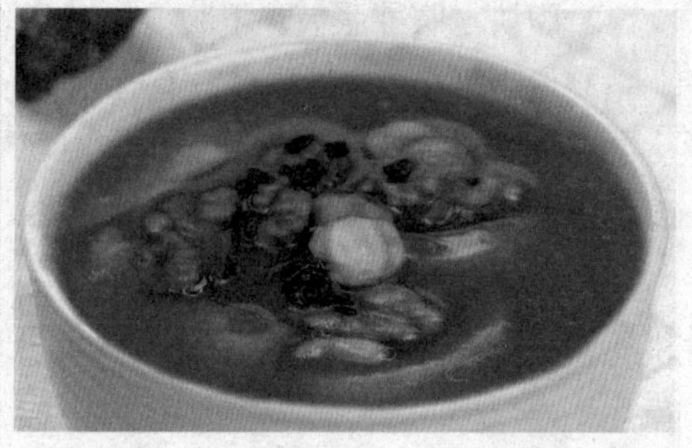

小鲍鱼汤

材料：

小鲍鱼2个，猪瘦肉150克，人参片10片，枸杞子10颗，味精、鸡精、盐各适量

做法：

①将小鲍鱼杀好洗净；猪瘦肉洗净切小块。

②将所有原材料放入盅内。

③用中火蒸1小时，最后放入调味料调味即可。

功效：

小鲍鱼富含多种蛋白质和8种人体必需的氨基酸，有较好的抗衰老作用；人参片大补元气；枸杞子滋补肝肾、抗衰防老。三者搭配炖汤食用，对阴阳俱虚型不孕患者有一定改善效果。

锁阳羊肉汤

材料：

锁阳15克，姜3片，羊肉250克，香菇5朵，盐适量

做法：

①将羊肉洗净切块，放入沸水中汆烫一下，捞出，备用；香菇洗净，切丝；锁阳、姜洗净备用。

②将所有的材料放入锅中，加适量水。大火煮沸后，再用小火慢慢炖煮至软烂，大约50分钟左右。

③起锅前，加盐调味即可。

功效：

锁阳具有壮阳补肾、增强性欲的功效，羊肉可温补肾阳、温经散寒，姜温胃散寒，香菇益气滋阴、抗老防衰。以上几味配伍炖汤食用，对肾阳亏虚型不孕患者有较好食疗作用。

子宫肌瘤 行气活血，消积化癥

子宫肌瘤是女性生殖器最常见的一种良性肿瘤，其具体原因不明，长期的雌激素含量过高、神经中枢活动异常都可能引起子宫肌瘤。此外，如能矫正腰椎病变，则对子宫肌瘤的治疗有着较好的效果。

病症概述

子宫肌瘤又称“子宫平滑肌瘤”，是指子宫内部、肌肉层长出的瘤状物，多无症状，少数表现为阴道出血、腹部可触及肿物以及压迫症状等。

诊断

1. 月经改变：子宫肌瘤最常见的症状，表现为月经周期缩短、经量增多、经期延长、不规则阴道流血等。

2. 腹块：腹部胀大，下腹能触摸到肿物，伴有下坠感。

3. 白带增多：白带增多，有时伴有大量脓血性分泌液及腐肉样组织，有臭味。

4. 疼痛：一般患者无腹痛，会出现下腹坠胀、腰背酸痛等感觉。当浆膜下肌瘤蒂扭转时，会有剧烈的腹痛且伴发热。

5. 压迫症状：当肌瘤向前或向后生长，会影响膀胱、尿道或直肠，引起尿频、排尿困难、尿潴留或便秘；当肌瘤向两侧生长，会压迫输尿管，引起输尿管或肾盂积水。

病理病因

子宫肌瘤的确切病因不明，长期的雌激素含量过高、神经中枢活动异常、细胞遗传都可能引起子宫肌瘤，如高脂肪食物会促进某些激素的生成和释放，所以肥胖妇女的子宫肌瘤发生率明显升高。中医理论则认为子宫肌瘤是七情内伤、气滞血淤所致。

从脊柱病理来看，当第1至第5腰椎错位时，会使气血运行不畅。如对病变脊柱进行矫正，就会达到疏通气血的目的，对子宫肌瘤的治疗有事半功倍的效果。

专家提示

子宫肌瘤患者应注重调节情绪，避免大悲大喜和过度劳累，保持情绪的平和。平时应节制房事，注意房事卫生，保持外阴清洁，以防肾气亏虚，加重病情。

子宫肌瘤的脊疗

脊柱整复

step1

患者体位：俯卧
治疗部位：腰骶部
治疗手法：按揉
治疗目的：松弛肌肉

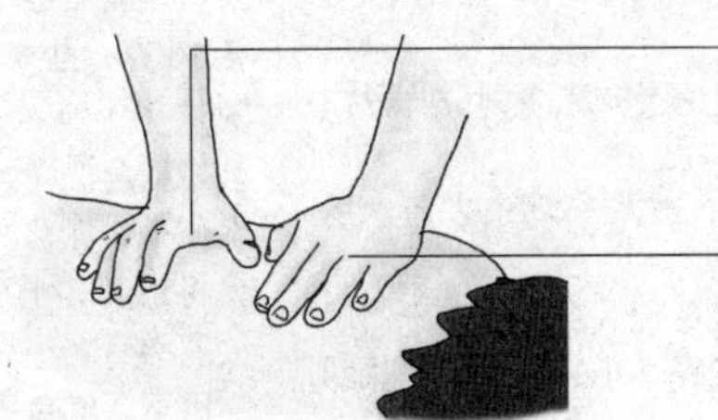

医者右手手掌按揉患者腰椎附近肌肉，约持续15分钟。

医者左手配合右手，由左至右地按揉腰椎肌肉。

step2

患者体位：侧卧
治疗部位：腰骶部
治疗手法：推压
治疗目的：整复腰椎

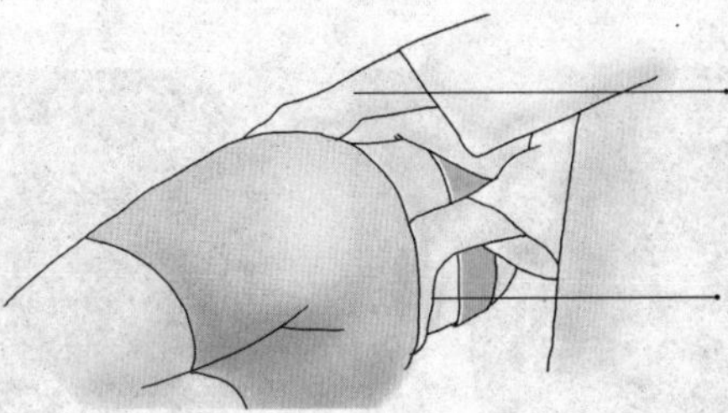

医者左手抓扶患者髂前上棘部，配合右手往后拉伸患者的身体。

医者右手掌根按住患者骶椎中部，在左手拉的同时往前推。

对症按摩

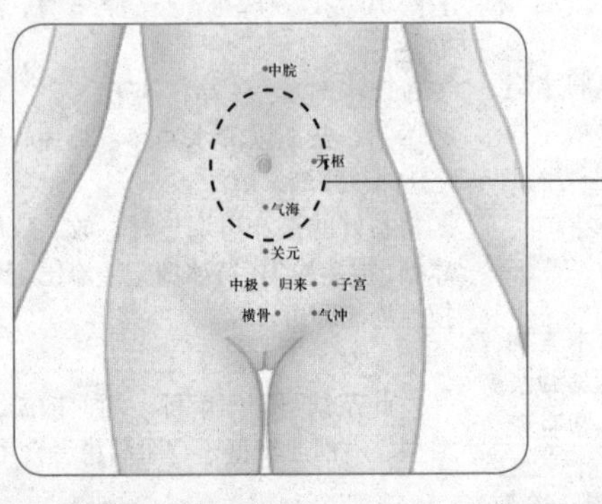

睡前用双手的食指、中指和无名指轮流按压肚脐周围2寸的穴位，可以抑制子宫肌瘤的发展。

健康贴士

早晨起来先饮用300毫升的温盐水，也可以喝一些酸奶，然后做一些伸展操，来促进排便，以预防子宫肌瘤。

子宫肌瘤的对症药膳

三七木耳乌鸡

材料：

乌鸡150克，三七5克，黑木耳10克，盐4克

做法：

①乌鸡处理干净，斩件；三七浸泡，洗净，切成薄片；黑木耳泡发，洗净，撕成小朵。

②锅中注入适量清水烧沸，放入乌鸡汆去血水后捞出洗净。

③用瓦锅装适量清水，煮沸后加入乌鸡、三七、黑木耳，大火煲沸后改用小火煲2小时，加盐调味即可食用。

功效：

三七可化淤定痛、活血止血，乌鸡可调补气血、滋阴补肾，黑木耳可补肾阴、凉血止血。三者搭配炖汤食用，对肾虚血淤型子宫肌瘤的患者有较好的食疗效果，还可改善患者贫血症状。此汤还非常适合月经期的女性食用。

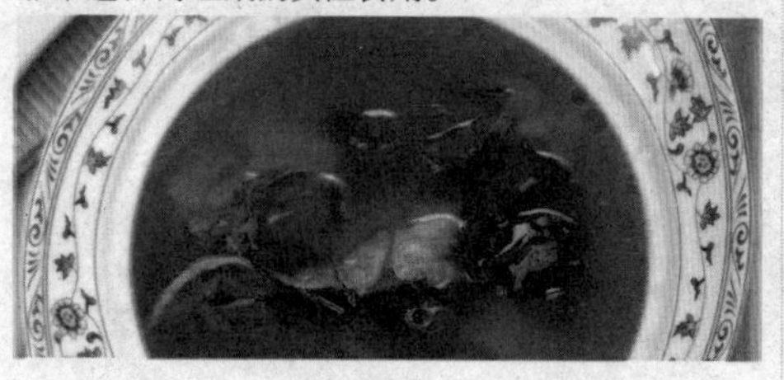

桂枝土茯苓鳝鱼汤

材料：

鳝鱼、蘑菇各100克，土茯苓30克，桂枝、赤芍各10克，盐5克，料酒5毫升

做法：

①将鳝鱼洗净，切小段；蘑菇洗净，撕成小朵；当归、土茯苓、赤芍洗净备用。

②将当归、土茯苓、赤芍先放入锅中，加水以大火煮沸后转小火续煮20分钟。

③再下入鳝鱼煮5分钟，最后下入蘑菇炖煮3分钟，加盐、料酒调味即可。

功效：

土茯苓除湿解毒、消肿敛疮，赤芍清热凉血、散淤止痛，桂枝温通经脉，蘑菇可益气补虚、防癌抗癌，鳝鱼通络散结。以上几味搭配，可辅助治疗湿热淤结型子宫肌瘤。

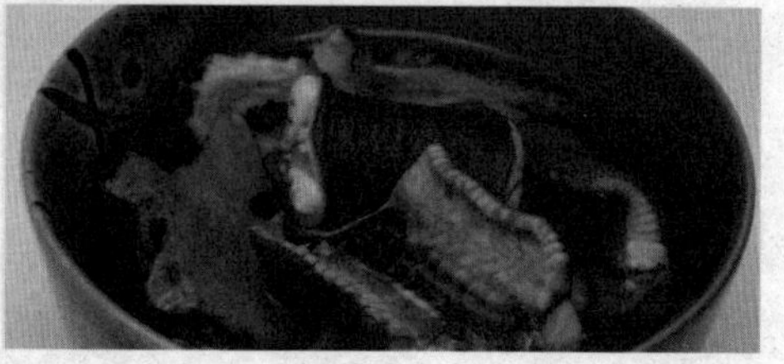

红花木香饮

材料：

青皮、红花、木香各10克

做法：

①先将木香洗净入锅，加水700毫升，大火将水烧开，转小火煎煮15分钟；青皮晾干后切成丝，与红花同入锅，再煮5分钟，最后过滤，去渣，取汁即成。

②当茶频频饮用，或早晚2次分服。

功效：

红花可活血化淤、散结止痛；青皮、木香均可行气止痛，"气行则血行，血行则淤散"。因此，以上三味配伍同用，对气滞血淤型子宫肌瘤有较好的疗效。

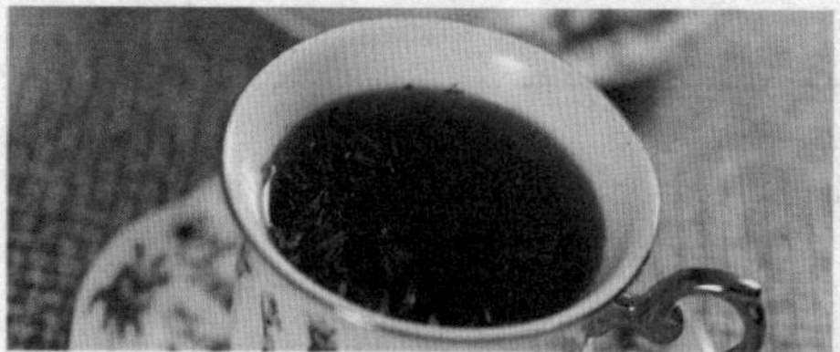

玫瑰香附茶

材料：

香附10克，玫瑰花、柴胡各5克，冰糖8克

做法：

①玫瑰花剥瓣，洗净，沥干。

②香附、柴胡以清水冲净，加300毫升水熬煮约5分钟，滤渣，留汁。

③将备好的药汁再烧热时，放入玫瑰花瓣，加入冰糖，搅拌均匀，待冰糖全部溶化，药汁变黏稠时，搅拌均匀即可。

功效：

此茶饮可理气解郁、活血散淤，适合肝郁气滞型、气滞血淤型子宫肌瘤患者食用。

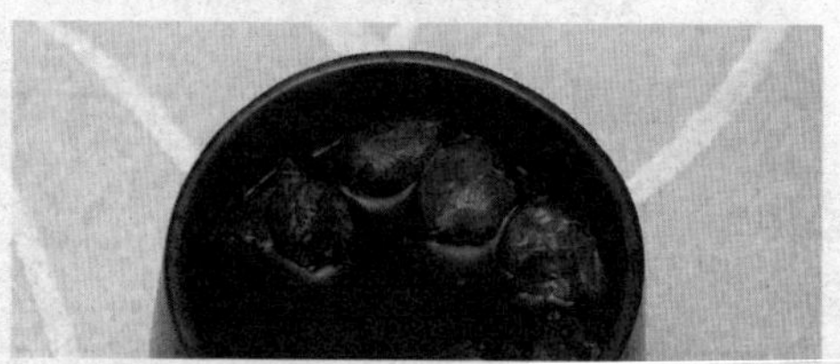

三术粥

材料：

莪术15克，白术、苍术各10克，三棱9克，车前草8克，粳米100克

做法：

①将莪术、白术、苍术、三棱、车前草均洗净，用纱布袋包成药包备用。

②先将药包入瓦锅中，加适量的水大火煮开后转小火煎煮30分钟，去渣取汁。

③再加入洗净的粳米煮成粥即可。

功效：

三棱、莪术是行气破血、散结止痛的良药；莪术属于破气之品，配合三棱治子宫肌瘤、盆腔包块、卵巢囊肿时，常需与等量党参或白术或黄芪等同用，才能使破淤的同时不致损伤元气。

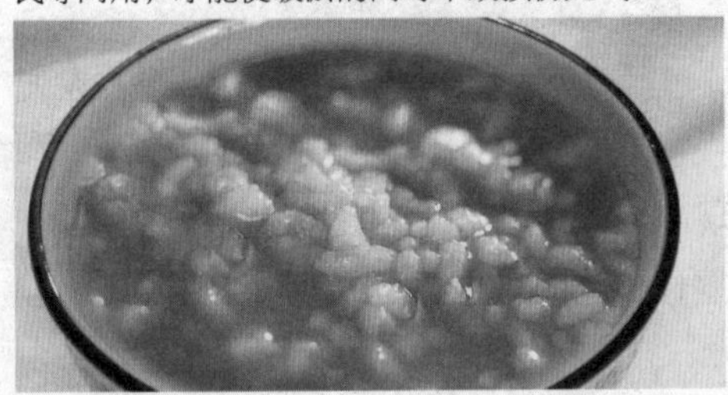

当归猪手汤

材料：

猪手200克，当归30克，黄芪10克，红枣5颗，黄豆、花生仁各10克，盐5克，白糖2克，八角1个，香菜适量

做法：

①猪手洗净切块，汆水；红枣、黄豆、花生仁、当归、黄芪洗净浸泡。

②汤锅上火倒入水，下入所有材料煲熟。

③调入盐、白糖，撒上香菜即可。

功效：

当归可补血调经、活血化淤；黄芪补中益气；猪脚补气养血；红枣、黄豆益气补虚、增强免疫力。以上几味配伍同用，既补气又活血，对气虚血淤型子宫肌瘤患者有很好的食疗效果。

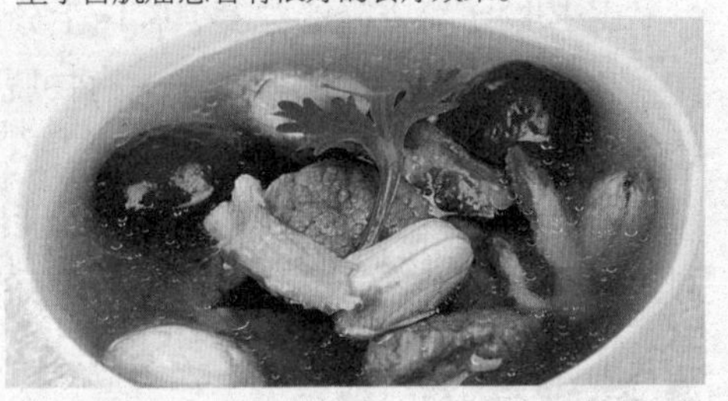

清炖甲鱼

材料：

甲鱼1只，红枣10颗，枸杞子5克，葱15克，姜10克，味精、盐、鸡精各适量

做法：

①甲鱼宰杀洗净；葱择洗干净切段；姜去皮切片。

②锅中注水烧开，放入甲鱼汆去血水，捞出后放入煲中，加入姜片、红枣、枸杞子煲开。

③继续煲1小时至甲鱼熟烂，调入调味料即可。

功效：

甲鱼具有益气补虚、滋阴益肾、凉血散结等食疗作用，对各种肿瘤、盆腔包块均有很好的食疗作用。红枣益气补虚；枸杞子滋补肝肾。三者合用，对子宫肌瘤症有较好的食疗效果。

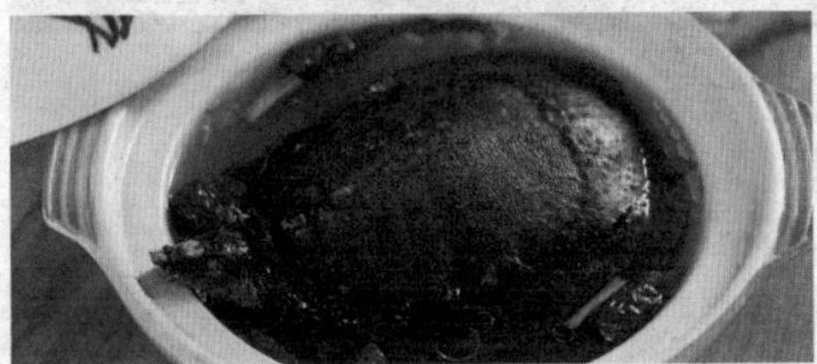

玫瑰蜜奶茶

材料：

玫瑰花5克，红茶包1包，蜂蜜、奶茶各适量

做法：

①将红茶包与玫瑰花置入冲茶壶内，用热开水冲开。

②待花茶泡开，水温后加蜂蜜拌匀。

③最后加上奶茶即可。

功效：

本品能理气解郁、调经化淤，适合月经不调、赤白带下者，以及子宫肌瘤、肝胃气滞、食少呕恶、跌扑伤痛者。

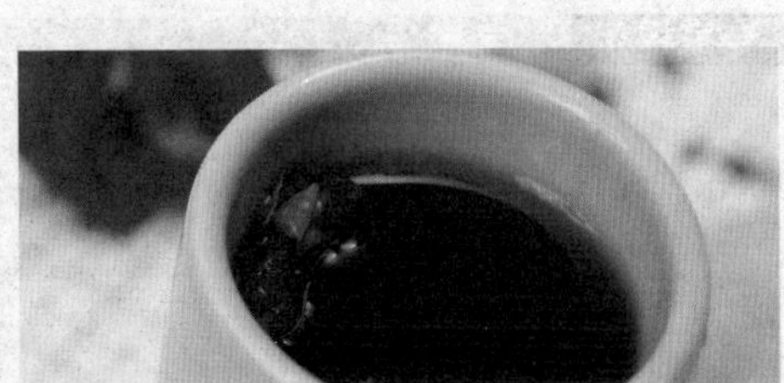

64

65 子宫脱垂 益气健脾，及早治疗

子宫脱垂是指子宫从正常位置沿阴道下降至坐骨棘水平以下，甚至脱出阴道口以外的症状，多因分娩时损伤宫颈、宫颈主韧带所致。此外，第 7 胸椎的病变也与子宫脱垂有一定关系。

病症概述

子宫脱垂是一种常见的妇科病，俗称“落袋”“阴挺”，是指子宫从正常位置沿阴道下降，宫颈外口达坐骨棘水平以下，甚至子宫全部脱出于阴道口以外的病症。

诊断

1. 按照子宫下降的程度，临床上分为三度。

2. 患者常感觉会阴处坠胀，有物脱出，劳累后病情加剧，并伴随腰酸、大便困难、小便失禁等症状。

3. 子宫脱垂严重者，子宫局部可能出现感染或糜烂。在过度劳累、剧烈咳嗽、排便时用力过大等情况下，常可引起反复发作，还可能导致尿失禁。

病理病因

现代医学认为子宫脱垂多因分娩时造成宫颈、宫颈主韧带及子宫韧带损伤，或因分娩后支持组织没有及时恢复正常，导致子宫沿阴道向下移位，或因生育过多或分娩时用力过度造成骨盆筋膜和肌肉纤维受损引起。中医认为该病是形体羸弱，孕育过多，耗损肾气；或脾胃虚弱，中气下陷；或肝经湿热下注等原因造成。

从脊柱病理来看，治疗子宫脱垂最关键的是要改善个人体质，如能调整第 7 胸椎的病变，就能一并解决内脏和子宫脱垂的困扰。

专家提示

产后一段时间内不宜参加重体力劳动，应多卧床，防止子宫后倾。

分娩后1个月内避免进行增加腹压的劳动。哺乳时间不宜过长。

预防风寒，忌食辛辣燥烈食物，注意小腹保暖，不可过度行房。多吃蔬菜、水果、芝麻、核桃等纤维丰富的食物，保持大便畅通。

子宫脱垂的脊疗

step1

患者体位：坐位
治疗部位：背部
治疗手法：推压
治疗目的：整复胸椎

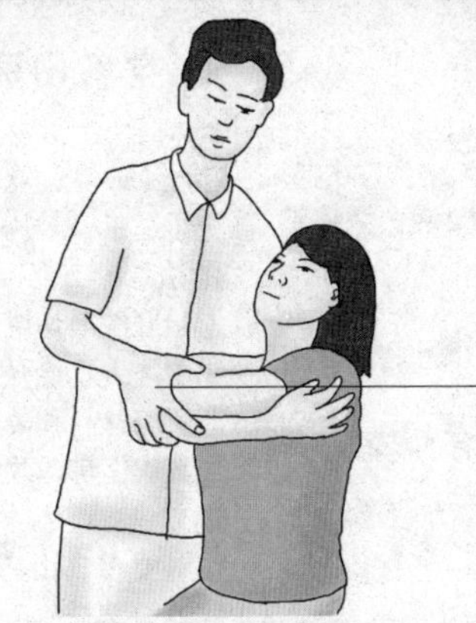

患者直坐，双手环抱，医者右手抓住患者双手的交叉处，用左手直接推压患者的第 7 胸椎。

step2

患者体位：坐位
治疗部位：背部
治疗手法：推压
治疗目的：整复胸椎

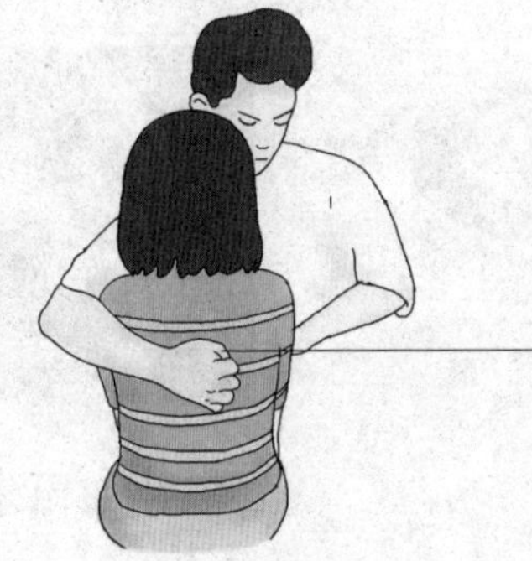

如患者的第 7 胸椎向右偏歪，医者左手抓住患者双手的交叉处，用右手由右向左推压患椎，若向左偏歪则相反。

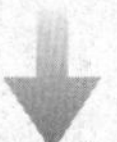

step3

患者体位：仰卧
治疗部位：背部
治疗手法：按压
治疗目的：整复胸椎

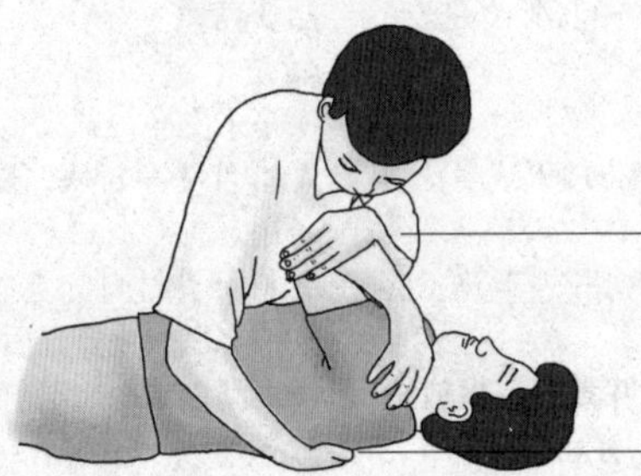

如患者的第 7 胸椎凸起，医者左手压住患者双手的交叉处，稍用力下压。

医者右手扣拳，将患者的患椎凸出处扣入拳中。

健康贴士

1. 第7胸椎位于两肩胛底部边缘连线与脊柱的交汇点下。如患有子宫下垂，会在第7胸椎棘突两侧触摸到明显的压痛点，进一步检查会发现棘突的错位、偏歪现象。

2. 矫正完毕后，应让患者静躺10分钟再起身。

子宫脱垂的对症药膳

补气人参炖家鸡

材料：

家鸡1只，鲜人参2条，猪瘦肉200克，火腿30克，料酒3毫升，姜2片，盐3克，鸡精2克，浓缩鸡汁2毫升

做法：

①先将家鸡脱毛去内脏后，在背部开刀；猪瘦肉洗净切成大肉粒；火腿切成粒。

②把上述材料飞水去血污，再把所有的原材料装进炖盅，加水1000毫升炖4小时。

③将炖好的汤加入调味料即可。

功效：

人参大补元气，家鸡具有益气补虚的功效。因此本品对体质虚弱导致子宫脱垂的患者有很好的补益作用。

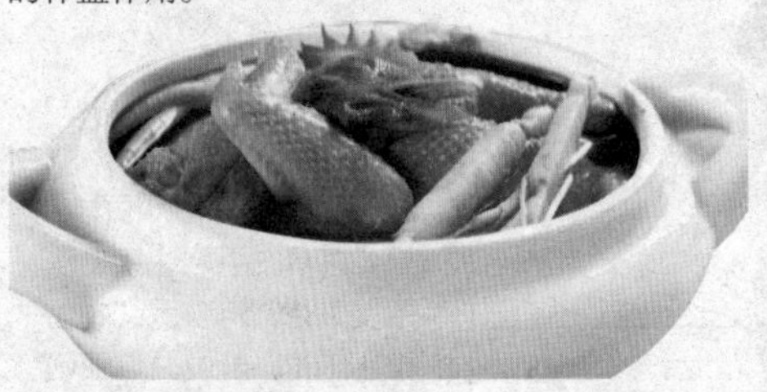

党参山药猪肚汤

材料：

猪肚250克，党参、山药各20克，黄芪5克，枸杞子适量，姜片10克，盐4克

做法：

①猪肚洗净切块，党参、山药、黄芪、枸杞子洗净。锅中注入水烧开，放入猪肚氽烫。

②所有材料和姜片放入砂锅内，加清水没过材料，用大火煲沸，改小火煲3个小时，调入盐即可。

功效：

党参、山药、黄芪均是补气健脾的佳品，猪肚能健脾益气、升提内脏。本品对气虚所致的内脏下垂（如胃下垂、子宫脱垂、脱肛、肾下垂等）患者有补益作用。

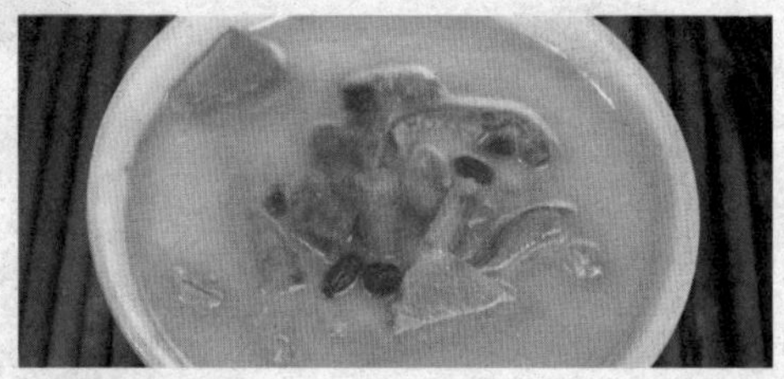

黄芪参地猪肝汤

材料：

当归25克，党参、黄芪各20克，熟地黄8克，猪肝200克，菠菜300克，姜5片，料酒10毫升，香油5毫升，盐适量

做法：

①当归、黄芪、党参、熟地黄洗净，放入锅中，加500毫升水，熬取药汁备用。

②麻油加姜片爆香后，入洗净的猪肝炒半熟，盛起备用。

③将料酒、药汁入锅煮开，入猪肝煮开，再放入切好的菠菜煮开，加盐调味，淋上香油即可。

功效：

党参、黄芪可补气健脾、升阳举陷，当归益气补血，熟地滋补肝肾，猪肝补血养肝。以上几味同用，对气血亏虚引起的子宫脱垂有较好的食疗作用。

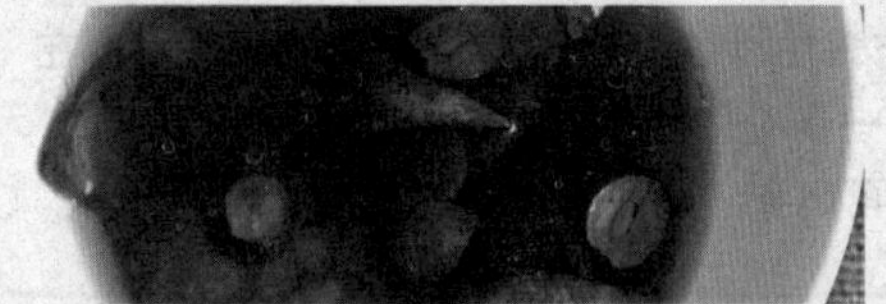

补中玉米排骨汤

材料：

党参、黄芪各15克，玉米适量，小排骨300克，盐3克

做法：

①玉米洗净，剁成小块。

②排骨洗净斩块，以沸水氽烫去腥，捞起沥水，备用。

③将所有材料和党参、黄芪，一起放入砂锅内，加清水以大火煮开后，再以小火炖煮40分钟，待汤渐渐入味，起锅前以少许盐调味即可。

功效：

党参、黄芪都有补中益气的功效，黄芪还能升阳举陷；与玉米、排骨一起煮，不仅可以让汤更香甜，还能增强脾胃之气，对改善内脏下垂，如子宫脱垂、胃下垂等症有较好的食疗效果。

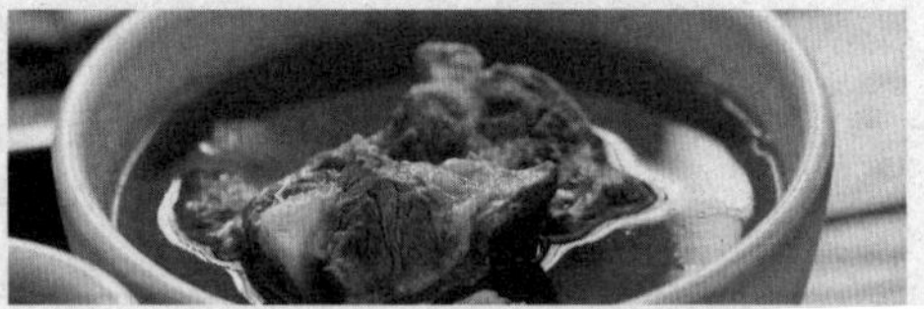

◉ 当归党参母鸡汤

材料：

母鸡250克，当归、党参各6克，盐4克，姜片3克，葱段适量

做法：

①将母鸡宰杀洗净斩块焯水；当归、党参洗净。

②净锅上火倒入水，调入盐、姜片、葱段，下入母鸡、当归、党参煲至熟即可。

功效：

本品具有补气养血、升阳举陷的功效，适合脾气虚弱型子宫脱垂的患者食用。

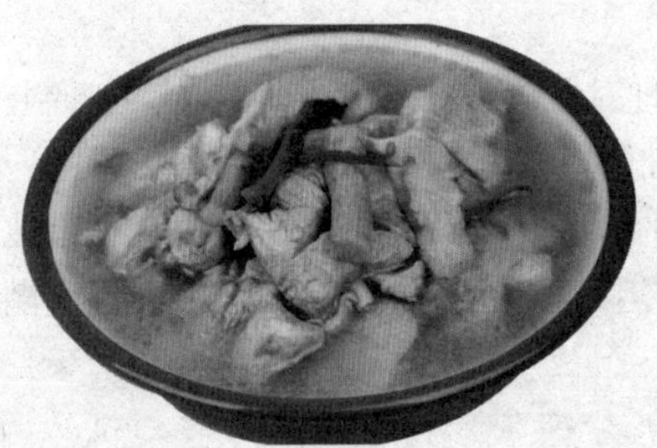

◉ 党参猪腰汤

材料：

枸杞子50克，鲜猪腰90克，党参片4克，盐4克，姜片3克，葱末、清汤各适量

做法：

①将枸杞子洗净；鲜猪腰片去臊，洗净切条备用。

②净锅上火倒入清汤，调入盐、姜片、党参烧开，下入枸杞子、鲜猪腰及葱末烧沸，捞去浮沫，煲至全熟即可。

功效：

本品具有补肾气、托内脏的功效，适合肾气虚弱型子宫脱垂的患者食用。

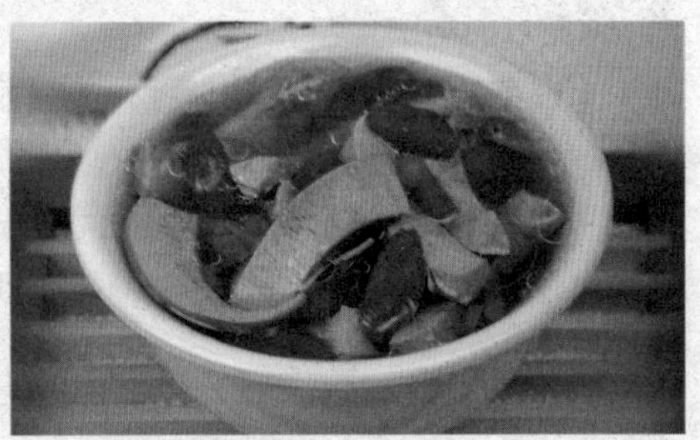

◉ 升麻山药排骨汤

材料：

升麻20克，白芍10克，新鲜山药300克，小排骨250克，红枣10颗，盐5克

做法：

① 白芍、升麻装入棉布袋系紧；红枣以清水泡软。

②小排骨洗净切块，汆烫后捞起；山药去皮，洗净切块。

③将棉布袋、红枣、小排骨、山药一起入锅，加1600毫升水烧开，转小火炖1小时，取出棉布袋丢弃，加盐调味即可。

功效：

本品健脾益气、疏肝养血、升阳举陷，适合气虚型内脏下垂的患者食用。

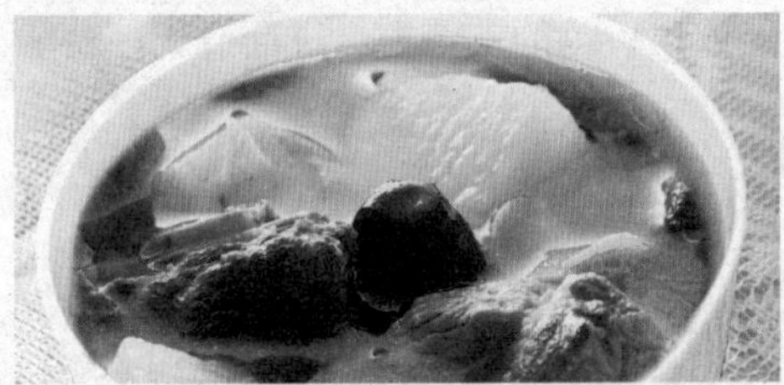

◉ 四宝炖乳鸽

材料：

乳鸽1只，鲜山药、白果各130克，干香菇15克，枸杞子13克，姜片、料酒、盐、味精各适量

做法：

①将乳鸽洗净剁块；山药洗净去皮切块；干香菇泡开洗净。

②取清汤700毫升，置锅中，放入白果、山药、香菇、枸杞子、乳鸽及姜片、料酒、盐、味精等调料，入笼中蒸约2小时即成。

功效：

本品补肾气、养肝血、举内脏，适合肾气虚弱型子宫脱垂的患者食用。

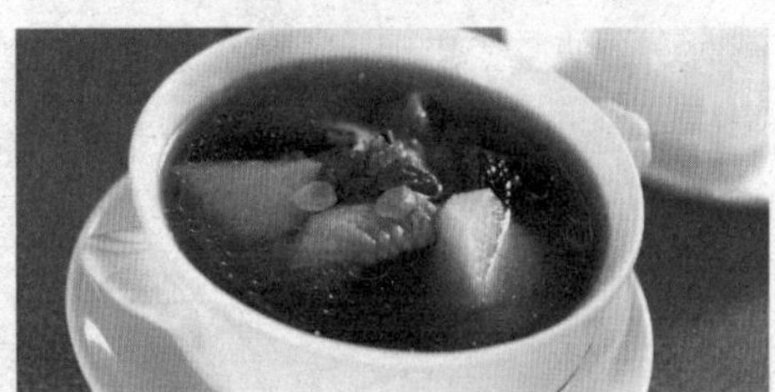

66 性功能障碍 滋阴补肾，填精益髓

性功能障碍是性心理发生障碍的病症，多是因心理因素而造成。此外，腰椎、骨盆的病变也与性功能障碍有一定关系，如能对其进行矫正，对性功能障碍的防治很有功效。

病症概述

性功能障碍是指不能进行正常的性行为，或在正常的性行为中不能获得满足的障碍，主要包括早泄、不射精、性冷感等。大多症状都没有器质性病变，而是因心理因素造成的，因此常被称为“性心理功能障碍”。

诊断

1. 性欲的抑制：表现为持续性、蔓延性地对性缺乏兴趣以及对性唤起的抑制。

2. 性兴奋的抑制：表现为男性射精和女性阴道润滑的障碍，如阳痿、性冷淡等。

3. 性高潮的抑制：表现为男性能勃起和女性能出现正常的性兴奋期，但是性高潮出现障碍，或反复发生，或不适当地推迟，如早泄、射精延迟、女性性高潮缺乏等。

4. 其他性功能障碍：如性交疼痛、阴道痉挛等。

病理病因

性功能障碍多是由心理问题引起，其原因大致有 3 种：

1. 长时间的两情不悦。如男性前戏不够、气氛不佳，可能会因湿润不足而造成女方疼痛，进而产生排斥心理；而男性如经常得不到满足，久之也会在潜意识中出现性功能障碍。

2. 年轻时不加节制。如果在年轻时过于追求感官刺激，以至于性生活过于频繁，久之也会出现性功能障碍。

3. 工作或生活压力。当男性在工作或生活中受到过大的压力，很容易引起不安的情绪，以至于出现性功能障碍。

从脊柱病因来看，性功能障碍与腰椎、骨盆有关。当两者不协调或契合度不够时，会使膝盖出现无力感，影响到性功能或性行为的支撑力，进而造成性功能障碍。

性功能障碍的脊疗

脊柱整复

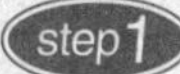

患者体位：俯卧
治疗部位：腰骶部
治疗手法：推揉
治疗目的：松弛肌肉

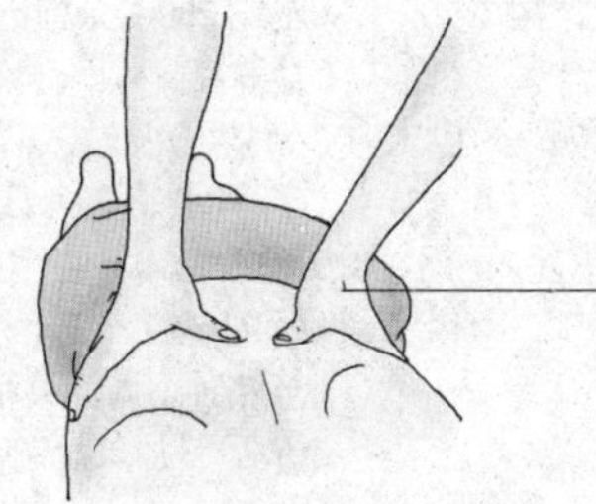

医者以双手掌心在患者偏歪脊柱处顺时针画圈推揉，以松弛腰部肌肉，大约推揉 15 分钟。

患者体位：侧卧
治疗部位：腰骶部
治疗手法：按压
治疗目的：整复腰椎

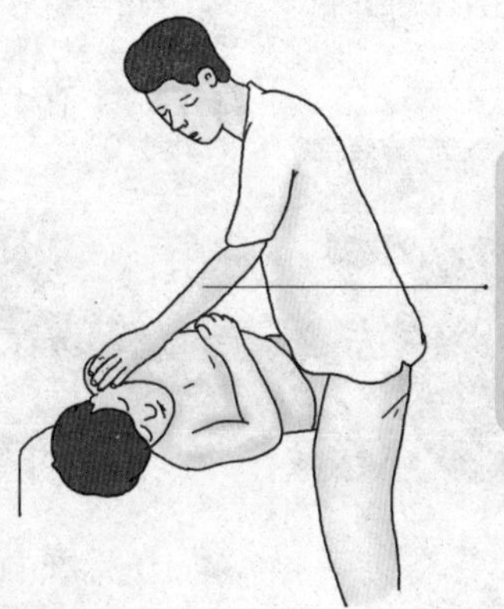

患者往右侧卧，医者左手按压患者左肩，右手按压患者的髋关节，然后左手往前推压，右手往里面扳，以瞬间力量矫正患椎。

性功能障碍自疗法

1. 提肛法：深呼吸，将气推至丹田，凸出下腹部，然后用力收缩肛门，感觉要将丹田的气排出体外，心中默数 5 秒后再呼气，坚持 30 ~ 50 次。在早晚可以各做 1 次此运动，有强化性功能的功效。

2. 小便中断法：在排尿时，稍提起脚跟，在尿到一半时中断小便，同时做提肛运动，3 秒后才将尿液排空，这样可以有效地增强尿道括约肌的收缩能力，进而改善早泄等性功能问题。

健康贴士

1. 如出现性功能障碍，患者应尽量保持平和的心态，及时放松与调整紧张心态，尽量避免过多的精神负担。

2. 日常生活应做到起居有时，保证规律的生活作息，保证充足的睡眠。

3. 积极参加体育锻炼，以调节紧张的大脑活动或神经体液的平衡。

性功能障碍的对症药膳

◉ 莲子百合芡实排骨汤

材料：

排骨200克，莲子、芡实、百合各适量，盐3克

做法：

①排骨洗净，斩件，汆去血渍；莲子去皮，去莲心，洗净；芡实洗净；百合洗净泡发。

②将排骨、莲子、芡实、百合放入砂锅，注入清水，大火烧沸。

③改为小火煲2小时，加盐调味即可。

功效：

莲子可止泻固精、益肾健脾；芡实具有收敛固精、补肾健脾的功效。此品适宜因肾虚引起的早泄、阳痿等患者食用。

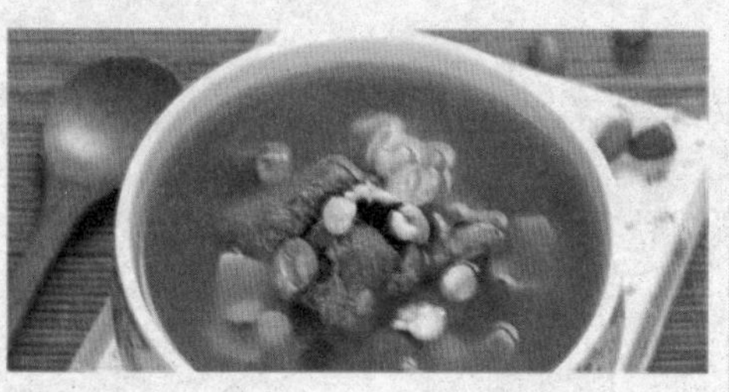

◉ 枸杞子水蛇汤

材料：

水蛇250克，枸杞子30克，油菜10克，高汤适量，盐5克

做法：

①将水蛇洗净切片，汆水待用；枸杞子洗净；油菜洗净。

②净锅上火，倒入高汤，下入水蛇、枸杞子，煲至熟时下入油菜稍煮。

③最后加入盐调味即可。

功效：

枸杞子能清肝明目、滋补肝肾。本品可治肝肾亏虚、头晕目眩、目视不清、腰膝酸软、阳痿遗精、虚劳咳嗽、消渴引饮、性冷淡等症。

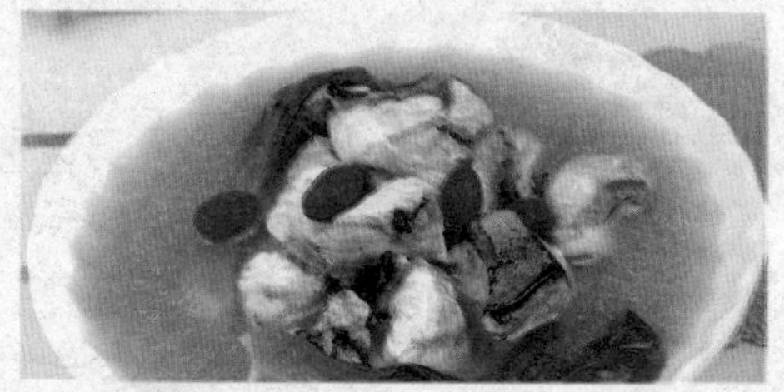

◉ 板栗猪腰汤

材料：

板栗50克，猪腰100克，红枣、姜各适量，盐3克，鸡精适量

做法：

①将猪腰洗净，切开，除去白色筋膜，入沸水汆去表面血水，捞出洗净。

②板栗洗净剥开；红枣洗净；姜洗净，去皮切片。

③用瓦锅装水，在大火上滚开后放入猪腰、板栗、姜片、红枣，以小火煲2小时，调入盐、鸡精即可。

功效：

板栗可补肾强骨、健脾养胃、养血止血；猪腰可益肾气、通膀胱、消积滞、止消渴。此品对肾虚所致的腰酸痛、肾虚遗精、耳聋、水肿、小便不利有很好的疗效。

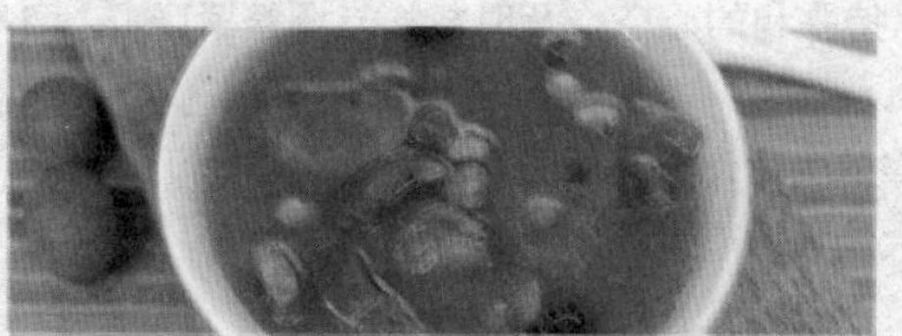

◉ 山药鹿茸山楂粥

材料：

鲜山药50克，鹿茸适量，青菜半颗，山楂片少许，大米100克，盐3克，味精少许

做法：

①山药去皮洗净，切块；大米洗净；青菜洗净，切丝；山楂片洗净，切丝。

②鹿茸入锅，倒入200毫升水熬至100毫升，去渣装碗待用，原锅注水，放入大米，用大火煮至米粒绽开，放入山药、山楂、青菜丝同煮。

③倒入熬好的鹿茸汁，改用小火煮至粥成闻见香味时，放入盐、味精调味即成。

功效：

鹿茸、山药都具有补肾益气的功效，大米补中和血。三者配伍熬成此粥可有补精髓、强筋健骨的功效，可治疗因肾虚引起的性欲冷淡、性功能障碍等。

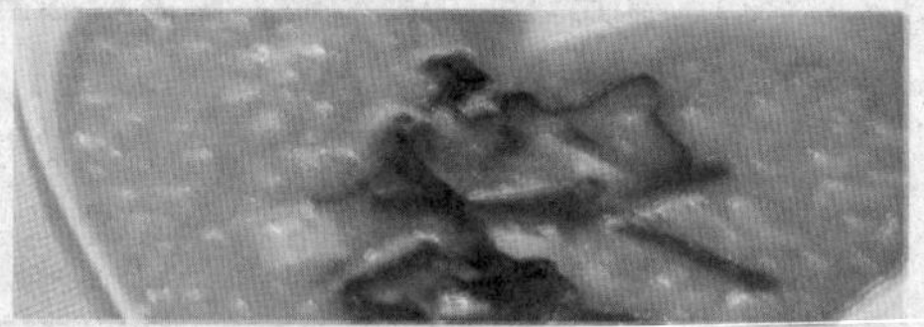

参枣炖乳鸽

材料：

乳鸽1只，鲜人参30克，红枣10颗，姜5克，盐3克，味精2克

做法：

①乳鸽去毛和内脏，洗净，氽水；人参洗净；红枣洗净去核；姜洗净去皮，切片。

②将乳鸽、人参、红枣、姜片同装入锅，加水适量，用大火炖2小时，用调味料调味即可。

功效：

乳鸽补肾益精；人参具有补五脏的功效，被认为能"治男女一切虚证"，乃药材上品；红枣补脾益气。诸药配伍，可调理性功能。

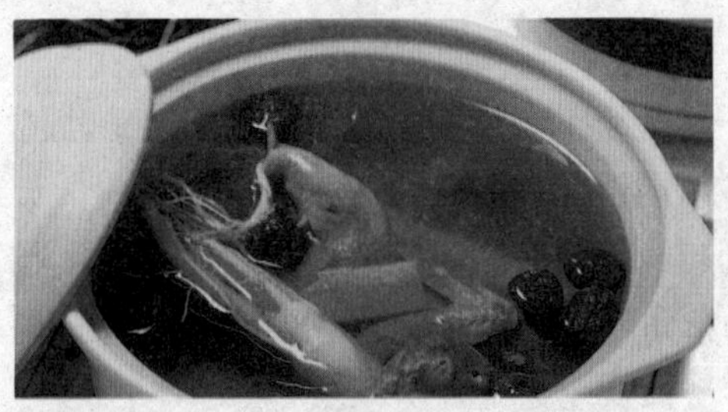

黄精海参炖乳鸽

材料：

乳鸽1只，枸杞子少许，黄精、海参各适量，盐适量

做法：

①乳鸽去毛和内脏，洗净氽水；黄精、海参洗净泡发。

②将所有材料放入瓦锅，加水，大火煮沸，改小火煲5小时，加盐调味即可。

功效：

乳鸽、枸杞子、黄精和海参都具有补肾益精的功效，常食者可治肾虚、益精髓，适宜因肾虚而致性欲减退、性功能障碍者。

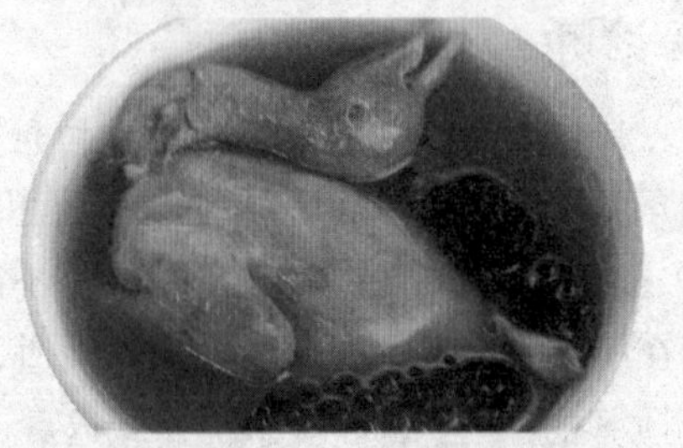

首乌核桃补肾粥

材料：

何首乌 10 克，核桃仁 50 克，大米 200 克，盐3克

做法：

①何首乌用清水冲洗干净，加600毫升水熬成汤汁，以大火煮沸，然后转为小火煮15分钟，去掉渣滓，保留汤汁，备用。

②将大米淘洗干净，放入锅中，加入备好的何首乌汁一同熬煮约30分钟，直至米软烂。

③加入适量的核桃仁、盐调味即可。

功效：

核桃是食疗佳品，具有补血养气、补肾填精、止咳平喘、润燥通便等功效，用来煮粥还可治肾虚腰痛、遗精、阳痿、健忘、耳鸣、尿频等症状。何首乌则具有养血益肝、滋阴益精、降低血脂、乌须发、防脱发等功效。两者相搭配可以起到延缓衰老、增强人体抵抗力的作用。

冬虫夏草鸡

材料：

冬虫夏草8条，公鸡1只，姜、葱、盐、味精各适量

做法：

①将公鸡烫洗、去毛，内脏去除干净，并剁成若干块，备用。

②将切好的鸡块氽烫，可以去除鸡肉上残留的血丝，然后将氽烫好的鸡块放在锅中，添入适量水，用大火煮开。

③水开时，加入冬虫夏草和各种调味料，然后再添加少量水，用小火将鸡肉煮熟。

功效：

本品对于补肾壮阳有很好的疗效，可以改善身体虚冷、四肢无力、失眠盗汗、面色青灰等病症，特别对于男性的性功能障碍，以及由遗精所引起的腰酸腿软、心悸气短等症状有很好的治疗效果。长期服食还可以提高人体免疫力，是极好的补阳药膳。

67 阳痿 补益肾气，壮阳起痿

阳痿是在有性欲时，阴茎不能勃起或勃而不坚，以致影响性生活，多因慢性病、体质衰弱、精神衰弱而引发。此外，当腰椎、骨盆出现病变后，也可能造成阳痿。

病症概述

阳痿是指在未到性功能衰退时期，男子在有性欲要求时，阴茎不能勃起或勃起不坚，或者虽然勃起也有一定程度的硬度，但不能保持足够时间的性交。阴茎完全不能勃起叫完全性阳痿，阴茎虽能勃起但硬度不够称不完全性阳痿，从发育开始后就发生阳痿者称原发性阳痿。

诊断

1. 轻度阳痿：房事中阴茎勃起有时不能持续；有时不能顺利插入阴道；勃起的角度尚可达到 90°，但硬度不理想；较以前性交频率减少，性快感一般。

2. 中度阳痿：房事时阴茎经常不能勃起或经常有勃起而不能持续的状况，阴茎在房事时经常不能顺利地插入阴道，勃起角度达不到 90°，且硬度非常差；性交频率显著减少，性快感明显减退。

3. 重度阳痿：房事时阴茎不能勃起，完全不能插入阴道进行性交；没有勃起角度和硬度；性交活动基本停止，也没有性快感。

病理病因

功能性阳痿的原因为慢性病、体质衰弱或过度疲劳引起的身体衰弱或神经衰弱。害怕导致女方怀孕、性交环境不良、夫妇感情冷淡或自慰过多而担心性功能有问题等精神因素也能造成阳痿。器质性阳痿的原因是内分泌障碍、供血不足和神经功能障碍等。

从脊柱病因来看，阳痿与腰椎、骨盆的病变有直接联系。当腰椎和骨盆出现错位，或契合度不够、骨盆两侧高低不一时，就会使支配生殖系统的自主神经受到刺激或压迫，进而出现功能紊乱，影响了性功能或性行为的支撑力，甚至导致阳痿。

专家提示

长期房事过度，是导致阳痿的原因之一，所以要适当节制性欲。

精神性阳痿的人往往缺乏自尊、自信心，充满自卑感。因此，要改善不良情绪或自卑懦弱的性格，正确认识性。

阳痿的脊疗

患者体位：俯卧
治疗部位：腰骶部
治疗手法：按揉
治疗目的：松弛肌肉

医者右手按揉患者的腰骶部，以松弛软组织。

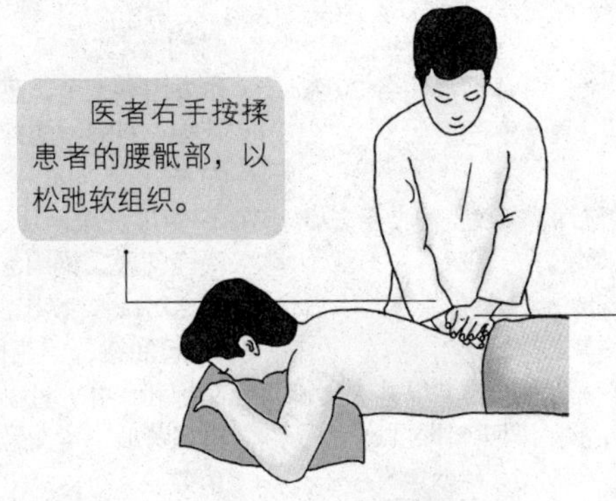

医者左手按在右手手背上，辅助右手施力。

患者体位：俯卧
治疗部位：腰部
治疗手法：摇动
治疗目的：整复腰椎

医者右手按在患者的偏歪棘突上，保持定点。

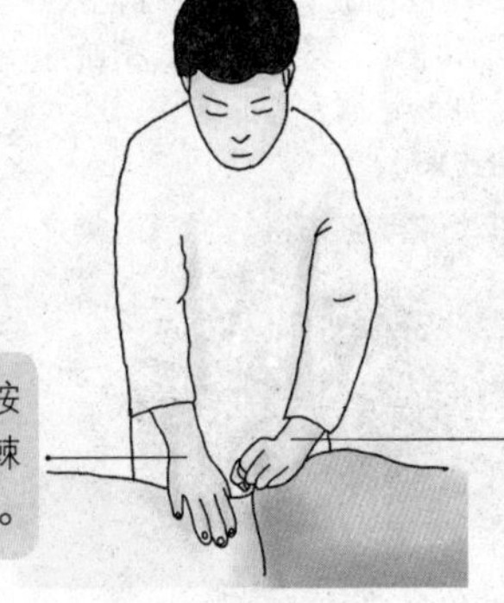

医者左手握住患者腰部裤带做推拉摇动，使患者臀部摇动，每次摇按5～8分钟。

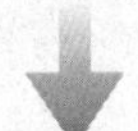

患者体位：俯卧
治疗部位：腰部
治疗手法：牵引
治疗目的：整复腰椎

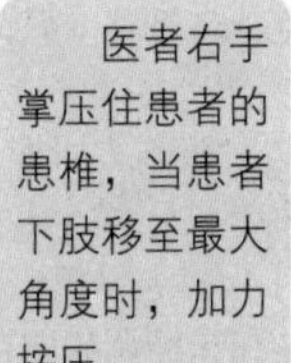

医者右手掌压住患者的患椎，当患者下肢移至最大角度时，加力按压。

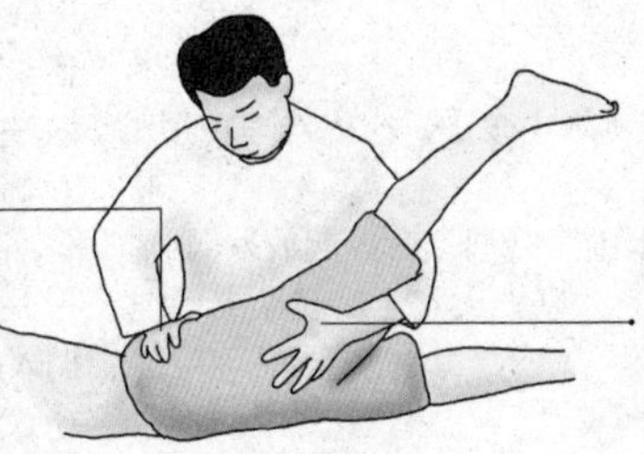

医者左手托起患者的左下肢，并扳向右后方，当其移至最大角度时，施以闪动力并稍微扳动。

健康贴士

1. 阳痿患者宜选择有提高性功能的中药材和食材，如淫羊藿、牛鞭、肉苁蓉、肉桂、洋葱等。

2. 宜选用具有促进性功能的中药材和食材，如鹿茸、冬虫夏草、杜仲、猪腰等。

3. 下焦湿热引起的阳痿患者应选择解毒利湿的中药材和食材，如龙胆草、车前草、黄柏、木通、栀子、泽泻等。

阳痿的对症药膳

鹿茸黄芪煲鸡汤

材料：

鸡500克、猪瘦肉300克、鹿茸、黄芪各20克，姜10克，盐3克，味精2克

做法：

① 将鹿茸片放置清水中洗净；黄芪洗净；姜去皮，切片；猪瘦肉洗净切成厚块。

② 将鸡洗净，斩成块，放入沸水中焯去血水后，捞出。

③ 锅内注入适量水，下入所有原材料以武火煲沸后，再改文火煲3小时，调入调味料即可。

功效：

鹿茸可补肾壮阳、益精生血；黄芪可健脾益气补虚两者合用，对肾阳不足、脾胃虚弱、精血亏虚所致的阳痿早泄、尿频遗尿、腰膝酸软、筋骨无力等症均有较好的效果。

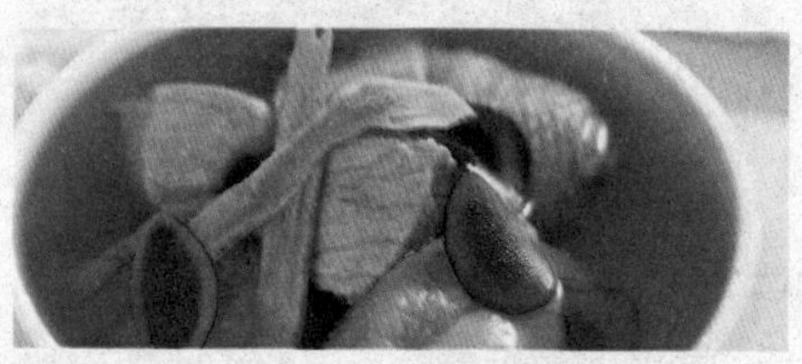

葱烧海参

材料：

水发海参1个，葱段、黄瓜、圣女果各适量，盐、花椒、料酒、胡椒粉、鸡精、食用油各适量

做法：

① 黄瓜洗净，切片；圣女果洗净，对半切；海参洗净切段，锅中注水烧热，下海参，加料酒小火煨20分钟，捞出。

② 起油锅，下花椒，放葱段、海参、盐、料酒、胡椒粉、水，小火烧至入味。放鸡精调味装盘，再将黄瓜、圣女果摆盘即可。

功效：

海参是上等滋补佳品，具有补肾壮阳、益精养血的功效，对肾阳亏虚引起的阳痿遗精、虚劳瘦弱等均有很好的疗效。

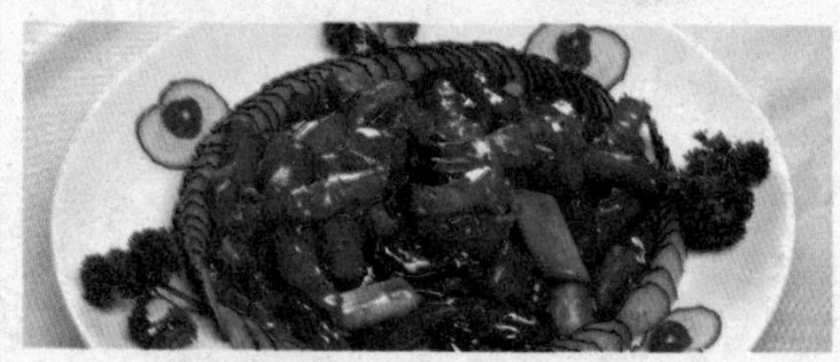

牛鞭汤

材料：

牛鞭1根，姜10克，盐适量

做法：

① 牛鞭切段，放入沸水中氽烫，捞出洗净备用；姜洗净，切片。

② 锅洗净，置于火上，将牛鞭、姜片一起放入锅中，加水至盖过所有材料，以大火煮开后转小火慢炖约30分钟关火。

③ 起锅前加盐调味即成。

功效：

本品具有改善心理性性功能障碍的功效，适合心理紧张引起的阳痿、早泄等患者食用，但不宜多食，成年男性1天最多可食1根牛鞭。

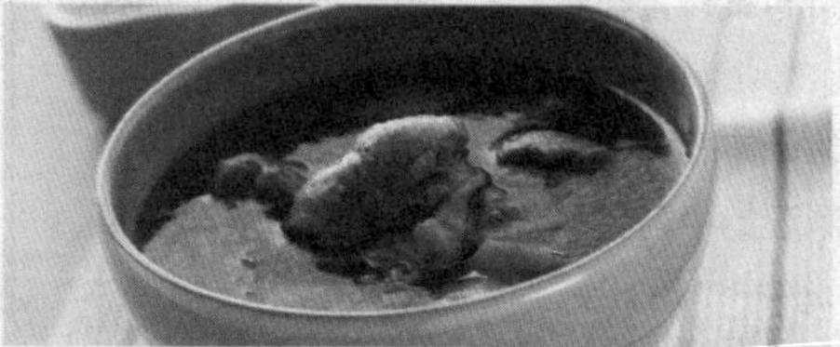

三参炖三鞭

材料：

牛鞭、鹿鞭、羊鞭各200克，花旗参、人参、沙参各5克，老母鸡1只，盐3克，味精2克

做法：

① 将各种鞭削去尿管，切成片。

② 各种参洗干净；老母鸡洗净去杂，备用。

③ 用小火将老母鸡、三参、三鞭加水一起煲3小时，调入盐和味精调味即可。

功效：

牛鞭、鹿鞭、羊鞭均是补肾壮阳的良药．人参、花旗参、沙参可益气补虚、滋阴润燥，可改善阳痿症状。

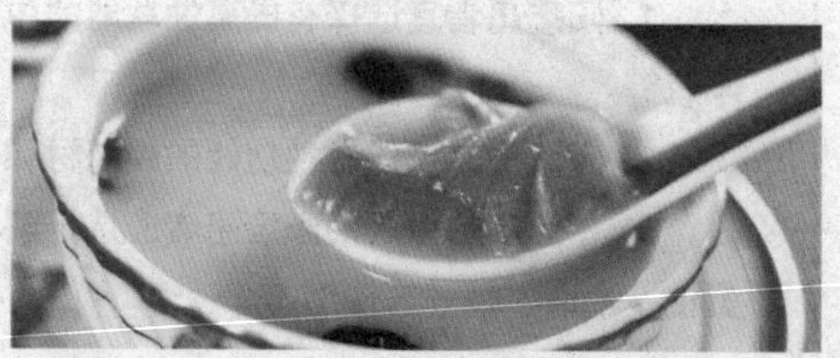

◉ 归尾虫草瘦肉汤

材料：

当归尾30克，冬虫夏草8克，牛尾1条，猪瘦肉100克，盐适量

做法：

①猪瘦肉洗净，切大块；当归尾用水略冲；冬虫夏草洗净。

②牛尾去毛，洗净，切成段。

③将以上所有材料一起放入砂锅内，加适量清水，待猪瘦肉煮熟，调入盐即可。

功效：

此汤具有填精补髓、补肾壮阳作用。牛尾及冬虫夏草有很好的补肾阳功效，猪瘦肉补益精髓，适合阳痿、早泄、遗精患者食用。

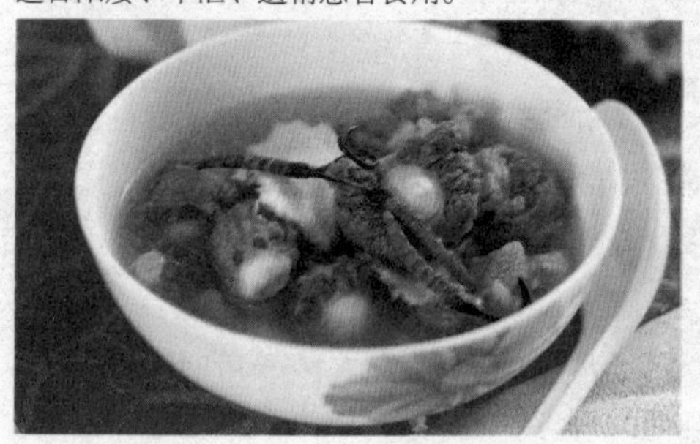

◉ 红枣鹿茸羊肉汤

材料：

羊肉300克，鹿茸5克，红枣5颗，葱末少许，盐4克

做法：

①将羊肉洗净，切块。

②鹿茸、红枣洗净备用。

③净锅上火倒入水，调入盐，下入羊肉、鹿茸、红枣，煲至全熟，撒上葱末即可。

功效：

本品具有补肾壮阳、强身健体的功效，适合肾阳虚型的阳痿、遗精、精冷不育者食用。

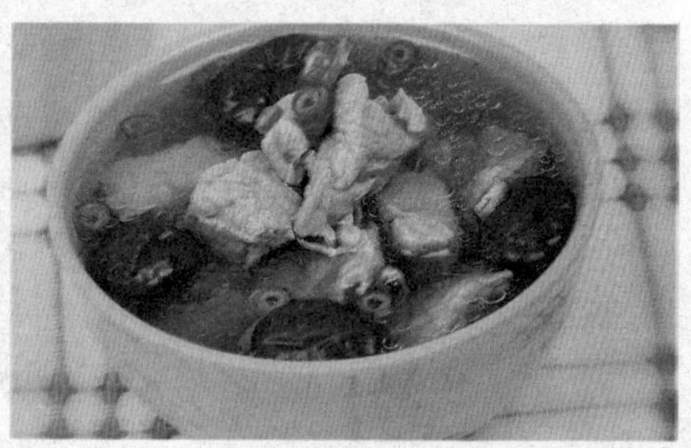

◉ 杜仲狗肉煲

材料：

狗肉500克，杜仲10克，盐、料酒各适量，姜片、香菜段各5克

做法：

①狗肉洗净，斩块，汆熟；杜仲洗净浸透。

②将狗肉、杜仲、姜片放入锅中，加入清水、料酒煲2小时。

③调入盐，撒上香菜段即可。

功效：

本品具有温肾壮阳、补益肝肾的功效，适合肾虚型腰膝酸软、阳痿早泄、精冷不育的患者食用。

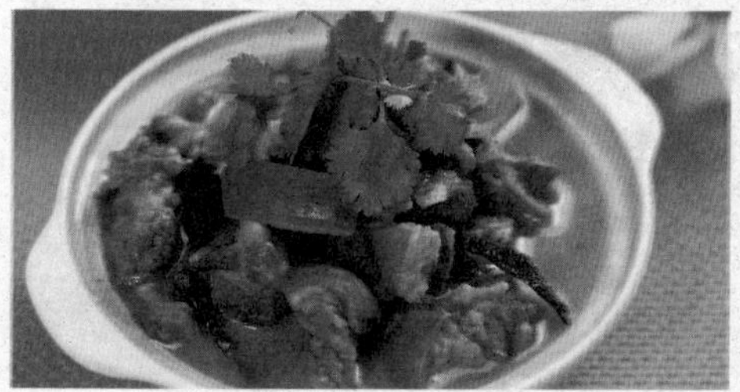

◉ 杜仲鹌鹑汤

材料：

鹌鹑1只，杜仲20克，山药100克，枸杞子25克，红枣6颗，姜5片，盐3克，味精2克

做法：

①鹌鹑洗净去内脏，剁成块。

②杜仲、枸杞子、山药、红枣、姜洗净。

③把以上用料放入锅内，加水适量，大火煮开后，改文火煲3小时，再调盐、味精即可。

功效：

本品具有补肾壮阳、强腰壮骨的功效，对肾虚阳痿、腰膝酸软、遗精早泄的患者有很好的食疗作用。

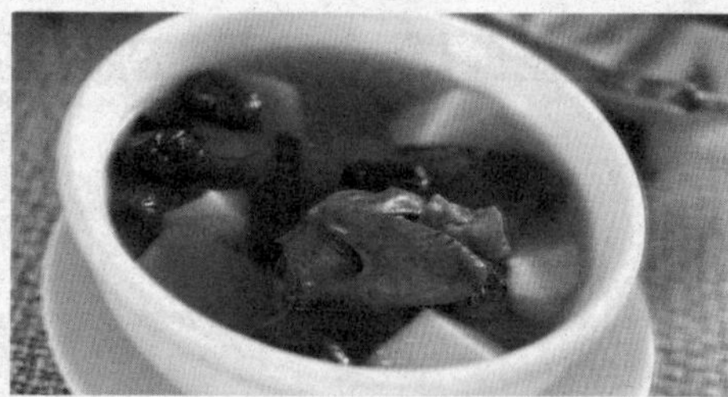

68 前列腺增生 温肾补血，清热利湿

前列腺增生是指前列腺增生，致过于肥大的病症。多发生于中老年，当第 1 腰椎出现病变时，也可能会压迫到神经，造成排尿困难。

病症概述

前列腺位于膀胱出口处，包围着尿道，当其快速生长时，会导致前列腺增生，出现尿急、尿频及夜尿频多等症状，严重影响生活质量。

诊断

1. 尿线变细：前列腺增生时，会造成下尿路阻塞，排出的尿线也变得软弱无力，排尿时间也随之拉长。

2. 排尿中断：因膀胱阻力变大，排尿变得断断续续，常有尿不净的感觉。

3. 残尿感：因膀胱无法排清，常有余尿堆积，常会有尿意，甚至不到 2 个小时，就又想上厕所。久之可能会引起尿路感染、膀胱结石，严重时会影响到肾脏功能。

4. 尿急：膀胱长期阻塞后，会影响贮尿功能，常有尿急感，严重时会有尿失禁症状。

病理病因

前列腺增生的具体原因不明，一般而言，当男性到 45 岁以后，前列腺会有部分快速生长，甚至变成鸡蛋大小，造成前列腺增生。

在中医理论中，前列腺增生和肾脏有关，是肾气不足所致。特别是老年人体质虚弱，下元亏虚，导致闭合不利。此外，常年食用辛辣和刺激食品，也会积湿生热，影响膀胱，导致水道不通。

从脊柱病因来看，前列腺增生与腰椎有关，特别当第 1 腰椎出现病变时，可能会压迫到神经，造成排尿困难。

专家提示

生活中要保持心情舒畅，避免因情绪问题而导致前列腺增生。

在饮食方面，应少食辛辣及刺激性食物，多吃一些蔬果和含锌类食物，如南瓜籽、芝麻、洋葱、全麦面包等。

多喝开水、少憋尿，避免尿路感染，并保持大便通畅。

前列腺增生的脊疗

脊柱整复

step1

患者体位：俯卧
治疗部位：腰骶部
治疗手法：摇转
治疗目的：松弛肌肉

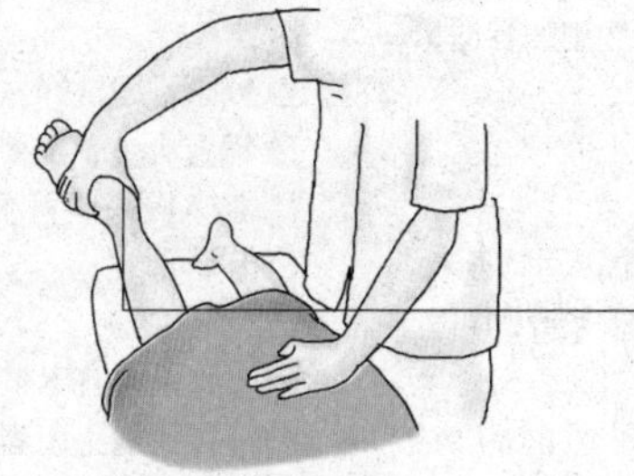

患者膝盖往后弯，医者抓住其脚尖轻轻摇转，松弛腰部肌肉。此后可进行热敷，大约持续15分钟。

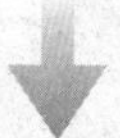

step2

患者体位：侧卧
治疗部位：腰骶部
治疗手法：推压
治疗目的：整复腰椎

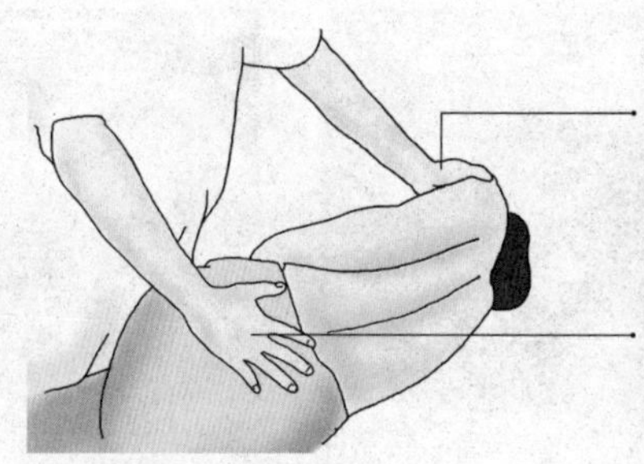

医者左手按住患者肩膀，左足往前半步，以左手往下、往后推压。

医者比较患者两髋骨高低程度，以右手伏在较高的髋骨上，紧按不动。

前列腺增生自疗法

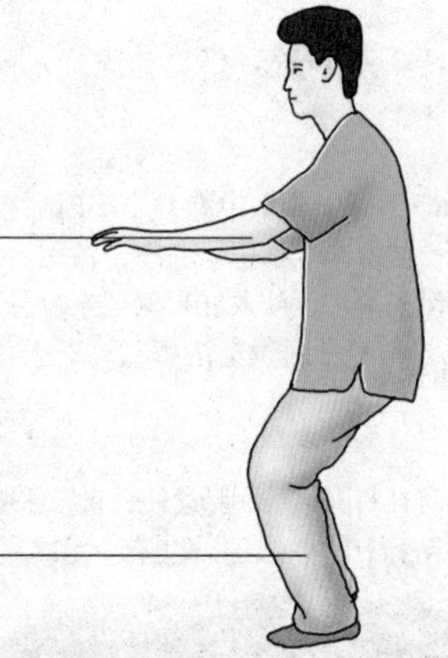

将上半身挺直，双手抬起，与肩同宽，手肘微弯，手掌朝下。

两脚打开与肩同宽，脚尖向前，然后半蹲，保持3分钟。

注意事项

矫正第1腰椎时，角度必须正确，手法必须熟练。如未能成功矫正，可在棘突两侧肌肉施行局部的拉脊方法，若在急速拉起时，听到“咔”的声音，表示局部下陷的棘突已成功复位。

前列腺增生的对症药膳

玉米须鲫鱼

材料：

鲫鱼 450 克，玉米须 150 克，莲子 5 克，味精 3 克，葱末、姜片各 5 克，盐、香菜叶、食用油各适量

做法：

① 鲫鱼洗净，在鱼身上划几刀。

② 玉米须洗净；莲子洗净。

③ 油锅炝葱末、姜，下入鲫鱼略煎，加入水、玉米须、莲子煲至熟，调入盐、味精，撒上香菜叶即可。

功效：

玉米须具有清热利湿、利尿通淋的功效，本品对湿热下注引起的前列腺增生有很好的食疗作用。

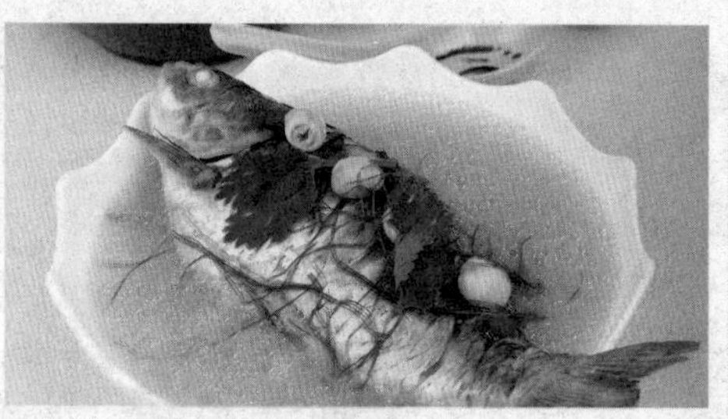

腰果糯米甜粥

材料：

腰果 20 克，糯米 80 克，白糖 3 克，葱 8 克

做法：

① 糯米泡发洗净；腰果洗净；葱洗净，切花。

② 锅置火上，倒入清水，放入糯米煮至米粒开花。

③ 加入腰果同煮至浓稠状，调入白糖拌匀，撒上葱花即可。

功效：

腰果含有丰富的锌，能补脑养血、补肾健脾，对前列腺增生患者有很好的食疗作用。经常食用腰果可提高身体抗病能力，增进食欲，增强消化功能。

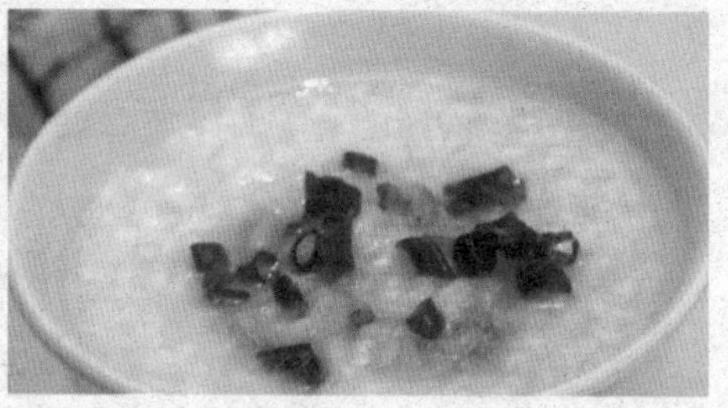

核桃仁红米粥

材料：

核桃仁 30 克，红米 80 克，枸杞子少许，白糖 3 克

做法：

①红米淘洗干净，置于冷水中泡发半小时后捞出沥干水分；核桃仁洗净；枸杞子洗净，备用。

②锅置火上，倒入清水，放入红米煮至米粒开花。

③加入核桃仁、枸杞子同煮至浓稠状，调入白糖拌匀即可。

功效：

核桃仁具有补肾固精、润肠通便、止咳平喘的功效。本品对治疗肾虚型前列腺增生有一定的疗效。

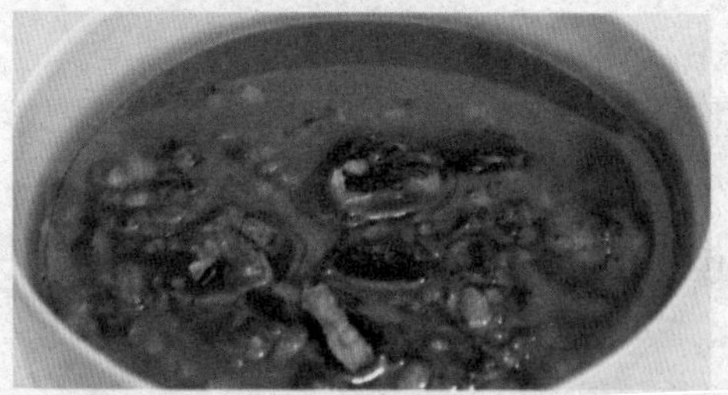

西红柿炖棒骨

材料：

棒骨 300 克，西红柿 100 克，盐 4 克，白糖 2 克，葱 3 克，食用油适量

做法：

①棒骨洗净剁成块；西红柿洗净切块；葱洗净切碎。

②锅中倒少许油烧热，下入西红柿略加煸炒，倒水加热，下入棒骨煮熟。

③加盐和白糖调味，撒上葱末，即可出锅。

功效：

西红柿所含的番茄红素具有独特的抗氧化能力，能清除自由基，保护细胞，对前列腺癌有很好地预防作用。此品还适宜前列腺增生患者食用。

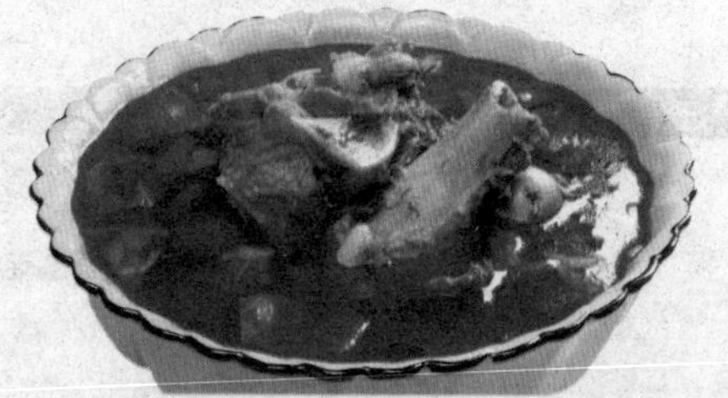

花生松子粥

材料：

花生仁 30 克，松子仁 20 克，大米 80 克，盐 2 克，葱 8 克

做法：

① 大米泡发洗净；松子仁、花生仁均洗净；葱洗净，切花。

② 锅置火上，倒入清水，放入大米煮开。

③ 加入松子仁、花生仁同煮至浓稠状，调入盐拌匀，撒上葱花即可。

功效：

松子可补肾益气、润肠通便；花生富含多种不饱和脂肪酸，可加强前列腺功能，对男性前列腺炎、前列腺增生均有一定的食疗作用。

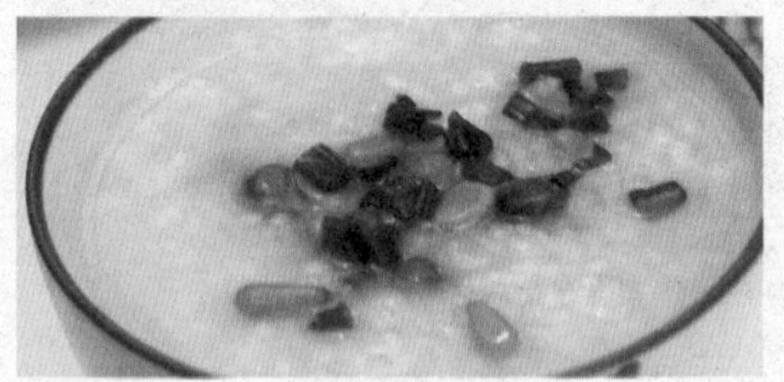

茯苓西瓜汤

材料：

西瓜、冬瓜各 200 克，茯苓 15 克，蜜枣 5 颗，盐适量

做法：

①将冬瓜、西瓜洗净，去皮切成块；蜜枣洗净去核。

②茯苓洗净，备用。

③将清水注入锅内，煮沸后加入冬瓜、西瓜、茯苓，大火煲开后，改用小火煲 3 小时，加盐调味即可。

功效：

本品具有清热利湿、利尿通淋的功效，适合前列腺炎患者食用，可减轻前列腺肿大、小便不利等症状。

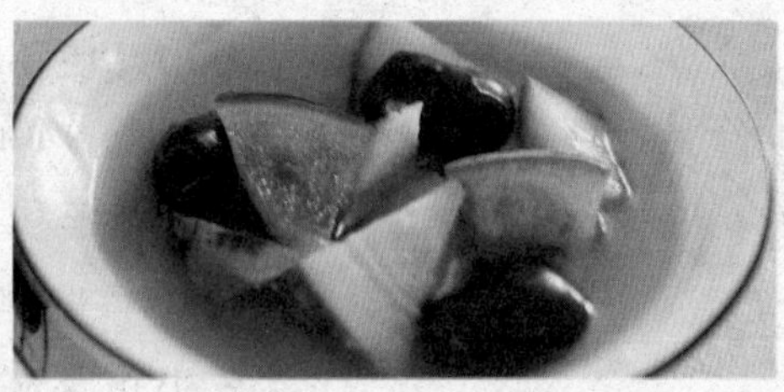

芹菜薏苡仁粥

材料：

大米、薏苡仁各 50 克，芹菜、白菜各适量，盐少许

做法：

① 大米、薏苡仁均泡发洗净；芹菜、白菜均洗净，切碎。

② 锅置火上，倒入清水，放入大米、薏苡仁煮至米粒开花。

③ 加入芹菜、白菜煮至粥稠时，调入盐拌匀即可。

功效：

薏苡仁具有利水消肿、健脾祛湿、舒筋除痹、清热排脓的功效。本品可清热利水、解毒排脓，患有前列腺炎、前列腺增生的男性可经常食用。

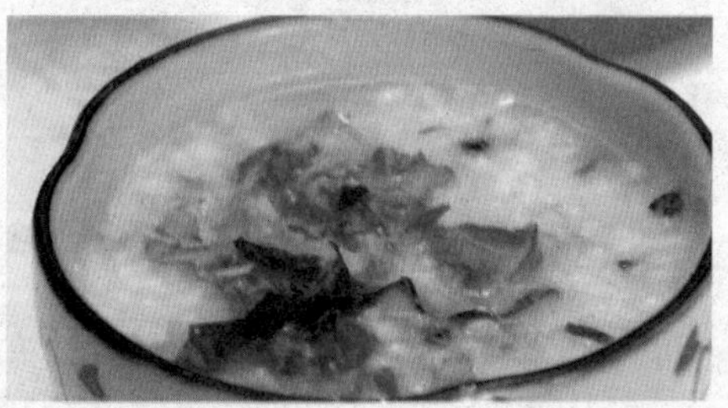

竹叶茅根饮

材料：

鲜竹叶、白茅根各 15 克

做法：

①鲜竹叶、白茅根洗净。

②将鲜竹叶、白茅根放入锅中，加水 750 毫升，煮开后改小火煮 20 分钟。

③滤渣取汁饮。

功效：

本品具有凉血止血、清热利尿的功效，可用于小便涩痛、排出不畅、或尿血伴腰酸胀痛等症及前列腺增生者的食疗。

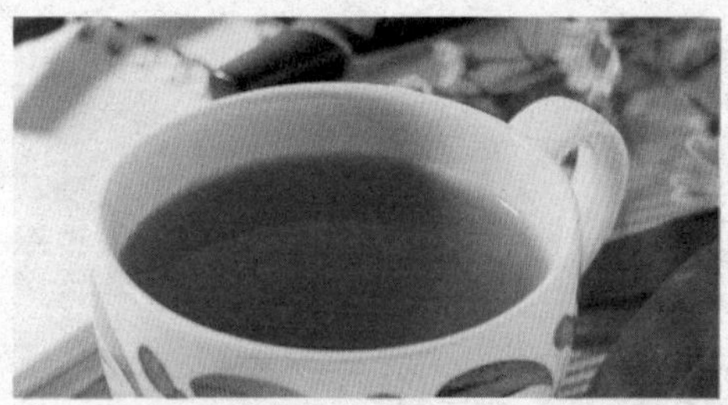

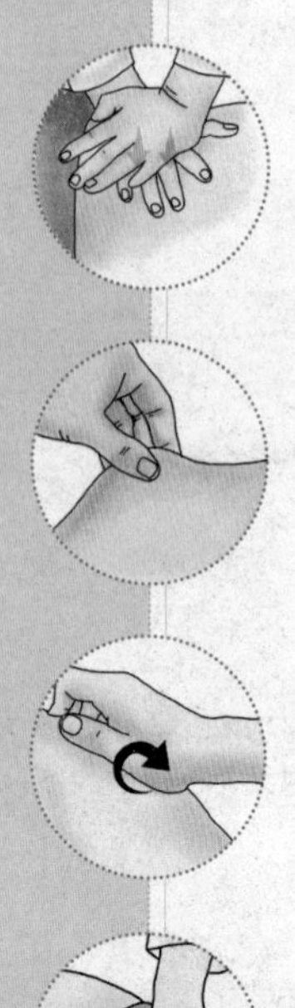

本章看点

- 小儿呕吐

  用脊疗帮小儿调整肠胃、理气消食

- 小儿便秘

  用脊疗帮小儿润肠通便、行气补血

- 小儿疳积

  用脊疗帮小儿调补脾胃、消食化积

- 小儿遗尿

  用脊疗帮小儿清热祛湿、补肾温脾

- 小儿夜啼

  用脊疗帮小儿健脾和胃、清热宁神

- 小儿贫血

  用脊疗帮小儿健脾益气、滋养气血

- 百日咳

  用脊疗帮小儿润肺止咳、滋阴养液

- 暑热症

  用脊疗帮小儿清暑益气、养阴生津

……

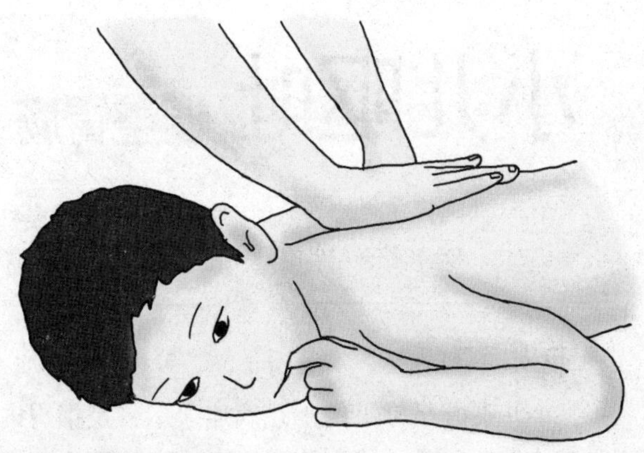

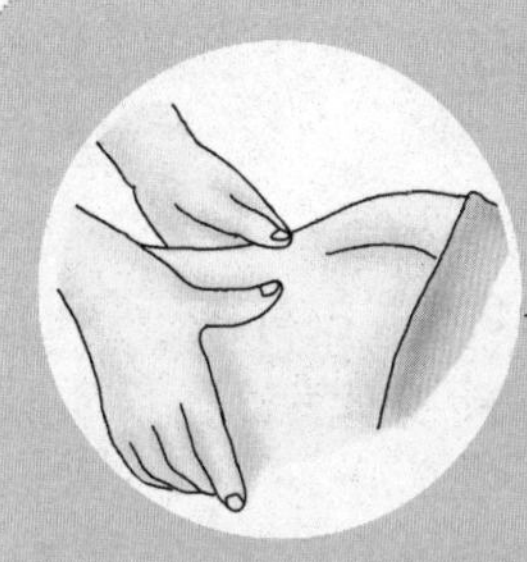

第八章 小儿常见病症的治疗

在小儿疾病治疗方面，脊疗不仅有着显著的疗效，更使小儿免除了打针、吃药之苦，因而深受家长的喜爱，经常被应用于治疗儿科疾病。

69 小儿呕吐 调整胃肠，促进消化

小儿呕吐是小儿临床常见病症之一，可在小儿多种疾病中出现，其病因也比较复杂，如饮食不节、受冷等都会引发呕吐。

病症概述

小儿呕吐是常见的小儿病症之一，是指胃内容物反入食管，经口吐出的一种反射动作。一般的婴小儿呕吐多为突然发生，也可能出现恶心后呕吐。如果婴小儿出现反复呕吐，会导致脱水、营养不良，影响其正常的生长发育。

诊断

1. 胃寒呕吐：呕吐时作时止、时轻时重、吐物不化，或为清稀黏稠，没有特别的酸腐气味，进食比平时稍多也容易发生呕吐。脸部和唇部都发白，身体发冷，四肢冰冷。

2. 胃热呕吐：一进食就吐，呕吐物有恶臭或黄水，口干渴，唇发干，身热面赤，烦躁不安，胃部疼痛或胃胀不适。

3. 伤食呕吐：频繁呕吐，吐物味道酸臭，常伴有未消化的乳汁或食物残渣，厌食，口气恶臭，腹部疼痛不适，吐后疼痛缓解，大便秘结或酸臭不化，便后疼痛减轻。

病理病因

脾胃受寒：过食生冷，致寒入脾胃，胃气受到干扰，升降失和，下行受阻，上逆而发生呕吐。

脾胃受热：暑热之邪侵犯脾胃或食积化热，以致胃气上逆而呕吐。

乳食不节：小儿脾胃一般较为虚弱，乳食过量，或吃了油腻不消化的食物，就会伤及脾胃，导致胃不能消化食物，脾也不能正常运行，胃气不能下行，上逆而发生呕吐。

此外，由于婴小儿的胃肠功能较弱，几乎任何感染和情绪紧张都能引起呕吐。

专家提示

小儿呕吐时，家长应让小儿坐起，把头侧向一边，以免呕吐物呛入气管。在呕吐后，要让小儿用温开水漱口，以清洁口腔、去除异味。

小儿呕吐的脊疗

脊柱捏拿

step1

患者体位：俯卧
治疗部位：背部
治疗手法：捏拿

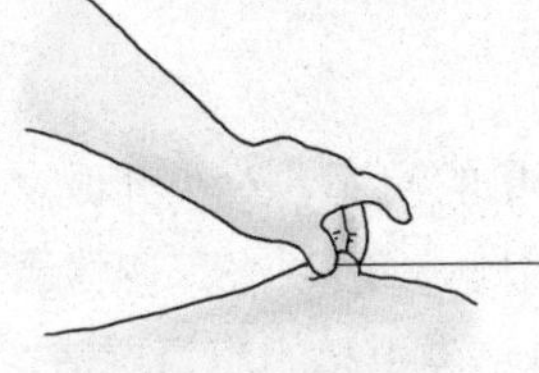

医者用双手拇指和食指、中指、无名指提捏起小儿皮肤，然后逐步向前推进捏脊。在捏脊 3 遍后，在背部厥阴俞穴时，稍用力向上提 3 次。

step2

患者体位：俯卧
治疗部位：背部
治疗手法：按法

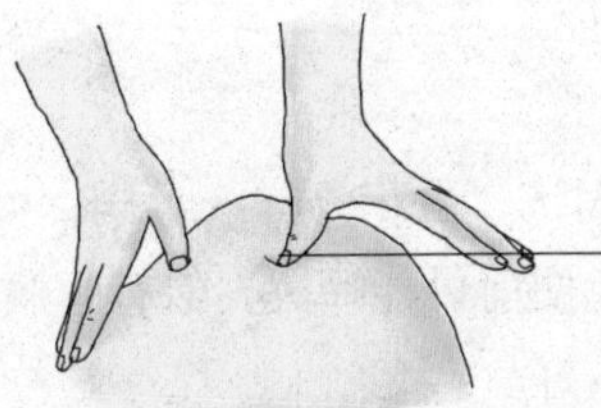

医者两手拇指分别按在小儿的厥阴俞穴，以指端着力点按，一按一松，反复 21 次。

step3

患者体位：俯卧
治疗部位：背部
治疗手法：按揉

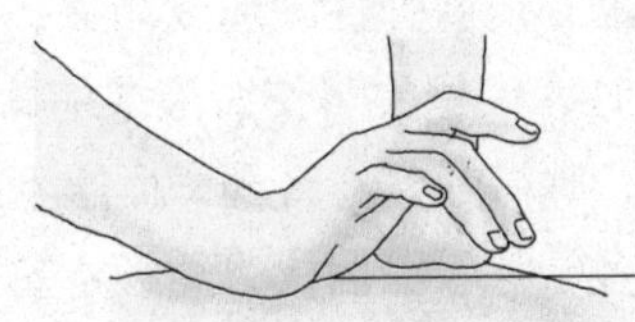

医者手掌掌根按揉小儿第 4 胸椎，持续 3 分钟。按揉的范围可稍大，以使厥阴俞穴受到刺激。

对症取穴

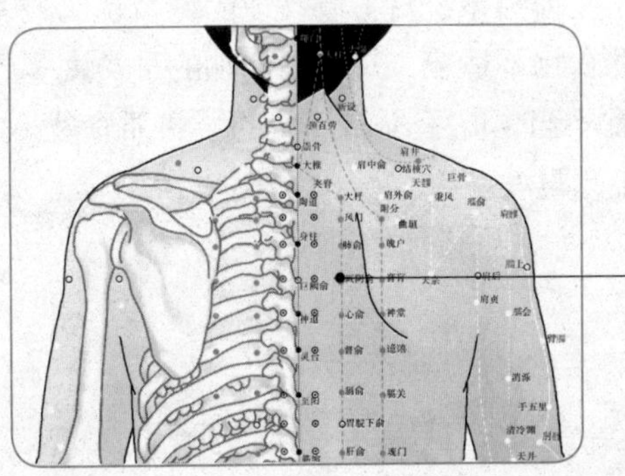

厥阴俞穴

位于第 4 胸椎棘突下旁开 1.5 寸，主治胸闷心悸、失眠多梦、盗汗、咳嗽等，也可用来治疗小儿呕吐。

70 小儿腹泻 清热利湿，增强体质

小儿腹泻也称为“消化不良”，多发生于2岁以下的小儿中，主要是因饮食不节、天气变化而引发，可以通过按摩小儿背部的腰俞穴来进行治疗。

病症概述

小儿腹泻是婴小儿最常见的疾病，对小儿健康影响很大，多发病于2岁以下的小儿中，以腹泻为主要症状。一般说来，由饮食不当、气候影响而致泻的，病情较轻，病程较短；由胃肠道感染引起的腹泻病情较重，历时较长；由肠道外感染，比如上呼吸道感染、中耳炎、泌尿道感染等引起的腹泻，在原来的疾病治愈之后，腹泻是较易好转的。

诊断

1. 轻症：腹泻物呈稀糊状、蛋花汤样或水样，可有少许黏冻，但无脓血，每日腹泻多达十多次。患儿大便前可能啼哭，似有腹痛状，亦可有轻度恶心、呕吐，不发热或低热，一般情况较好。

2. 重症：患儿1天可以腹泻十多次，甚至20次以上。伴有呕吐、高热、体倦、嗜睡等现象，间有烦躁，并可见下列部分症状。

3. 脱水：眼眶与前囟凹陷，皮肤弹性减弱或消失，黏膜干燥，少尿或无尿。

4. 循环衰竭：吐泻严重时，大量失水使血液浓缩，循环血量减少而引起循环衰竭。症见面色苍白，肢冷，脉微数，心音弱，血压下降。

5. 酸中毒：呕吐次数很多，呼吸深而快，烦躁不安，嘴唇呈樱桃红色。

病理病因

婴小儿消化系统发育不成熟，分泌的消化酶较少，消化能力还比较弱，很容易发生腹泻。再者，婴小儿神经系统对胃肠功能的调节也比较差，如果饮食稍有改变，比如对添加的辅助食物不适应、短时间添加的种类太多或者一次性喂得太多、突然断奶；或者饮食不当，吃了不易消化的蛋白质食物；天气的突然变化，过冷或过热，都可引起小儿腹泻。

小儿腹泻的脊疗

脊柱捏拿

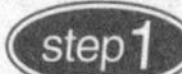

患者体位：俯卧
治疗部位：背部
治疗手法：捏拿

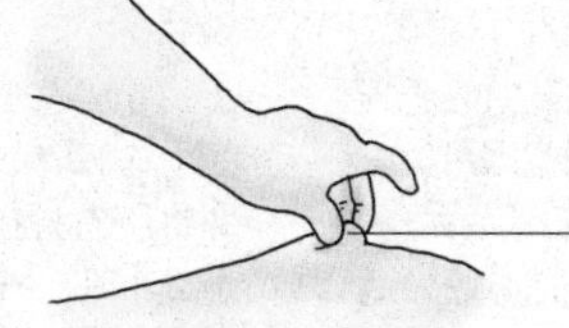

医者用双手拇指和食指、中指、无名指提捏起小儿皮肤，然后逐步向前推进捏脊。在捏脊3遍后，在背部腰俞穴时，稍用力向上提3次。

step2

患者体位：俯卧
治疗部位：背部
治疗手法：按掐

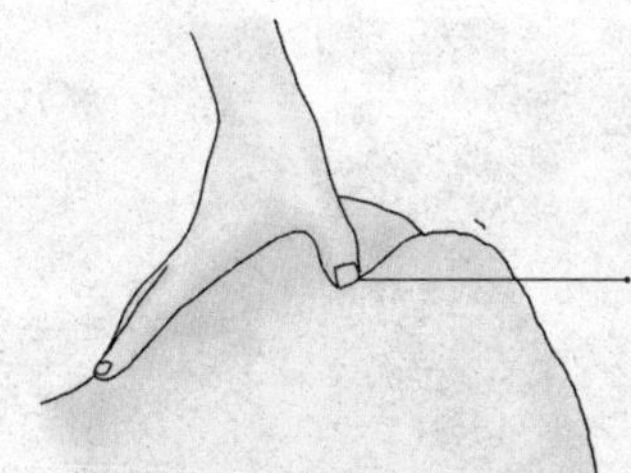

医者一手拇指按压小儿的腰俞穴，以指端甲端着力按掐，一掐一松，反复21次。

step3

患者体位：俯卧
治疗部位：背部
治疗手法：推揉

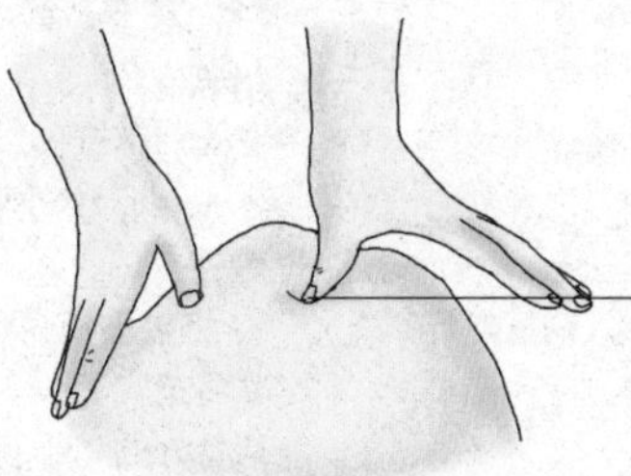

医者双手拇指指腹用力推揉腰俞穴，持续3分钟，以使腰俞穴受到刺激。

对症取穴

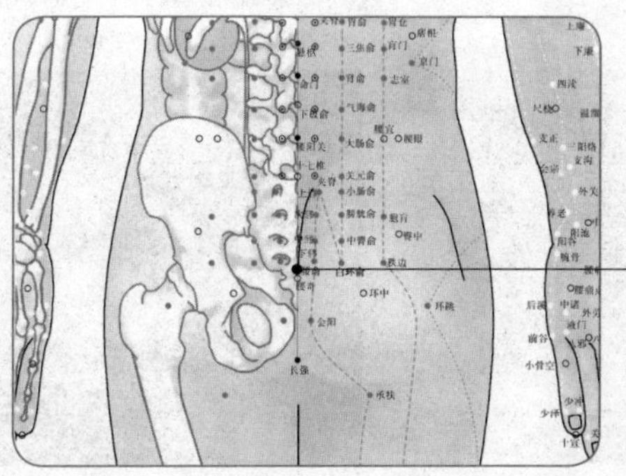

腰俞穴

位于骶部骶管裂孔处，对腰俞穴进行按摩，对肾虚引起的慢性腹泻、小儿腹泻、虚性便秘、直肠脱垂、癫痫等都有治疗效果。

小儿腹泻的对症药膳

山药糯米粥

材料：

鲜山药30克，糯米50克，红糖适量，胡椒粉适量

做法：

①将山药去皮，洗净，备用。

②先将糯米洗净，沥干，略炒，与山药共煮粥。

③粥将熟时，加胡椒粉、红糖，再稍煮即可。

功效：

本品具有健脾暖胃、温中止泻的功效，适合慢性腹泻的小儿食用，可连续数日当主食食用。

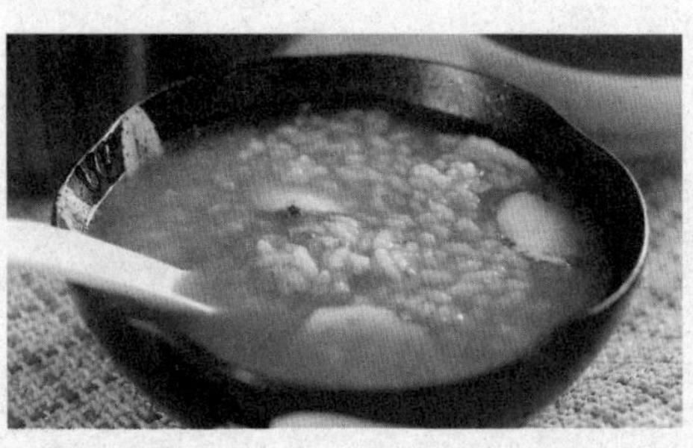

茯苓莲子猪肚汤

材料：

猪肚半个，茯苓30克，沙参15克，莲子、芡实各30克，新鲜山药200克，盐2克

做法：

①猪肚洗净汆烫切块；芡实淘洗干净，用清水浸泡，沥干；山药削皮，洗净切块；莲子、茯苓、沙参洗净。

②将所有材料一起放入锅中，煮沸后，再转小火炖2小时，煮熟烂后，加盐调味即可。

功效：

本品健脾渗湿、涩肠止泻，适合脾虚久泻或久泻脱肛的小儿食用。

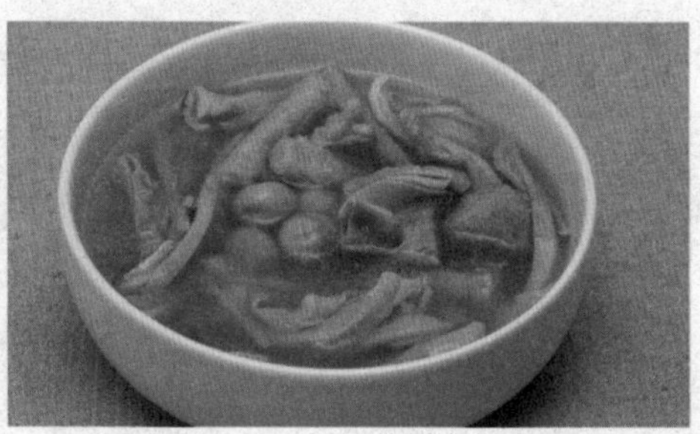

苹果红糖饮

材料：

鲜苹果1个，红糖适量

做法：

①将苹果洗净，去皮，切块。

②苹果块放入碗内，加入适量水，入锅蒸熟。

③最后再加入红糖即可。

功效：

本品具有健脾止泻、开胃消食的功效，适合脾虚型腹泻，日久不愈的患者食用。还可改善小儿食欲不振、食积腹胀等症状。

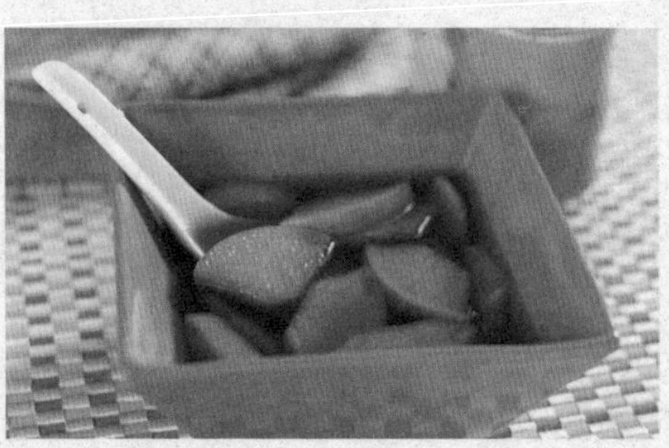

芡实莲子薏苡仁汤

材料：

芡实、薏苡仁、干品莲子各30克，茯苓及干山药各30克，猪小肠300克，肉豆蔻10克，盐2克

做法：

① 将猪小肠洗净，入沸水汆烫，剪成小段。

②将芡实、茯苓、山药、莲子、薏苡仁、肉豆蔻洗净，与备好的猪小肠一起放入锅中，加水适量。

③大火煮沸，转小火炖煮至熟烂后加入盐调味即可。

功效：

本品温补脾阳、固肾止泻，适合慢性腹泻的小儿食用。

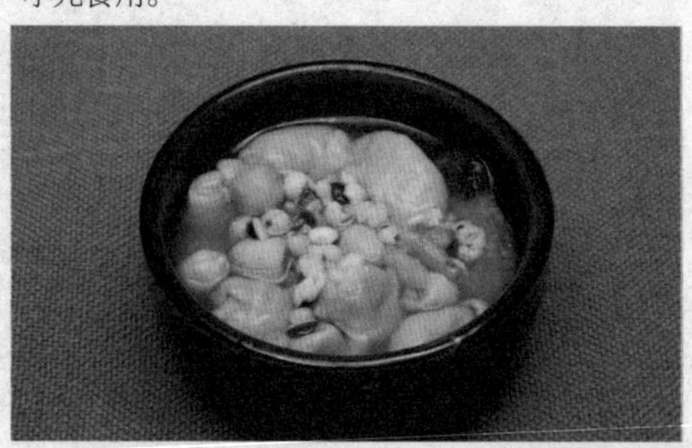

◉ 薏枣茯苓粥

材料：

大米70克，薏苡仁20克，红枣3颗，茯苓10克，白糖3克

做法：

①大米、薏苡仁、红枣均泡发洗净；茯苓洗净。

②锅置火上，倒入清水，放入大米、薏苡仁、茯苓、红枣，以大火煮开。

③待煮至浓稠状时，调入白糖拌匀即可。

功效：

本品具有清热利湿、健脾止泻的功效，适合湿热型的慢性腹泻患者食用。

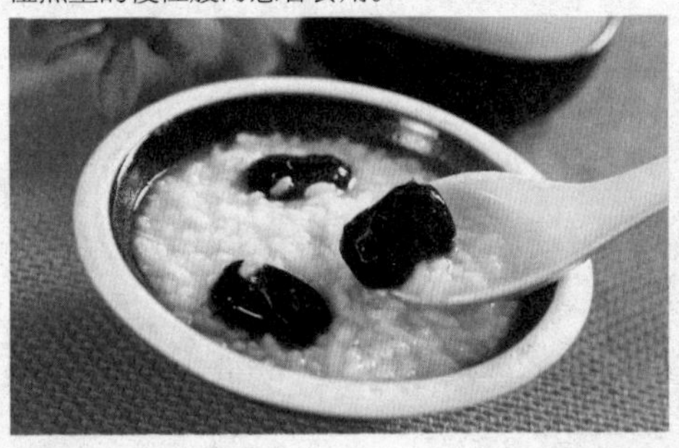

◉ 柿子醋

材料：

青柿子2个，醋150毫升，白糖、盐各适量

做法：

①将青柿子洗净，入锅蒸一会儿，取出后剥皮，切小块，放入榨汁机中搅碎。

②倒入适量醋、白糖、盐等，盛入窄口瓶中，密封，放入冰箱，5~10天后即可饮用。

功效：

本品具有健脾和胃、涩肠止泻的功效，适合脾胃气虚型腹泻的小儿食用。

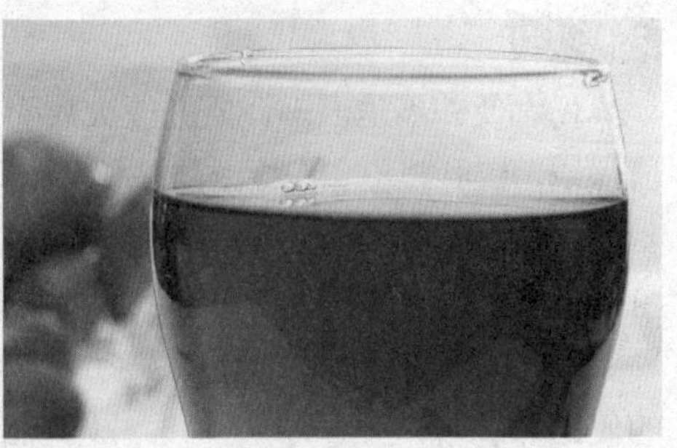

◉ 石榴芡实红豆浆

材料：

红豆30克，石榴20克，芡实10克

做法：

①红豆加水浸泡6小时，捞出洗净；石榴去皮，掰成颗粒；芡实洗净。

②将上述材料放入豆浆机中，添水搅打成豆浆，并煮熟。

③去渣取汁饮用。

功效：

本品具有健脾益气、涩肠止泻的功效，适合脾胃气虚型的腹泻患者。

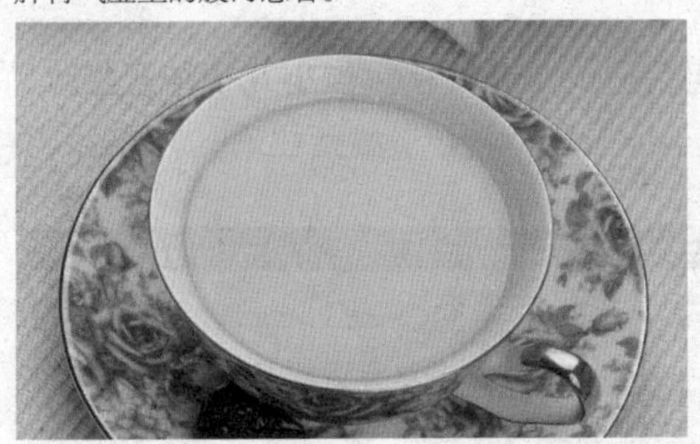

◉ 莲子芡实瘦肉汤

材料：

猪瘦肉100克，芡实、莲子各适量，盐3克

做法：

①猪瘦肉洗净，剁成段；芡实洗净；莲子去皮、去莲心，洗净。

②热锅注水烧开，将猪瘦肉的血水氽尽，捞起洗净。

③把猪瘦肉、芡实、莲子放入炖盅，注入清水，大火烧开，改小火煲煮2小时，加盐调味即可。

功效：

芡实有固肾健脾止泻，莲子补脾止泻，猪瘦肉补气养血。三者合用，对小儿腹泻十分有效。

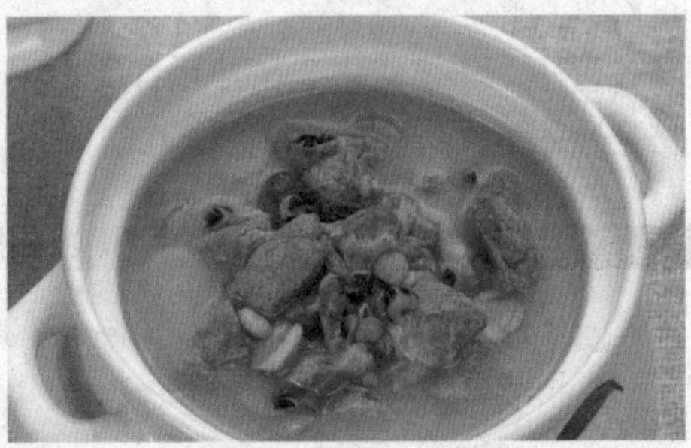

71 小儿便秘 润肠通便，理气补血

小儿便秘是排便不顺、大便秘结不通的病症。多因饮食不当、乳食积滞、燥热伤胃等引发，可以通过按摩小儿的长强穴来进行治疗。

病症概述

小儿便秘是指小儿大便秘结不通，排便时间延长，或欲大便而艰涩不畅的一种病症。具体症状为大便干硬难解，或隔 2 ～ 3 天，甚至更长时间才排便 1 次，一年四季均可发生，并不局限于干燥季节。

诊断

1. 大便并不是很干，但排便次数明显减少，脾气急躁，腹部疼痛，可能是肝气郁结，致肝脾不和而导致的便秘。

2. 出现食欲减退、面黄、乏力、多汗、易困等症状，可能是气虚便秘，即因身体虚弱、肠胃传送无力而导致的便秘。

3. 出现大便干燥、盗汗、好动等症状，可能是因缺少水分、肠液干涸而导致的便秘。

病理病因

一般而言，营养不良、贫血、缺乏维生素 B_1、运动量少导致腹肌无力、肠胃传送功能减弱，均可使小儿出现便秘。而患有佝偻病、甲状腺功能低下的小儿也会因为腹肌张力差而导致便秘；患有先天性巨结肠的小儿更会在出生不久便出现便秘、腹胀和呕吐等病症，这是由于小儿的腹腔肿瘤压迫肠腔，使大便不能顺利通过而导致的。

另外，小儿平时没有形成规律性的排便习惯，虽然有排便的感觉，可能由于贪玩而有意识地抑制便意，时间长了，肠内排便的反射敏感度降低，堆积于肠内的大便重吸收水分而导致便秘。

此外，环境变化、精神压抑等因素也会造成小儿便秘。当小儿精神紧张时，肛管静息压就会升高，排便时肛门括约肌不能放松，就会造成便秘。

专家提示

小儿应适当增加户外活动，增强抗病能力。

培养小儿按时排便的习惯，平时让小儿多喝水，多吃富含纤维的蔬菜水果。

小儿便秘的脊疗

脊柱捏拿

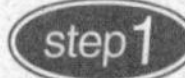

患者体位：俯卧
治疗部位：背部
治疗手法：捏拿

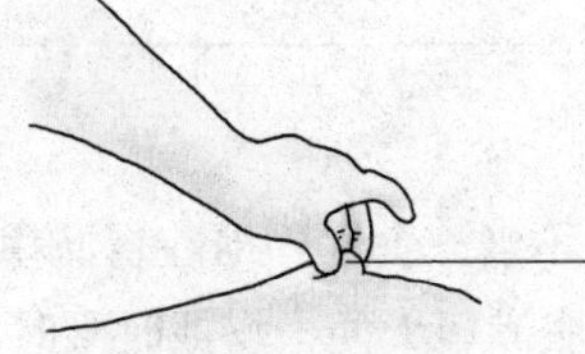

医者用双手拇指和食指、中指、无名指提捏起小儿皮肤，然后逐步向前推进捏脊。在捏脊3遍后，在背部长强穴时，稍用力向上提3次。

患者体位：俯卧
治疗部位：背部
治疗手法：按法

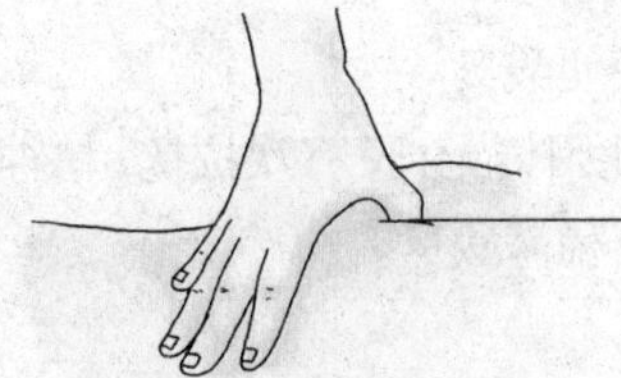

医者一手拇指按在小儿的长强穴，用指端着力点按，一按一松，反复21次。

患者体位：俯卧
治疗部位：背部
治疗手法：推擦

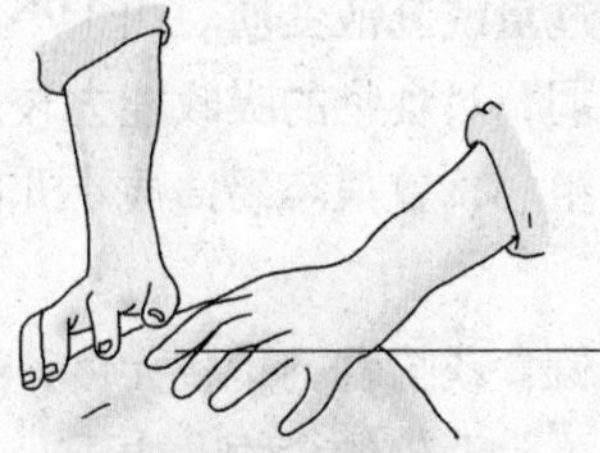

医者手掌掌根放在小儿的腰部骶椎处，用力均匀地做向上的推擦运动，持续3分钟，主要刺激骶骨中线部位。

对症取穴

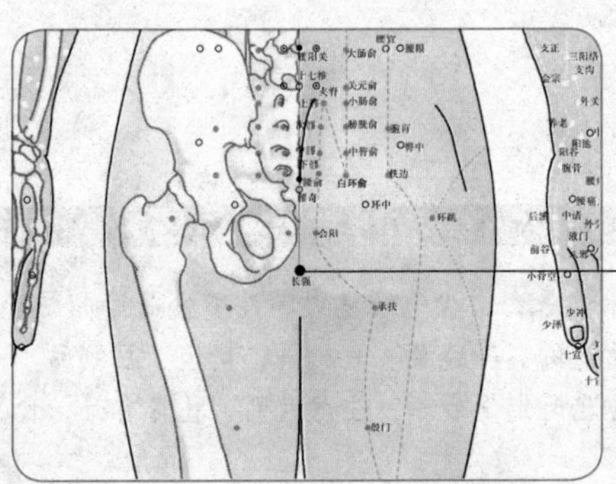

长强穴

位于尾骨尖端与肛门连线的中点处，刺激此穴对便秘、泄泻、痢疾、痔疮等肛肠疾病有很好的防治效果。

第八章 小儿常见病症的治疗

71

72 小儿食积 调补脾胃，滋阴养液

小儿食积是小儿常发的一种胃肠道疾病，多因哺乳不节、喂养不当而引发，可以通过按摩胃仓穴来进行治疗。

病症概述

小儿食积是指小儿饮食不当，食物停滞在胃肠里形成的一种胃肠道疾病，临床上以食物不能消化、脘腹胀满、大便干燥或时干时稀为主要症状。

诊断

1. 内积：面黄肌瘦，烦躁多啼，夜卧不安，食欲不振，伴有呕吐、腹胀，可能伴有腹痛、小便赤黄、大便酸臭。

2. 脾虚：面色发黄，小儿困倦无神，喜欢按抚，精神疲惫，形体消瘦，夜睡不宁，不思饮食，伴有呕吐、大便稀薄酸臭。

病理病因

小儿食积是小儿常见的病症，其病因有很多，主要有伤乳和伤食。

伤乳：哺乳不节，食乳过量或乳液变质。由于小儿身体的功能尚未完善，特别是消化系统的功能相对薄弱，对食物的吸收能力较差，且食乳时又不能自我控制，一旦家长在喂养中稍有粗心，就很容易造成小儿的消化功能紊乱，久之就会形成食积。

伤食：饮食喂养不当，偏食或嗜食，饱食无度，杂食乱吃，生冷不节；或食物不化；或过食肥甘厚腻及不易消化的食物。由于小儿饮食不能自节，很容易饮食过量，特别是过食油腻肥厚食品、生冷食品、营养食品，往往会损伤脾胃，导致消化功能减弱，进而引起小儿食积，甚至会导致营养不良、体质虚弱，致使小儿免疫能力下降，引发疾病。

专家提示

小儿饮食应适度，忌暴饮暴食，少吃巧克力、油煎食品等脂肪含量过高的饮食，多吃含有丰富维生素、矿物质的各种蔬菜、鱼、蛋、精肉、豆制品。

家长哺乳不宜过急，应定时定量喂养，注意做到“乳贵有时，食贵有节”。

小儿食积的脊疗

脊柱捏拿

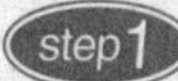

患者体位：俯卧
治疗部位：背部
治疗手法：捏拿

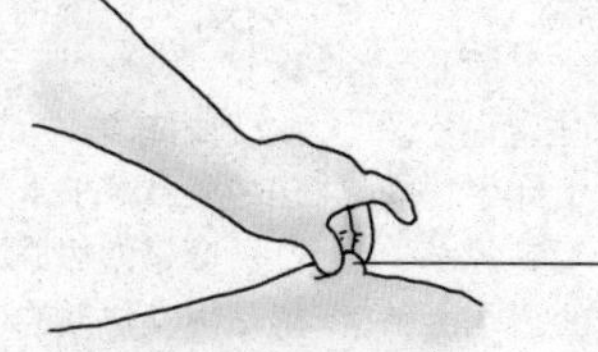

医者用双手拇指和食指、中指、无名指提捏起小儿皮肤，然后逐步向前推进捏脊。在捏脊3遍后，在背部胃仓穴时，稍用力向上提3次。

患者体位：俯卧
治疗部位：背部
治疗手法：推擦

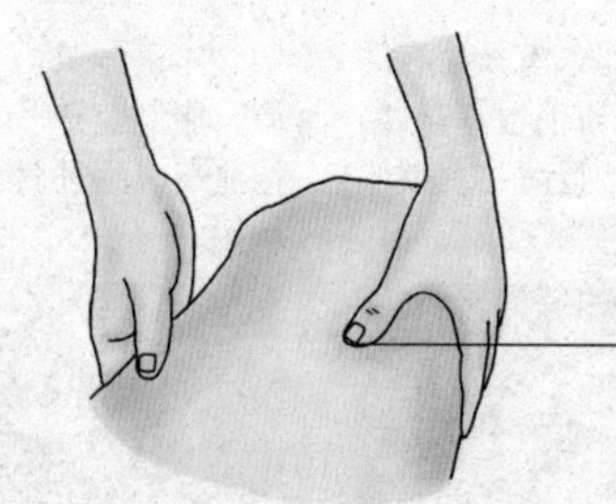

医者两手拇指分别按在小儿的胃仓穴，用指腹推擦，持续3分钟。

患者体位：俯卧
治疗部位：背部
治疗手法：按推

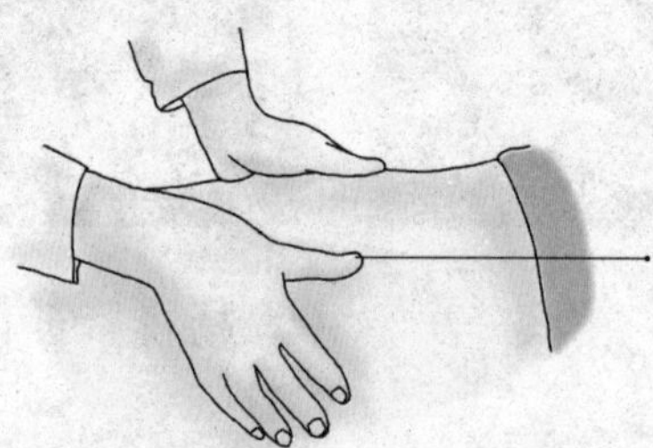

医者两手拇指分别按压小儿的胃仓穴，在下按的同时，分别向两侧分推，持续3分钟。

对症取穴

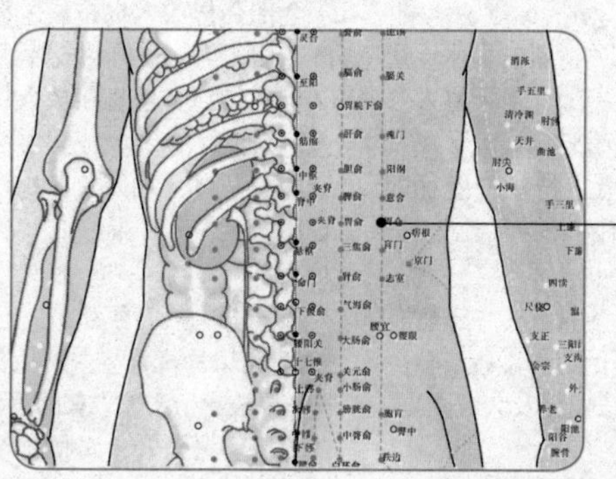

胃仓穴

位于第12胸椎棘突下旁开3寸，位于胃俞之旁，主治胃病，尤其对小儿食积、胃脘痛、腹胀、水肿、胃痉挛有很好的防治效果。

小儿食积的对症药膳

双枣莲藕炖排骨

材料：

红枣、黑枣各5颗，莲藕1节（约300克），排骨150克，盐2克

做法：

①排骨洗净切块，在沸水中氽烫一下，去除血水。

②将莲藕冲洗一下，削皮，再切成片；红枣、黑枣洗净，去掉核，备用。

③将所有的材料放入煮锅中，加适量的清水至盖过所有的材料（约500毫升水），煮沸后转小火炖40分钟左右，起锅前加入盐调味即可。

功效：

本药膳的主要功效是健胃消食。莲藕具有清热凉血、散淤止泻、健脾生肌、开胃消食等功效，可用于治疗咳嗽、烦躁口渴、脾虚腹泻、食欲不振等症状。

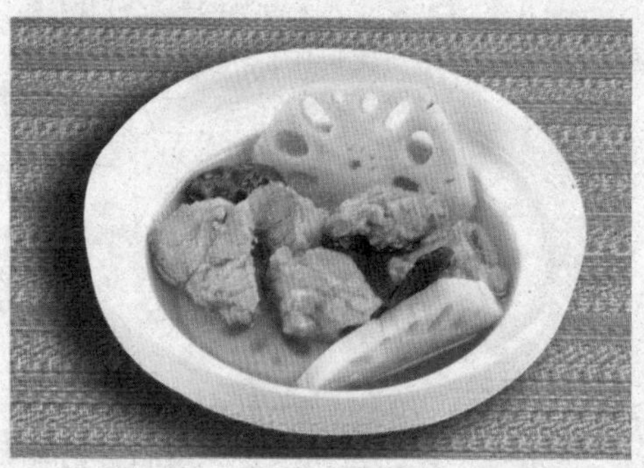

山楂牛肉菠萝盅

材料：

山楂3克，甘草2克，菠萝1个，牛肉100克，竹笋8克，姜末3克，番茄酱、食用油各适量

做法：

①菠萝洗净，切成两半，挖出果肉，做成容器备用；山楂、甘草加水熬煮，滤取汤汁备用。

②菠萝果肉榨成汁，加番茄酱、汤汁，煮成醋汁，最后淋在炸熟的牛肉上。

③另起油锅，将备好的姜末、洗净的竹笋与牛肉拌炒，装入菠萝盅即可。

功效：

本药膳具有开胃消食的功效。牛肉含有蛋白质、脂肪、矿物质及维生素等，功效为补脾胃、益血气、强筋骨。山楂有消食健胃、活血化淤的功效。

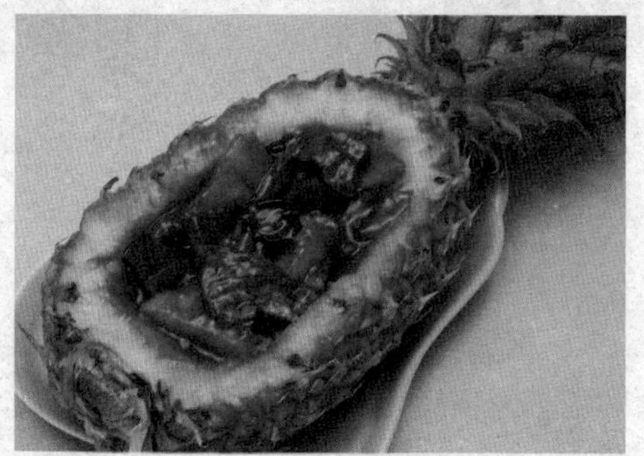

人参红枣粥

材料：

人参8克，红枣5颗，大米50克，冰糖适量

做法：

①将买来的所有材料洗净。大米盛碗放水泡软；红枣同样泡发。

②将砂锅洗净，放入人参，再倒入适量的清水，用大火煮沸后，转小火煎煮，滤去残渣，保留人参的汤汁备用。

③随后，加入大米和红枣，续煮，待汤汁变稠即可熄火。起锅前，加入适量冰糖调味。

功效：

本药膳的功效是健脾胃、生津液、补气血。红枣治脾虚腹泻、乏力。人参可治劳伤虚损、食少倦怠、反胃吐食、食欲不振、虚咳喘促及久虚不复，一切气血津液不足之症。

杨桃紫苏梅甜汤

材料：

麦冬、天冬各8克，杨桃1颗，紫苏梅3颗、紫苏梅汁5毫升，冰糖5克

做法：

①全部药材放入棉布袋；杨桃表皮以少量的盐搓洗，切除头尾，再切成片状。

②棉布袋与其他材料放入锅中，以小火煮沸，加入冰糖搅拌溶化。

③取出药材，加入紫苏梅汁拌匀，待冷却后即可食用。

功效：

本药膳具有生津液、润心肺、消食积的功效。紫苏具有下气消痰、润肺宽肠的功效。杨桃中糖类、果酸含量丰富，有助消化、滋养、保健的功能，还可以解渴消暑、润喉顺气。

麦芽乌梅饮

材料：

炒麦芽10克，乌梅2颗，山楂8克，冰糖适量

做法：

①乌梅用水洗净，将水沥干、备用。

②山楂洗净，用刀切成片状，备用。

③锅置火上，倒入清水500毫升，待烧开后放入山楂和乌梅，武火改为文火，煮30分钟左右，加入麦芽。

④再煮15分钟，即可加入冰糖，此时汤汁有明显的酸味，冰糖可根据个人口味添加。

功效：

本品具有益气健脾、健胃消食的功效，适合饮食停滞所致的脘腹胀满、饮食不化、呕吐、嗳腐吞酸等症。

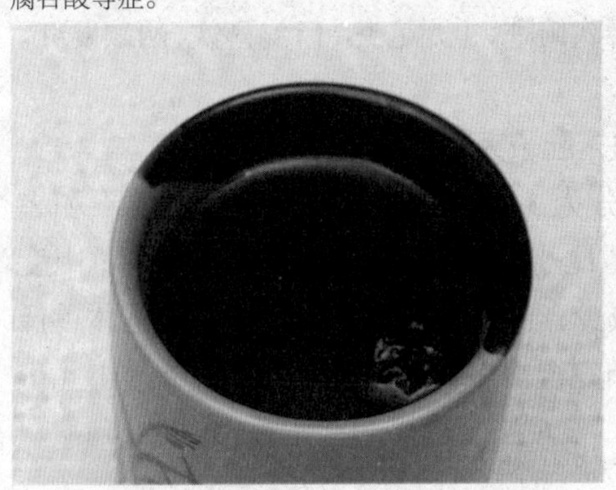

神曲谷芽粥

材料：

神曲、炒谷芽各10克，粳米80克，姜片、盐各适量

做法：

①将神曲、谷芽加水煎煮半小时，去渣取汁。

②放入洗净的粳米和姜片，煮成粥，再加入盐调味即可。

③每日服2次。

功效：

本品具有消积除胀的功效，可用于饮食停滞所致的腹胀、腹痛、不思饮食、脘腹痞满等症。

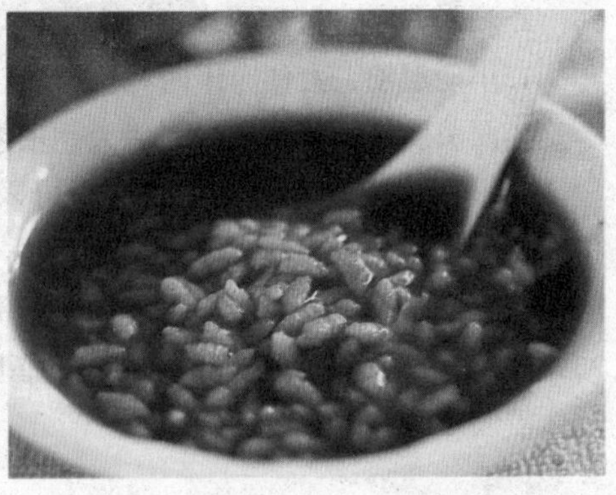

清心莲子田鸡汤

材料：

人参、黄芪、茯苓各8克，姜、地骨皮、麦冬、甘草各5克，田鸡2只，鲜莲子100克，盐适量

做法：

①将莲子淘洗干净，所有药材放入棉布包中扎紧；两者都放入锅中，加500毫升水以大火煮开，再转小火熬煮约30分钟。

②将田鸡用清水冲洗干净，剁成块，放入汤中一起煮沸。

③捞出装材料的棉布袋，加盐调味即可。

功效：

此汤选用健脾而且易于消化吸收的田鸡肉为主，可以补益脾胃、增进食欲。莲子补而不燥，可以健脾胃、止泻。姜则能够和胃调中，与田鸡一起煮汤食用可健脾开胃以助消化。

萝卜包菜酸奶粥

材料：

大米50克，胡萝卜、包菜各50克，酸奶100毫升，盐、面粉各适量

做法：

①将大米泡发洗净；胡萝卜去皮洗净，切小丁；包菜洗净，切丝。

②将锅置火上，注入清水，放入大米，用大火煮至米粒开花后，下入面粉，不停地拌匀，再放入包菜、胡萝卜，调入酸奶。

③改用小火煮至粥成，加盐调味即可食用。

功效：

此粥具有增进食欲、润肠通便等功效，可改善贫血和小儿食积、营养不良。经常喝酸奶还能调节体内微生态的平衡，有利于肠道益生菌的生长。

73 小儿疳积 清热利湿，健脾和胃

小儿疳积是小儿时期，尤其是 1 ~ 5 岁小儿的一种常见病症，多是由于喂养不当而引发，可以通过按摩痞根穴来进行治疗。

病症概述

小儿疳积是一种常见病症，是指由于喂养不当，或多种疾病的影响，使脾胃受损而导致全身虚弱、面黄消瘦、发枯，即平常所说的“营养不良”，尤其多发于 1 ~ 5 岁的小儿。

诊断

1. 恶心呕吐，不思饮食，腹胀腹泻。

2. 烦躁不安，哭闹不止，睡眠不实，喜欢俯卧，手足心热，口渴喜饮，两颧发红。

3. 小便混浊，大便时干时稀。

4. 面黄肌瘦，头发稀少，头大颈项细，肚子大，精神不振。

5. 根据程度的不同，小儿疳积可以分为 3 种：轻度疳积是腹部、躯干和大腿内侧的皮下脂肪变薄，肌肉松弛，体重比小儿正常体重低 15% ~ 25%；中度疳积是腹部、躯干、四肢皮下脂肪明显减少，皮肤苍白，体重比小儿正常体重低 25% ~ 40%；重度疳积是全身的皮下脂肪完全消失，面颊极度消瘦，体重小儿正常体重低 40%以上。

病理病因

哺食过早，或者过度肥甘生冷食物，损伤脾胃之气，耗伤气血津液，进而出现消化功能紊乱而发生疳积。

慢性腹泻或长期呕吐的小儿，治疗不彻底也会引起疳积。某些疾病如婴小儿先天性幽门狭窄、腭裂、传染病、寄生虫病等，也会引起小儿疳积。

专家提示

提倡母乳喂养，添加辅食时要合理搭配，循序渐进。喂养要得当，定时定量喂奶，进食营养丰富、易于消化的食物。

经常带小儿到户外活动，呼吸新鲜空气，多晒太阳，有利于增强小儿体质。

注意小儿的饮食卫生，积极预防各种肠道传染病和寄生虫病。

小儿疳积的脊疗

脊柱捏拿

step1

患者体位：俯卧
治疗部位：背部
治疗手法：捏拿

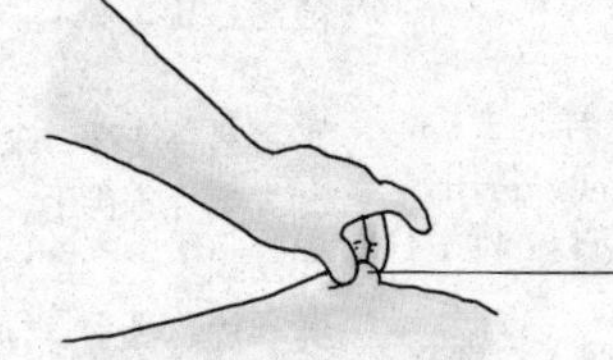

医者用双手拇指和食指、中指、无名指提捏起小儿皮肤，然后逐步向前推进捏脊。在捏脊 3 遍后，在背部痞根穴时，稍用力向上提 3 次。

step2

患者体位：俯卧
治疗部位：背部
治疗手法：按法

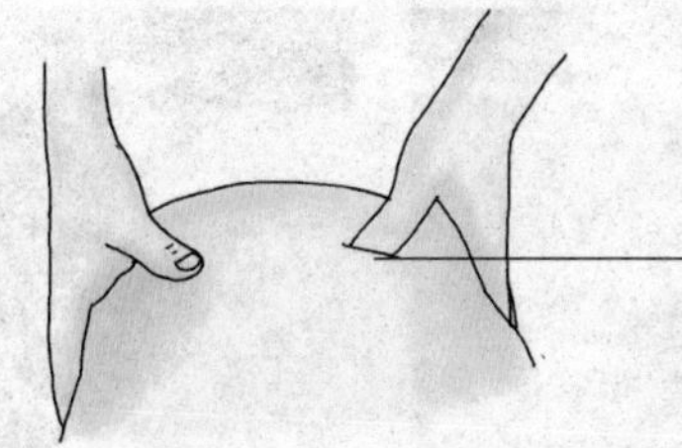

医者两手拇指分别按在小儿的痞根穴，以指腹点按，一按一松，反复 21 次。

step3

患者体位：俯卧
治疗部位：背部
治疗手法：推擦

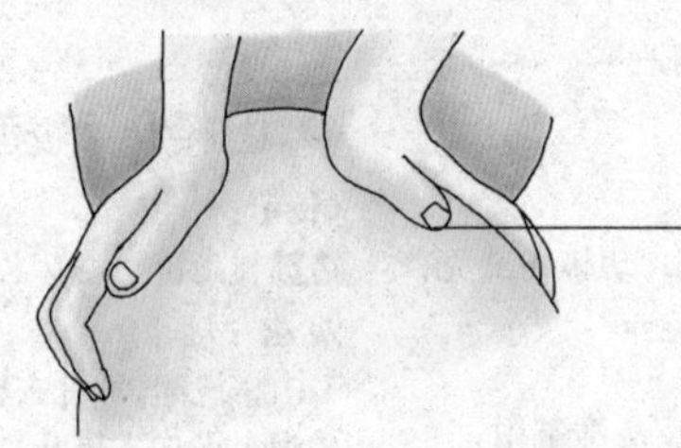

医者两手掌根分别按在小儿的痞根穴上，施力推擦，以刺激痞根穴，持续 3 分钟。

对症取穴

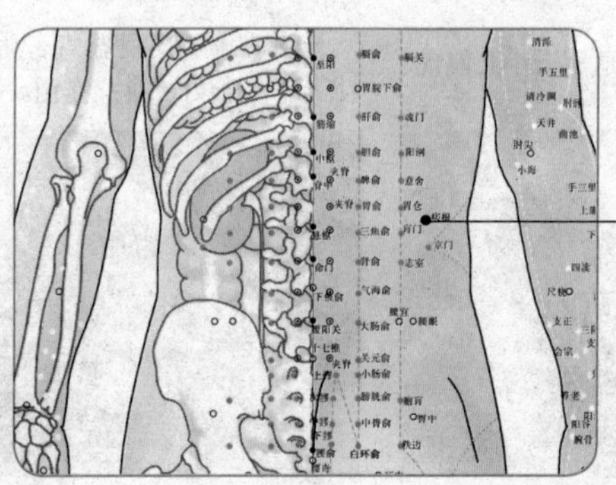

痞根穴

位于第 1 腰椎棘突下旁开 3.5 寸，按摩此穴对小儿疳积、痞块、腹胀、腹痛、腰痛等有很好的防治效果。

小儿疳积的对症药膳

佛手薏苡仁粥

材料：

红枣、薏苡仁各20克，佛手8克，大米70克，白糖3克，葱5克

做法：

①大米、薏苡仁均泡发，洗净；红枣洗净，去核，切成小块；葱洗净，切成葱花；佛手洗净，备用。

②锅置火上，倒入清水，放入大米、薏苡仁、佛手，以大火煮开。

③加入红枣煮至浓稠状，撒上葱花，调入白糖拌匀即可。

功效：

此粥能行气开胃、健脾祛湿，可缓解小儿疳积症状。

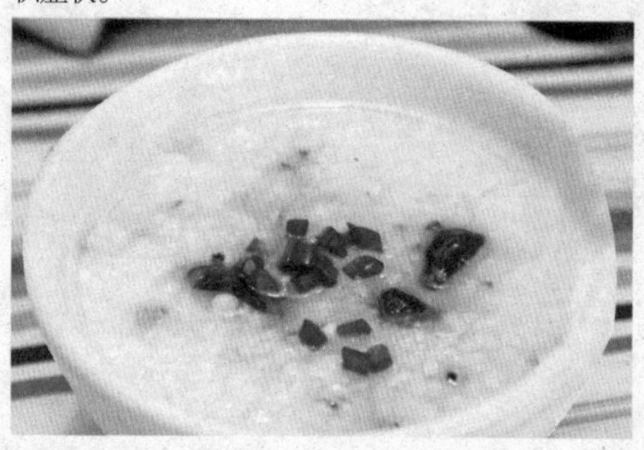

党参佛手猪心汤

材料：

猪心200克，党参片10克，青菜50克，佛手8克，清汤、盐、姜末、枸杞子各适量

做法：

①将猪心洗净，汆水，切片备用。

②党参片、佛手、枸杞子洗净；青菜洗净，备用。

③汤锅上火，倒入清汤，调入盐、姜末，下入猪心、党参片、佛手、枸杞子煮至熟，撒入青菜即可。

功效：

本品具有健脾益气、行气消积的功效，可用于小儿疳积、腹胀食积、食欲不振等症。

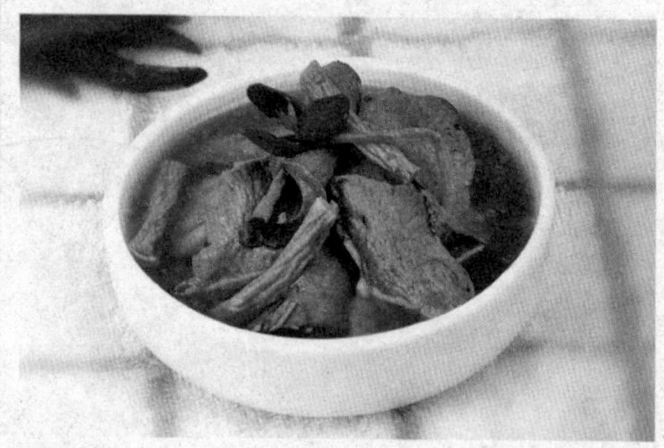

陈皮鲫鱼汤

材料：

姜片8克，鲫鱼250克，陈皮6克，胡椒粉2克，盐适量

做法：

①将鲫鱼宰杀，去内脏，洗净；陈皮洗净备用。

②锅中加适量水，放入鲫鱼，用小火煨熟。

③加姜片、陈皮，稍煨一会，再加胡椒粉、盐调味即可。

功效：

此汤可健脾化湿、开胃消食，适用于小儿偏食、食欲不振等症。

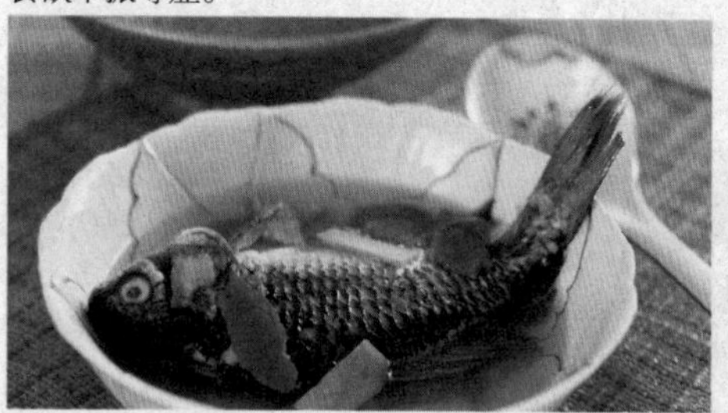

山楂麦芽猪腱汤

材料：

猪腱、山楂、麦芽各适量，盐2克，鸡精2克

做法：

①山楂洗净，切开去核；麦芽洗净；猪腱洗净，斩块。

②锅上火加水烧开，将猪腱汆去血水，取出洗净。

③瓦锅内注水用大火烧开，下入猪腱、麦芽、山楂，改小火煲5小时，加入盐、鸡精调味即可。

功效：

本品具有健脾益气、消食化积的功效，对小儿疳积有很好的食疗作用。

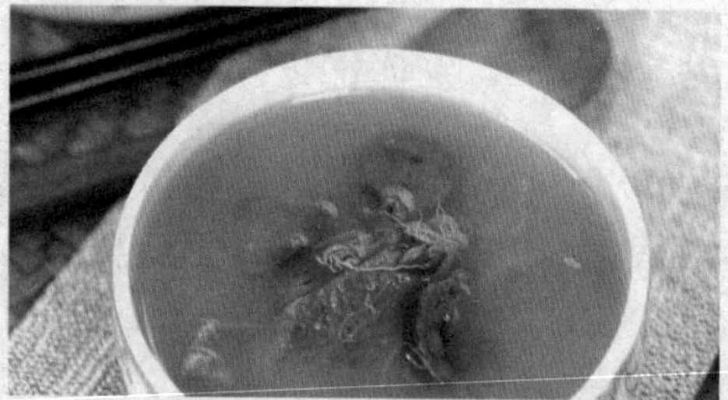

厚朴谷芽消食汁

材料：

葡萄柚2个，柠檬1个，谷芽10克，厚朴、天冬各8克，蜂蜜10毫升

做法：

①谷芽、厚朴、天冬洗净放入锅中，加入清水100毫升，以小火煮沸，约1分钟后关火，滤取药汁降温备用。

②葡萄柚和柠檬洗净切半，利用榨汁机榨出果汁，倒入杯中。

③加入蜂蜜、药汁搅拌均匀，即可饮用。

功效：

厚朴具有温中下气、燥湿行气之效，谷芽、柠檬善于消食化积，蜂蜜有健胃和中的功效。合用能有效治疗小儿疳积，症见不思饮食、脘腹胀满、饮食不化等。

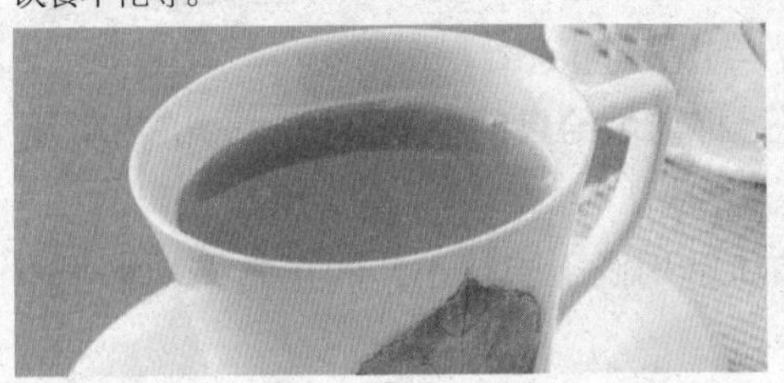

菊花山楂饮

材料：

菊花、山楂各10克，白糖少许

做法：

①菊花、山楂用水洗净，沥干，备用。

②烧锅洗净，倒入适量清水，烧开后，加入菊花、山楂，待水开后，将武火转为文火，续煮10分钟。

③用滤网将茶汁里的药渣滤出，起锅前，加入适量白糖，搅拌均匀即可。

功效：

本品具有消食导滞的功效，适合疳积的小儿食用。山楂具有消食化积、理气散淤、收敛止泻、杀菌等功效，其所含的大量维生素C和酸类物质，可促进胃液分泌，从而促进消化，改善疳积症状。

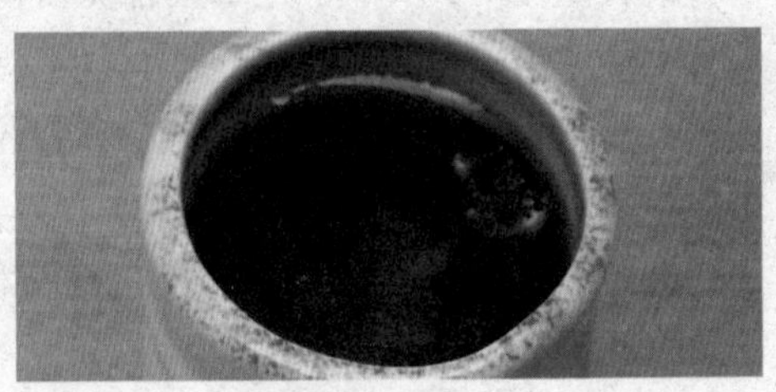

牛奶山药燕麦粥

材料：

牛奶100毫升，豌豆20克，燕麦片50克，莲子15克，白糖3克，葱5克，山药适量

做法：

①豌豆、莲子、山药均洗净；葱洗净，切成葱花。

②锅置火上，加入适量清水，放入燕麦片，以大火煮开。

③加入豌豆、莲子、山药同煮至浓稠状，再倒入牛奶煮5分钟后，撒上葱花，调入白糖拌匀即可。

功效：

此粥含有多种营养素，可增强体质，并且还有促进睡眠的作用，可用于小儿疳积、营养不良等症。

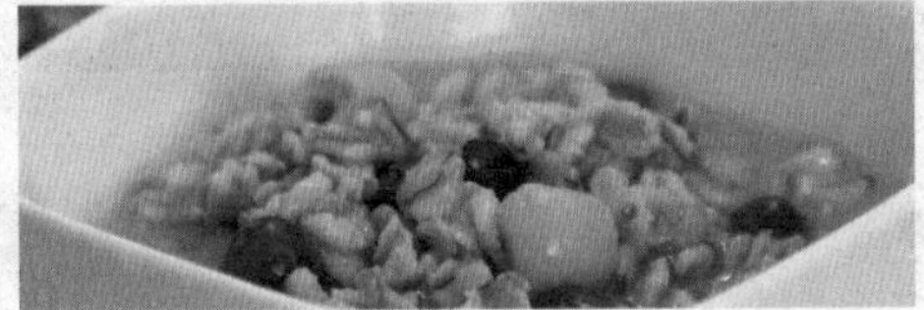

红豆牛奶汤

材料：

红豆40克，低脂牛奶150毫升

做法：

①将红豆洗净，用清水浸泡20分钟。

②将红豆放入锅中，以中火煮约30分钟，再用小火焖煮约30分钟，备用。

③将红豆、低脂牛奶放入锅内，搅拌均匀即可。

功效：

本品具有养血补虚、健脾益胃等功效，适合脾胃虚弱、气血不足的疳积患儿食用。牛奶具有健脾补虚、补肺益胃、生津润肠之功效。常食对消化道溃疡、病后体虚、黄疸、大便秘结、气血不足、疳积等患者大有益处。

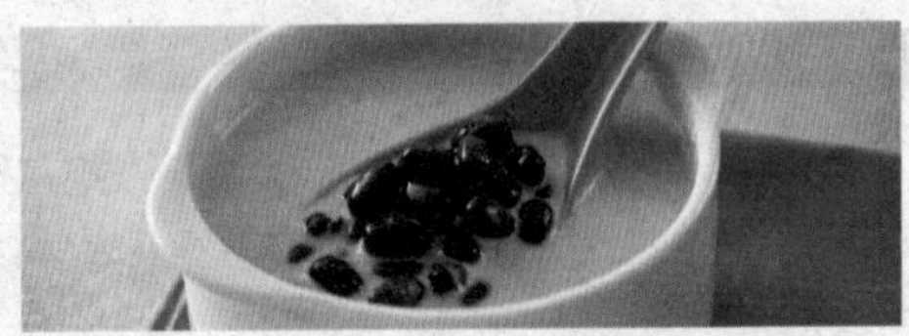

74 小儿厌食 健脾和胃，理气消食

小儿厌食表现为较长时期因饮食乏味而吃得很少，甚至不吃。多由胃肠疾病、不良饮食习惯而引发，可以通过按摩胃俞穴来进行治疗。

病症概述

小儿厌食是指小儿长期食欲减退或缺乏食欲的病症，其主要症状是不愿进食，常伴有呕吐、腹泻、便秘、腹胀、腹痛和便血等症状。

诊断

1. 年龄：14 岁以下的男女儿童。

2. 厌食时间：6 个月及 6 个月以上。

3. 食量：3 岁以下小儿每天谷类食物摄取量不足 50 克，3 岁以上儿童每天谷类食物摄取量不足 75 克，同时肉、蛋、奶等摄入也极少。

4. 营养调查：蛋白质、热能摄入量不足标准供给量的 70% ~ 75%，矿物质及维生素摄入量不足标准供给量的 5%。

5. 生长发育：除遗传因素外，身高和体重均低于同龄小儿的正常平均水平；厌食期间身高、体重未增加。

6. 味觉敏感度降低，舌菌状乳头肥大或萎缩。

病理病因

小儿厌食并非一种独立的疾病，某些胃肠道疾病，如消化性溃疡、急慢性肝炎、慢性肠炎、各种原因的腹泻及慢性便秘等都是常见的原因。还有一些消化道变态反应、全身性疾病也会引起厌食，如服用红霉素、氯霉素等引起恶心、呕吐，造成厌食。

但是，大多数小儿厌食不是由于疾病引起，而是由于不良的饮食习惯、不合理的饮食时间、不佳的进餐环境造成的。不良的饮食习惯更是厌食的主要原因，如生活不规律、无固定的进食时间、两餐之间随意吃点心零食、片面追求高营养等都会造成厌食。

专家提示

饮食要规律，要定时进餐，少吃零食和甜食，多吃粗粮杂粮和水果蔬菜。在进食时要改善周边环境，使小儿保持心情舒畅，能够集中精力去进食。

小儿厌食的脊疗

脊柱捏拿

step1

患者体位：俯卧
治疗部位：背部
治疗手法：捏拿

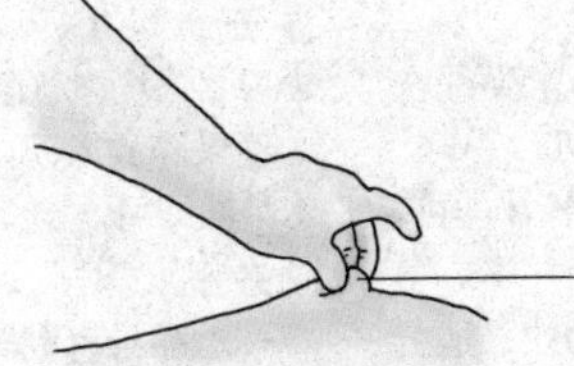

医者用双手拇指和食指、中指、无名指提捏起小儿皮肤，然后逐步向前推进捏脊。在捏脊3遍后，在背部胃俞穴时，稍用力向上提3次。

step2

患者体位：俯卧
治疗部位：背部
治疗手法：按法

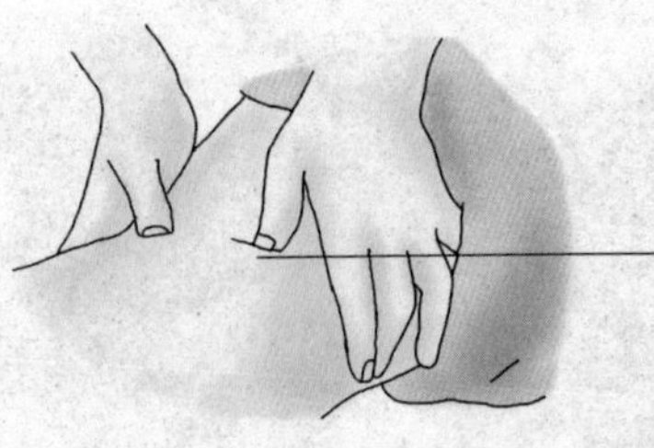

医者两手拇指分别按在小儿的胃俞穴，以指端着力点按，一按一松，反复21次。

step3

患者体位：俯卧
治疗部位：背部
治疗手法：按推

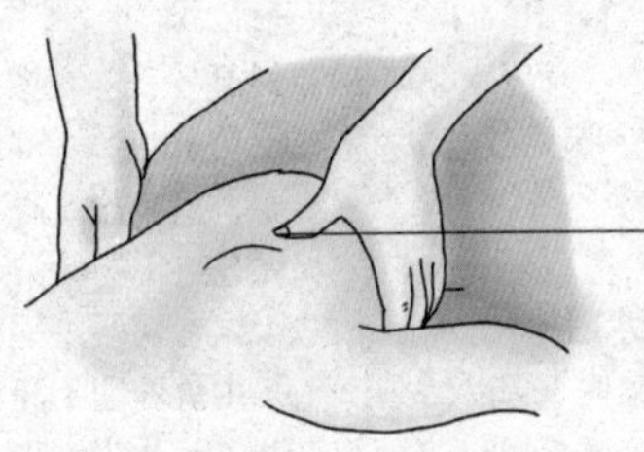

医者双手按在小儿的脊柱两侧，从中间向两侧分推，从第12胸椎向上一直推至第1胸椎。

对症取穴

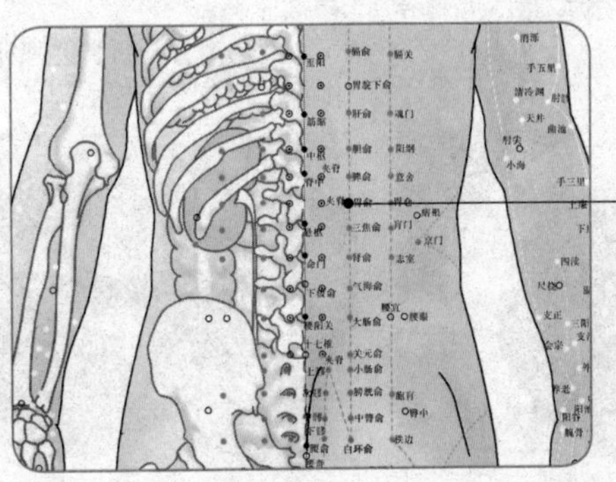

胃俞穴

位于第12胸椎棘突下缘旁开1.5寸，主治消化系统疾病，按摩此穴对胃炎、胃溃疡、胃下垂、胃痉挛、小儿厌食等都有较好的疗效。

小儿厌食的对症药膳

石榴苹果汁

材料：

石榴、苹果、柠檬各1个

做法：

① 石榴洗净，剥开皮，取出果实，备用；将苹果洗净，去核，切块，备用；柠檬洗净，对切。

②将苹果、石榴、柠檬一起放进榨汁机，榨汁即可。

功效：

本品具有滋阴生津、消食导滞的功效，适合厌食的小儿食用，能增进食欲，促进消化。

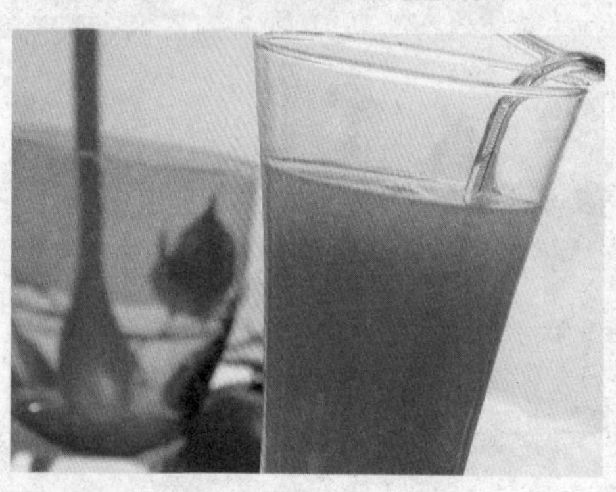

开胃苹果丁

材料：

苹果1个

做法：

①将苹果洗净，削去皮，切碎。

②苹果碎放入碗内，加少许水，加盖，置锅中隔水炖熟即可。

功效：

本品具有健脾开胃的功效，适合厌食的小儿食用。

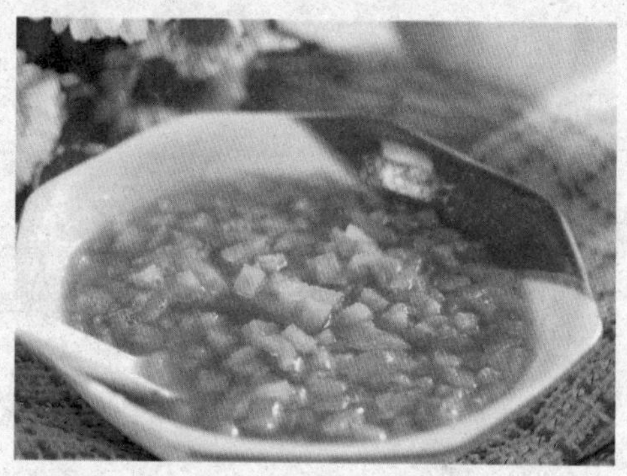

山药炖猪血

材料：

猪血100克，鲜山药、盐、食用油、味精各适量

做法：

①鲜山药去皮，洗净，切片。

②猪血洗净，切片，放开水锅中汆水后捞出。

③猪血与山药片一同放入另一个锅内，加入食用油和适量水烧开，改用小火炖15～30分钟，加入盐、味精调味即可。

功效：

本品具有健脾补血的功效，可改善小儿营养不良、疳积、厌食等症。

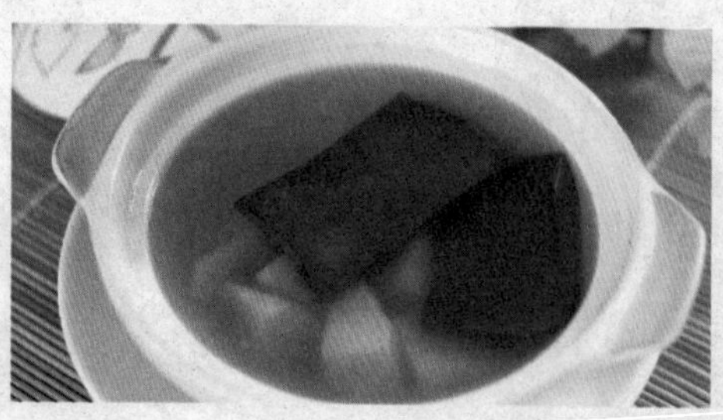

党参生鱼汤

材料：

党参15克，陈皮8克，生鱼1条，胡萝卜50克，姜、葱、盐、香菜末、酱油、食用油各适量

做法：

①党参切段；胡萝卜洗净切块；陈皮洗净。

②生鱼处理干净切段，下油锅中煎至金黄。

③另起油锅烧热，烧至六成热时，下入姜、葱爆香，再下入党参、陈皮、生鱼、胡萝卜，加适量水烧开，调入盐，加入香菜末即成。

功效：

此汤消食开胃、健脾补气，对小儿厌食、消化不良等症均有疗效。

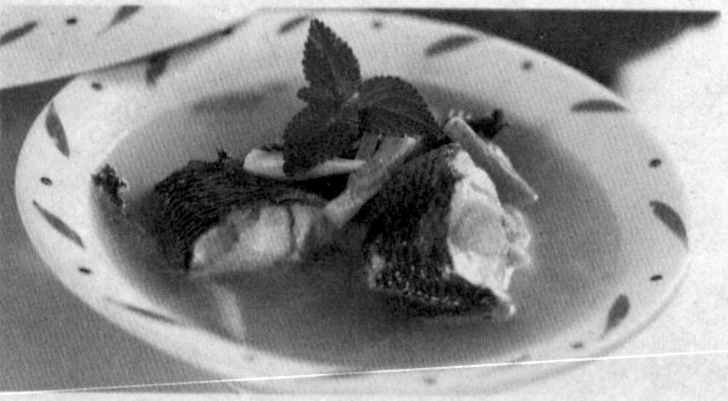

开胃罗宋汤

材料：

五味子10克，黄芪10克，牛腩100克，洋葱100克，胡萝卜100克，土豆200克，西红柿250克，盐3克，番茄酱5克

做法：

①五味子、黄芪洗净，放入棉布袋中包起备用。

②牛腩洗净切小块，用热水氽烫后备用；洋葱、胡萝卜、土豆分别洗净后切块；西红柿洗净切块备用。

③所有材料一起放入锅中，加水2000毫升，大火煮滚后转小火煮至熟透，调入盐和番茄酱即可。

功效：

本品具有益气健脾、促进食欲、润肠通便的食疗效果。

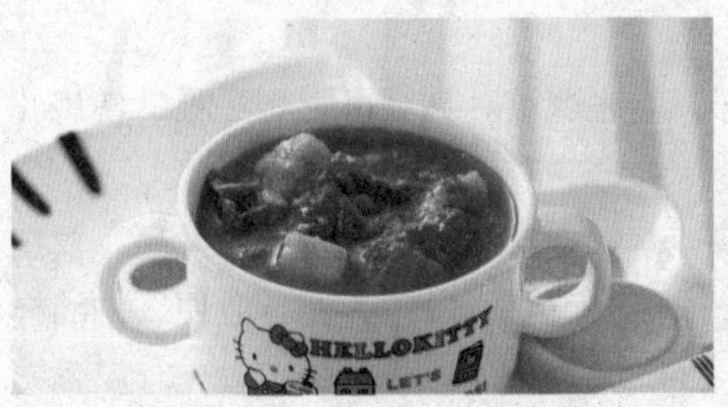

柚子草莓汁

材料：

柚子80克，草莓15克，酸奶150毫升

做法：

①将柚子洗净，去皮，切成小块备用。

②草莓洗干净，去掉蒂，切成大小适当的小块。

③将所有材料放入搅拌机内搅打成汁即可。

功效：

本品具有消食导滞、生津止渴的功效，适合厌食的小儿食用，能有效增强小儿食欲。

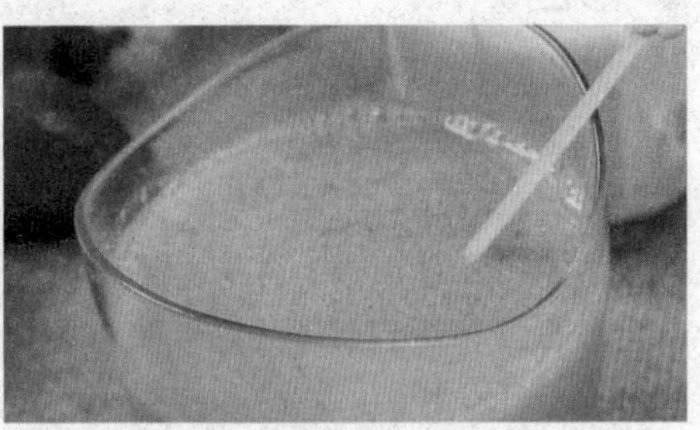

羊肉草果豌豆粥

材料：

羊肉100克，草果15克，豌豆50克，大米80克，盐、姜、香菜各适量

做法：

①草果、豌豆洗净；羊肉洗净，切片；大米淘净，泡好。

②大米放入锅中，加适量清水，大火煮开，下入羊肉、草果、豌豆，改中火熬煮。

③用小火将粥熬出香味，加盐、姜调味，撒上香菜即可。

功效：

本粥温脾胃、止呕吐，可用于脾胃虚寒型的厌食症。

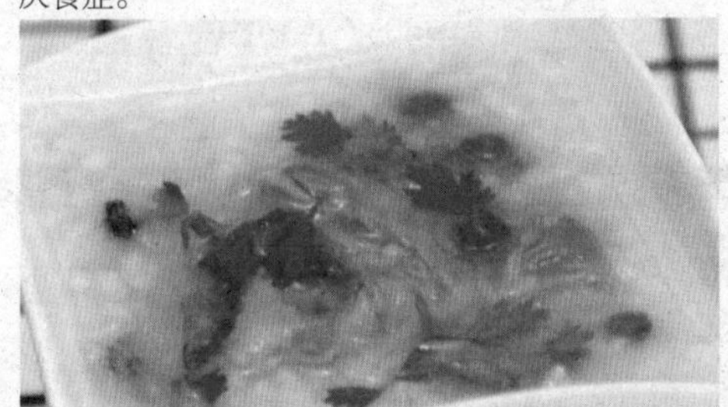

胡萝卜山竹汁

材料：

胡萝卜300克，山竹2个，柠檬1个

做法：

①将胡萝卜洗净，去掉皮，切成薄片；将山竹洗净，去掉皮；柠檬洗净，切成小片。

②将准备好的材料放入搅拌机，加水搅打成汁即可。

功效：

本品具有清热泻火、滋阴润肠的功效，适合肠胃积热的患儿，症见舌苔黄腻、口气臭秽、咽干口渴、腹胀、厌食等。

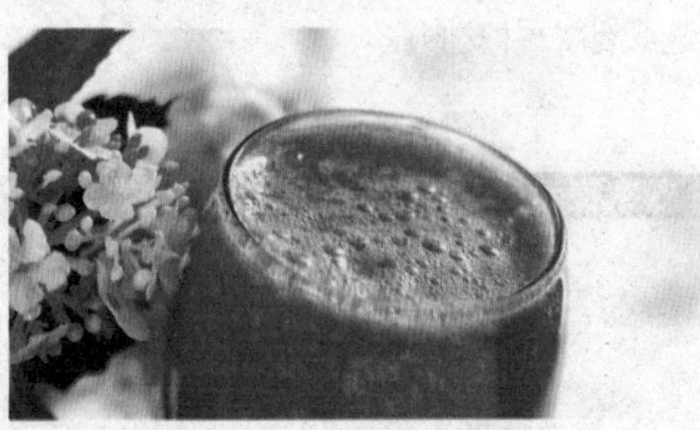

75 小儿腹胀 消胀排气，防治感染

小儿腹胀是小儿疾病最常见的临床表现之一，大多是因为喂养不当或消化不良而引发，可以通过按摩关元俞穴来进行治疗。

病症概述

小儿腹胀的主要表现是腹部持续膨胀，并有张力。在正常情况下，2 岁以上小儿的小肠内应无气体，而新生儿的小肠则会充气，特别在饱食后腹部会完全膨胀，如果一直膨胀不消可能就是腹胀。

诊断

小儿腹胀的症状主要是：

1. 患儿的腹部隆起，以至于高出胸部。腹胀严重时甚至可影响呼吸，使患儿不能平卧。

2. 患儿腹胀明显，伴有频繁呕吐、精神差、不吃奶，腹壁较硬、发亮、发红等症状，或可见到腹壁静脉曲张、肿块，或伴有黄疸、白色大便、血便、柏油样大便和发热症状。

新生儿腹胀的症状主要是：

1. 婴儿腹部隆起，伴有经常性呕吐食物、胆汁、粪样物等，且日渐消瘦，可能患有先天性巨结肠。

2. 婴儿的腹胀时胀时消，喂乳后腹胀明显，放屁后腹胀减轻，按摸腹部不会摸到粪样物，且无消瘦症状，可能是由于喂养方法不当而引起的。

3. 婴儿几天不排便后，出现腹胀、哭闹，可能是胎粪内积。

病理病因

小儿腹胀多是由于喂养不当或消化不良而导致，尤其是新生儿在进食时，如奶瓶的奶嘴孔大小不适当，或过度哭闹，或吮吸得太急促都有可能吸入太多空气进腹部，引发腹胀。

专家提示

为了预防小儿腹胀，应在饮食多加注意，如少食或不食不易消化的食物，如炒豆、硬煎饼等硬性食物都会长时间滞留在胃肠中，产生较多气体。

小儿腹胀的脊疗

脊柱捏拿

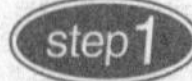

患者体位：俯卧
治疗部位：背部
治疗手法：捏拿

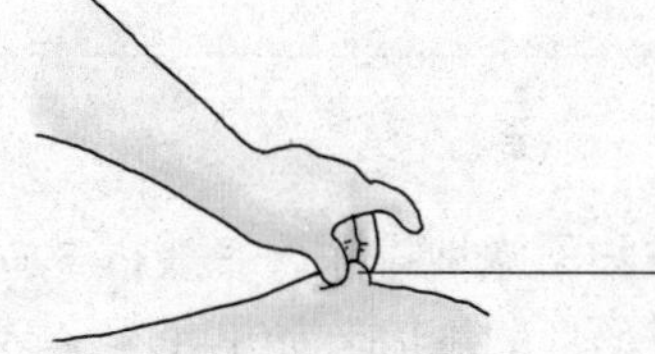

医者用双手拇指和食指、中指、无名指提捏起小儿皮肤，然后逐步向前推进捏脊。在捏脊3遍后，在背部关元俞穴时，稍用力向上提3次。

患者体位：俯卧
治疗部位：背部
治疗手法：按法

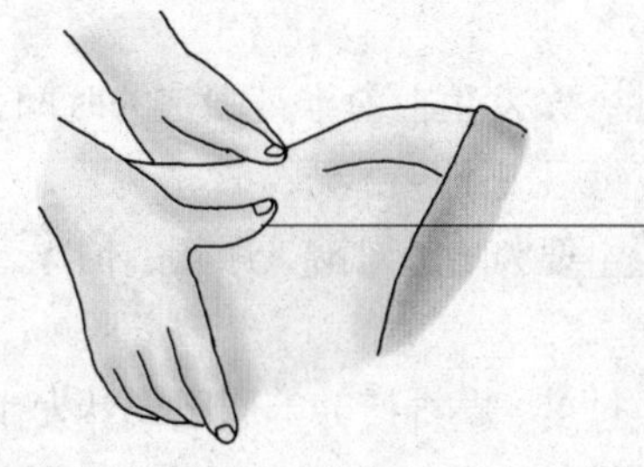

医者两手拇指分别按在小儿的关元俞穴，以指端着力点按，一按一松，反复21次。

患者体位：俯卧
治疗部位：背部
治疗手法：梳搔

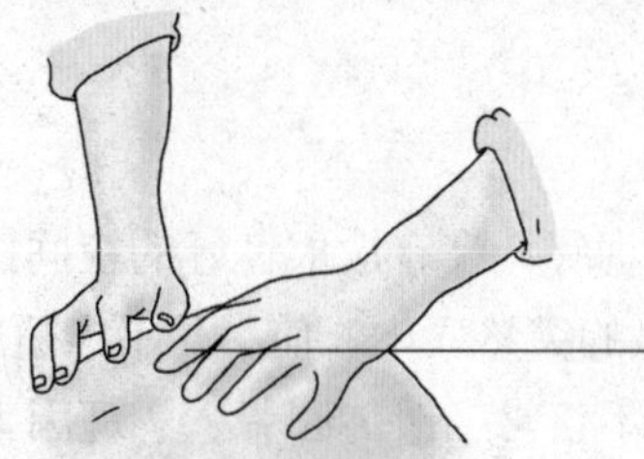

医者十指弯曲，用稍重的力度从脊柱向两侧梳搔，由颈后逐步下移到骶尾部。

对症取穴

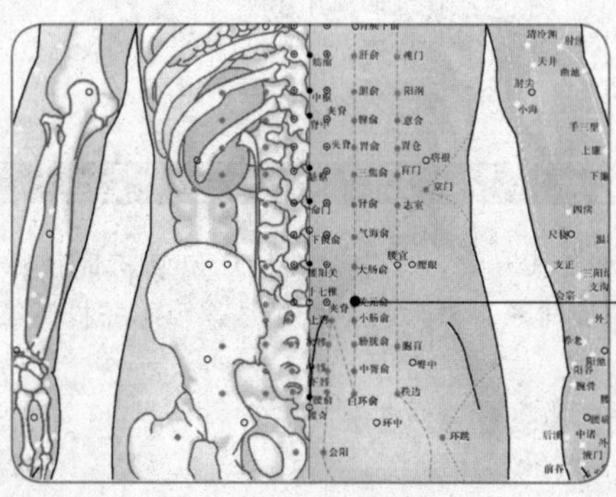

关元俞穴

位于第5胸椎棘突下旁开1.5寸，是联络人体元气的穴位，按摩此穴对腹胀、腹泻、尿频、腰痛等有较好的防治效果。

76 小儿遗尿 辨证施治，益肾健脾

小儿遗尿指 3 岁以上小儿在睡眠中排尿，醒后才发现的一种病症。多由睡眠不正常、遗传因素、心理因素等引发，可以通过按摩命门穴进行治疗。

病症概述

遗尿指的是在睡眠中不知不觉地排尿，一般以 5 ～ 15 岁儿童较多见。一般情况下，小儿在 3 ～ 4 岁开始控制排尿，如果 5 ～ 6 岁以后还经常“尿床”，每周 2 次以上并持续 6 个月就是遗尿。

诊断

1. 小儿遗尿常有规律性，多发生在前半夜固定的时间，遗尿次数则不定，或一夜数遗，或数夜一遗，或每月仅 1 ～ 2 次。

2. 小儿遗尿的临床表现主要为嗜睡难醒、尿频、怕冷、多汗挑食、面色淡白、体弱多病、发育缓慢等。

3. 学龄儿童因白日游戏过度、精神疲劳等原因偶然发生遗尿，不属于遗尿症。而超过 3 岁，特别是 5 岁以上的幼童，熟睡时不能自主控制排尿，经常遗尿，则属于遗尿症。

病理病因

小儿因为没有受到排尿训练，没有形成良好的夜间排尿习惯，久之就容易发生“尿床”。睡眠环境或气温的突然变化，使小儿不能适应也可能导致遗尿。

此外，发育迟缓、睡眠不正常、遗传因素、心理因素以及疾病影响也很容易造成遗尿。特别是 2 ～ 4 岁时，是控制小儿夜间排尿的最敏感阶段，如在这段时间生活环境不稳定、神经紧张就易导致遗尿。而对于小儿遗尿，家长如多加责备和惩罚，也会加重小儿的心理负担，影响小儿的正常发育。

专家提示

白天应注意不要让小儿过度疲劳，帮助小儿养成睡觉之前排空小便再上床的习惯。鼓励小儿在排尿中间中断排尿，然后再把尿排尽，训练并提高小儿膀胱括约肌控制排尿的能力。

每日适当控制饮水，尤其晚饭前后少喝水。

小儿遗尿的脊疗

脊柱捏拿

step1

患者体位：俯卧
治疗部位：背部
治疗手法：捏拿

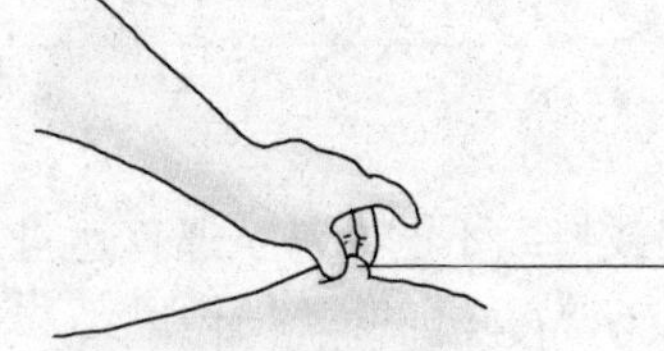

医者用双手拇指和食指、中指、无名指提捏起小儿皮肤，然后逐步向前推进捏脊。在捏脊3遍后，在背部命门穴时，稍用力向上提3次。

step2

患者体位：俯卧
治疗部位：背部
治疗手法：掐按

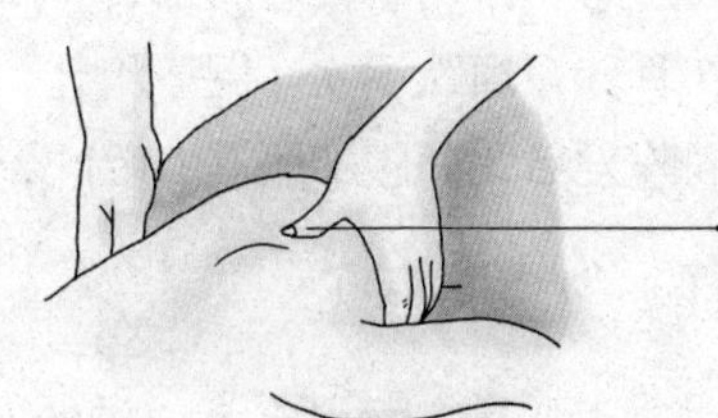

医者一手拇指按在小儿的命门穴，以指端着力掐按，一掐一松，反复21次。

step3

患者体位：俯卧
治疗部位：背部
治疗手法：按揉

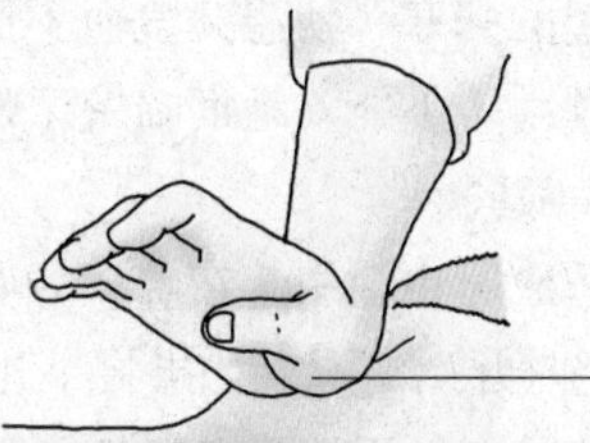

医者一手掌根按摩小儿的腰骶部，首先按摩骶尾部，当局部有发热感时，向上按摩，直至腰部。

对症取穴

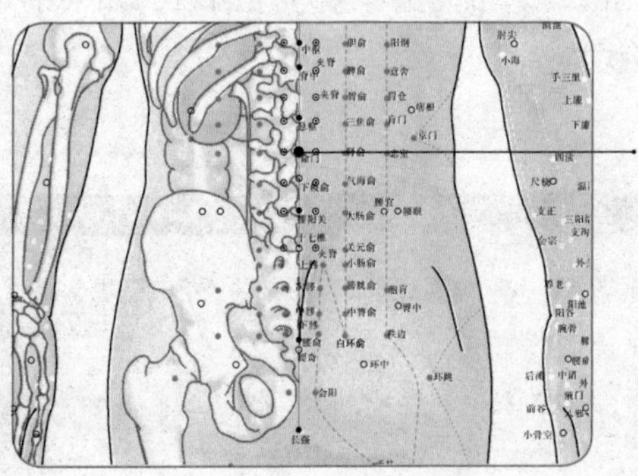

命门穴

位于第2腰椎棘突下凹陷处，是生命的重要门户，按摩此穴对小儿遗尿、脊柱侧弯、发育不良等有较好的防治效果。

小儿夜啼 温中健脾，清热安神

小儿夜啼是指小儿白天一切如常、入夜则啼哭不安的病症。多因先天不足、饮食不节等引发，可以通过按摩神道穴进行治疗。

病症概述

小儿每到夜间间歇啼哭或持续不已，甚至通宵达旦，而白天一切正常，就是夜啼症，民间俗称这类小儿为“夜啼郎”。

诊断

1. 脾寒夜啼的患儿啼哭声小，常用手按着腹部，手脚发冷，伴有腹泻。
2. 心热夜啼的患儿面红耳赤，烦躁不安，哭声粗壮，便秘，小便短黄。
3. 食积夜啼的患儿夜间阵发啼哭，腹部胀满，呕吐，大便酸臭。

病理病因

小儿在饥饿、尿布潮湿、有便意、室温过高或过低、被子过厚、过大音响的刺激等情况下的啼哭，是生理性啼哭，家长不必过分担心。需要注意的是病理性夜啼。

先天不足、后天失调引起的脾寒，使患儿气血不通，入夜后腹痛而啼哭；患儿心热导致心火太盛、内热烦躁，不能安睡而啼哭；母乳喂养或饮食不节制，导致患儿乳食积滞、腹部胀痛而啼哭。

此外，当小儿对环境不适应时也会引起夜啼，如有些小儿日夜颠倒，父母白天上班时睡觉，父母晚上睡觉时开始清醒。如果将小儿抱起玩耍，就不会再哭闹，这时可以增加小儿白天的活动量，必要时要咨询儿童保健医生。

夜啼既可由疾病引起，也可是生理性的。因此，对于小儿的夜啼，家长应仔细地观察护理。在排除饥饿、尿布潮湿等生理原因后，如果小儿仍有夜啼，应请医生检查，找出原因并治疗。

专家提示

养成小儿良好的睡眠习惯。夜间要保持环境安静平和，以免小儿受到惊吓。孕妇和乳母不宜多吃寒凉或辛辣的食物。

饮食温度适中，注意小儿腹部的保暖。

小儿夜啼的脊疗

脊柱捏拿

step1

患者体位：俯卧
治疗部位：背部
治疗手法：捏拿

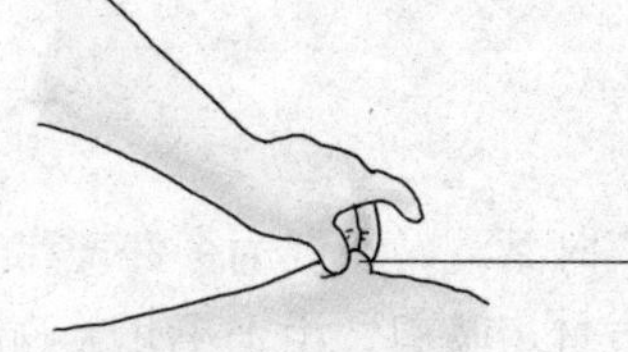

医者用双手拇指和食指、中指、无名指提捏起小儿皮肤，然后逐步向前推进捏脊。在捏脊3遍后，在背部神道穴时，稍用力向上提3次。

step2

患者体位：俯卧
治疗部位：背部
治疗手法：按法

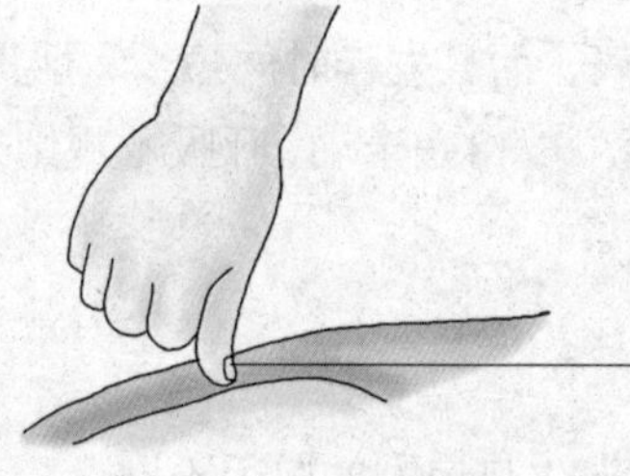

医者一手拇指按在小儿的神道穴，以指腹点按，一按一松，反复21次。

step3

患者体位：俯卧
治疗部位：背部
治疗手法：推擦

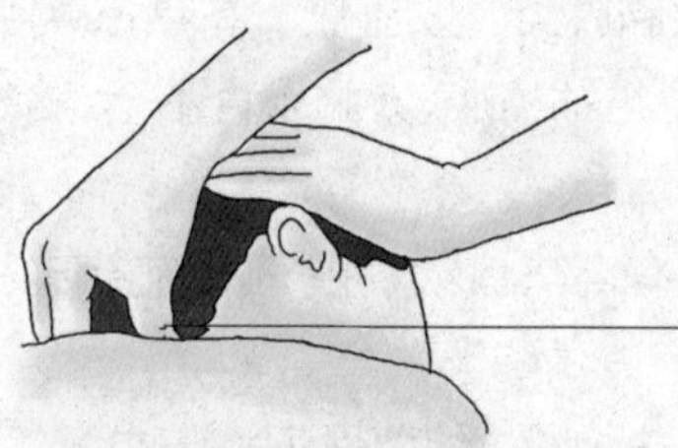

医者一手拇指指腹推擦小儿的颈椎和胸椎，从第1颈椎往下，直至神道穴，连推3分钟。

对症取穴

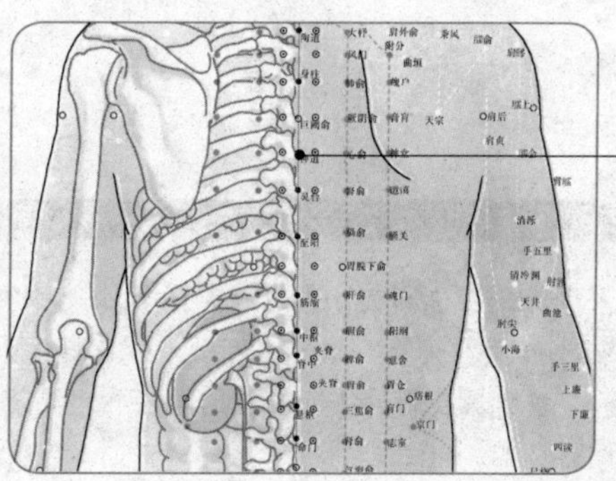

神道穴

位于第5胸椎棘突下凹陷处，是连接心的穴位，主治失眠多梦、心悸、健忘、癫痫、咳嗽、气喘等病症。

78 小儿惊厥 清热解毒，平肝息风

惊厥是小儿常见的急症，主要表现为突然发作的肌群强直性和阵挛性抽搐，多由感染、代谢性疾病等引发，可以通过按摩肝俞穴来进行治疗。

病症概述

惊厥是大脑皮层功能的暂时紊乱，表现为突然发作的全身性或局限性肌群强直性和阵挛性抽搐，多数伴有意识障碍。由于小儿大脑的发育尚未完善，兴奋易于扩散，所以小儿常常容易发生惊厥，其发病率为成人的10倍，尤以婴小儿多见。

诊断

临床表现：患儿突然发病，而且发作时间短暂，肌肉阵发性痉挛，四肢抽动，两眼上翻，口吐白沫，牙关紧闭，口角牵动，呼吸不规则或暂停，面部与口唇发绀。可伴有意识丧失、大小便失禁。

病理病因

从年龄来看，不同年龄发生热惊厥的原因不同。

初生至1个月：以颅脑损伤（产伤）、窒息、颅内出血、核黄疸、脑发育畸形、代谢紊乱、破伤风、化脓性脑膜炎、败血症、高热惊厥等多见。

2～6个月：常见的有手足抽搐症、大脑发育不全、脑出血后遗症、各种脑膜炎、高热惊厥。

7个月至2岁：常见的有高热惊厥（上呼吸道感染较多见）、各种脑膜炎、手足抽搐症、血糖过低。

2岁以上：常见的有高热惊厥（细菌性痢疾与中毒性肺炎较多见）、各种脑膜炎、脑炎、高血压脑病、癫痫。

专家提示

小儿惊厥时，家长不要慌乱，应立即使小儿卧床，解开小儿的衣领纽扣及裤带，将其头偏向一侧，以免呕吐物被吸入气管。此外，可用纱布包好压舌板，或用手绢拧成麻花状塞在小儿的口舌间，以免其咬伤舌头，口腔的分泌物也要清除干净。

小儿惊厥的脊疗

脊柱捏拿

step1

患者体位：俯卧
治疗部位：背部
治疗手法：捏拿

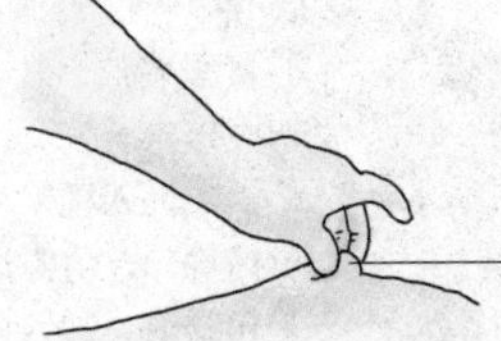

医者用双手拇指和食指、中指、无名指提捏起小儿皮肤，然后逐步向前推进捏脊。在捏脊 3 遍后，在背部肝俞穴时，稍用力向上提 3 次。

step2

患者体位：俯卧
治疗部位：背部
治疗手法：按法

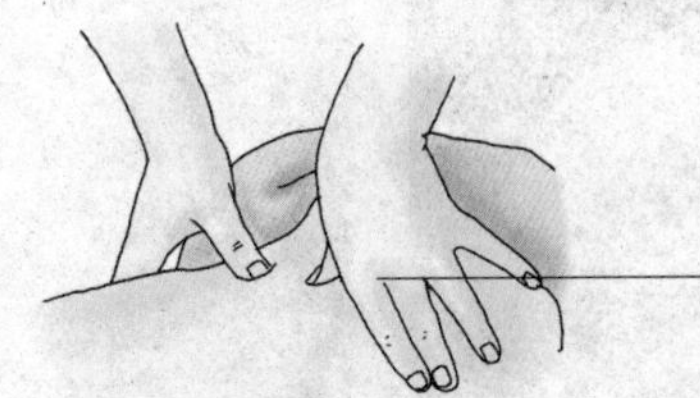

医者两手拇指分别按在小儿的肝俞穴，以指端着力点按，一按一松，反复 21 次。

step3

患者体位：俯卧
治疗部位：背部
治疗手法：推擦

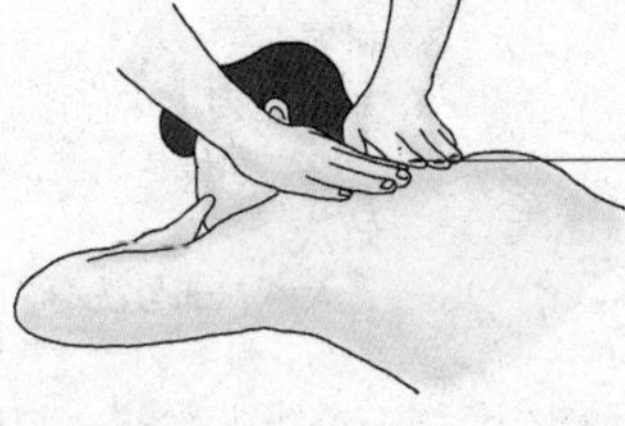

医者双手张开，分别按在小儿背部两侧，从颈后沿脊柱向下推擦，直至胸椎尽处，连推 3 次。

对症取穴

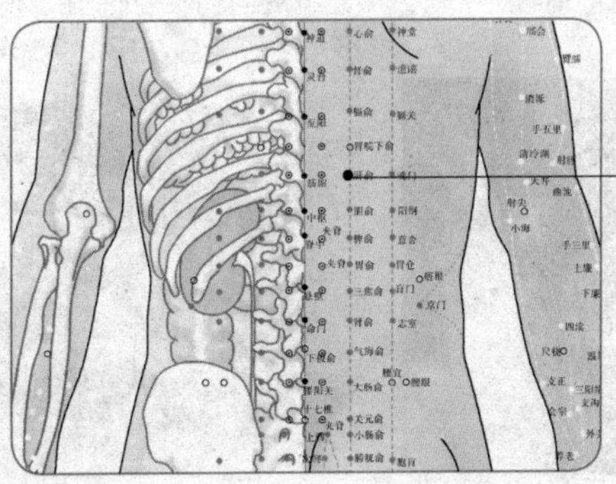

肝俞穴

位于第 9 胸椎棘突下旁开1.5寸，是肝气输注的穴位，按摩此穴对胁痛、吐血、目赤、癫痫、脊背痛、肋间神经痛有较好的防治效果。

小儿惊厥的对症药膳

天麻炖鹧鸪

材料：

天麻片 8 克，鹧鸪 2 只，姜 3 克，盐适量

做法：

①将天麻洗净；姜去皮，洗净，切片；鹧鸪宰杀后去毛及内脏，洗净，斩件。

②将天麻片、姜片和鹧鸪放入炖锅中，加适量清水，以大火煮沸，再改用小火炖至肉熟烂。

③加入盐调味即可。

功效：

本品具有补血和血、平肝息风的功效，可改善小儿惊厥、神昏高热、夜啼等症。

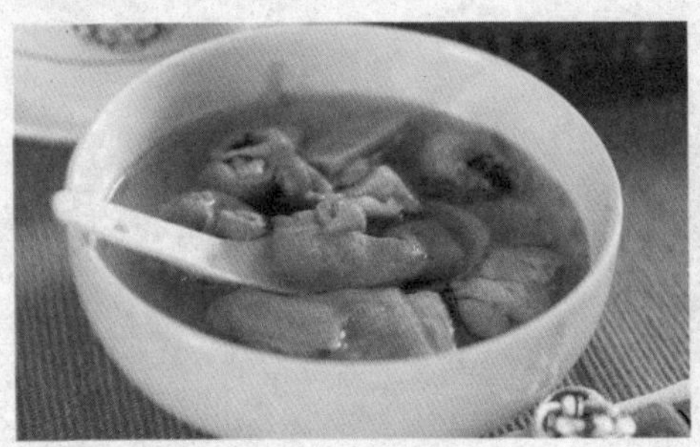

酸枣仁粳米羹

材料：

粳米 100 克，酸枣仁 10 克，白糖适量

做法：

①将酸枣仁、粳米分别洗净，备用；酸枣仁用刀切成碎末。

②锅中倒入粳米，加水煮至将熟，加入酸枣仁末，搅拌均匀，再煮片刻。

③起锅前，加入白糖调好味即可。

功效：

本品具有益气、安神、定志的功效，对惊厥、夜闹啼哭等小儿有很好的食疗效果。

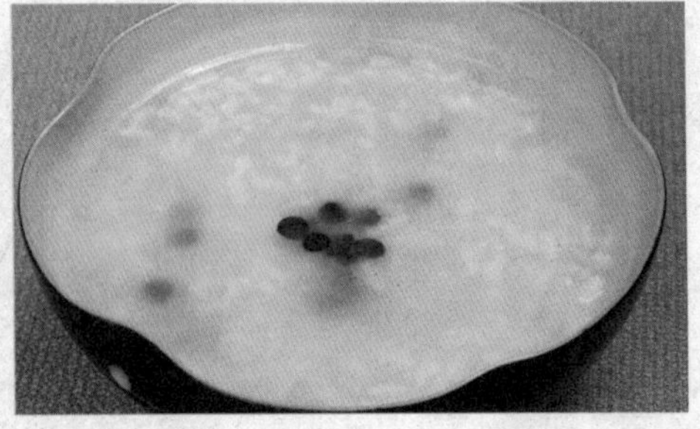

天麻钩藤饮

材料：

天麻、钩藤各 10 克

做法：

①天麻、钩藤洗净，备用。

②将天麻、钩藤放进锅内，加入适量水，煮至水开后续煮 8 分钟。

③滤去药渣后即可饮用。

功效：

本品具有平肝潜阳、熄风止痉的功效，可用于小儿惊厥、老人中风、癫痫等症的辅助治疗。

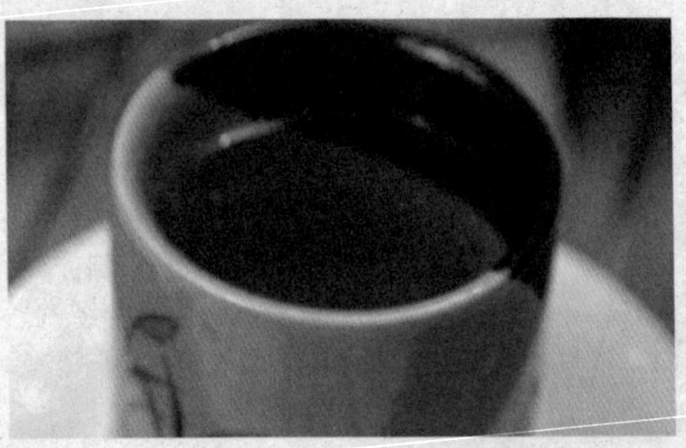

天麻金枪鱼汤

材料：

金枪鱼肉 100 克，金针菇 100 克，西蓝花 50 克，天麻、知母各 8 克，姜丝 5 克，盐 2 克

做法：

①天麻、知母洗净，放入棉布袋；鱼肉、金针菇、西蓝花洗净，金针菇和西蓝花剥成小朵备用。

②清水注入锅中，放棉布袋和全部材料煮沸。

③取出棉布袋，放入姜丝和盐调味即可。

功效：

本品具有平肝潜阳、熄风止痉的功效，用于小儿惊厥、老人中风、癫痫等症的辅助治疗。

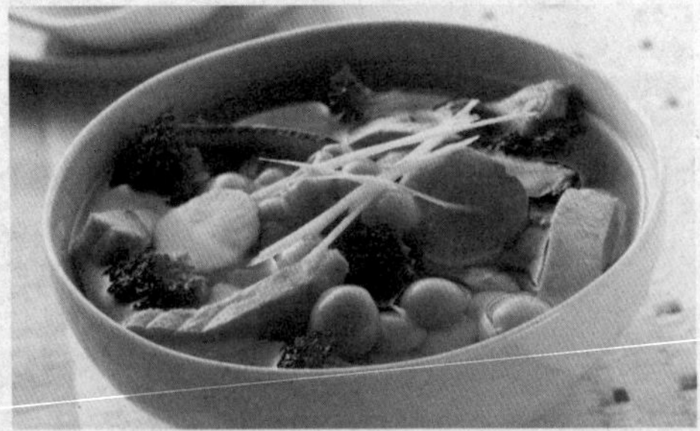

石决明小米瘦肉粥

材料：

石决明8克，小米80克，猪瘦肉150克，盐3克，姜丝10克，葱花、食用油各适量

做法：

①猪瘦肉洗净，切小块；小米淘净，泡半小时。

②油锅烧热，爆香姜丝，放入猪瘦肉过油，捞出备用。锅中加适量清水烧开，下入小米、石决明，旺火煮沸，转中火熬煮。

③慢火将粥熬出香味，再下入猪瘦肉煲5分钟，加盐调味，撒上葱花即可。

功效：

本品补虚益血、滋补强身、熄风止痉，可治疗小儿惊厥症。

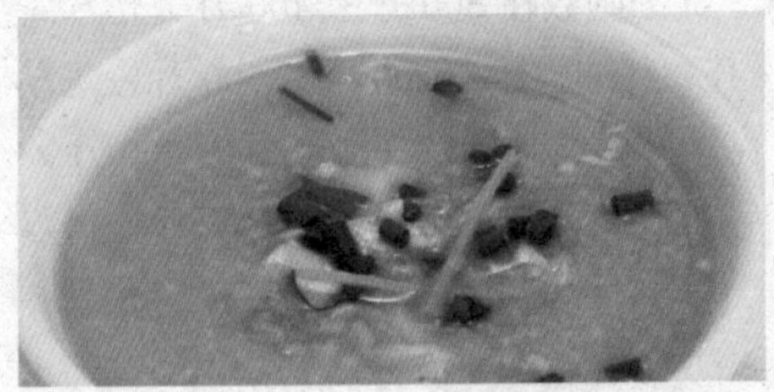

桂圆鱼头安神汤

材料：

桂圆肉10克，青鱼头1个（约350克），豆腐150克，核桃仁8克，姜片5克，葱段5克，盐适量

做法：

①将桂圆肉、核桃仁洗净；豆腐洗净，切成大块。

②鱼头去鳞，去内脏，洗净。

③将鱼头、豆腐、姜片、葱段、核桃仁、桂圆肉一同放入锅中，用大火煮沸后转小火煮30分钟，加盐调味即可。

功效：

桂圆肉具有健脾养心之效，核桃仁具有补益肾气的功效。本品适合心脾不足或心血不足所致的小儿惊厥、小儿睡眠不稳等症。

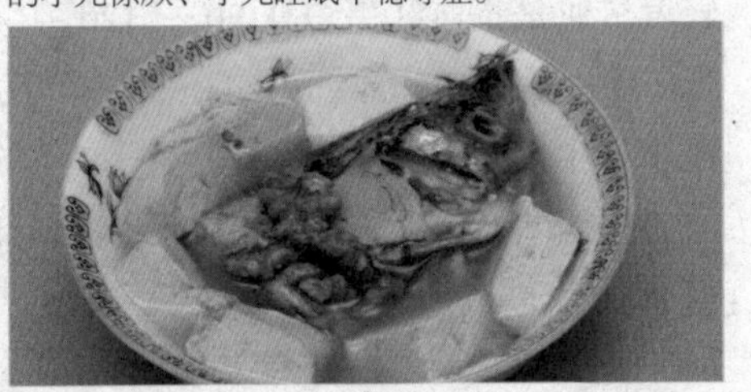

志蒲柏仁鸡心汤

材料：

鸡心200克，胡萝卜50克，葱2根，远志10克，菖蒲10克，柏子仁10克，盐3克

做法：

①将远志、菖蒲、柏子仁装入棉布袋内，扎紧。

②鸡心入开水中汆烫，捞出备用；葱洗净，切段。

③胡萝卜削皮洗净，切片，与棉布袋先下锅加1000毫升水煮汤，以中火滚沸至剩600毫升水，加鸡心煮沸，下盐调味，撒上葱段即可。

功效：

本品益气镇惊、安神定志，对小儿惊厥，夜间易惊醒者有很好的食疗作用。

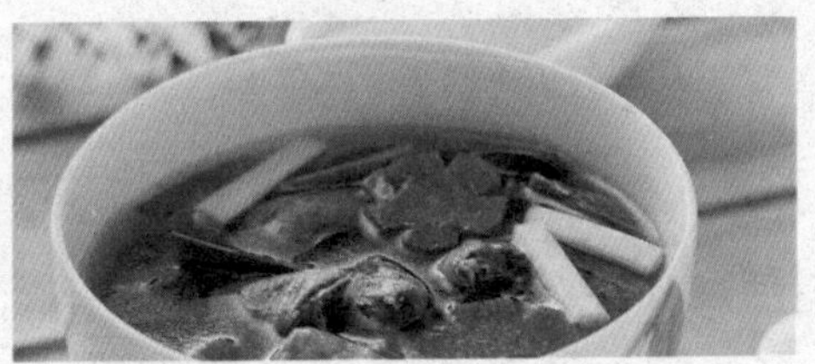

滋阴甲鱼汤

材料：

甲鱼200克，枸杞子、生地黄、黄精各8克，清汤、西蓝花各适量，盐3克，葱段少许

做法：

①将甲鱼收拾干净，斩块，放入沸水中汆烫，去血污，捞起，沥干水分备用；西蓝花洗净，掰成小块；枸杞子、生地、黄精均分别用用温水冲洗干净，备用。

②锅洗净，置于火上，倒入准备好的清汤，调入盐，再将生地黄、黄精、葱段倒入锅中，烧开。

③最后下入甲鱼、枸杞子、西蓝花，继续煮，直至甲鱼熟即可。

功效：

本品具有滋阴潜阳、养肝补肾、清热凉血、养血补虚等功效，可用于治疗因阴虚阳亢或肝肾阴虚所致的小儿惊厥等。

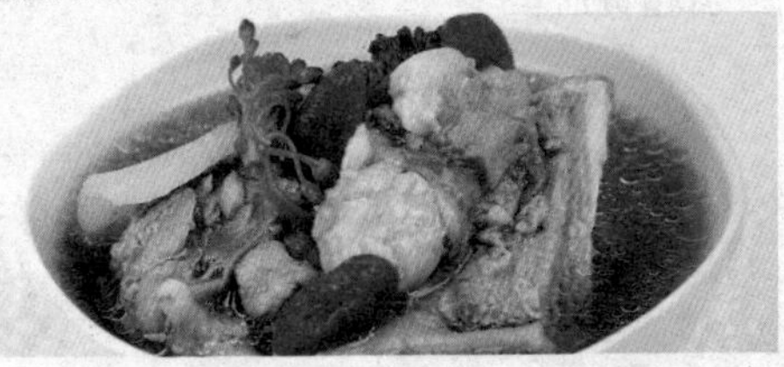

79 小儿贫血 健脾益气，滋养气血

贫血是小儿常见的疾病，主要表现为皮肤、黏膜苍白，多因缺铁、饮食不节而引发，可以通过按摩膈俞穴与脾俞穴来进行治疗。

病症概述

贫血是小儿时期常见的一种疾病，具体是指小儿血液中单位容积内红细胞数、血红蛋白量以及红细胞压积低于正常值，或其中一项明显低于正常值。

诊断

临床上，根据小儿血红蛋白量和红细胞数的程度，可将贫血分为四种，其中轻度贫血是指血红蛋白在 90 ～ 120 克 / 升、红细胞数在 300 万～ 400 万 / 立方毫米；中度贫血是指血红蛋白在 60 ～ 90 克 / 升、红细胞数在 200 万～ 300 万 / 立方毫米；中度贫血是指血红蛋白在 30 ～ 60 克 / 升、红细胞数在 100 万～ 200 万 / 立方毫米；极重度贫血是指血红蛋白 30 克 / 升以下、红细胞数在 100 万 / 立方毫米以下。

此外，小儿贫血还有多种症状：

1. 皮肤黏膜苍白，可能伴有黄疸、皮肤青紫或皮肤色素沉着。病程较长的患儿常容易疲倦，毛发干枯，体格发育也比较缓慢。

2. 呼吸系统可能出现心动过速、脉搏加快、呼吸加速等症状，重度贫血者甚至会出现心脏增大和充血性心力衰竭。

3. 肠胃因受到新陈代谢影响，会出现食欲减退、恶心、腹胀或便秘等症状。

4. 患儿常表现出精神不振、注意力不集中、情绪易激动等，年长儿会出现头痛、眩晕、耳鸣等症状。

病理病因

小儿贫血多发于婴小儿 6 个月至 3 岁之间，其病因多被认为是缺铁。此外，小儿时期的许多疾病，如消化不良、长期腹泻、肠道寄生虫病、结核病等，也都会引起贫血。

小儿贫血的脊疗

脊柱捏拿

step1

患者体位：俯卧
治疗部位：背部
治疗手法：捏拿

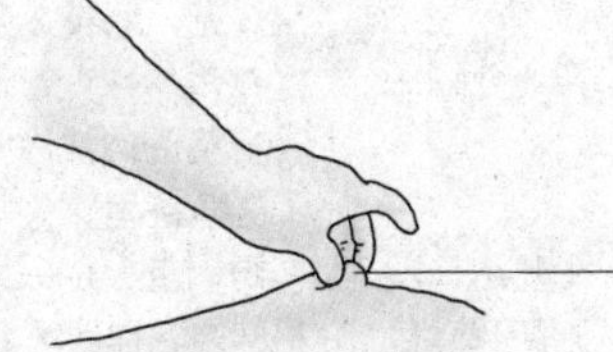

医者用双手拇指和食指、中指、无名指提捏起小儿皮肤，然后逐步向前推进捏脊。在捏脊3遍后，在背部膈俞穴和脾俞穴时，稍用力向上提3次。

step2

患者体位：俯卧
治疗部位：背部
治疗手法：按法

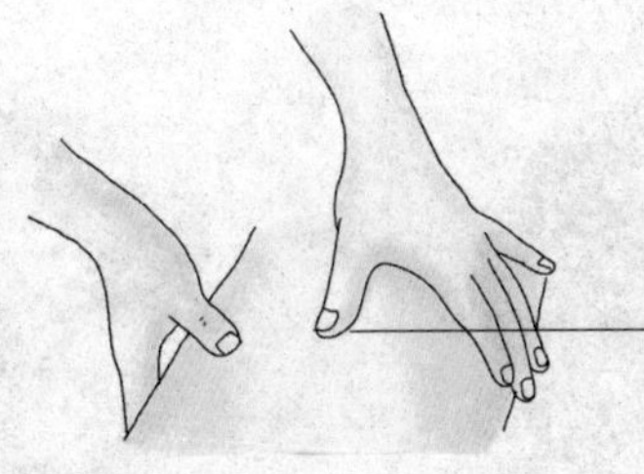

医者两手拇指分别按在小儿的膈俞穴，以指端着力点按，一按一松，反复21次。然后再用此法点按脾俞穴。

step3

患者体位：俯卧
治疗部位：背部
治疗手法：按揉

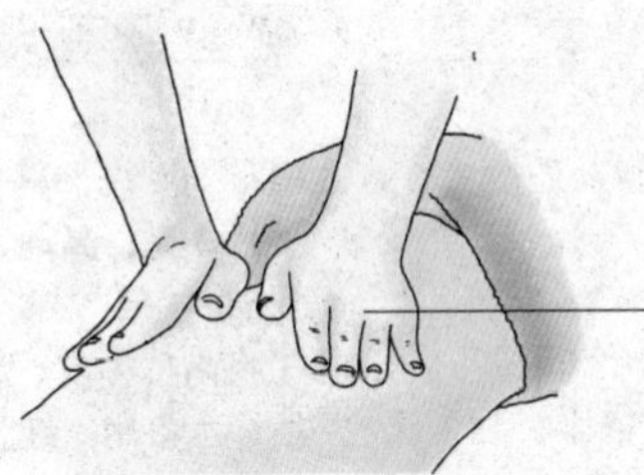

医者双手张开，分别按在小儿背部两侧，用掌面在膈俞穴与脾俞穴做按揉运动，连做3遍。

对症取穴

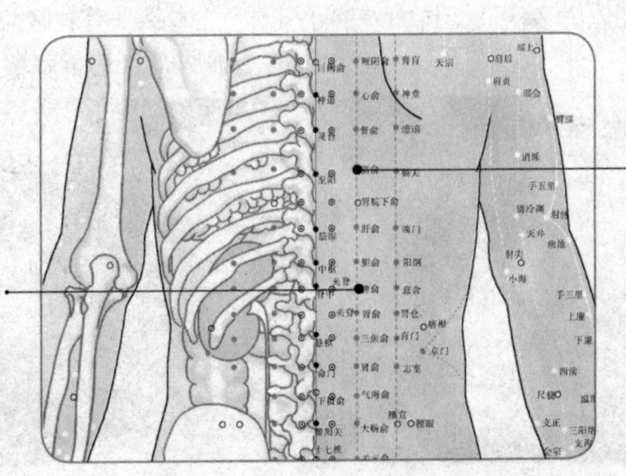

膈俞穴

位于第7胸椎棘突下旁开1.5寸，主治膈肌疾病，也可调治血液病。

脾俞穴

位于第11胸椎棘突下旁开1.5寸，主治脾脏疾病。

小儿贫血的对症药膳

归芪补血乌鸡汤

材料：

乌鸡半只，当归、黄芪各8克，盐适量

做法：

①乌鸡洗净，剁块，放入沸水中氽烫，待3分钟后捞起，冲净，沥水。

②当归、黄芪分别洗净，备用。

③乌鸡和当归、黄芪一起入锅，加600毫升水，以大火煮开，转小火续炖25分钟，煮至乌鸡肉熟烂，以盐调味即可。

功效：

此汤有补气养血的功能，能促进血液循环、适合贫血，体虚，头发稀疏、黄枯的小儿食用。

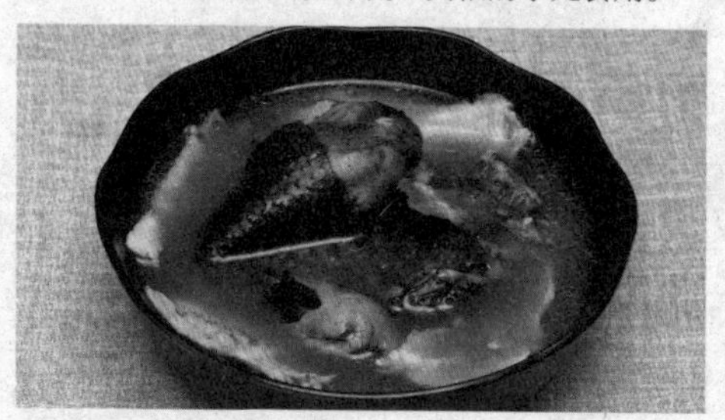

当归桂圆鸡肉汤

材料：

鸡胸肉150克，桂圆肉5颗，当归、枸杞子各5克，盐2克，葱段2克，姜片2克

做法：

①将鸡胸肉洗净切块；桂圆肉洗净；当归及枸杞子洗净备用。

②汤锅上火倒入水，调入盐、葱段，姜片，下入鸡胸肉、桂圆肉、当归、枸杞子煲至全熟即可。

功效：

本品具有补脾养血、宁心安神的功效，适合心血亏虚、夜睡不安的贫血患儿食用。

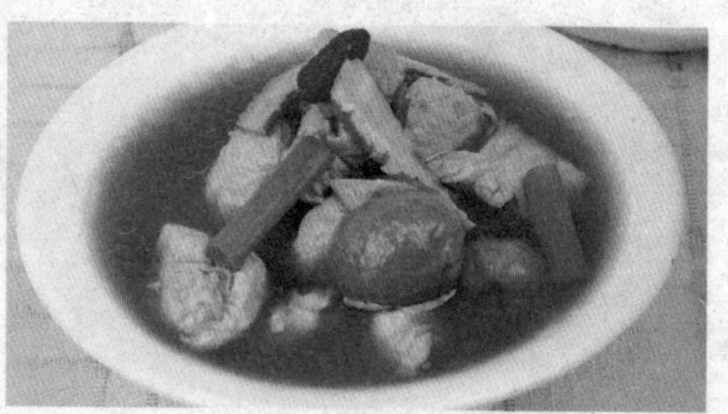

黄芪鸡汁粥

材料：

母鸡300克，黄芪8克，大米70克，盐适量

做法：

①将母鸡剖洗干净，切块，加水煎取鸡汁。

②将黄芪洗净；大米淘洗干净备用。

③将鸡块、鸡汁和黄芪混合，倒入锅中，加入大米煮粥，最后加盐调味即可。

功效：

本品具有益气血、填精髓的功效，适合气血亏虚，症见少气懒言、体虚多病、抵抗力差的小儿食用。

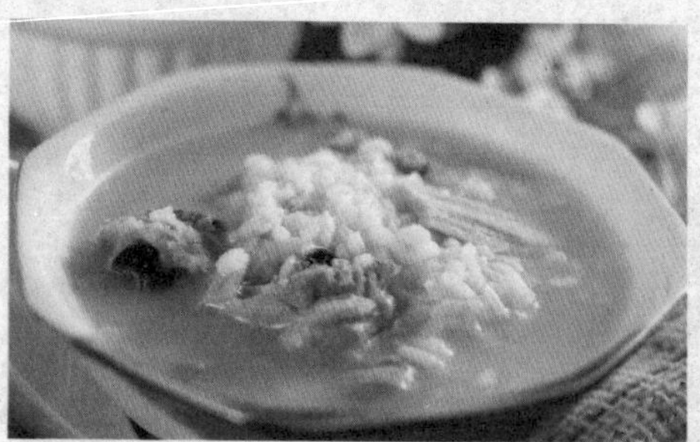

红腰豆煲鹌鹑

材料：

南瓜200克，鹌鹑1只，红腰豆30克，盐3克，姜片3克，高汤、食用油各适量，香油2毫升

做法：

①将南瓜去皮、籽，洗净切滚刀块；鹌鹑洗净剁块焯水备用；红腰豆洗净。

②炒锅上火倒入油，将姜炝香，下入高汤，调入盐，加入鹌鹑、南瓜、红腰豆煲至熟，淋入香油即可。

功效：

本品具有健脾益气、养血补血的功效，适合气血两虚型的贫血患儿食用。

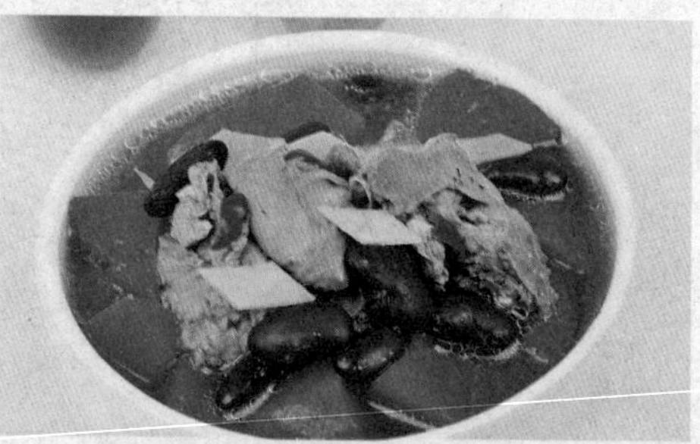

补血猪肝汤

材料：

猪肝200克，小白菜段100克，盐2克，淀粉、香油、姜丝各适量

做法：

①猪肝洗净，切片，蘸淀粉后氽烫，捞出备用。

②加入400毫升水烧开，水开后投入洗净的小白菜段、盐、姜丝，最后再把猪肝加入稍煮后熄火。

③淋上香油即可。

功效：

本品具有补血养肝、增强肝脏的藏血功能的作用，可缓解小儿因肝血亏虚引起的两目干涩、面色苍白等症状。

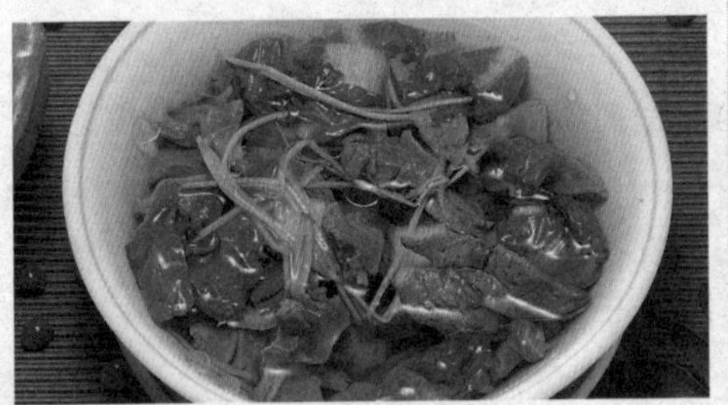

归枣补血牛肉汤

材料：

牛肉200克，当归10克，红枣5颗，盐各适量

做法：

①牛肉洗净，切块。

②当归、红枣洗净。

③以上用料放入锅内，用适量水，大火煲至滚，改用慢火煲2～3小时，加盐调味即可用。

功效：

本品具有补血养血、健脾和中的功效，适合贫血的小儿食用。

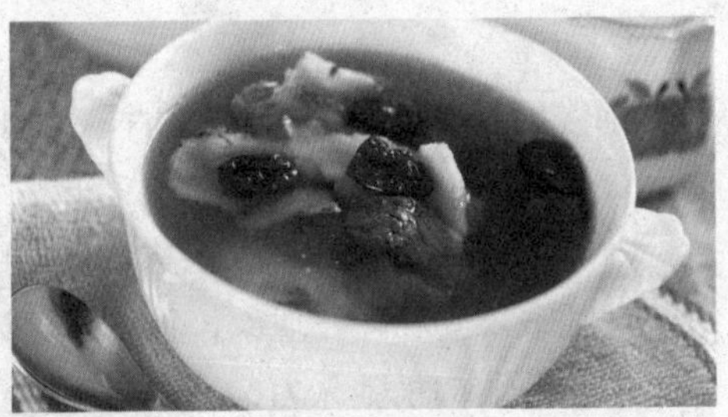

桂圆山药红枣汤

材料：

鲜山药100克，红枣5颗，桂圆肉20克，冰糖适量

做法：

①山药削皮，洗净，切小块；红枣、桂圆肉洗净。

②煮锅内加400毫升水煮开，加入山药煮沸，再下红枣；待山药煮熟、红枣松软，加入桂圆肉；等桂圆的香味渗入汤中即可熄火。

③根据个人口味加入适量冰糖调味即可。

功效：

本品具有健脾养胃、滋阴养血的功效，适合气血不足的贫血者食用。

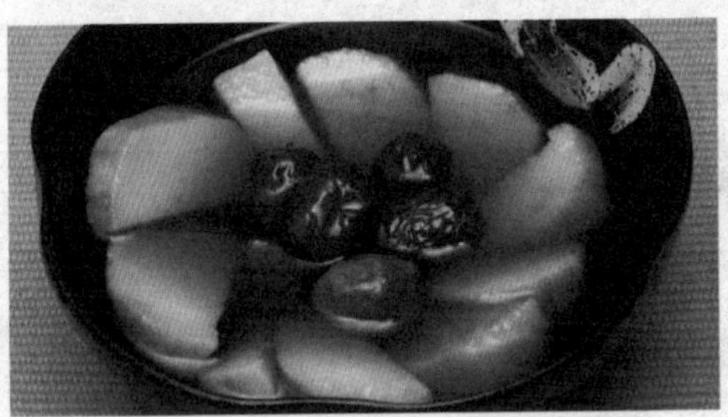

白术红枣黄芪粥

材料：

大米100克，白术、红枣、黄芪各适量，白糖4克

做法：

①大米洗净泡发；红枣、白术、黄芪均洗净，备用。

②锅置火上，加入适量清水，放入大米，以大火煮开。

③再加入白术、红枣、黄芪煮至粥呈浓稠状，调入白糖拌匀即可。

功效：

白术能健脾益气，红枣益气补血，配合黄芪更有益气生血的作用。本品尤其适合贫血的小儿食用。

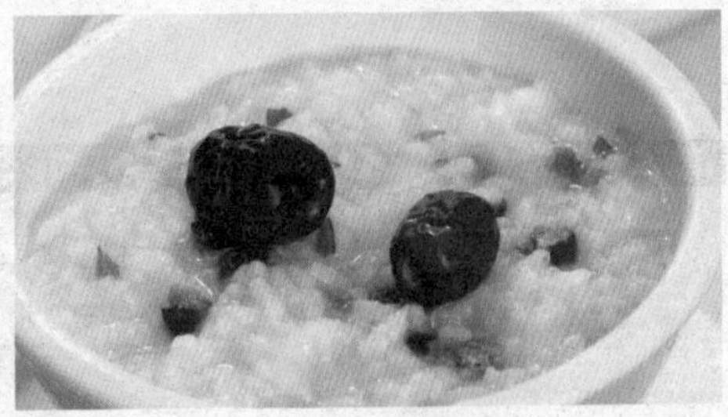

80 佝偻病 补充钙质，正常发育

佝偻病是因维生素 D 缺乏引起钙磷代谢紊乱，而使骨骼钙化不良的疾病，多发生在 3 岁以下的小儿中，可以通过按摩脊中穴来进行治疗。

病症概述

佝偻病俗称“软骨病”，是由于身体缺钙致使骨骼钙化不良。此病多发于 3 岁以下小儿中，以 6 个月至 1 岁最易发病。这是由于小儿的骨骼生长很快，尤其在 1 岁左右生长最快。而构成骨骼的主要原料是钙质，因此在小儿生长的过程中需要大量的钙，如果钙质缺乏，就会导致佝偻病。

诊断

佝偻病主要表现为神经、骨骼、肌肉和造血等四个系统的症状，以骨骼系统表现最为突出。

1. 患儿不活泼，却喜欢摇头，后面的头发易脱落，而且很容易发脾气。夜间易出现睡眠不安和多汗现象，且汗的气味很酸臭。

2. 患儿肌肉松弛无力，且学会坐、立、走都比一般小儿晚些。

3. 患儿可见贫血，面色苍白，肝脾肿大，食欲不好。

4. 骨骼发育不良：如头部在 6 个月以内患病，颅骨会软化，手按上去像乒乓球。6 个月以上的，主要表现为前额两侧与顶骨两侧凸起形成“方头”。 而 1 岁以上的患儿因为坐立，使脊柱负担较大，加上肌肉无力，往往形成前凸、后凸或侧凸畸形，上下肢长骨也可因负重而弯曲成畸形，手腕与足踝附近的骨端都膨大。

病理病因

当小儿食物中缺钙，或者太阳晒得太少，都会使身体中缺乏维生素 D，即使摄入钙质，肠胃也不吸收；或者小儿消化不好，摄入的钙都被排泄掉。结果身体就缺钙，骨骼的生长缺少原料，钙化不良，形成佝偻病。

专家提示

对于满月后的婴儿要让其经常晒太阳，多吃新鲜蔬菜。
提倡母乳喂养，6个月以后及时增加辅助食品，如蛋黄之类。

佝偻病的脊疗

脊柱捏拿

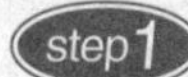

患者体位：俯卧
治疗部位：背部
治疗手法：捏拿

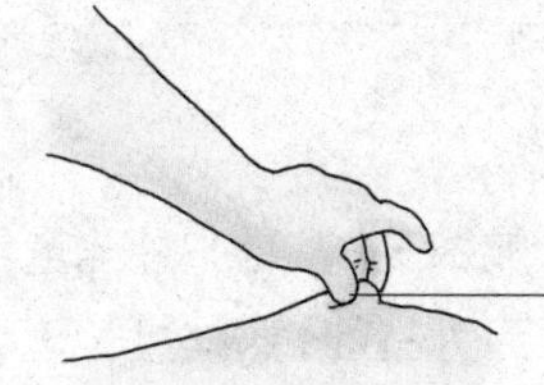

医者捏脊 3 遍，在按捏至背部脊中穴时，稍用力向上提 3 次。

患者体位：俯卧
治疗部位：背部
治疗手法：按法

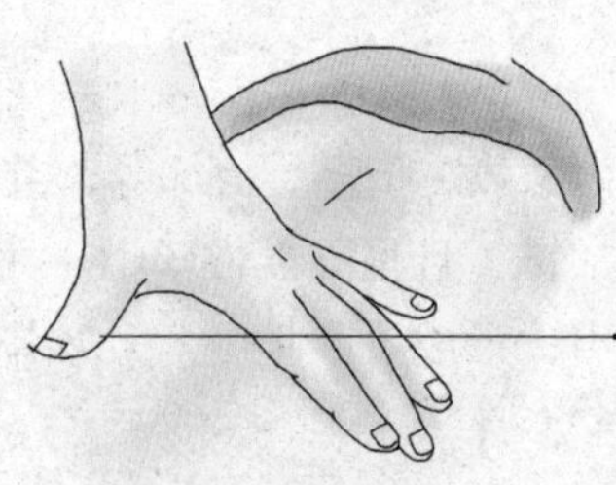

医者一手拇指按在小儿的脊中穴，以指端着力点按，一按一松，反复 21 次。

患者体位：俯卧
治疗部位：背部
治疗手法：点按

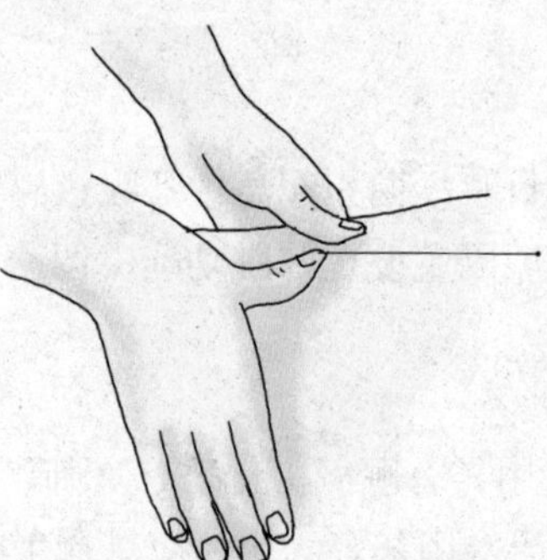

医者两手拇指分别按在小儿背部第 1 胸椎旁开 1.5 寸处，用拇指点按 14 次，一直按到骶椎尽头。

对症取穴

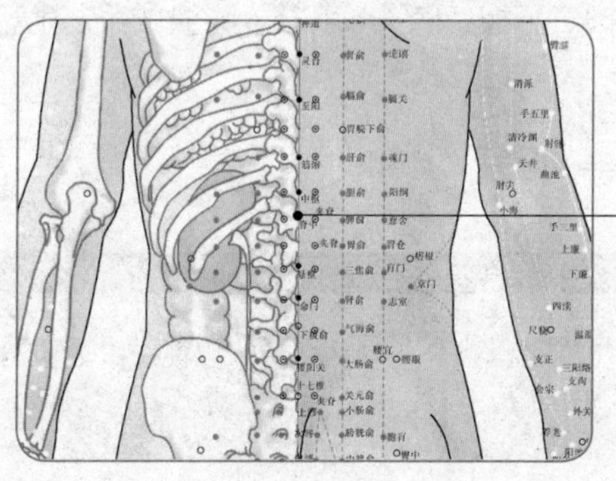

脊中穴

位于背部第 11 胸椎棘突下凹陷处，是脊背正中的穴位，按摩此穴对腰脊强痛、腹泻、痢疾、直肠脱垂有较好的防治效果。

81 百日咳 抑制病菌，润肺止咳

百日咳是百日咳杆菌引起的急性呼吸道传染病，主要表现为阵发性痉挛性咳嗽、鸡鸣样吸气吼声，可以通过按摩身柱穴来进行治疗。

病症概述

百日咳，俗称“鸡咳”“鸬鹚咳”，是一种儿童常见的传染病。临床上以阵发性痉挛性咳嗽、鸡鸣样吸气吼声为特征，病程可长达 2 ~ 3 月，因此起名为百日咳。此病多发生于冬、春两季。

诊断

1. 炎症期：初起现象为微热、咳嗽、流涕等，类似感冒，病程大约 7 天。

2. 痉咳期：咳嗽逐渐加重，且呈阵发性咳嗽，尤以夜间为多。发作时以短咳形式连续咳十余声至数十声，形成不断地呼气。咳毕有特殊的鸡鸣样回声，易引起呕吐，病程常延长到 2 ~ 3 月。

3. 减退期：阵咳逐渐减轻，咳嗽次数减少，趋向痊愈，为期 2 ~ 3 周。

病理病因

百日咳多为嗜血性百日咳杆菌引起急性呼吸道感染，经由飞沫传播而引发的。中医认为，百日咳的原因主要在肺脏功能失调。

百日咳的防治

患者在饮食上，宜食用具有顺气、化痰、宣肺、降逆、止咳功效的食物，如蒜、白萝卜、胡萝卜、白果、山药等。患者应忌食生冷、辛辣、油腻、肥厚之物；忌食过甜、过咸或辛香的食物，蜂蜜虽润肺，但味甜不宜多食；忌吃黏糯滋腻的食物及煎炸炒烤物，如桂圆肉、石榴、梅子、荔枝、腌渍咸菜、生葱、韭菜、辣椒、洋葱、胡椒、丁香等。

专家提示

因为本病具有传染性，所以患病的小儿应该隔离4~7周。患病期间不应该从精神上刺激患儿，同时加强对患儿营养的补充，并要尽量带患儿去户外活动。

百日咳的脊疗

脊柱捏拿

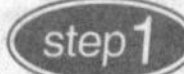

患者体位：俯卧
治疗部位：背部
治疗手法：捏拿

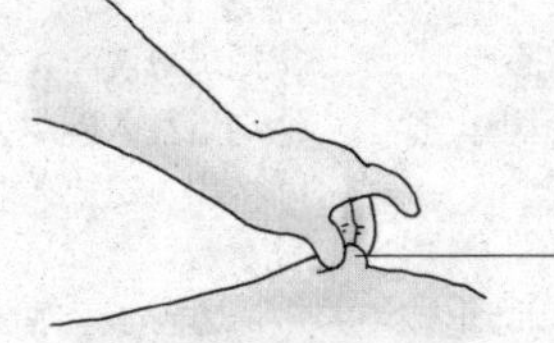

医者用双手拇指和食指、中指、无名指提捏起小儿皮肤，然后逐步向前推进捏脊，共进行3遍。在按捏至背部身柱穴时，稍用力向上提3次。

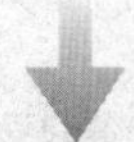

患者体位：俯卧
治疗部位：背部
治疗手法：掐按

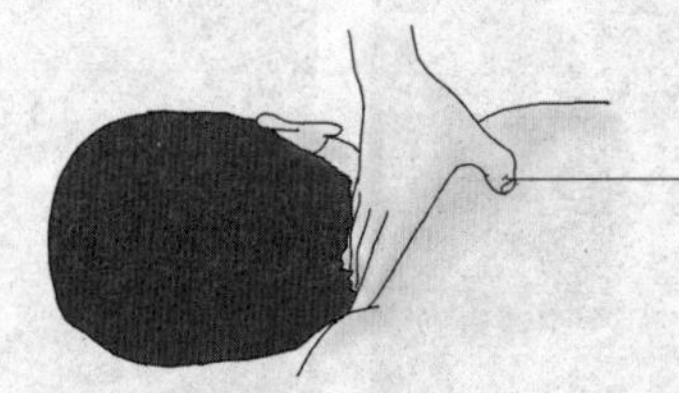

医者一手拇指按在小儿的身柱穴，以指端甲缘着力掐按，一掐一松，反复21次。

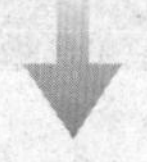

患者体位：俯卧
治疗部位：背部
治疗手法：按揉

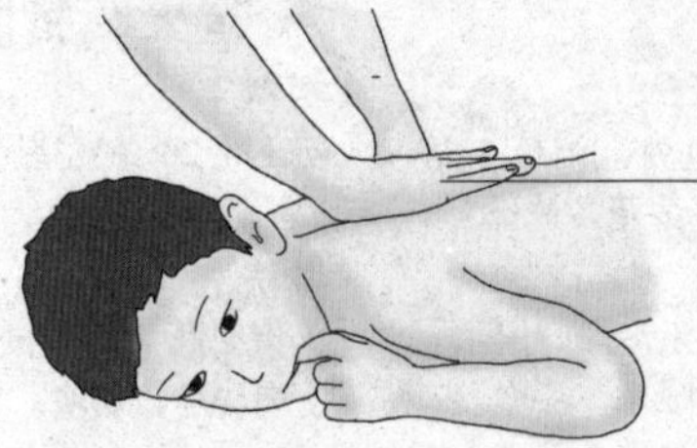

医者手掌在小儿的背部做和缓的按揉运动，从第1胸椎向下按至第12腰椎处，连做3分钟。

对症取穴

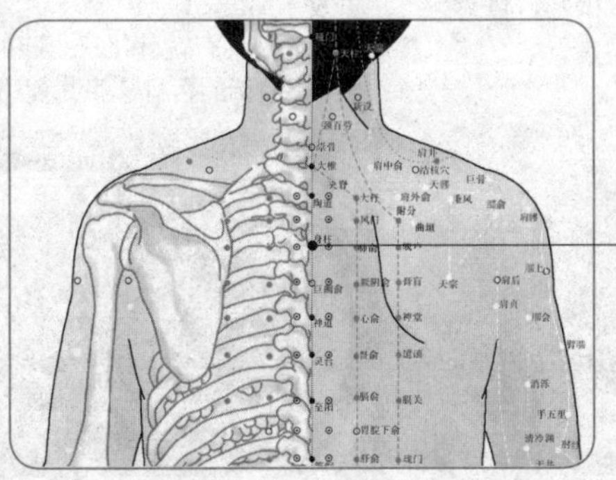

身柱穴

位于第3胸椎棘突下凹陷处，约与两侧肩胛冈高点相平，刺激此穴对百日咳、哮喘、癔症、腰背强痛等有较好的防治效果。

百日咳的对症药膳

白萝卜煮梨汤

材料：

白萝卜200克，梨1个

做法：

①将白萝卜和梨洗净。白萝卜切丝；梨切薄片。

②将白萝卜倒入锅中，加适量水烧开，用小火煮10分钟，放入梨片再煮5分钟，取汁即可。

功效：

白萝卜具有顺气化痰的作用，梨有润肺止咳的作用。本品适合百日咳的小儿食用。

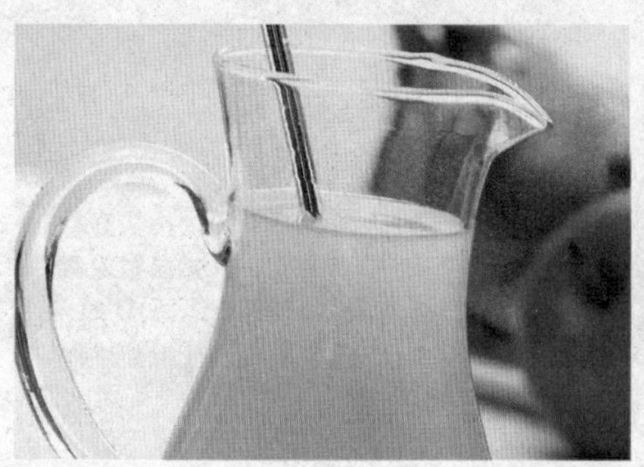

川贝蒸鸡蛋

材料：

川贝母6克，鸡蛋2个，盐少许

做法：

①川贝母洗净，备用。

②鸡蛋打入碗中，加入少许盐，搅拌均匀。

③将川贝母放入鸡蛋液中，入蒸锅蒸6分钟即可。

功效：

本品具有清热化痰、滋阴养肺的功效，适合肺虚、痰湿内蕴的咳嗽患者食用，如哮喘、百日咳、感冒咳嗽等。

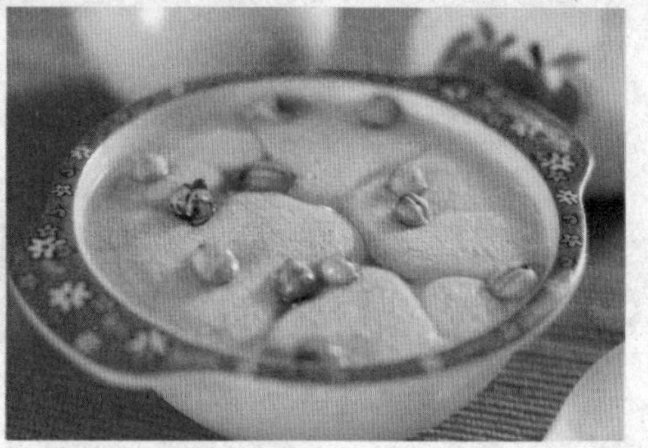

鹌鹑陈皮肉桂粥

材料：

鹌鹑2只，小茴香3克，大米80克，肉桂5克，五味子、陈皮各6克，姜末、盐、葱花各适量

做法：

① 鹌鹑洗净切块，入沸水氽烫；大米淘净；小茴香、肉桂、五味子、陈皮洗净煎汁备用。

②锅中放入鹌鹑、大米、姜末、药汁，加沸水，熬煮成粥，加盐调味，撒入葱花即可。

功效：

本粥健脾益气、敛肺化痰，对小儿百日咳后期有较好的食疗作用。

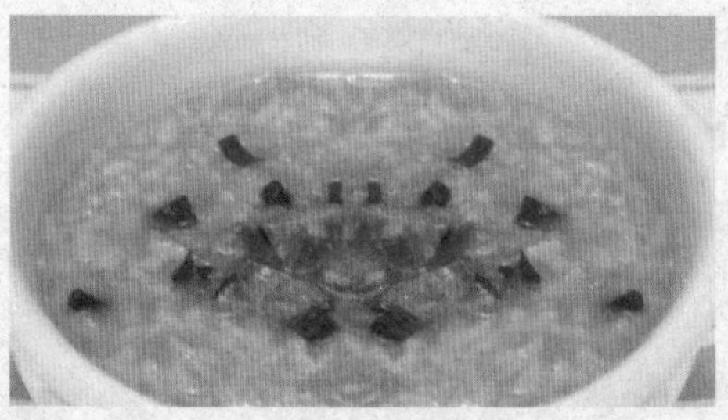

霸王花猪肺汤

材料：

霸王花20克，猪肺500克，猪瘦肉200克，红枣3颗，杏仁10克，盐3克，姜2片，食用油适量

做法：

①霸王花、红枣浸泡，洗净；猪肺洗净，切片；瘦肉洗净，切块。

②烧热油锅，放入姜片，将猪肺爆炒5分钟左右。

③将清水煮沸后加入所有原材料，用小火煲3小时，加盐调味即可。

功效：

本品具有宣肺化痰止咳的功效，适合咳嗽有痰，痰白稀的百日咳患儿食用。

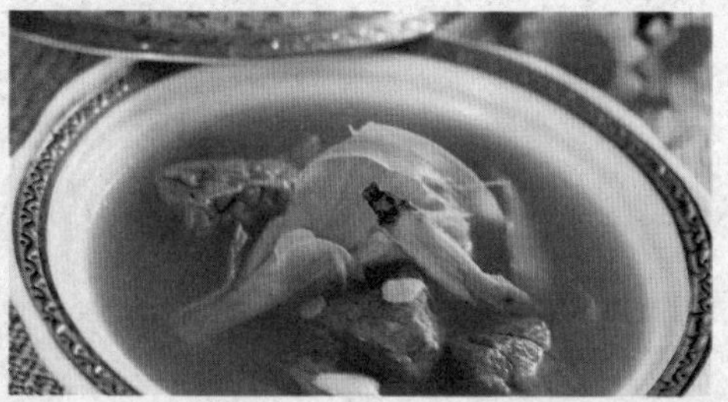

白果猪肚汤

材料：

猪肚180克，白果40克，盐3克，姜、淀粉各适量

做法：

①猪肚用盐、淀粉洗净后切片；白果去壳；姜洗净切片。

②锅中注水烧沸，入猪肚氽去血沫，捞出备用。

③将猪肚、白果、姜放入砂锅，倒入适量清水，小火熬2小时，调入盐即可。

功效：

本品具有清热化痰、补肾纳气、定喘止咳的功效，适合痰热蕴肺、肾虚不纳型的百日咳患儿食用。

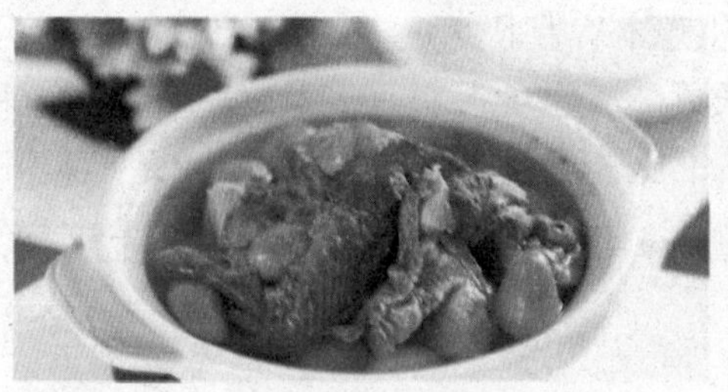

百合玉竹瘦肉汤

材料：

百合70克，猪瘦肉75克，玉竹10克，盐3克，白糖3克，清汤、枸杞子各适量

做法：

①将百合洗净；猪瘦肉洗净切片；玉竹用温水洗净浸泡备用。

②净锅上火倒入清汤，调入盐、白糖，下入猪瘦肉烧开，捞去浮沫，再下入玉竹、水发百合，枸杞子煲至熟即可。

功效：

本品具有补肺、益气、养阴的功效，适合肺气阴两虚的百日咳后期的患者食用。

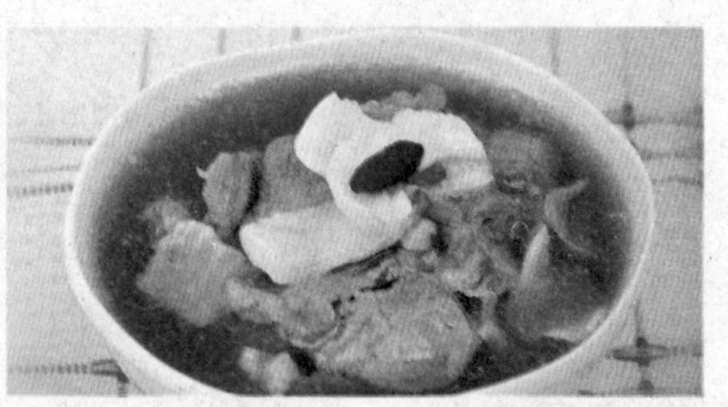

桑白葡萄果冻

材料：

椰果60克，葡萄200克，白果、桑白皮各10克，果冻粉20克，红糖10克

做法：

①白果、桑白皮均洗净，放入锅中，加水煎取药汁备用。

②葡萄洗净，切半，取出籽，与椰果一起放入模具中。

③药汁、果冻粉、红糖放入锅中，以小火加热，同时搅拌，煮沸后关火。倒入模具中，待凉后移入冰箱中冷藏、凝固，即可食用。

功效：

本品止咳平喘、清泻肺热，适合百日咳的患儿食用。

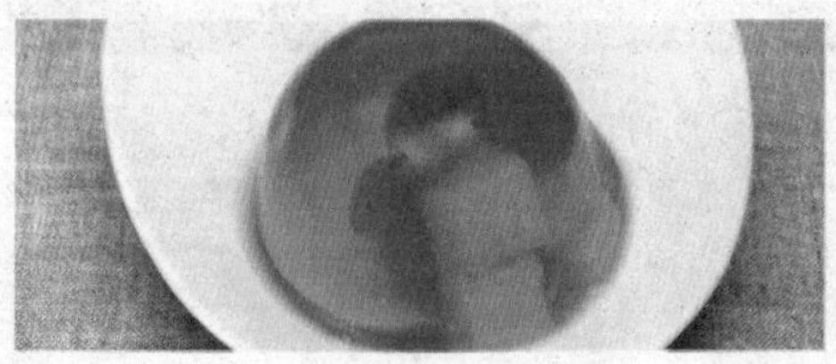

冬瓜白果姜粥

材料：

冬瓜250克，白果30克，大米100克，姜末、葱、盐、高汤各适量

做法：

①白果去壳、皮，洗净；冬瓜去皮洗净，切块；大米洗净，泡发；葱洗净，切花。

②锅置火上，注入水后，放入大米、白果，用旺火煮至米粒完全开花。

③再放入冬瓜、姜末，倒入高汤，改用小火煮至粥成，调入盐调味，撒上葱花即可。

功效：

此粥敛肺止咳、化痰利水，对于百日咳患儿有一定的食疗功效。

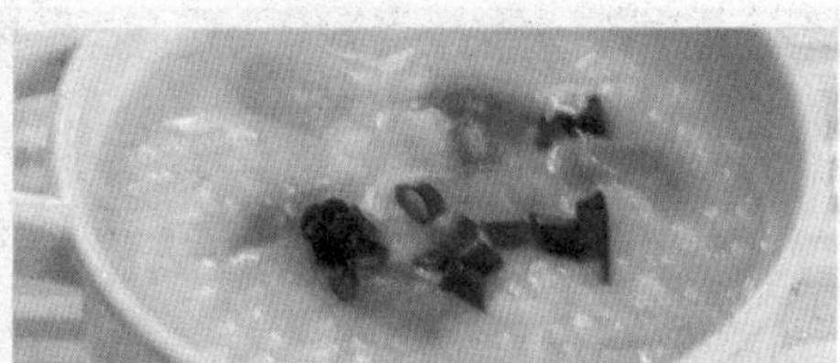

82 暑热症 清暑益气，养阴生津

暑热症是常在夏天发生的病症，多发于3岁以内的小儿中，主要是因为气候炎热所致，可以通过按摩灵台穴来进行治疗。

病症概述

暑热症因为具有季节性，所以又称为“夏季热”，是指由于小儿发育尚未成熟不能适应夏天炎热的环境而发生的一系列症状。

诊断

1. 季节：夏季（6、7、8月）。

2. 年龄：3岁以内的婴小儿，5岁以上患本病者很少见。

3. 症状：长期发热，其热度的高低可随气温的高低而变化，一般波动在38～40℃之间。本病的主要特征为口渴、多尿、无汗或少汗、烦躁等，可伴有轻度恶心、食欲不振、咽红等症状。

4. 愈后良好，秋凉后均能自愈。

病理病因

暑热症的发病一般被认为与气候有关，当气温炎热时，小儿的体温调节中枢功能失调，汗腺分泌也随之减少或缺乏，以至于产生暑热症。

在中医理论中，暑热症是因体质虚弱，加上夏季暑热熏蒸所致。当小儿体质虚弱时，一感受暑气后，就会在肺胃积蕴热气，使肺胃的阴津受损，身体内部也产生炽热，结果外发为高热、口渴。此外，暑热伤害也会损伤小儿气血，使气虚而不能化水，水液下到膀胱而小便增多，此时小儿肺部也不能正常排出水液，以至于汗孔闭则尿多，尿多则津伤。

专家提示

暑热症患儿的居室应保持空气流通，室温最好控制在26～28℃，不宜过低。
患儿的饮食应清淡，可适当补充一些B族维生素和维生素C，但不要滥用抗生素。
注意小儿体温变化，应用温水洗浴，以帮助降温散热。

暑热症的脊疗

脊柱捏拿

step1

患者体位：俯卧
治疗部位：背部
治疗手法：捏拿

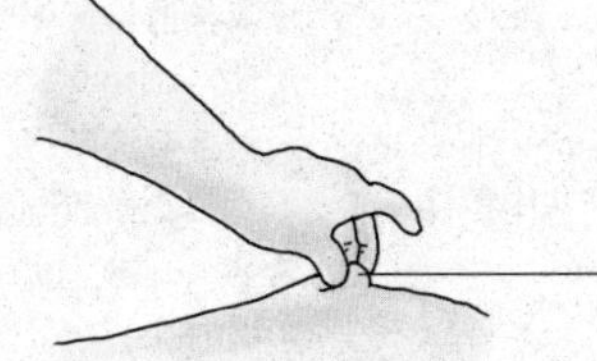

医者用双手拇指和食指、中指、无名指提捏起小儿皮肤，然后逐步向前推进捏脊，共进行3遍。在按捏至背部灵台穴时，稍用力向上提3次。

step2

患者体位：俯卧
治疗部位：背部
治疗手法：掐按

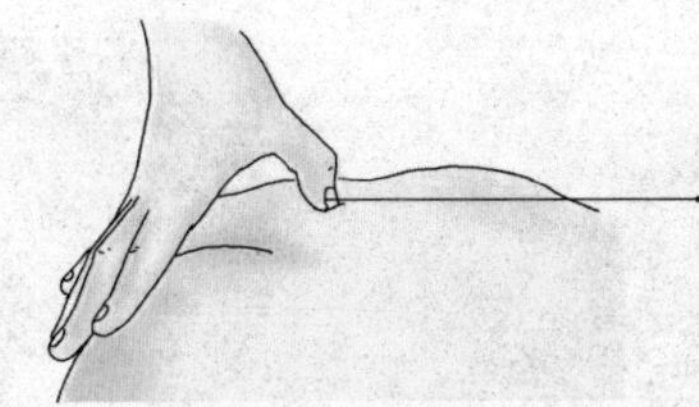

医者一手拇指按在小儿的灵台穴，以指端着力掐按，一掐一松，反复21次。

step3

患者体位：俯卧
治疗部位：背部
治疗手法：推擦

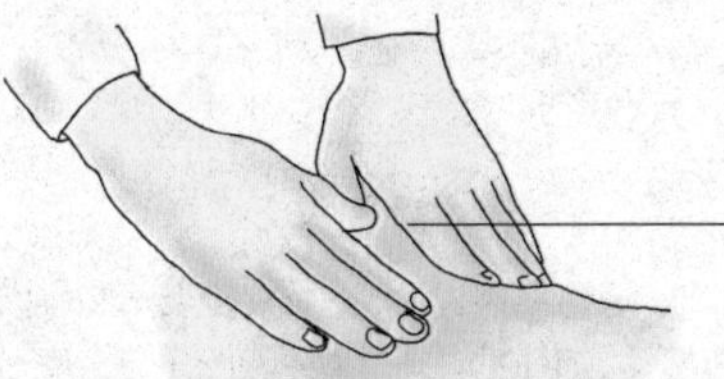

医者双手张开，分别按在小儿背部两侧，由上往下推擦，重点刺激后正中线旁开1.5～3寸部分，连推3分钟。

对症取穴

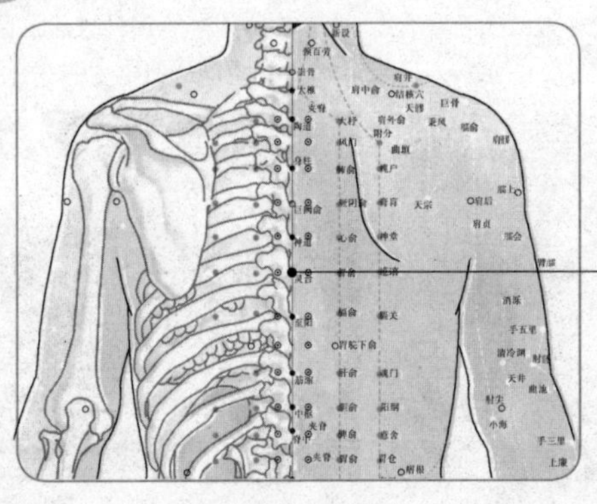

灵台穴

位于第6胸椎棘突下凹陷处，刺激此穴对身热、咳嗽、气喘、颈强、背痛、小儿暑热症等有较好的防治效果。

暑热症的对症药膳

绿豆菊花茶

材料：

绿豆沙20克，菊花10克，柠檬汁10毫升，蜂蜜少许

做法：

①将菊花用清水洗净，放入净锅中，加水煮沸。
②将柠檬汁和绿豆沙一起注入煮好的菊花水中搅拌。
③放入少量蜂蜜拌匀即可饮用。

功效：

菊花具有清热疏风、平肝明目的功效，绿豆具有清热解暑、利尿除湿的功效。本品有清热泻火、利尿消暑等功效，可用于症见舌红咽肿、小便涩痛黄赤、口渴的暑热症。

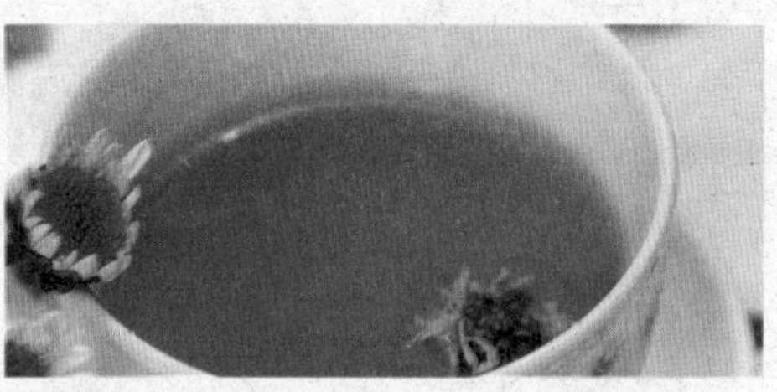

太子参莲子羹

材料：

菠萝150克，莲子200克，太子参10克，冰糖、淀粉、葱末各适量

做法：

①太子参洗净切片；菠萝去皮，切块。
②莲子洗净放碗中，上蒸笼蒸至熟烂，加入冰糖、太子参，再蒸20分钟后取出。
③锅内加清水，放入冰糖熬化，下入菠萝、莲子、太子参，连同汤汁一起下锅，用淀粉勾芡，撒上葱末，盛入碗内即可食用。

功效：

本品滋阴补虚、清热宁心，可缓解小儿夏季燥热、心烦、啼哭、口渴、咽干等症。

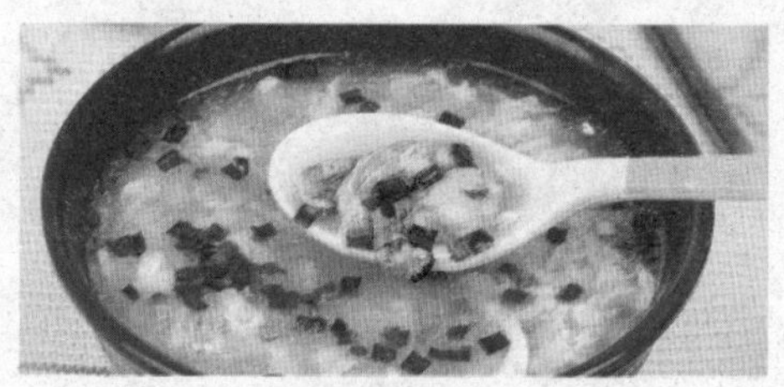

西瓜橙子汁

材料：

橙子100克，西瓜200克，蜂蜜适量，红糖、冰块各少许

做法：

①将橙子洗净，切片;西瓜洗净，去皮，取西瓜肉。
②将橙子榨汁，加蜂蜜搅匀。西瓜肉榨汁，加红糖，按分层法注入杯中。
③最后加入冰块即可。

功效：

本品具有清热利尿、养阴生津功效，适合夏季烦渴及哭闹不宁的小儿饮用。

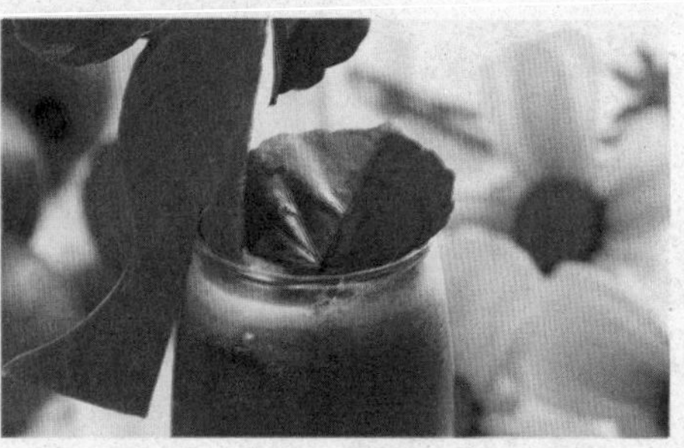

百合绿豆凉薯汤

材料：

百合80克，绿豆200克，凉薯1个，猪瘦肉200克，盐适量

做法：

①百合泡发；猪瘦肉洗净，切成块。
②凉薯洗净，去皮，切成大块。
③将所有备好的材料放入锅中，加水以大火煲开，转用小火煲15分钟，加入盐调味即可。

功效：

本品具有清热泻火、滋阴利尿的功效，适用于小儿夏季烦热、口干咽燥、小便黄等症。

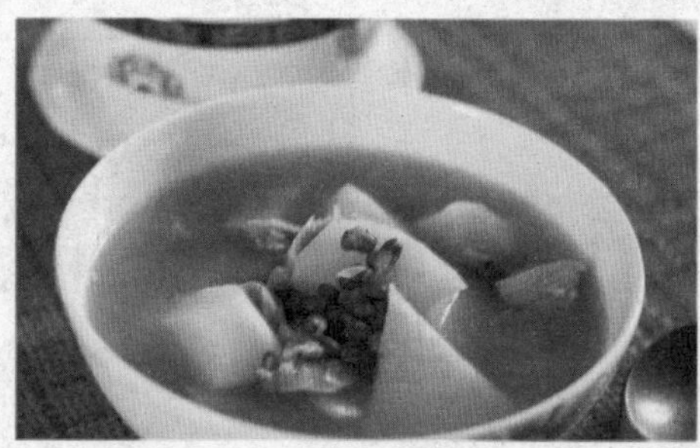

◉ 丝瓜银花清热饮

材料：

丝瓜 200 克，金银花 10 克，盐适量

做法：

①将鲜嫩丝瓜去皮，洗净，切成块；金银花洗净，与切好的丝瓜一起装入炖盅内。

②加水适量，入锅加盐调味蒸熟即可。

功效：

本品具有清热解毒的功效，对小儿暑热、小儿痱子等热证均有较好的疗效。

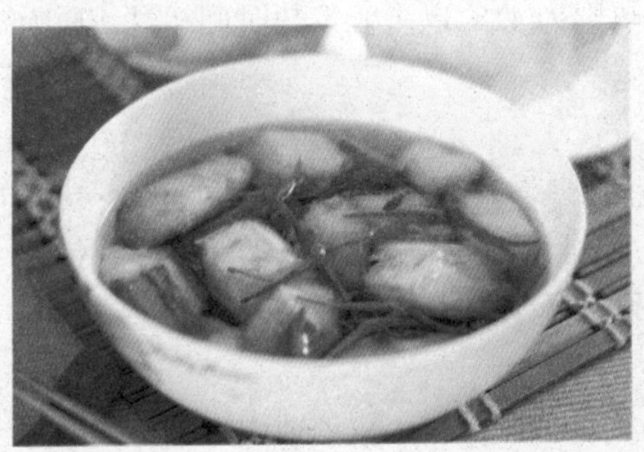

◉ 清热苦瓜汤

材料：

苦瓜 300 克，盐适量

做法：

①苦瓜洗净，去籽切块。

②净锅上火，加入适量水，大火煮开。

③水开后放入苦瓜煮成汤，苦瓜煮熟后再调入盐即可起锅。

功效：

本品具有清热、泻火、解毒的功效，适合暑热症的小儿食用。

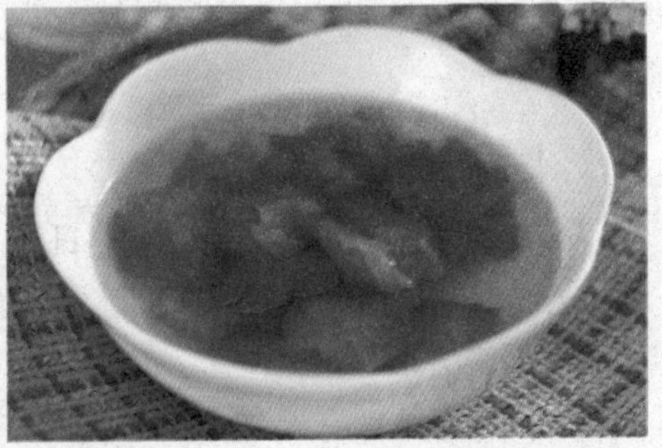

◉ 豆腐冬瓜汤

材料：

豆腐 250 克，冬瓜 200 克，盐适量

做法：

①豆腐洗净，切小块；冬瓜去皮，洗净，切薄片。

②锅中加水，放入豆腐、冬瓜，煮汤。

③煮熟后加盐调味即可。

功效：

本品具有清热解暑、生津止渴的功效，可缓解小儿暑热症的症状。

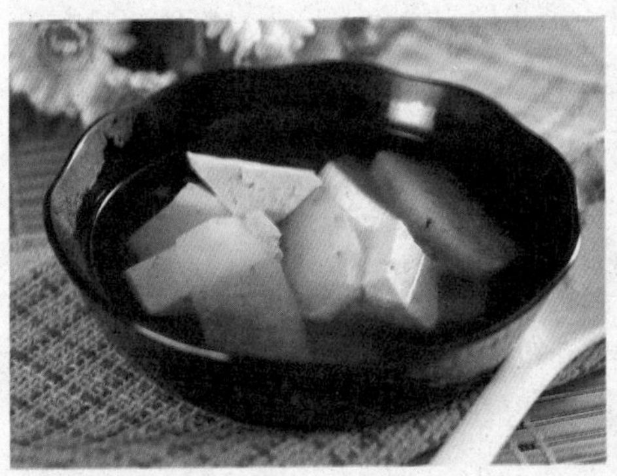

◉ 火龙果酸奶

材料：

火龙果 150 克，酸奶 150 毫升

做法：

①将火龙果洗净，对半切开后挖出果肉备用。

②将火龙果、酸奶倒入搅拌机打成果汁即可饮用。

功效：

本品具有清热消暑、滋阴润燥的功效，适合便秘、口渴、烦热的暑热症患儿食用。

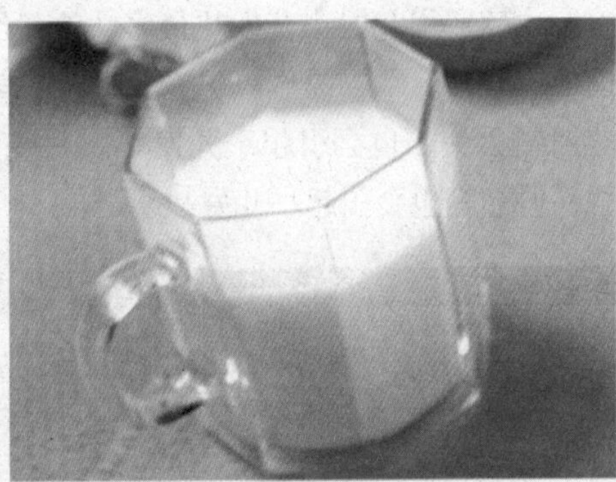

83 小儿发热 清热降温，益气排毒

小儿发热是儿科常见疾病之一，多由感冒引起。另外，气温过高、衣服过厚等导致的水分严重丢失，以及饮水过少使体内水分不足等因素，都可以引起小儿发热。

病症概述

小儿发热是指患儿体温超过正常温度，是多种疾病的常见症状。小儿正常体温一般以肛温 36.5 ～ 37.5℃，腋温 36 ～ 37℃为标准。若腋温超过 37.4℃，且一日间体温波动超过 1℃以上，可认为发热。低热指腋温为 37.5 ～ 38℃；中度热为 38.1 ～ 39℃；高热为 39.1 ～ 40℃；超高热则为 41℃以上。发热时间超过 2 周为长期发热。

诊断

1. 病史：注意起病缓急、发热日期、时间。有何伴随症状，有无受凉或传染病接触史、不洁饮食史、禽畜接触史，是否曾行预防接种，有无气温过高或多汗、饮水不足情况。

2. 体检：注意有无前囟隆起、搏动有力，皮肤黄染、皮疹或出血点，浅表淋巴结肿大，肝脾肿大，颈项强直及神经系统异常体征，详查心肺及腹部情况。长期发热者还应注意体重、精神状况与出汗情况。

3. 检验：血常规，血沉，必要时送血培养、血涂片找异常血细胞或疟原虫。尿常规、大便常规及培养病原菌，咽分泌物培养。疑有脑膜炎者，腰椎穿刺取脑脊液检查。必要时取血、尿、便或局部分泌物做病毒分离。

4. 胸部 X 光检查：必要时做超声波检查。

病理病因

由感冒引起的小儿发热最多，这是因为小儿抗病能力不足，对环境冷热变化适应比较慢，很容易感染风寒。此外，气温过高、衣服过厚、流汗腹泻等导致水分严重丢失，也会引起小儿发热。一些疾病如风湿免疫性疾病、血液系统疾病、恶性肿瘤等也会引起小儿发热。

专家提示

发热小儿应多喝水，卧床休息；病后注意补充营养，避免小儿气血亏损；平时对小儿要加强照顾，避风邪，防外感；保持居室空气流通，新鲜空气有利于小儿散热。

小儿发热的脊疗

脊柱捏拿

step1

患者体位：俯卧
治疗部位：背部
治疗手法：捏拿

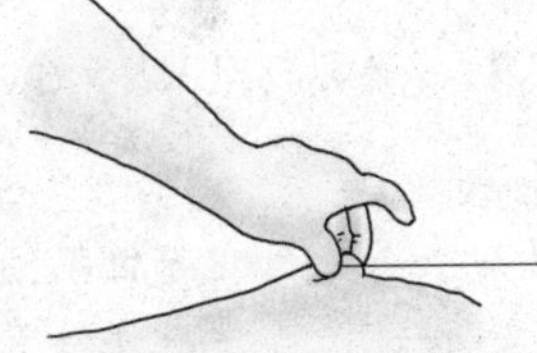

医者捏脊3遍，在按捏至颈后大椎穴时，稍用力向上提3次。

step2

患者体位：俯卧
治疗部位：背部
治疗手法：推擦

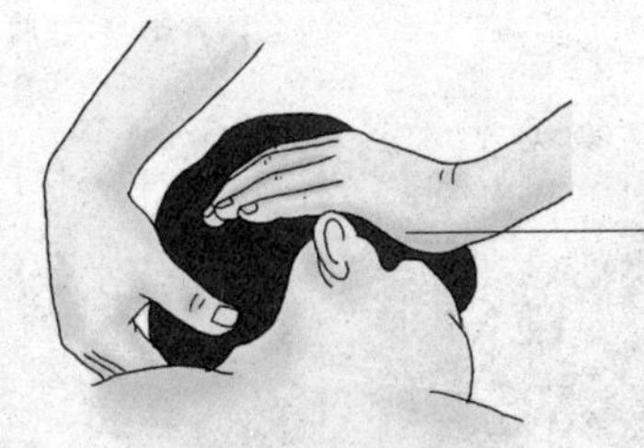

医者一手拇指按在小儿的大椎穴，以指腹推擦，坚持1分钟。

step3

患者体位：俯卧
治疗部位：背部
治疗手法：按推

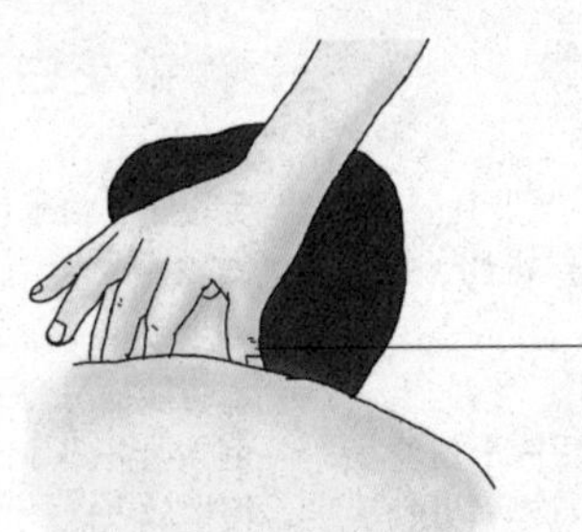

医者一手轻按小儿头部，另一手拇指施力按推小儿的颈背部，从枕骨部推到第7颈椎，反复推3分钟。

对症取穴

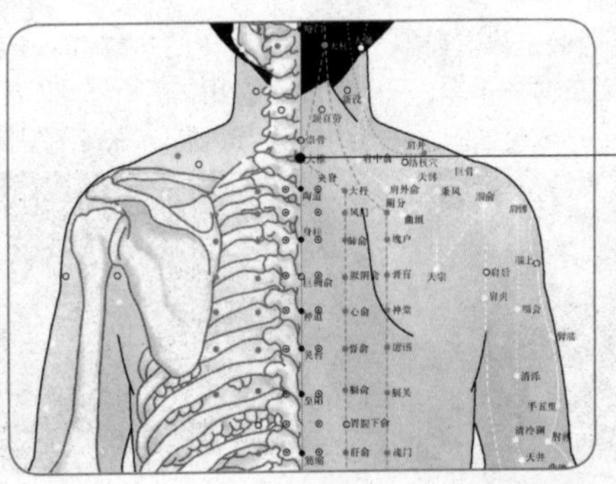

大椎穴

位于颈后第7颈椎棘突下凹陷处，即低头时颈后的凸起处。按摩此穴对防治小儿支气管哮喘、惊厥、癫痫、发热等都有较好的防治效果。

小儿发热的对症药膳

蒲公英银花茶

材料：

蒲公英、金银花各6克，白糖适量

做法：

①将蒲公英、金银花冲净、沥干，备用。

②砂锅洗净，倒入清水至盖满材料，以大火煮开转小火慢煮20分钟。

③在熬煮的过程中，需定时搅拌，以免黏锅。最后，起锅前，加入少量白糖，拌匀，取汁当茶饮。

功效：

本药膳具有清热解毒、消暑利咽的功效。蒲公英是较常用的药材，具有清热解毒、消肿散结等功效；金银花功善清热解毒、疏风散热，二者合用可治疗发热头痛、咽喉肿痛等症。

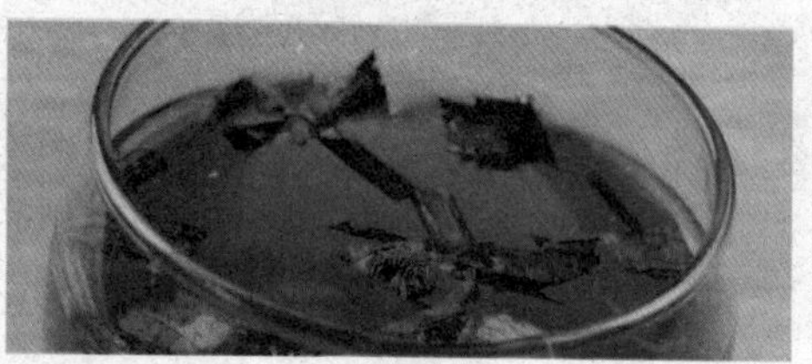

蔬菜豆腐

材料：

豆腐60克，胡萝卜、洋葱、白菜各10克，淀粉5克，高汤25毫升，食用油适量

做法：

①豆腐洗净，用热水汆烫一下，切成片；胡萝卜去皮洗净，切成细丝；洋葱洗净，剁碎；白菜洗净，汆烫一下，剁碎。

②起油锅，煸炒豆腐、胡萝卜、洋葱、白菜，再倒进高汤，最后用淀粉勾芡即可。

功效：

发热会使小儿没有食欲，消化功能也会下降。这时候给小儿吃豆腐最合适不过了，豆腐柔软可口，营养丰富。豆腐、白菜性凉，有清热消暑的功效，适合发热的小儿食用。

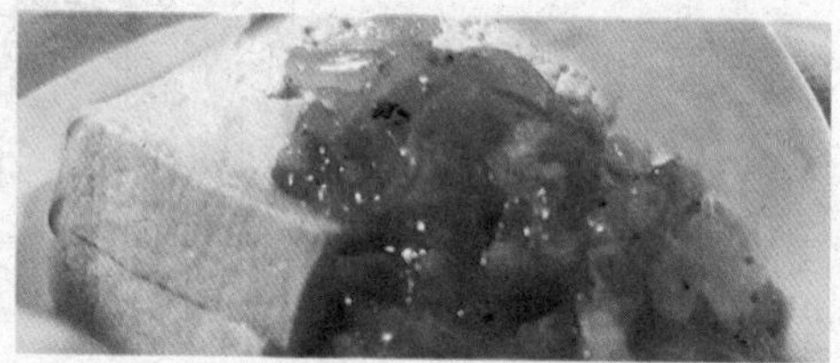

牡蛎萝卜营养饭

材料：

米饭50克，牡蛎、白萝卜各20克，胡萝卜、黄豆芽各10克，海苔粉5克，柠檬汁3毫升，香油3毫升，葱花、盐各适量

做法：

①将牡蛎放进盐水里洗净，沥干，切片；白萝卜、胡萝卜去皮，洗净，切丝；黄豆芽汆烫后切段。

②白萝卜、胡萝卜用香油煸炒，加水、牡蛎、豆芽、葱花，加米饭拌匀，撒上柠檬汁、盐、海苔粉。

功效：

用各种材料做成的牡蛎萝卜营养饭，味道鲜美，营养丰富，能改善小儿因发热引起的食欲不振，还能补充小儿身体所需的多种营养。

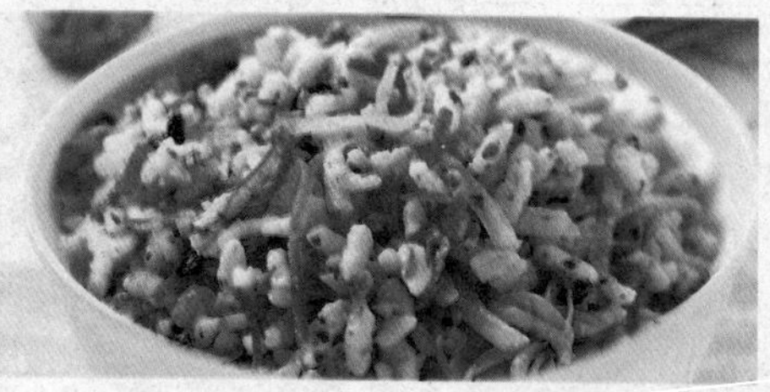

银花白菊饮

材料：

金银花、白菊花各6克、冰糖适量

做法：

①金银花、白菊花分别洗净、沥干水分，备用。

②将砂锅洗净，倒入清水300毫升。用大火煮开，倒入金银花和白菊花，再次煮开后，转为小火，慢慢熬煮。

③待花香四溢时，加入冰糖，待冰糖完全溶化后，搅拌均匀即可饮用。

功效：

菊花善于清热解毒；金银花善于祛风解热。两味煎茶合用，能更好地发挥其消炎解毒的作用，适用于发热头痛、风热感冒、咽喉肿痛的小儿食用。

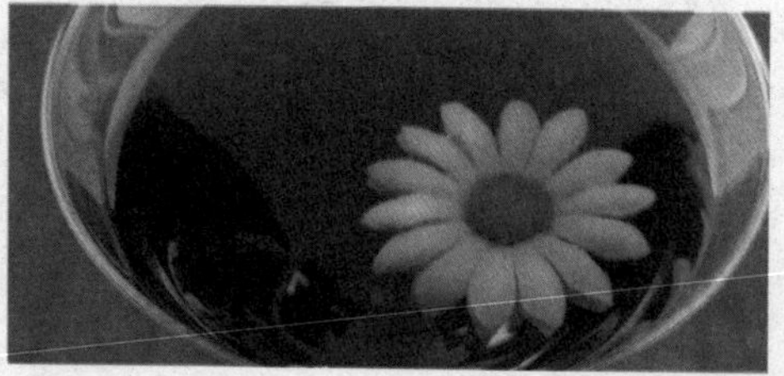

哈密瓜南瓜稀粥

材料：

大米15克，哈密瓜10克，南瓜5克

做法：

①大米洗净，加水浸泡；南瓜洗净，磨成糊状；哈密瓜去皮、籽，洗净，磨成糊状。

②将大米磨碎，加水熬煮成粥，将南瓜倒进米粥里煮一会儿，再放进哈密瓜煮沸即可。

功效：

哈密瓜有清凉消暑的功效，南瓜能增强小儿食欲。此粥易消化，能增进食欲，对小儿发热有一定的辅助治疗作用。

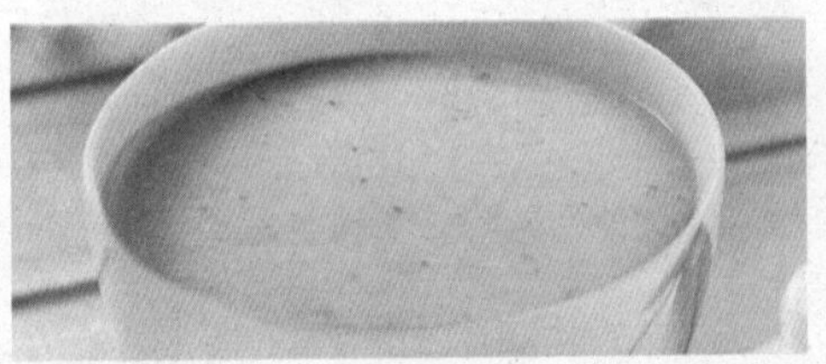

降火翠玉蔬菜汤

材料：

西瓜皮、丝瓜各50克，黄豆芽、薏苡仁各15克，丹皮3克，板蓝根5克，盐、嫩姜丝各适量

做法：

①西瓜皮洗净，取白肉切片；丝瓜去皮切丝；黄豆芽洗净。

②将板蓝根、丹皮和薏苡仁洗净，加水置入锅中，烧沸后关火，滤取药汁和薏苡仁。

③将药汁和薏苡仁放入锅中，加西瓜皮、丝瓜和黄豆芽煮沸，加入盐、姜丝即可。

功效：

本品能清热解毒、利尿消暑，适用于因热毒内蕴、热毒伤阴所致的舌红少苔、发热、咽干舌燥、口舌生疮、心烦口渴等症。

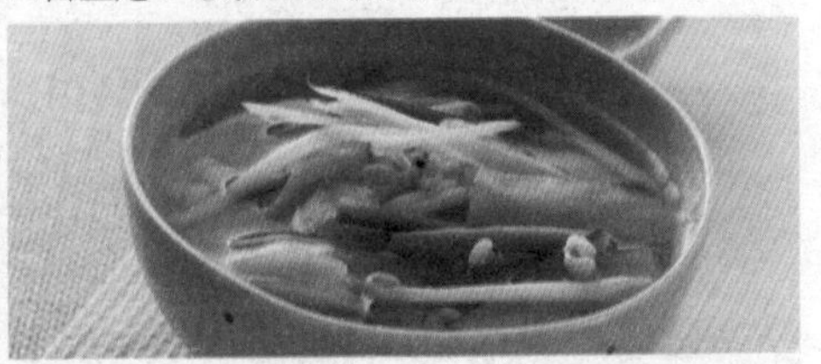

葛根粉粥

材料：

葛根15克，大米50克，天花粉10克，枸杞子少许

做法：

①将大米洗净，泡发。

②将葛根洗净，沥干，与天花粉研成粉末。

③大米与葛根粉、天花粉、枸杞子同入砂锅内，加350毫升水，用小火煮至粥稠即可。

功效：

本品具有祛风散邪、清热生津的功效，适合于外感风热的小儿食用，症见舌红、口渴、颈项强痛、身体拘紧等。

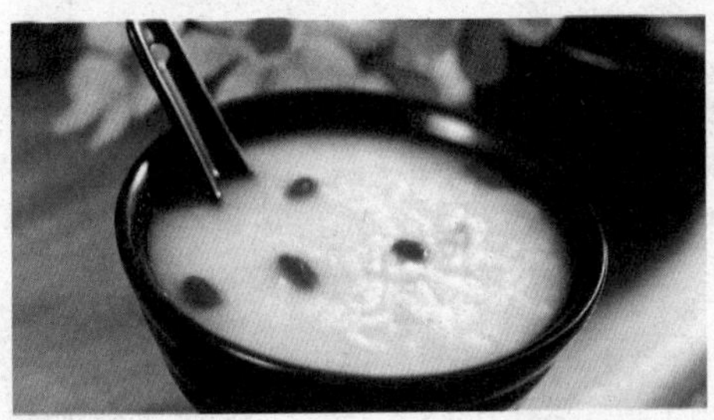

石膏退热粥

材料：

生石膏20克，葛根8克，淡豆豉、麻黄各2克，桑叶5克，粳米60克，姜3片

做法：

①将生石膏、葛根、淡豆豉、麻黄、姜片、桑叶等洗净。

②将生石膏、葛根、淡豆豉、麻黄、姜片、桑叶放进锅中，加入清水煎煮取汁去渣。

③将洗净的粳米加清水煮沸后，加入药汁煮成粥。

功效：

本品具有解表、发汗、清热的作用，适合感冒、发热、头痛、口渴、咽干的患儿食用。

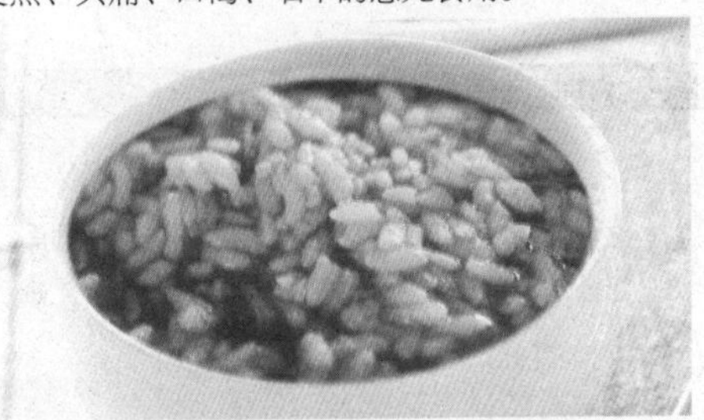

84 小儿多动症 及时矫正，健康成长

小儿多动症是一种常见病，多发生于小儿时期，可能是由环境因素引发，如社会家庭、心理因素等都能诱发此症。

病症概述

小儿多动症是儿童和青少年期间最为普遍的心理障碍之一。多动症一般从开始上小学，即7岁前起病，病程持续6个月以上。

诊断

一般而言，患有小儿多动症者会出现以下症状，如具下述情况有8条以上，即应及早到医院就诊。

1. 经常话多。	2. 手或脚动个不停或坐在坐位上来回扭动。
3. 爱和别人打架。	4. 容易受外界刺激而分散注意力。
5. 常打断别人的话或打扰别人正在进行的活动。	6. 别人跟他说话时，他不能耐心地听完。
7. 难以安静地玩。	8. 不管做作业还是玩游戏都不能集中精力。
9. 经常一件事未完成就去做另一件事。	10. 别人指示的事他一般没完成就去做别的事。
11. 丢三落四，常常丢失自己的物品。	12. 爱参加有危险的活动而不考虑后果。

病理病因

小儿多动症的发病机制尚不明确，有多种原因可能导致此症。如患儿的母亲有大量吸烟或酗酒史，且在孕期或围产期有较多并发症就可能导致小儿出现多动症。

专家提示

由于小儿多动症的发病与饮食有一定关系，所以在饮食中，要注意不吃含水杨酸盐类多的食物，如西红柿、苹果、橘子、杏等。最好也不要在患儿的饮食中加胡椒等调味品和用柠檬黄着色的食物，如贝类、橄榄等。而应多吃一些含铁的食物，如红肉和动物肝脏。

小儿多动症的脊疗

脊柱捏拿

step1

患者体位：俯卧
治疗部位：背部
治疗手法：捏拿

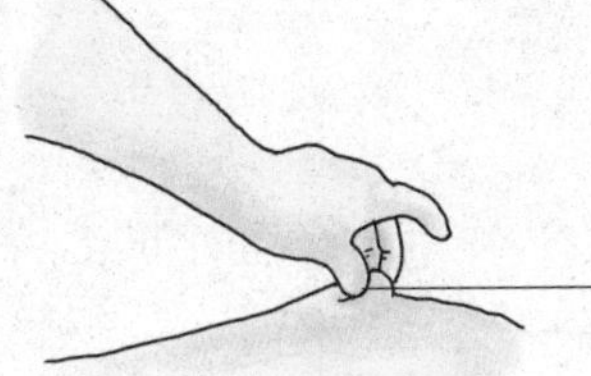

医者捏脊 3 遍，在按捏至颈后天柱穴时，稍用力向上提 3 次。

step2

患者体位：俯卧
治疗部位：背部
治疗手法：掐按

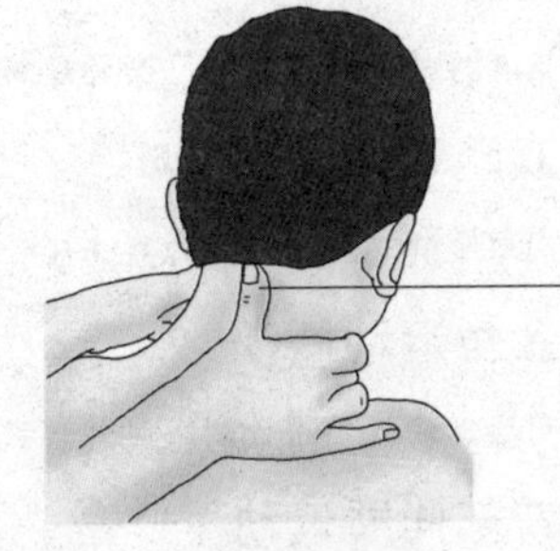

医者两手拇指按在小儿的天柱穴，以指端掐按，一掐一松，反复 21 次。

step3

患者体位：俯卧
治疗部位：背部
治疗手法：按捏

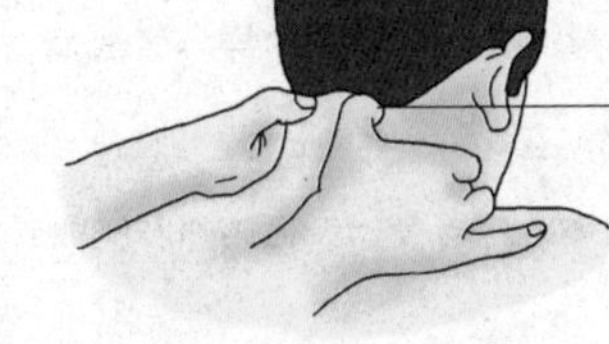

医者一手轻按小儿头部，另一手拇指与四指按捏小儿的颈背部，从枕骨部到第 7 颈椎，反复做 3 分钟。

对症取穴

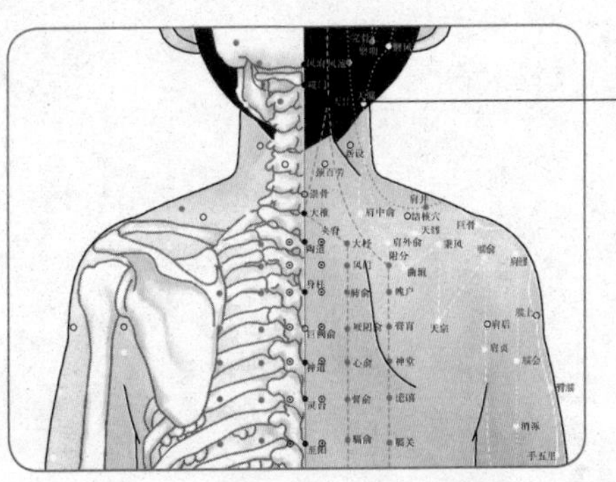

天柱穴

位于颈后发际正中直上旁开 1.3 寸，按摩此穴对头痛、鼻塞、癫痫、肩背痛、小儿多动症等都有较好的防治效果。

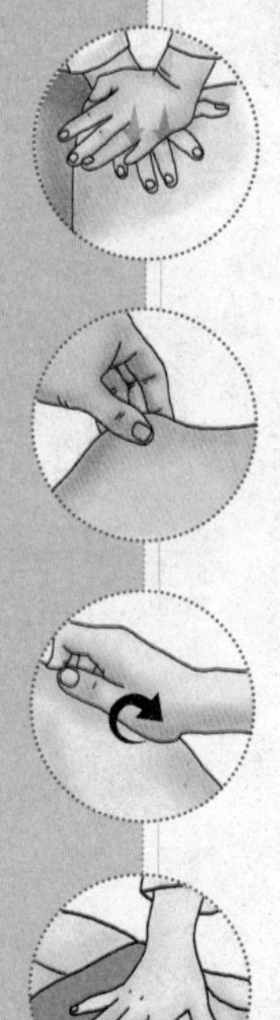

本章看点

- 抱膝运动

用脊疗保健的“王牌”帮你缓解腰痛、矫正脊柱

- 双腿环绕运动

用双腿的环绕运动帮你矫正股骨头假移位

- 金鱼运动

用腰部的运动帮你刺激腹部、强化内脏功能

- 背部伸展运动

用最简单的保健操帮你保护脊柱、缓解疲劳

- 合并运动

用双腿合并的运动帮你矫正 X 型腿

- 腿部运动

用腿部的运动帮你强化腰部和腿部肌肉

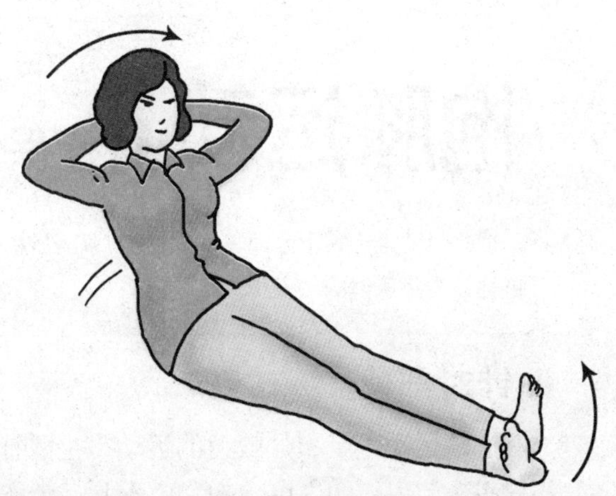

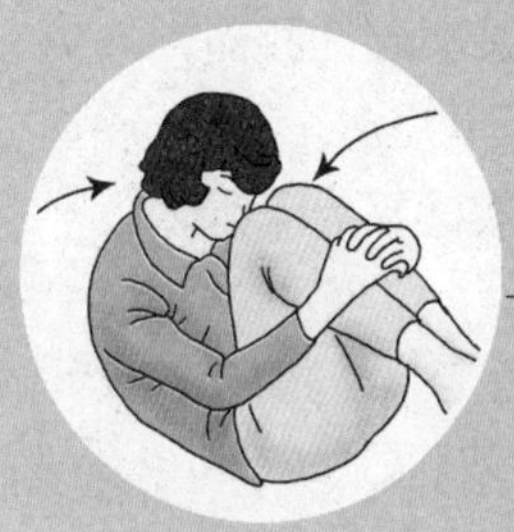

第九章
自我脊疗保健操

除了按脊、整脊、捏脊等手法外，一些简单的保健操在治疗脊柱病变及其引起的内脏疾病中也很有效果。如果我们可以在起床后或睡前做一些练习，就可以在运动中矫正错位的脊柱。

85

抱膝运动 脊疗保健的“王牌”

抱膝运动是一种十分简单的保健操，在股骨头脱臼、脊柱异常的矫正方面很有效果，甚至被称为脊疗保健的“王牌”。

针对部位

抱膝运动，是抱住膝盖的运动，主要针对的是第12胸椎、第1至第3腰椎、骶椎病变而引起的内脏疾病。由于此运动能提高背部肌肉的伸缩性，所以对股骨头脱臼和腰椎、胸椎、颈椎异常的矫正很有效果，特别对于脊柱病变引起的腰痛，更是有理想的疗效。如果是轻度的腰痛，只要做几次抱膝运动就可以痊愈。鉴于抱膝运动在腰痛方面的疗效，美国已将其列为预防腰痛的体操，在美国极为流行。

操作方法

1. 仰卧在地上或坚硬的床上，双手放在两侧，合拢膝盖，伸直双腿。

2. 双膝紧靠，向后缩起。

3. 双手抱住两膝，将其尽量拉往胸前，同时头部抬起，最好使鼻子接近两膝的中央。

4. 深呼吸1次后，慢慢放开两膝，伸直双腿，每次做20 ~ 30次。

刚开始做抱膝运动，可能会不太习惯，脊柱和背部肌肉很容易因僵硬而无法弯曲自如。这时，可以请人帮忙按住膝盖，并沿着身体中心线轻轻向胸部施力，但是要注意方向，不能从侧面或斜面施力，否则会使身体偏离用力方向，造成身体的扭曲。

对于双膝无法闭合者，可以使用毛巾等索状物，轻轻地绑住双膝。如果发现双腿的长短不同，可以使用卷好的毛巾放置在较短的一边腿的臀部下方，然后再做抱膝运动来帮助股骨头脱臼的矫正。

运动效果

抱膝运动的主要目的是矫正脊柱左右的歪斜，不仅可以同时对股骨头、骨盆、脊柱的移位和侧弯进行整复，还能恢复脊柱的生理弯曲度。

每天睡前做抱膝运动，再用绑带绑住膝上、膝下、脚踝睡觉，不仅可以使脊柱恢复正常的生理弯曲度，还能帮助睡眠，醒来后会有神清气爽的感觉。

当疲劳、心情郁闷时，也可以做抱膝运动，能立即去除疲劳。

抱膝运动的具体操作

抱膝运动是一种非常简单的脊柱保健操，对于腰痛的防治有很好的功效。

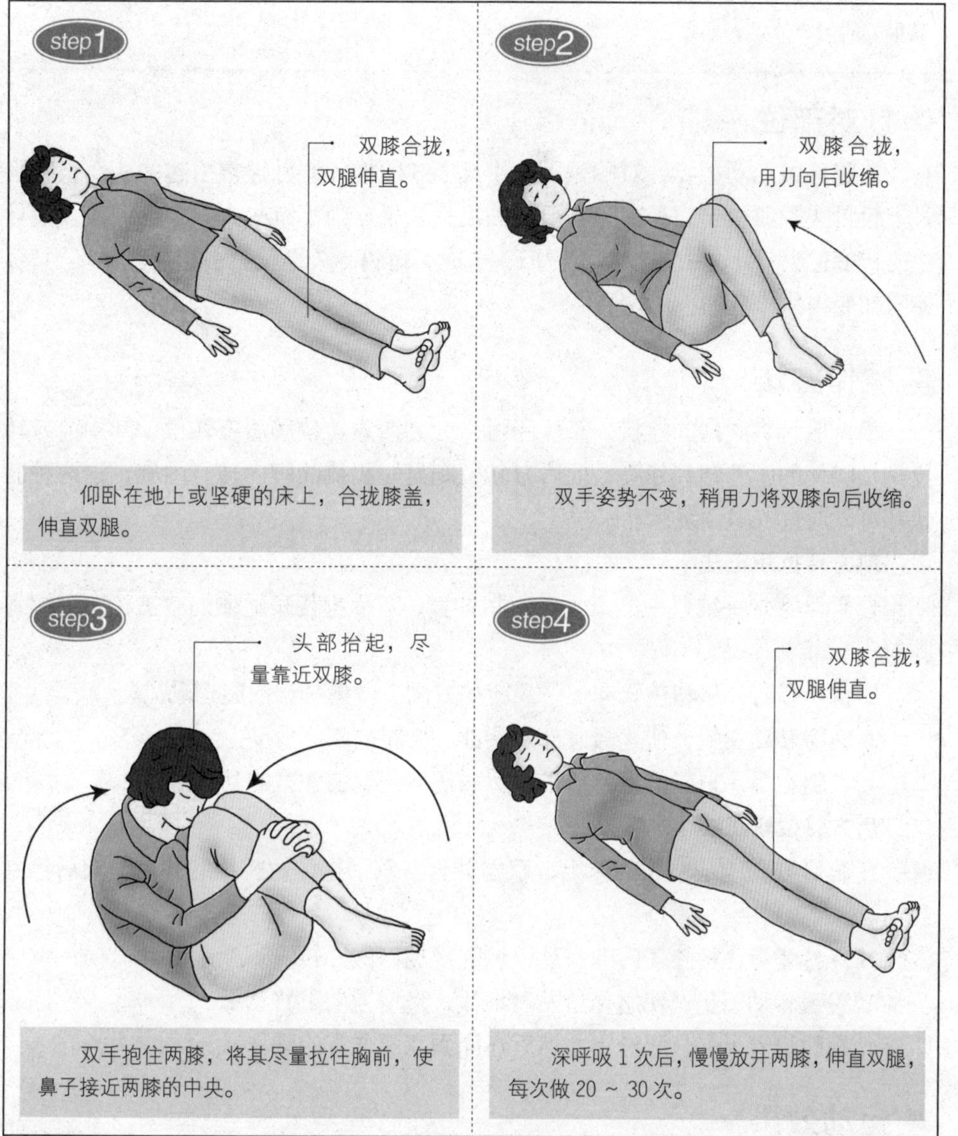

专家提示

抱膝运动最好在睡前和刚起床后进行。

肥胖者在做抱膝运动时，应慢慢地弯曲膝盖，以防损伤肋骨。

86 双腿环绕运动 长短腿的矫正

双腿环绕运动是通过环绕双腿来矫正股骨头脱臼的保健操，尤其在长短腿的矫正方面有着很好的治疗效果。

针对部位

双腿环绕运动主要针对的是因第 1 至第 5 腰椎、髂骨异常引起的病变，特别对于股骨头脱臼引起的长短腿有很好的治疗效果。由于有些人关节囊很浅，一旦腿的转度过大，就会引起股骨头脱臼，造成长短腿，久之就会引起血液循环不良，使腿部变得冰冷且细小。

操作方法

根据股骨头脱臼的症状，长短腿可以分为前方转位和后方转位，其中前方转位是长腿侧的脚外转、外旋，而后方转位则是短腿侧的脚内转、内旋。这两种症状都可以通过双腿环绕运动来矫正。

前方转位矫正法：

1. 仰卧在地上或坚硬的床上，双腿伸直，双手抱住长腿侧的膝盖，向后拉到胸前。

2. 保持姿势，将膝盖转向另一只腿的方向，做内转、内旋运动。

3. 缓缓转动长腿，使之沿腹部、腰部、大腿的顺序滑动。

4. 长腿在另一只腿的上方放下，然后还原到双腿伸直的动作。

后方转位矫正法：

1. 仰卧在地上或坚硬的床上，双腿伸直，双手抱住短腿侧的膝盖，向后拉到胸前。

2. 保持姿势，将膝盖转向身体外侧的地板，做外转、外旋运动。

3. 缓缓转动短腿，使之尽量贴着地板，慢慢地向下移动。

4. 短腿沿着另一只腿滑下，然后还原到双腿伸直的动作。

运动效果

双腿环绕运动主要适用于股骨头脱臼的矫正。通过此运动不仅可以使脱臼的股骨头回复原位，还能改善长短腿，进而促进血液循环，恢复健康的体态。

前方转位矫正法

前方转位矫正法是长短腿的矫正方法之一，对长腿一侧有很好的治疗效果。

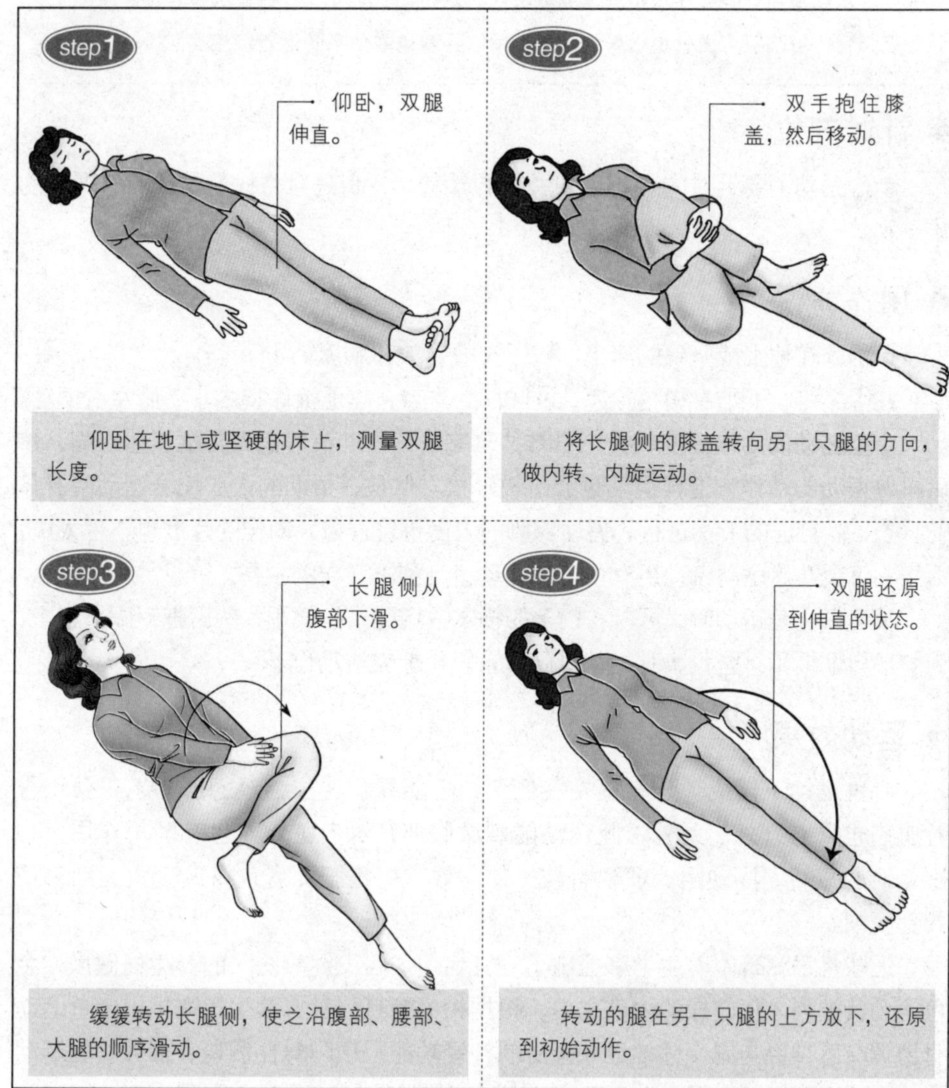

专家提示

在做完双腿旋转运动后，应静止休息10分钟后再站立，不可立刻站立，以免影响运动的疗效，使已矫正的股骨头再次脱臼。

87 金鱼运动 内脏功能的强化

金鱼运动是受到金鱼在水中游泳的姿势的启发而来，主要治疗脊柱的左右侧弯。由于此运动在强化内脏功能方面有着很好的效果，所以经常也被用来防治胃肠疾病。

针对部位

金鱼运动主要针对的是胸椎和腰椎的异常，特别是对脊柱左右侧弯有很好的矫正效果。

操作方法

1. 仰卧在地上或坚硬的床上，双手交叠，放在脑后。

2. 上半身、下半身稍稍抬起，以腰部为支点，与地板保持水平，做左右摆动。

金鱼运动的动作幅度较大，很难独自完成，可以请其他人帮忙抓住双脚，然后再做摆动的动作，这样运动也会比较轻松。但是，帮助的人应配合运动者身体的状态，以舒适的节奏进行，握住双脚的力度不可过强，动作的速度也不可太快，否则不仅会妨碍运动者，还有可能使运动者受到不必要的损伤。

独自做金鱼运动时，可以在门上的横木或墙壁悬挂绳子，然后把双脚吊起来，当脚部与地板稍有些距离时，就可以独自轻松地完成动作。

运动效果

金鱼运动不仅能矫正脊柱左右侧弯，还能缓解脊柱神经的压力，对强化脊背肌肉也很有好处。此外，此运动能刺激腹部，对内脏功能也有强化作用，特别是对肠扭转、肠梗阻、便秘有较好的功效。中年肥胖者也可做金鱼运动来使腰部变细。

近些年来，日本养生学家提出了一套名为“西氏健康法”的养生保健操，金鱼运动就被列入保健操的内容之中。根据相关资料，日本养生学家指出金鱼运动有协调交感神经与副交感神经和全身的神经功能、预防脊柱侧弯、加强胃肠蠕动的功效，不仅能减少阑尾炎的发病几率，还能促进骨髓的生成。

专家提示

现在，市面上有一种有氧摇摆机，只要把双脚放在上面，就能轻松地左右摇摆，可以在睡眠时使用。

金鱼运动的具体操作

金鱼运动是矫正脊柱侧弯的保健操，对内脏功能也有一定的强化作用。

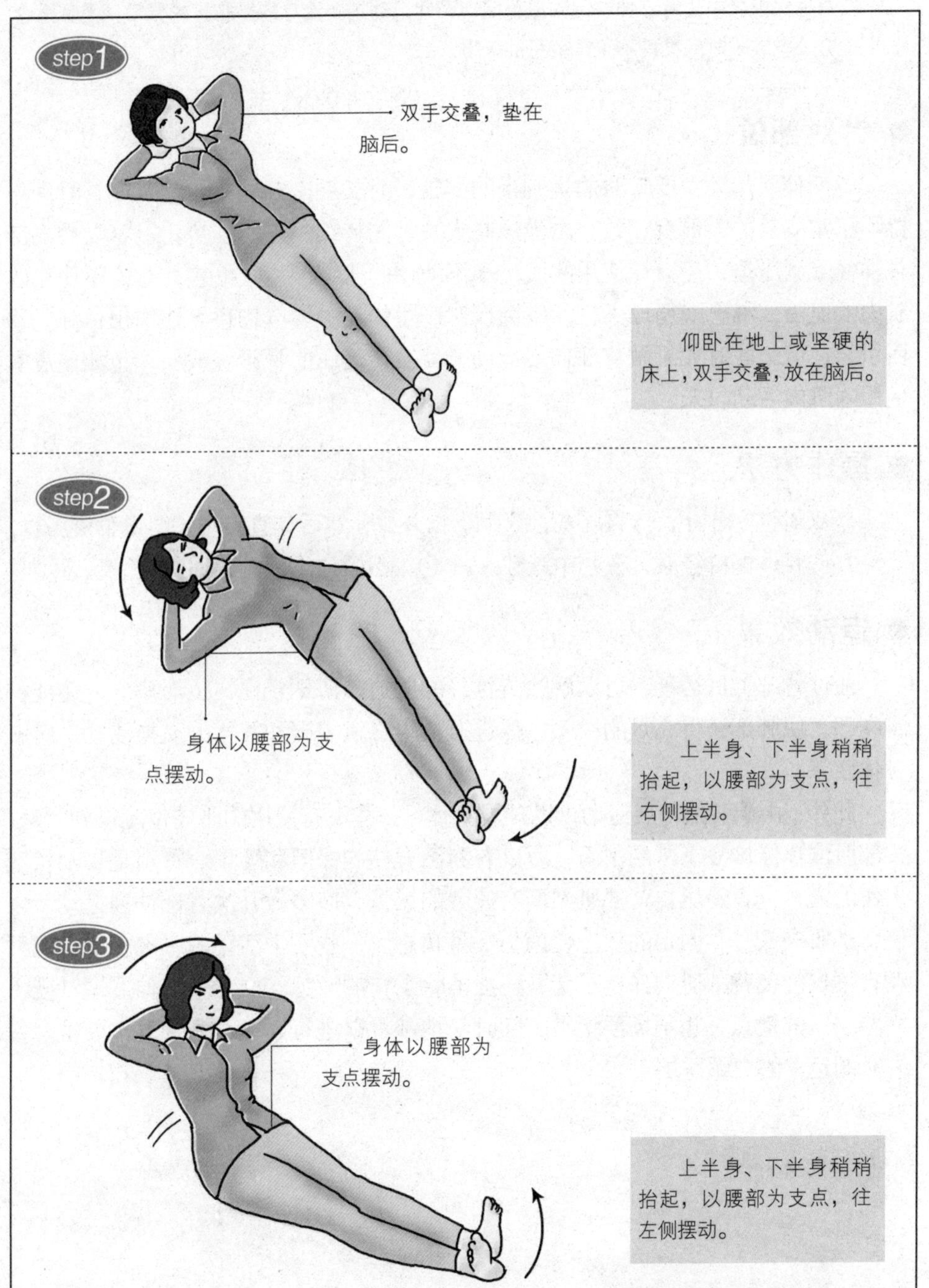

88 背部伸展运动 最简单的保健操

在脊柱保健操中，背部伸展运动最为简单，此运动主要治疗的是胸椎的异常，尤其适合长期坐办公室或长时间维持不正常姿势的人群。

针对部位

背部伸展运动主要针对的是胸椎的异常，对长期坐办公室、驼背或长时间维持不正常姿势的人很有疗效。由于这些人长时间持续一定的姿势，很容易使胸部脊神经受到压迫，还会让使用的肌肉和不使用的肌肉产生收缩差，造成不使用的肌肉的血液、淋巴液循环不良，肌肉代谢产生的乳酸等废物也无法排出体外，因而引起疲劳。此时如果做背部伸展运动，就会使受压的脊神经放松，也能使没有使用的肌肉活动起来。

操作方法

1. 双腿直立分开，与肩同宽，双手十指并拢，然后伸直高举，尽量伸展身体。
2. 使身体保持舒展，在心中默数 1 ～ 10，然后放下双手，回复直立状态。

运动效果

通过背部伸展运动，可以解除脊神经的压迫，矫正脊柱错位等病变，还能扩展胸部，使肺部获得充足的空气，促进血液中二氧化碳和氧气的交换活动，缓解身体疲劳。

此外，由于背部伸展运动可以伸展身体，一些没有使用的肌肉也能得到活动，背部肌群也能恢复正常的平衡，所以有利于脊柱的保健和矫正。特别是长期伏案工作的人，更容易压迫背部肌肉而有疲劳的感觉，应多做几次背部伸展运动，以使背部肌肉从一种固定的状态变为另一种状态。一些不常活动的肌肉也能得到活动，不仅能使背部肌肉保持平衡，还能消除工作的疲劳。由于背部伸展运动既不需要空阔的地点，也不需要工具，随时随地都可以进行，非常适合工作繁忙、没有时间运动的白领阶层。

背部伸展运动的具体操作

用背部伸展运动矫正脊柱

背部伸展运动是矫正胸椎的保健操，非常适合长期坐办公室的人群。

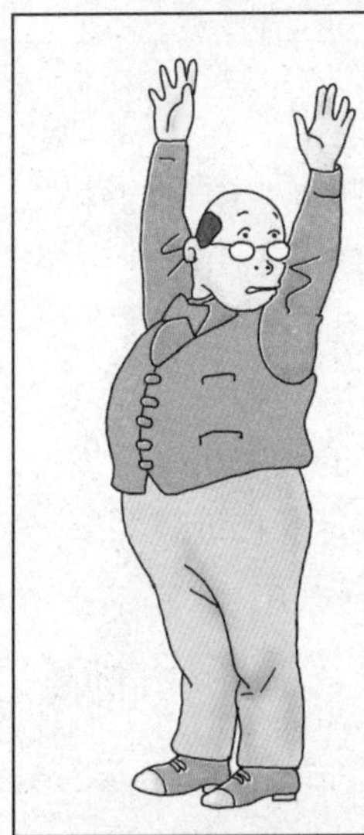

双腿与肩同宽，双手伸直高举，尽量伸展身体，男性可以用此运动来减小“啤酒肚”。

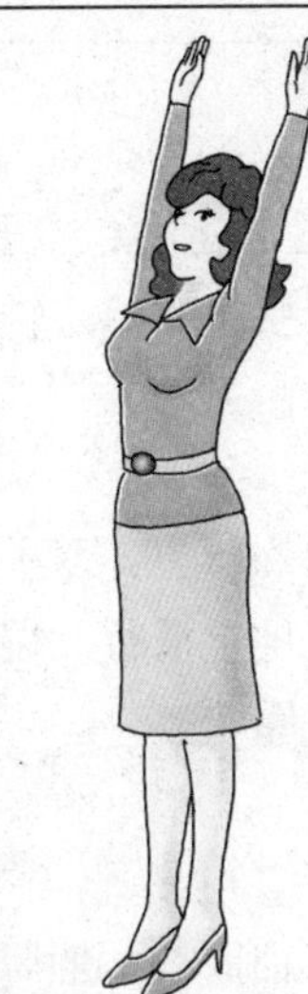

女性在伸展背部的同时，身体可以往后仰，以刺激腿部肌肉、防止臀部下垂。

用背部伸展运动检测脊柱

做背部伸展运动时，可以顺便利用墙壁来检测脊柱的情况。

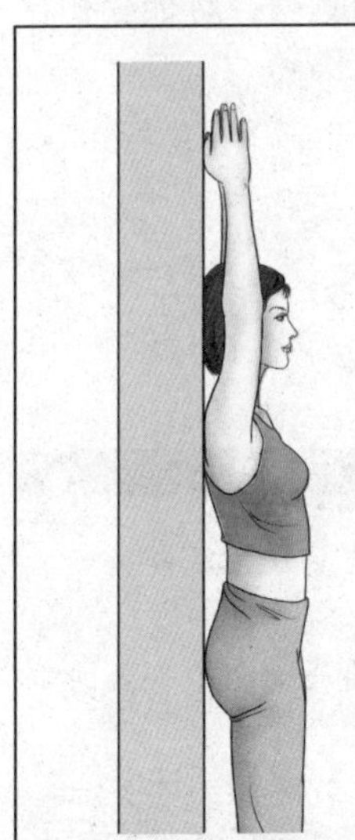

将背部平贴靠墙，脚尖往前膝盖放松，双手举起，如腰部弯曲度较大、离开墙面证明脊柱是收紧的。

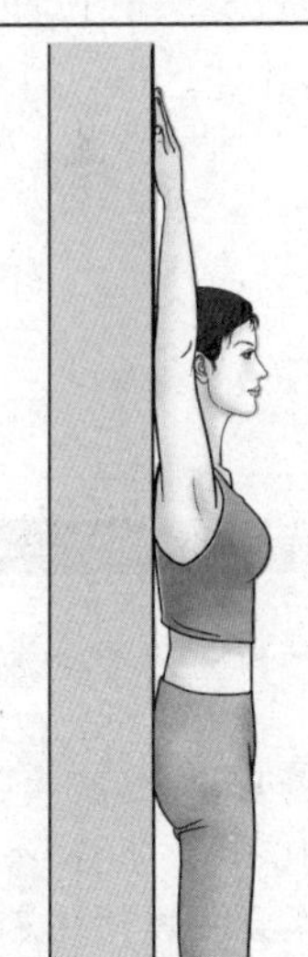

采取同样的姿势，注意手肘不能弯曲，如腰部弯曲度较小、平贴墙面证明脊柱已经有一些放松。

89 合并运动 X型腿的矫正方法

合并运动是通过合并双脚来矫正髋关节异常的保健操，尤其是对于股骨头脱臼形成的X型腿有很好的疗效。

针对部位

合并运动是合并双腿的运动，主要针对的是第3至第5腰椎、髂骨的异常，特别是对股骨头脱臼及其引起的前方转位和后方转位有很好的矫正作用。

操作方法

1. 仰卧在地上或坚硬的床上，双手交叠，放在脑后，双脚的脚掌相对合拢。
2. 双脚脚掌合拢，在地上滑行，慢慢向腰部移动，尽量使足踝接近髋关节。
3. 将双脚下滑，回复原状。

运动效果

通过合并运动，可以使脱臼的股骨头恢复正常，尤其是对于因股骨头脱臼形成的X型腿有较好的功效。如果在矫正手术后多加练习，必可获得更大的效果。

痛经的女性，也可以通过合并运动进行矫正，痛经的症状也能得到缓解，但是如在运动中出现疼痛或不适，应立即停止运动。

此外，合并运动通过双脚的拉伸可以运动腰部，强化腰部肌肉，对神经和骨盆内的脏器都有一定的好处。

专家提示

刚开始做合并运动时，可能会觉得困难，只要循序渐进地让足踝接近髋关节即可。

合并运动的基准是1天大约20次，如果严重的X型腿或是两腿长度相差很大的人，一天可以做50~100次，坚持3个月以上就会有良好的效果。

在做完合并运动后，应原地休息10分钟，如每天坚持练习，必会取得很好的效果。

合并运动的具体操作

合并运动是矫正腰椎的保健操，对 X 型腿有很好的治疗效果。

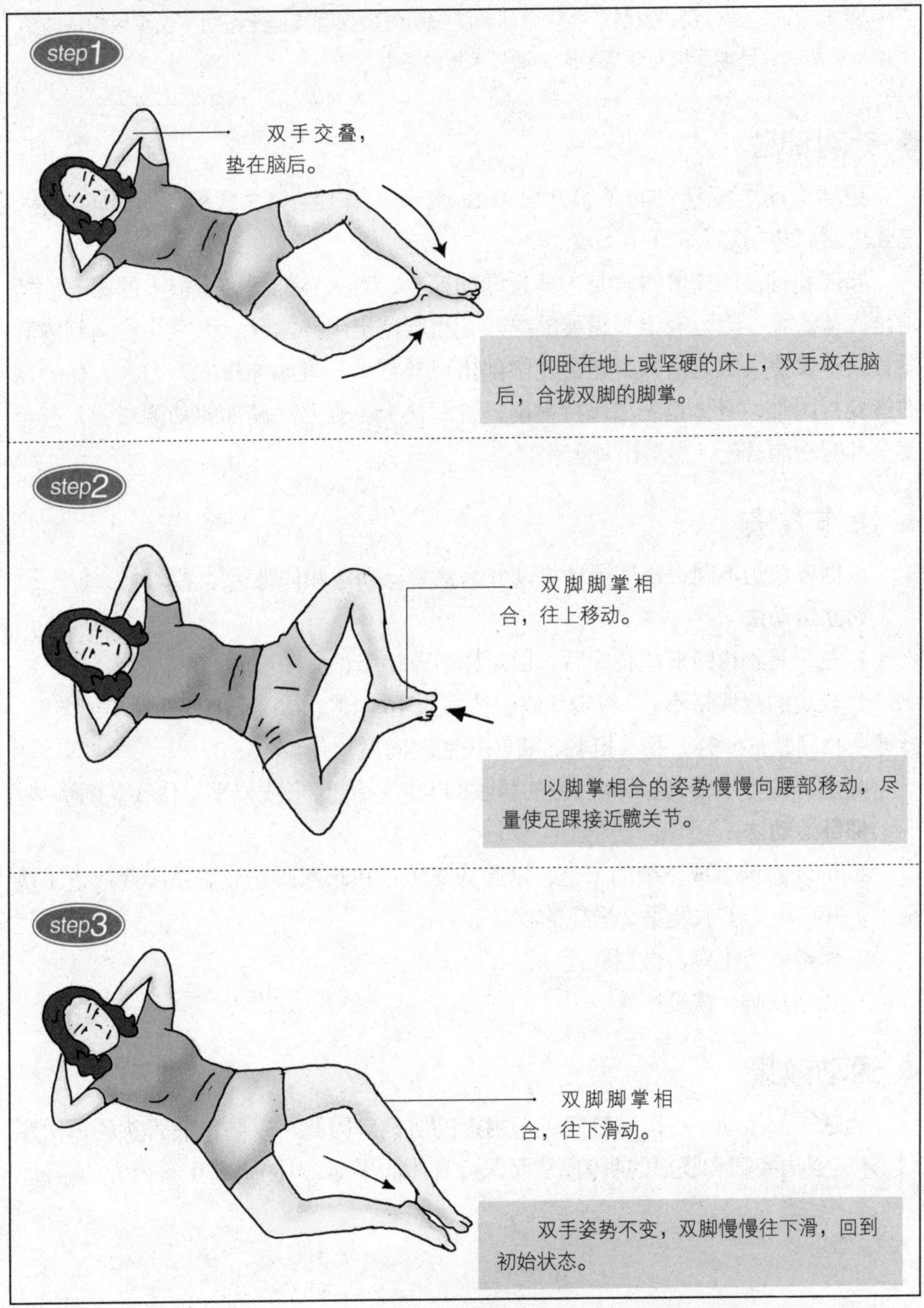

90 腿部运动 防止老化，促进平衡

腿部运动是通过牵引双腿来强化腰部和腿部肌肉的保健操，此运动不仅可以锻炼髋关节附近的肌肉，还能保持身体的平衡，增强人体的活力。

针对部位

腿部运动主要针对的是第 9 至第 12 胸椎、第 1 至第 5 腰椎、髂骨的异常，是强化腰部和腿部肌肉的运动。

腰部和骨盆的内脏器官是人体重要的部分，对人体的活力有很大的影响。特别是人体的腰椎附近有很多重要的腧穴，当腰部出现异常时，很容易影响到内脏器官，不仅使人缺乏活力，还会使膝部出现异常。一旦膝部衰弱无力，人体的弯曲就变得困难，身体也无法保持平衡，进而使上半身乃至脑部的功能减弱，甚至使全身的功能退化，提早出现老化。

操作方法

根据姿势的不同，腿部运动可以分为站立运动法和仰卧运动法。

站立运动法：

1. 在用足相诊断双腿长度后，面对柱子或墙壁站立。

2. 较短的腿保持不动，将较长的腿往后拉 10 厘米。(3. 双手抵住柱子或墙壁，好像要抬起腰部一样，抬头挺胸，将较长的腿向后拉伸。

4. 上身姿势不变，将伸向后方的腿收回，向前抬起，形成似乎抱住膝盖的姿势。

仰卧运动法：

1. 仰卧在地上或坚硬的床上，以腰为支点，抬起双脚，然后在脚底放上 1 块板子，并在板子上放置重 2 千克的物品。

2. 保持姿势不变，做屈膝运动。

3. 抬起双脚，恢复原状。

运动效果

通过腿部运动，可以锻炼髋关节附近的肌肉。因此可以防止股骨头的再次脱臼，并能强化腰部和腿部的肌肉，从而保持身体的平衡，对防止老化有很大的帮助。

腿部运动的站立法

腿部运动是强化腰部和腿部肌肉的保健操，可分为站立法和仰卧法，其中站立法操作较为简单，很容易学会。

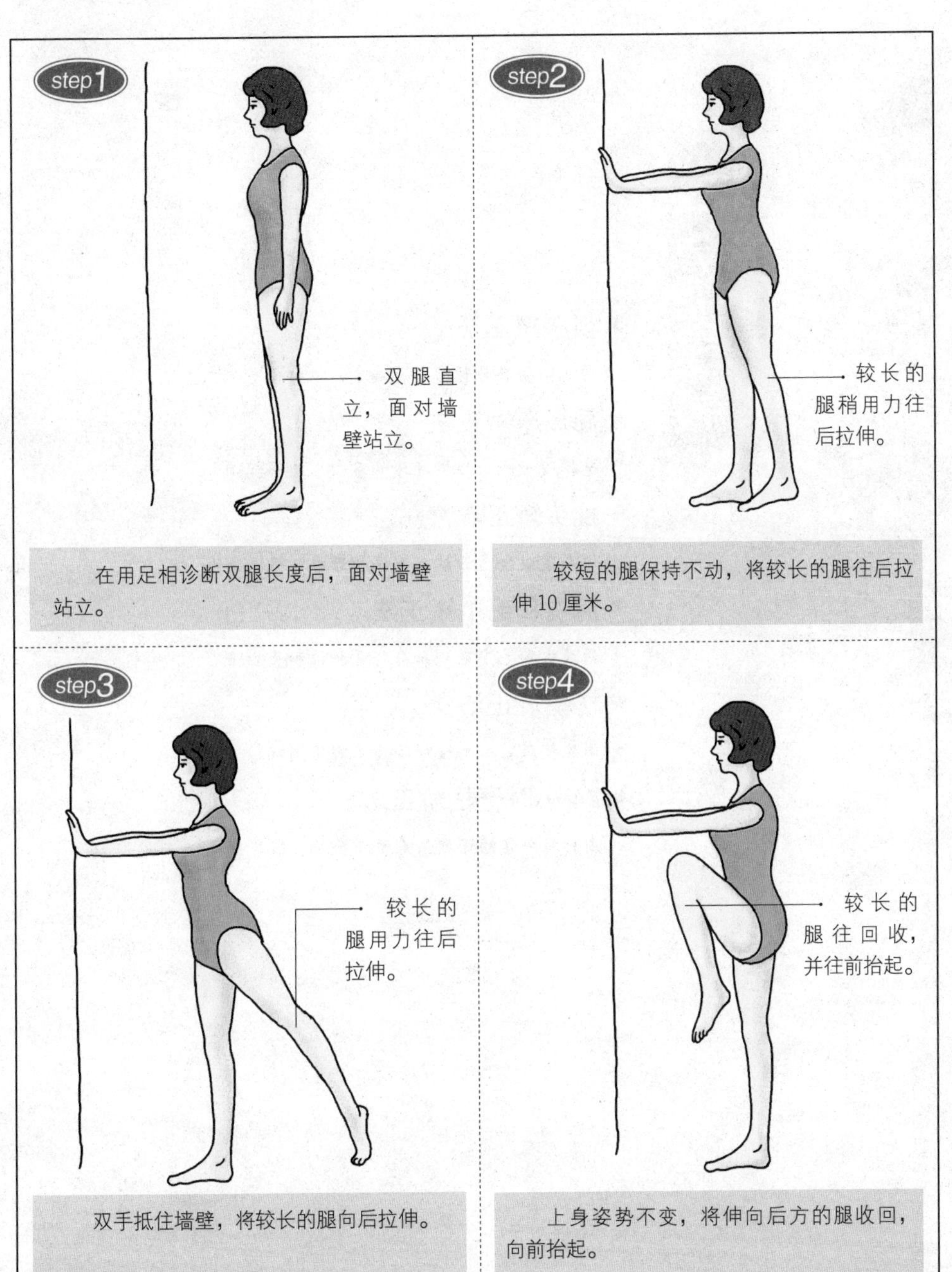

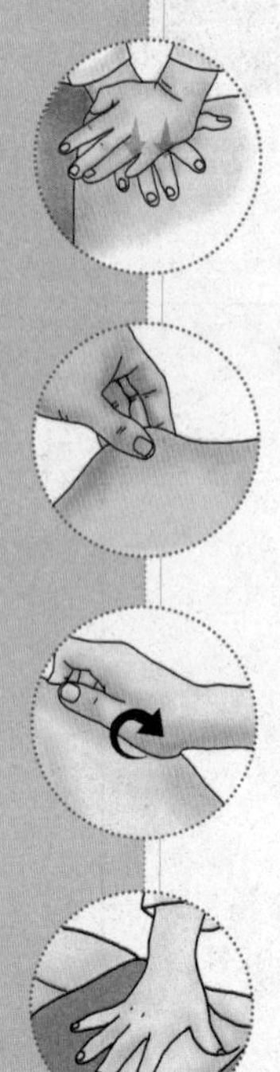

本章看点

- **姿势矫正法**

  用正确的姿势预防脊柱病变、维持优美体态

- **硬板床矫正法**

  选择硬板床来维持身体的重心、缓解疲劳

- **枕头矫正法**

  用高度最合适的枕头来保护颈椎、促进睡眠

- **肩枕和毛巾矫正法**

  用肩枕和毛巾来矫正肩胛骨移位和长短腿

- **枕垫矫正法**

  用枕垫来轻松地缓解腰痛、矫正胸椎

- **24小时脊柱矫正法**

  用针对白领的保健法来矫正脊柱、锻炼身体

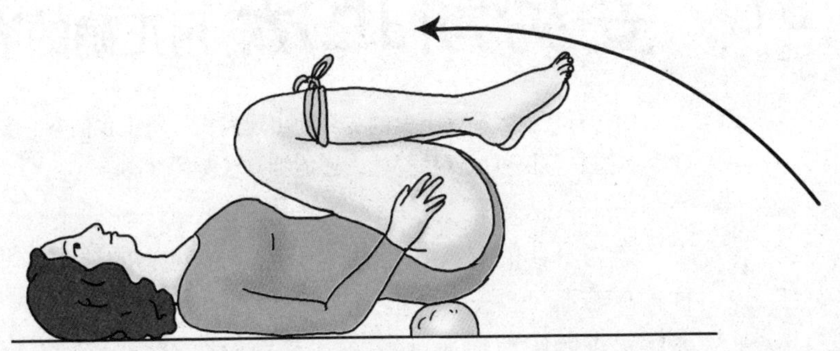

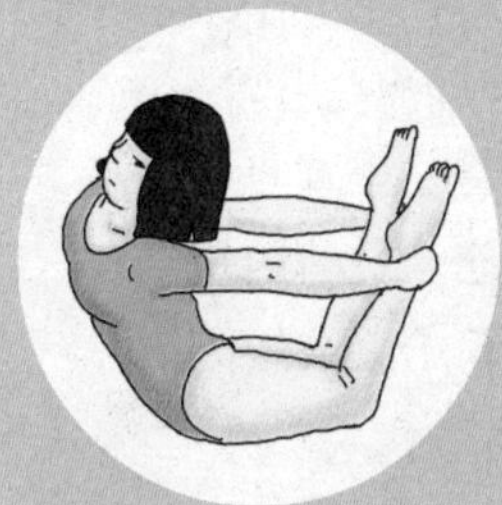

第十章 日常生活的脊疗保健

在身体构造中，脊柱是比较容易受损的部位，而当其发生错位后，很容易影响到肌肉和内脏器官，造成功能性紊乱。此时，我们可以通过一些简单的方法来使受损的脊柱回复原位，以预防疾病的发生。

91 姿势矫正法 用正确的姿势保护脊柱

由于脊柱很容易因不良的姿势而出现病变，所以我们有必要在生活和工作中保持良好的姿势，这样不仅可以保护脊柱，还能拥有优美的体态。

作为身体的支柱，脊柱承受着身体重心的压力，根据人体姿势的不同，脊柱也有着不同的压力负担。当人站立时，脊柱承受的压力是100%；当人弯腰时，脊柱承受的压力是200%；当人坐着时，脊柱承受的压力是150%；当人躺下时，脊柱承受的压力是25%。因此，如能养成良好的姿势，就能避免使脊柱承受不当的压力，维持脊柱健康。

在各种姿势中，站姿是最常用的姿势之一。正确的站姿应该使脊柱呈现直立的状态，腰椎和骨盆要居中平衡，身体不能呈现翘屁股或驼背的体态，身体的重量应平均分布在双脚上。如果需要长时间站立，可以先将一脚踩在箱子上或较高的地方，然后两脚轮流交换，这样会减轻久站造成的肌肉僵硬感。

除了站姿外，坐姿也会对脊柱造成较大的压力。正确的坐姿应是坐在骨盆上，也就是臀大肌突出的骨头处，这样会使骨盆和腰椎保持居中的位置，上半身也能维持腰背挺直的良好姿态。如果不能维持正确的坐姿，可以试着在两膝中间夹1张纸或1块纸板，然后用力夹住，这样就会维持正确的坐姿，大腿内侧肌群和躯干肌群的张力也会得到锻炼。

在行走或跑步时，很容易一味前行而忘记维持正确姿势，这时可以注意几个重点：在步行时，应注意脚跟先着地，然后脚掌再着地，两脚不要同时着地，要抬头挺胸、保持骨盆稳定地行进；在跑步时，也要先以脚跟着地，运用全部的肌群，使两脚同时离开地面，然后抬头挺胸地跑动。

此外，由于脊柱在搬运重物时会承受很大的压力，如果这时姿势不当，很容易伤及腰椎，造成下背部的损伤，如瞬间用力、剧烈撞击，往往会引起腰部肌肉及肌腱拉伤、椎间盘突出等症状。因此，我们在搬重物时，应先蹲下，一脚踩在地面，一脚脚跟抬起，然后将重物靠近身体搬起，起身则要保持直背，用双手搬起重物，将其重量靠在腹部，这样就能减轻腰椎的压力。

正确的坐姿与站姿

在日常生活中，我们应注意保持正确的坐姿与站姿，这样不仅能拥有优美的体态，还能预防脊柱的病变。

正确的坐姿

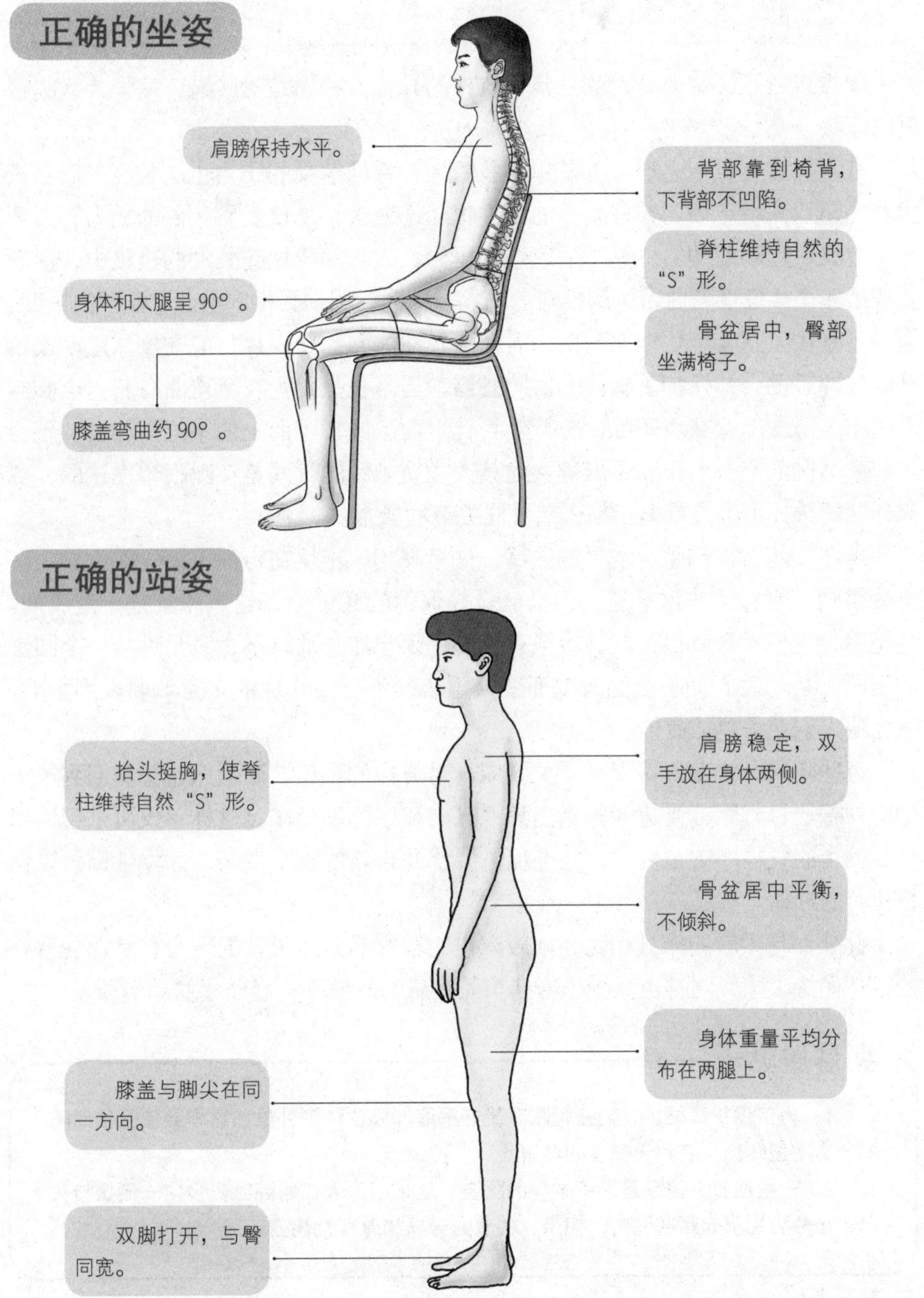

正确的站姿

92 硬板床矫正法 选择有益健康的睡眠

在睡觉时，我们最好选择硬板床，这样不仅可以很好地缓解疲劳，还能维持固定的重心，对脊柱病变的预防和治疗都很有好处。

硬板床矫正法主要针对的是整个脊柱的异常，特别是对腰酸背痛等症状有很好的疗效。

在人类直立行走之前，都是用四肢着地，脊柱承受的压力也比较小，而当人类开始用双腿行走后，脊柱承受的压力也随之变大，不仅受到头部的重力，还要承受走路、运动的冲力。为了适应这些压力，人类的脊柱在长期的进化中，逐渐形成了 4 个生理性弯曲，即颈椎向前凸、胸椎向后凹、腰椎向前凸、骶椎向后凹。

正是由于这 4 个生理性弯曲，人体的脊柱如同弹簧一样，能在剧烈运动或跳跃时缓冲震荡，并保护了胸腔和盆腔脏器。但是也是因为 4 个弯曲在着力点和周围的小关节面上存在着间隙，一旦受到自上而下或自下而上的不均衡冲击，就会引起关节间的交合不正、歪斜等。尤其人类有 1/3 的时间是在睡眠中度过的，如果床铺的选择不当，就很容易引起脊柱关节的异常。

现在，随着人们生活水平的提高，许多高档床出现在市面上，这些床具大多十分柔软，看起来非常舒适，但是从脊柱保健的角度上，这些床具是不健康的。这是因为它们本身就很柔软，也很有弹性，因此在睡眠时不太容易维持一个固定的重心，会随着人们睡姿的改变而变换重心，不仅使脊柱的正常弯曲受到影响，还会使人们变得更加疲倦。

近些年来，许多人认识到了柔软床具对脊柱的损伤，硬板床也重新回到了人们的视野。日本医师渡边就曾指出睡眠时应该选择硬板床，这样不仅可以帮助错位、偏歪的脊柱小关节复位，还能促进婴小儿骨骼的正常发育，而女性则可以保持优美的形体。

此外，与柔软的床具相比，硬板床也比较容易保持身体的重心，从而使脊柱的椎体保持平衡，同时也减少了脊柱相关疾病的发病率，有益于身体健康。

健康贴士

1. 为了保护脊柱，我们在睡眠时最好采取仰卧位和侧卧位，这样会使腰椎间隙的压力明显降低，有利于脊柱的健康。

2. 一般而言，俯卧是最不推荐的睡姿。这是因为人在俯卧时，会向一侧扭转头颈，十分容易引起颈部肌肉、韧带、关节的劳损和退行性病变。

选择对脊柱有利的床具

睡眠是调整平衡紊乱的最佳时间，此时应该尽量使用硬板床，以便在睡眠中矫正脊柱。

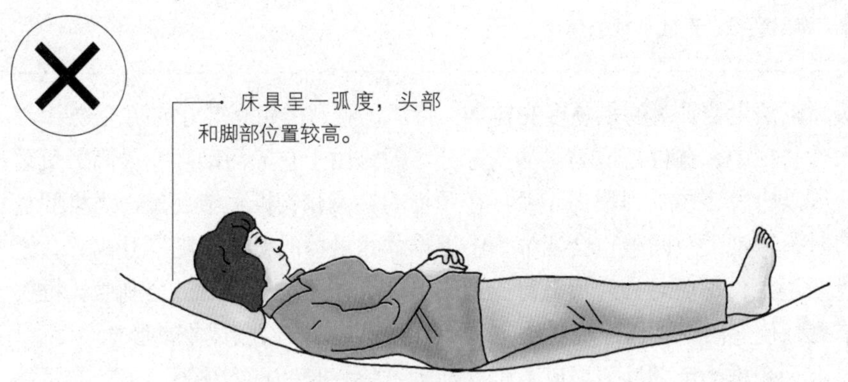

会使颈椎处于比较高的位置，身体的重心也不易固定。

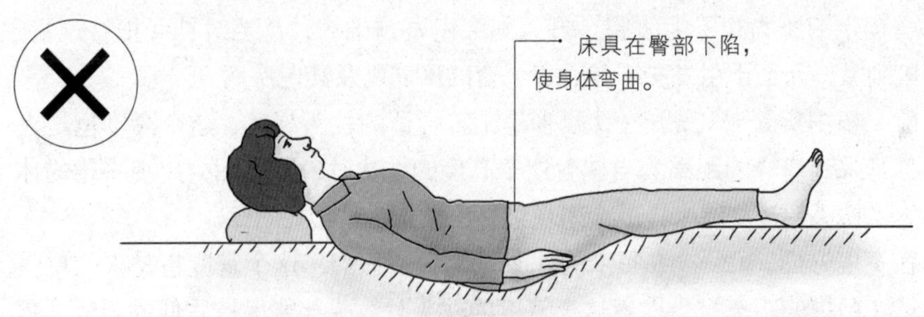

会使腰椎处于较低的位置，不能维持脊柱的正常生理弯曲。

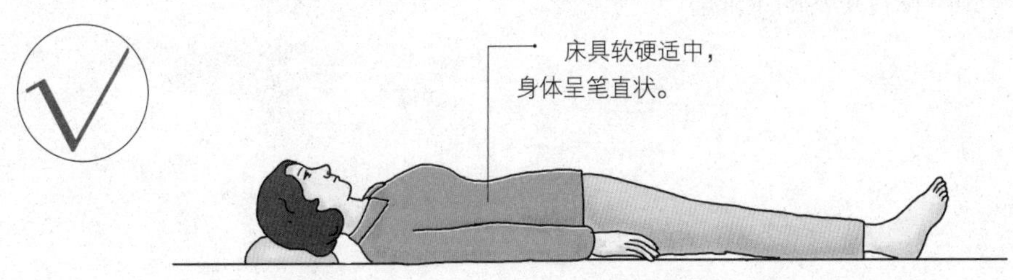

能维持脊柱正常的生理弯曲，较易保持身体的重心。

93 枕头矫正法 选择最适宜的高度

在睡眠时，我们不仅要注意床铺的硬度，还要选择合适的枕头。只有枕头在6～9厘米时，才不会过度牵引颈椎，造成颈椎的病变。

枕头矫正法主要针对的是颈椎的异常，特别是对颈椎病有很好的防治效果。

在人体脊柱中，颈椎是最为灵活的部分，但是由于它的活动频率最高、负重也很大，所以比较容易受到损伤。尤其在颈椎的钩突和钩椎关节部位，当椎间盘退化变薄时，钩椎关节间隙也会变窄，上下椎体缘触撞的概率会随之升高，久之则出现骨质增生，进而对神经根进行压迫。另外，在颈椎劳损后，会刺激钩椎关节的关节囊，使之出现创伤性炎性反应，以至于刺激脊神经根或椎动脉。

正是因为颈椎的脆弱性，所以人们在活动、睡眠时一旦姿势不当，就有可能对颈椎造成损伤。尤其是一些长期伏案工作的人，他们的颈后肌群和韧带经常处于紧张状态，久之就会引起椎板前的黄韧带张力的增大、增厚、钙化。如果他们在睡眠时使用较高的枕头，颈椎就会维持白天的体位，完全不能休息，颈后肌群、关节囊、韧带的压力也不能缓解。日久则会引发颈椎病，甚至对神经根、颈髓、血管造成刺激，乃至于引发头、颈、肩、臂的疼痛以及其他疾病。

目前，根据实验研究，6～9厘米是比较合适的枕头高度，这个高度也是人侧卧时，耳朵到肩峰的距离。当枕着这个高度的枕头时，脑电图会出现平稳的休息波形；当枕头超过9厘米，就会出现过高的波形。

而在宽度方面，12～15厘米的枕头是比较合适的，这个宽度也是人的枕骨下缘到第7颈椎的距离。当枕着这个宽度的枕头时，头部能保持后仰的姿势，颈后肌群也能得到休息。对于颈椎病患者而言，这个宽度的枕头能轻度牵引颈椎，减轻增生骨质对神经、血管的刺激，对颈椎及其小关节的异常也有一定的矫正作用。如果枕头超过15厘米，就会过宽，在睡眠时会使头、颈、背呈水平状态，不利于颈椎保持正常的生理前凸。

选择对脊柱有利的枕头

枕头的垫法

在睡觉时，我们应注意枕头的垫法，如果不加注意，很可能会导致颈椎的病变。

√

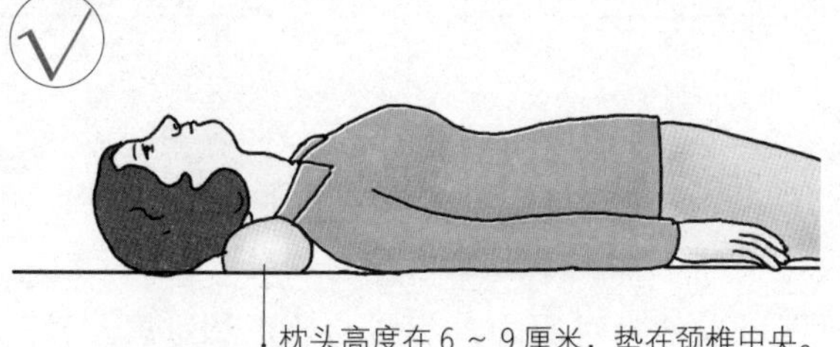

枕头高度在6～9厘米，垫在颈椎中央。

枕头支持颈椎，会使头部会保持后仰的姿势，颈后肌群会得到休息。

×

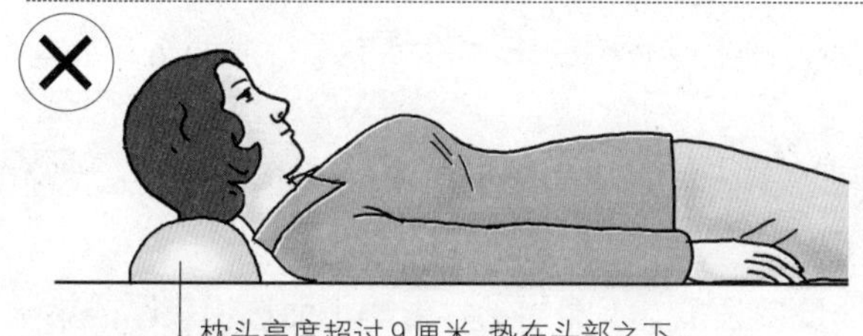

枕头高度超过9厘米，垫在头部之下。

头部保持前仰的姿势，久之会导致头部或颈部肌肉硬化。

正确的床具

在睡眠时，人体脊柱承受的压力是最小的，如果能选择正确的床具和睡姿，对身体很有好处。

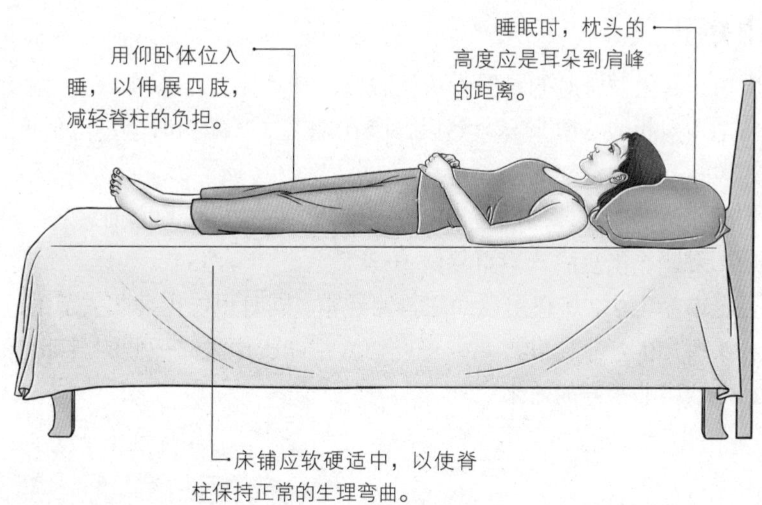

94 肩枕和毛巾矫正法 利用工具矫正脊柱

除了在睡眠或日常生活选择正确的姿势、床具外，我们也可以使用一些小工具来矫正脊柱的病变，如肩枕、毛巾就属于比较实用的工具。

肩枕矫正法

肩枕矫正法主要针对的是第 4 至第 7 颈椎、第 1 至第 11 胸椎的异常，尤其对肩周炎、肩关节炎、手麻痹、上臂神经痛等病症有很好的效果。

根据矫正的部位，肩枕矫正可以分为对肩胛骨前屈的矫正和对肩胛骨后屈的矫正。

对肩胛骨前屈的矫正：俯卧在地上或坚硬的床上，将垫子折成两折，放置在出现前屈的肩膀下，15 分钟后取出。

对肩胛骨后屈的矫正：仰卧在地上或坚硬的床上，将垫子折成两折，放置在出现后屈的肩膀下，15 分钟后取出。

在做肩枕矫正时，肩枕的厚度要适度，不能为了急于矫正而选用较厚的垫了，否则可能在矫正时造成另一侧肩膀的过度前屈或后屈，不仅影响疗效，还会引起新的问题。此外，每次矫正时只要躺在肩枕内侧的 1/3 处就可以了，不需要将肩膀完全放在垫子上。

通过肩枕矫正法，患者的肩胛骨前屈或后屈会得到改善，从而达到矫正脊柱的目的。

毛巾矫正法

毛巾矫正法主要针对的是股骨头假脱位，其具体内容是：

1. 将毛巾对折成 3 厘米高，然后仰卧在地上或坚硬的床上，再把折好的毛巾垫在腿部较短一侧的臀部下面。

2. 用绳子绑起双腿，并慢慢抬起，向胸部弯曲，尽量到胸前。

3. 放下双腿，恢复原状，重复做 10 次。

通过毛巾矫正法，不仅可以矫正骨骼异常，同时也能运动髋关节附近的肌肉。如果股骨头脱臼的症状比较严重，可以请人帮助压住脱臼一侧的腰部，然后再抬起双腿，会取得非常好的效果。

利用肩枕和毛巾矫正脊柱

肩枕矫正法

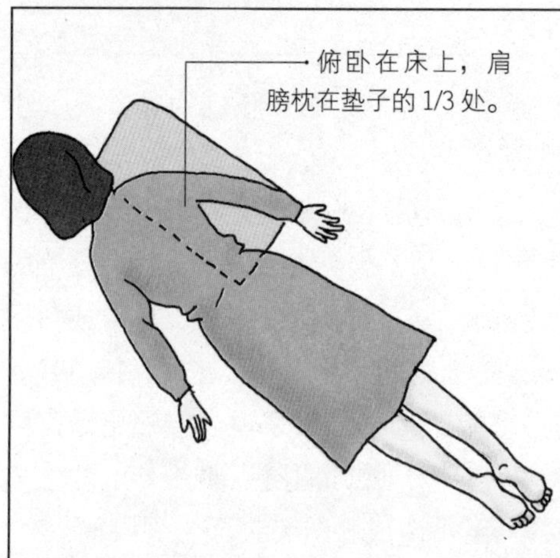

将折成两折的垫子放在前屈的肩膀下，以矫正肩胛骨前屈。

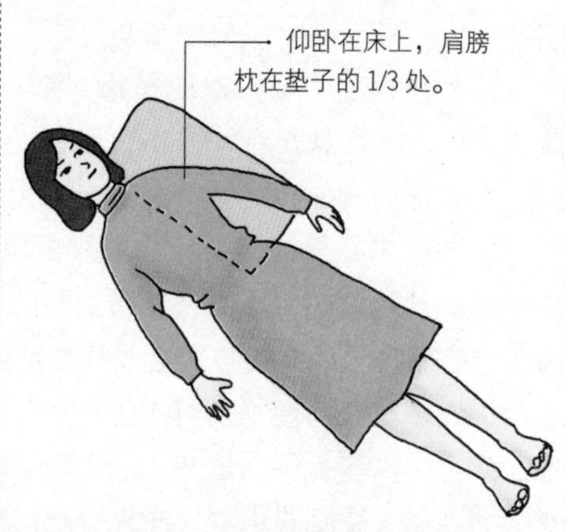

将折成两折的垫子放在后屈的肩膀下，以矫正肩胛骨后屈。

毛巾矫正法

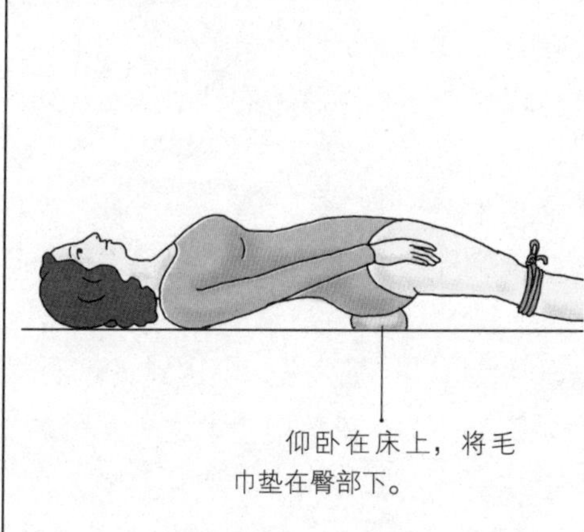

用 3 厘米高的毛巾垫在腿较短一侧的臀部下方，保持仰卧姿势。

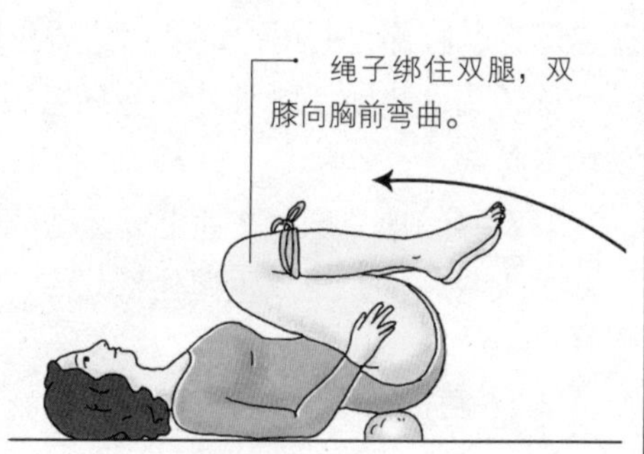

为了防止双膝分开，用绳子固定后，双腿往胸部弯曲。

95 枕垫矫正法 用枕垫矫正腰椎

一般而言，腰部是人体比较容易受到伤害的部位，此时我们可以用枕垫做一些练习，来矫正错位的腰椎，并强化胸腹部肌肉。

枕垫矫正法主要针对的是第 9 至第 12 胸椎、第 1 至第 5 腰椎的异常及其引起的症状，尤其对腰痛有较好的防治效果。

在人体的脊柱中，腰椎是承受重力最大、用力最多的部位，它不仅可以在运动时缓冲压力，还能使脊柱有最大的活动度。但是，大约在 20 岁以后，腰椎的椎间盘就开始退化，纤维环韧带的弹性也逐渐减低，此时如果姿势不良、或负重过大、或活动过多，很容易造成纤维环的破裂，加速腰椎的老化，进而引起腰痛，甚至引发多种疾病。特别对于一些长期坐办公室或久站的人来说，腰痛更是常见的疾病之一。这是因为这些人长期保持同一个姿势，腰部肌腱、韧带伸展的能力也随之减弱，腰肌的正常代谢也受到影响，乃至于造成腰肌劳损而出现腰痛。

作为一种常见的病症，腰痛的治疗方法有很多，用枕垫来矫正腰椎就是其中之一，它的具体操作方式是：

1. 仰卧在地上或坚硬的床上，双手放在两侧，双腿伸直。

2. 抬起腰部，并在下面垫上 2 块枕垫，双膝轻轻合拢。保持姿势，坚持 15 分钟，然后回复原状。

这种用枕垫矫正的方法刚开始做时可能会有些难受，此时不要勉强，可以慢慢进行，只要坚持锻炼即可。但是要注意的是，在放入和拿出枕垫时，都要保持膝盖笔直，腰部也要用力，以达到矫正腰椎的目的。

除了用枕垫矫正腰椎外，腰痛患者也可以做一些加强腰力的辅助运动，其具体内容是：

1. 双膝着地，跪立在地上或坚硬的床上。

2. 上身后仰，用双手握住双足踝，尽量使胸部向前伸展，之后再慢慢地回复原状。

在这个动作中，运动者不要过于勉强，但是可以尽量多做，以达到缓解腰痛、矫正胸椎和腰椎的错位、调整脊柱小关节紊乱的目的，身体健康者也可以用这个运动来强化胸腹部肌肉，锻炼身体的柔韧性。

枕垫矫正法和强化腰力运动

枕垫矫正法

step1

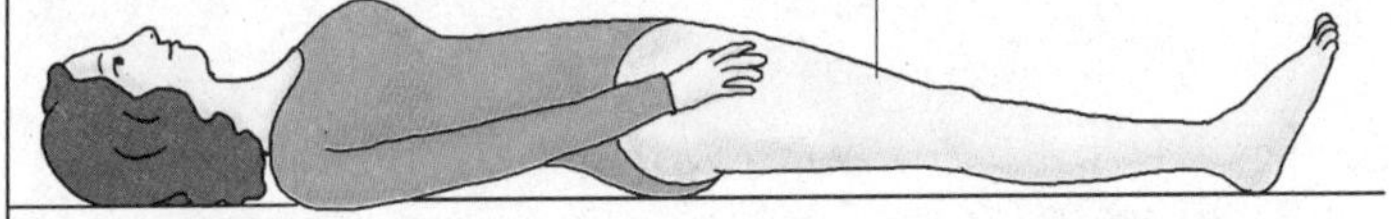

身体仰卧，
双腿伸直。

仰卧在地上或较坚硬的床上，双手放在两侧，双腿伸直。

step2

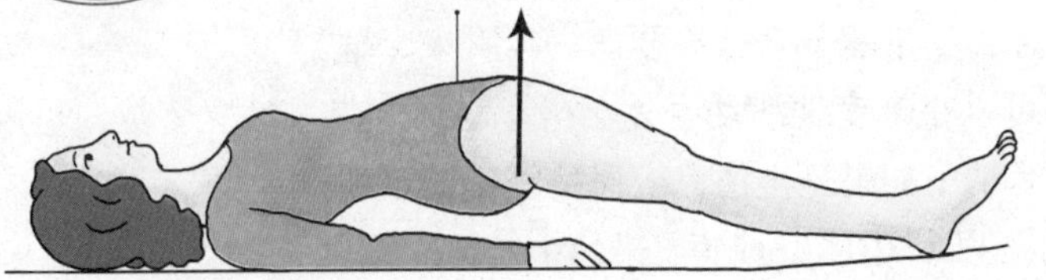

腰部用力往上抬起。

身体的基本姿势不变，只将腰部抬起。

step3

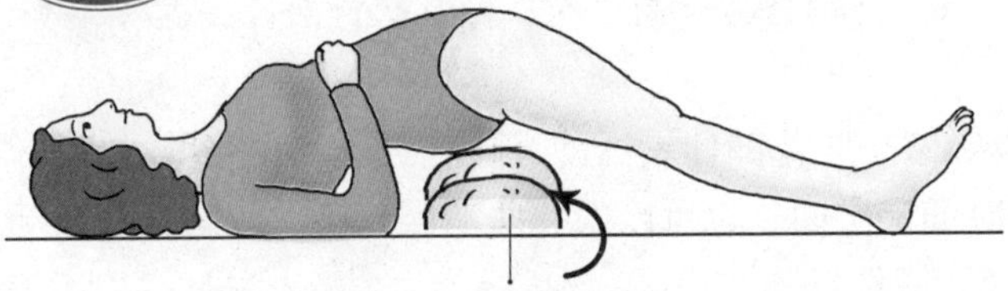

腰部下面垫上 2 块枕垫，双膝轻轻合拢，15 分钟后回复原状。

在抬起的腰部下
面垫上 2 块垫子。

强化腰力运动

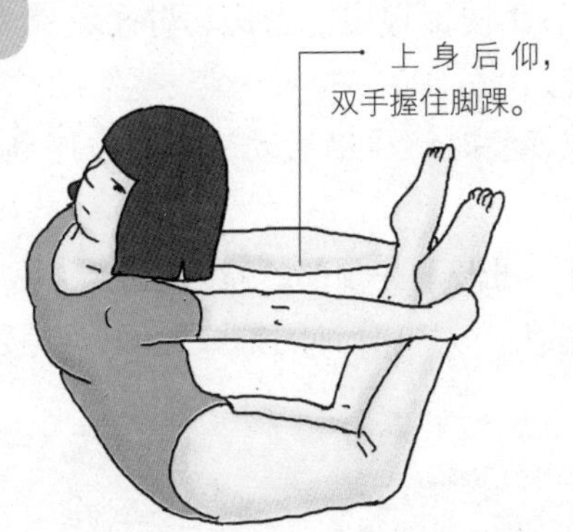

上身后仰，
双手握住脚踝。

上身后仰，用双手握住足踝，使胸部向前伸展，之后慢慢地恢复原状。

96 24小时脊柱矫正法 针对白领的保健法

24 小时脊柱矫正法主要针对的是脊柱的异常，特别是对于白领阶层有较好的效果。由于这些人需要长时间伏案工作，如能利用 1 天的空闲时间做一些简单的脊柱矫正运动，十分有利于脊柱的保健和防治。

早晨 6 点：醒来后，先在床上做背部伸展运动、抱膝运动、双腿合并运动，大约做 10 分钟。

早晨 6 点 30 分：尽量双手合用来洗脸、刷牙，以使左右肌肉得到均衡的运动。如果时间充裕，还可以做一些腰腿强化运动。

早晨 7 点：尽量用双手吃早餐，最好不要固定坐位，以使腰部得到对称锻炼。

早晨 7 点 30 分：穿衣服时不要总是使用固定的一只手或脚，而应该尽量对称地使用手脚。穿鞋子时，尽量蹲下来，不要弯一半腰来穿鞋。

在等公共汽车时，可以小幅度地活动身体。坐车时，如果是站立姿势，可以做踮起脚尖、放平脚底运动；如果是坐位，应保持正确的坐姿。

上午 9 点：工作前可以利用墙壁或桌子做 10 分钟的腿部运动。在工作中，尽量抬头挺胸地坐在椅子上。如果有足够的空间，可以将一只脚放在另一只脚上，并竖起脚尖。

如果是使用电脑工作，每个小时最好休息 1 次，做几次背部伸展运动、颈部旋转运动。

中午 12 点：午休时最好做一些背部伸展运动，同时可以利用墙壁或桌子做腿部运动。如果有足够的时间和空间，也可以做一些弯腰运动、双腿合并运动，不仅可以消除疲劳，也能矫正脊柱。

下午 6 点：下班后做一些背部伸展运动、颈部旋转运动、肩部上下运动、腿部屈伸运动，大约坚持 15 分钟。

下午 7 点：回到家后，慢慢地脱去衣服、鞋子，然后可以在地上做 10 分钟的背部伸展运动，再休息 10 分钟左右。

下午 7 点 30 分：吃晚餐时，尽量活动一下较少用到的手腕、脚腕，最好在与早餐相反的座位吃饭。

晚上 10 点：洗澡时，可做一些颈部、肩部运动。

晚上 11 点：睡觉之前，做 30 分钟的抱膝运动、弯腰运动、金鱼运动及其他活动肩背的运动。

24小时脊柱矫正疗法

24 小时脊柱矫正法主要是针对长期伏案的工作者，如能利用一天的空闲时间做一些简单的脊柱矫正运动，就能收到较好的成效。

清晨	刷牙
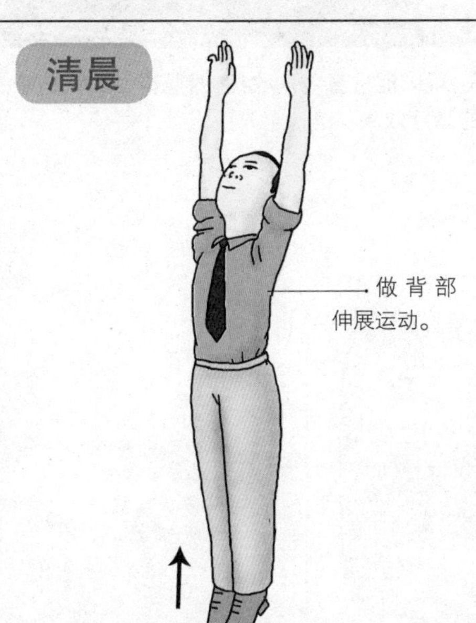	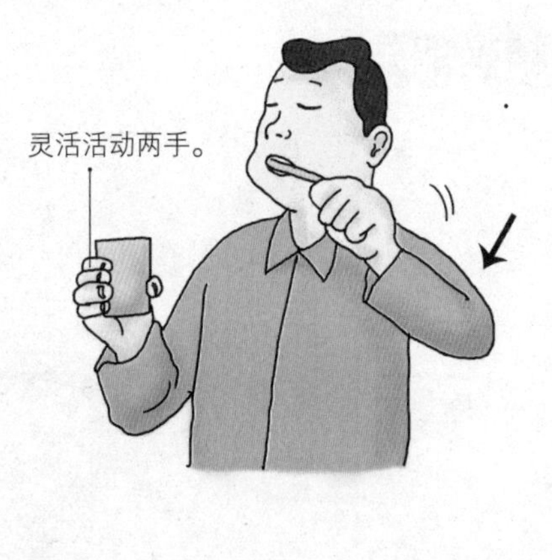
在起床后、上班前，可以做一些背部伸展运动等，大约做 10 分钟。	尽量双手合用来洗脸、刷牙，以使左右肌肉得到均衡的运动。
坐公车	**办公室**
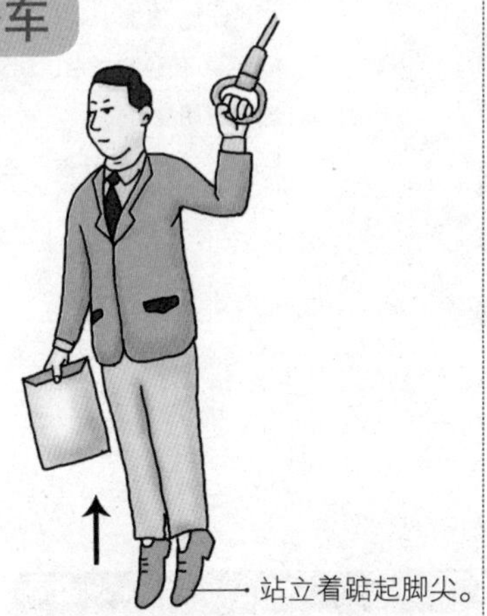	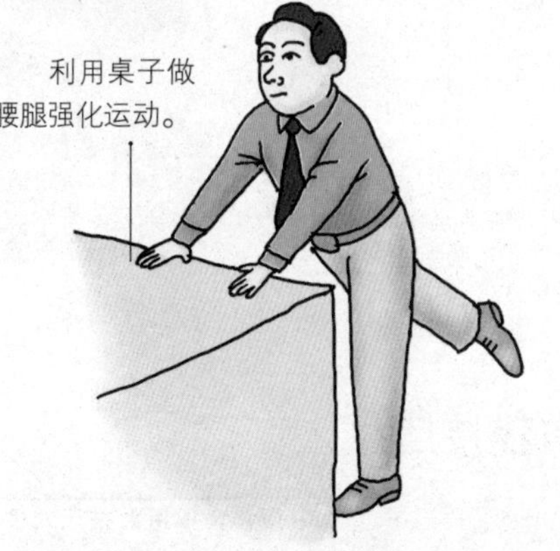
如果在公车上没有座位，可以踮起脚尖做脚部的站立、放平运动。	在上班的空闲时间，可以利用墙壁或桌子做 10 分钟的腿部运动。

附录一 家庭脊疗常用穴位

长强穴

长强穴位于人体的尾骨端下。经常按摩此穴，可以促进直肠的收缩，对肠炎、腹泻、痔疮、便血、阳痿、腰神经痛、癫痫等病症都有良好的治疗效果。

精确取穴

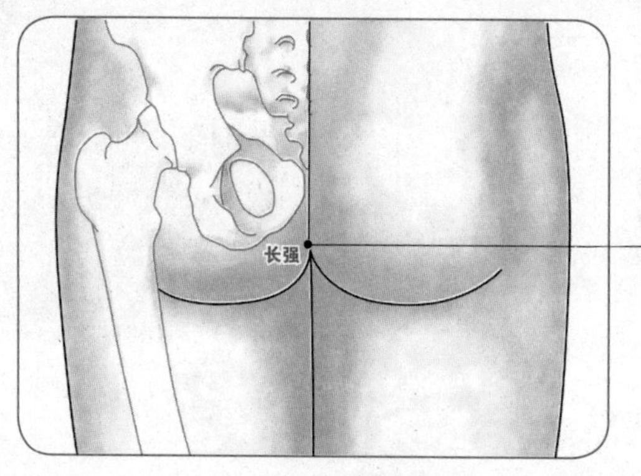

长强穴位于人体的尾骨端下，当尾骨端与肛门连线的中点处。

取穴技巧

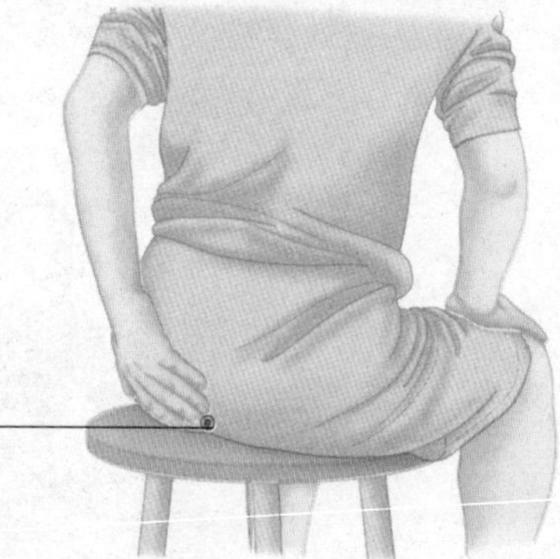

正坐，上身前俯，伸左手至臀后，以中指指腹所在的位置即是。

功用 向体表输送阳热之气。

配伍治病

痔疮：长强配二白、阴陵泉、上巨虚和三阴交。

脱肛、痔疮：长强、二白和百会。

自我按摩

以中指和食指用力按压穴位，会有酸胀的感觉，向里面以及四周扩散。每次用左右手各按压1～3分钟，先左后右。

程度	二指压法	时间/分钟
轻		1～3

命门穴

命门穴是主掌人体阴性水液的穴位，位于第 2 腰椎附近。经常按摩此穴，可以补充人体的肾气、精力，对腰痛、腰扭伤、坐骨神经痛、阳痿、月经不调、头痛、耳鸣等病症都有良好的治疗效果。

精确取穴

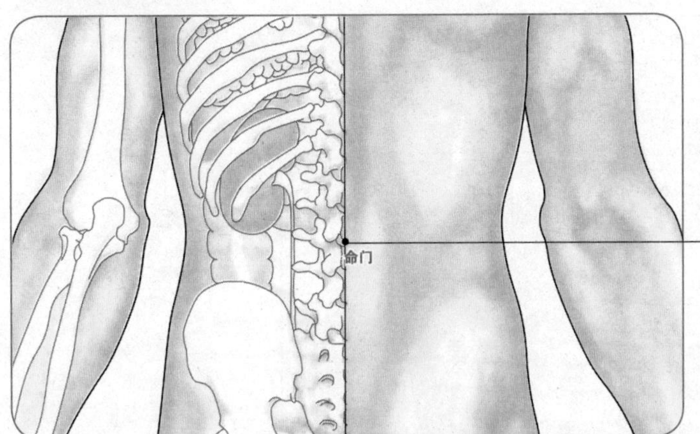

命门穴在第 2 腰椎棘突下（两侧肋弓下缘连线中点，一般与肚脐正中相对），即肚脐正后方处即是。

取穴技巧

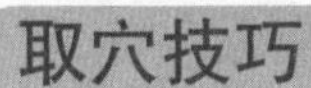

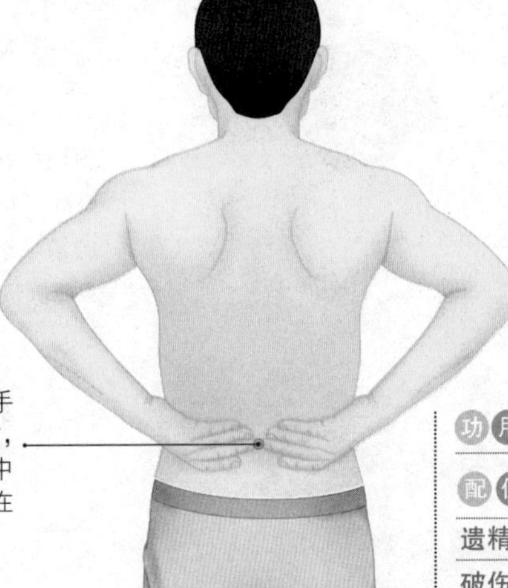

正坐，伸两手至腰后，拇指在前，四指在后。双手中指指腹触碰的所在位置即是。

功用 续接督脉气血。

配伍治病

遗精、早泄：命门配肾俞和太溪。

破伤风、抽搐：命门配百会、筋缩和腰阳关。

自我按摩

双手食指叠在中指指背上同时用力按揉穴位，有酸、胀、疼痛的感觉。每次左右手各按揉 3 ~ 5 分钟，先左后右。

程度	中指折叠法	时间 / 分钟
重		3 ~ 5

身柱穴

身柱穴是传递阳气的穴位，位于第 3 胸椎附近。经常按摩此穴，可以提高身体的免疫力和抗病能力，对气喘、感冒、肺结核、脊背强痛、百日咳、痈疮肿毒等病症都有良好的治疗效果。

精确取穴

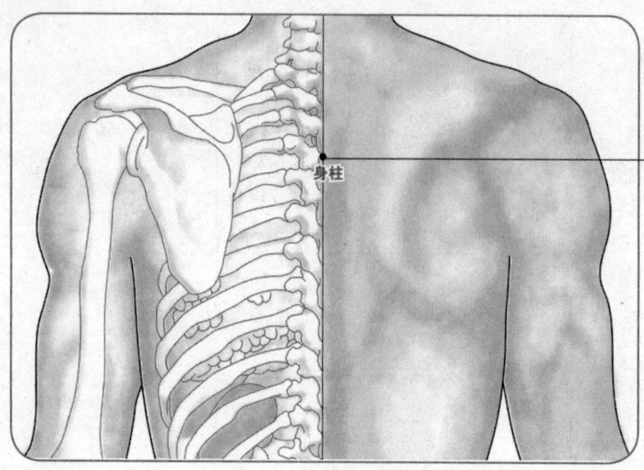

人体身柱穴位于背部，当后正中线上，第 3 胸椎棘突下凹陷中。

取穴技巧

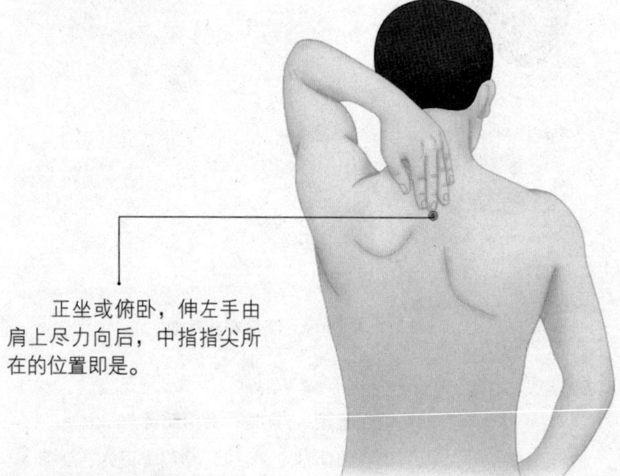

正坐或俯卧，伸左手由肩上尽力向后，中指指尖所在的位置即是。

功用 补气壮阳。

配伍治病

癫痫：**身柱配水沟、内关、丰隆和心俞。**

肺热咳嗽：**身柱配风池、合谷和大椎。**

自我按摩

把食指叠加在中指指背上一起用力按揉穴位，有刺痛的感觉。每次按揉 3~5 分钟。

程度	中指折叠法	时间 / 分钟
重		3~5

大椎穴

大椎穴是人体阳气汇聚的穴位，位于第 7 颈椎附近。经常按摩此穴，可以解表通阳、醒脑宁神，对感冒、肩背痛、头痛、咳嗽、气喘、中暑、支气管炎、湿疹、血液病等病症都有良好的治疗效果。

精确取穴

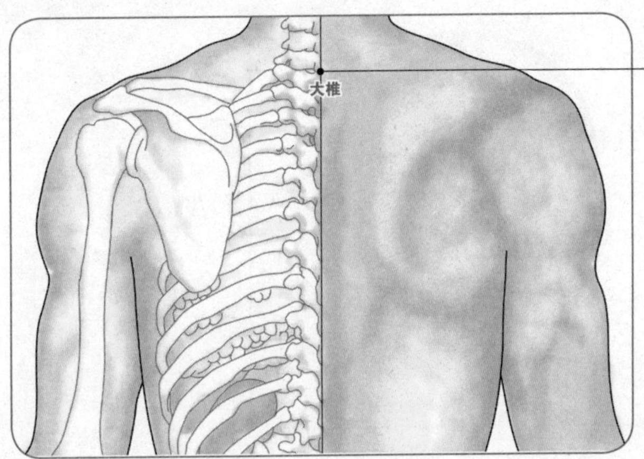

大椎穴位于人体的颈部下端，第 7 颈椎棘突下凹陷处。

取穴技巧

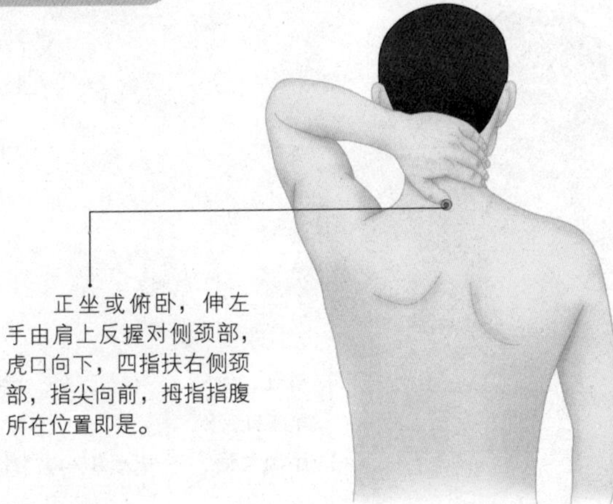

功用 益气壮阳。

配伍治病

虚损、盗汗、劳热：**大椎配肺俞。**

预防流行性脑脊髓膜炎：**大椎配曲池。**

自我按摩

拇指指尖向下，用指腹（或指尖）按揉穴位，有酸痛、胀麻的感觉。每次左右手各按揉 1~3 分钟，先左后右。

程度	拇指按法	时间 / 分钟
轻		1~3

哑门穴

哑门穴是督脉的重要穴位，位于第 1 颈椎附近。经常按摩此穴，可以通阳开窍，对音哑、头痛、颈项强急、脊强反折、癫狂、癔症、呕吐、失眠、精神烦躁、鼻出血等病症都有良好的治疗效果。

精确取穴

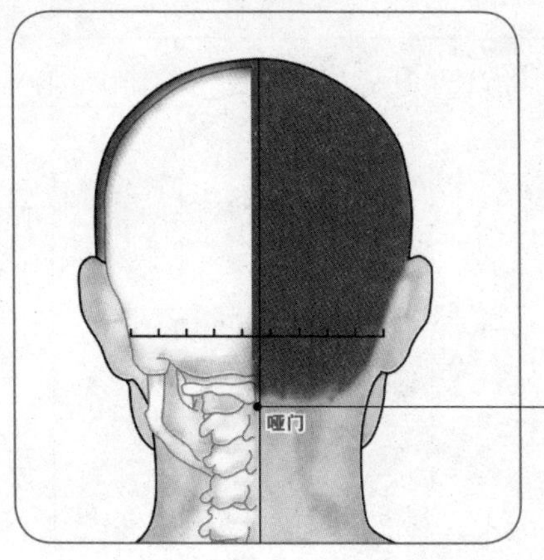

哑门穴位于项部，当后发际正中直上 0.5 寸，第 1 颈椎下。

取穴技巧

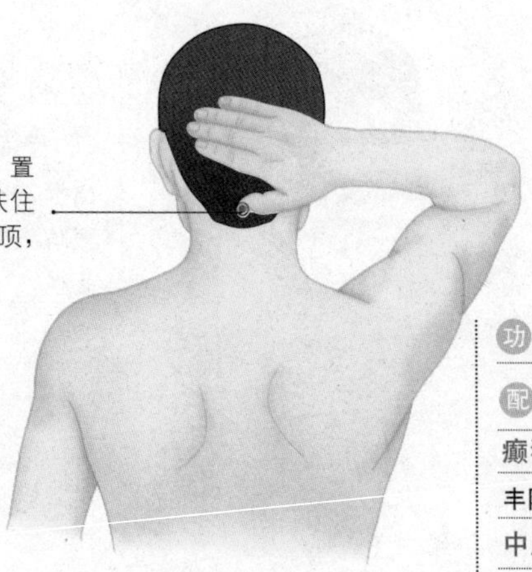

正坐，伸右手过颈，置于后脑处，掌心向头，扶住后脑勺，四指指尖向头顶，拇指指腹所在位置即是。

功用 益气壮阳。

配伍治病

癫狂、癫痫：哑门配百会、人中、丰隆和后溪。

中风失语、不省人事：哑门配风池和风府。

自我按摩

拇指指尖向下，用指腹（或指尖）按揉穴位，有酸痛、胀麻的感觉。每次左右手各按揉 3~5 分钟，先左后右。

程度	拇指按法	时间 / 分钟
轻		3~5

脑户穴

脑户穴是人体头部的重要穴位，位于枕外隆突的上缘凹陷处。经常按摩此穴，可以行气祛湿、清热散结，对头晕、头痛、面赤、目黄、面痛、失音、癫痫、项强、舌体出血等病症都有良好的治疗效果，多被用于辅助脊柱疗法。

精确取穴

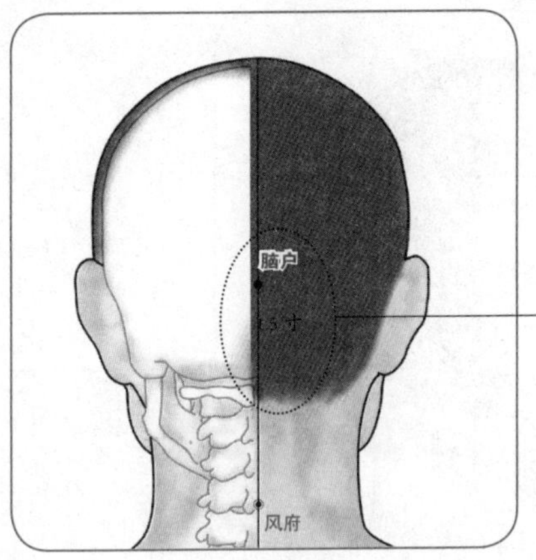

脑户穴位于人体的头部，风府穴上 1.5 寸，枕外隆突的上缘凹陷处。

取穴技巧

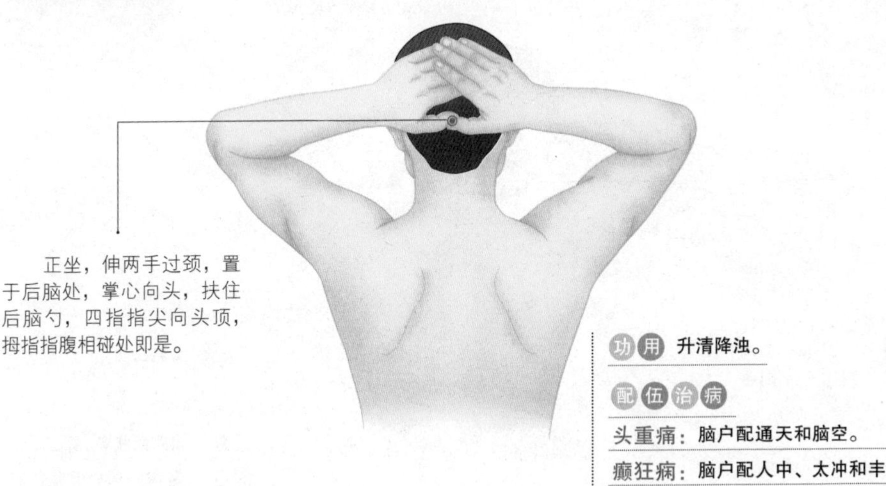

正坐，伸两手过颈，置于后脑处，掌心向头，扶住后脑勺，四指指尖向头顶，拇指指腹相碰处即是。

功用 升清降浊。

配伍治病

头重痛：脑户配通天和脑空。

癫狂病：脑户配人中、太冲和丰隆。

自我按摩

用拇指指腹（或指尖）按揉穴位，有酸痛、胀麻的感觉。每次按揉 3~5 分钟。

程度	拇指按法	时间 / 分钟
重		3~5

风府穴

风府穴是督脉与阳维脉交汇的穴位，位于人体的后项部。经常按摩此穴，可以清热祛湿、疏风活络，对头痛、眩晕、咽喉肿痛、中风不语、癫狂、癔症、半身不遂、目痛、鼻出血等病症都有良好的治疗效果，多被用于辅助脊柱疗法。

精确取穴

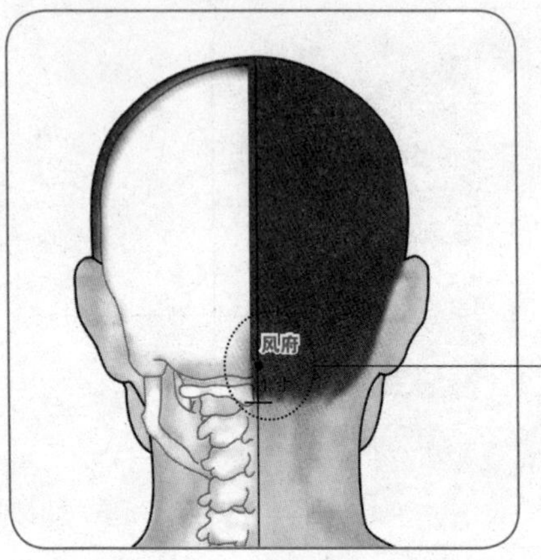

风府穴当后发际正中直上1寸，枕外隆突直下，两侧斜方肌之间凹陷处。

取穴技巧

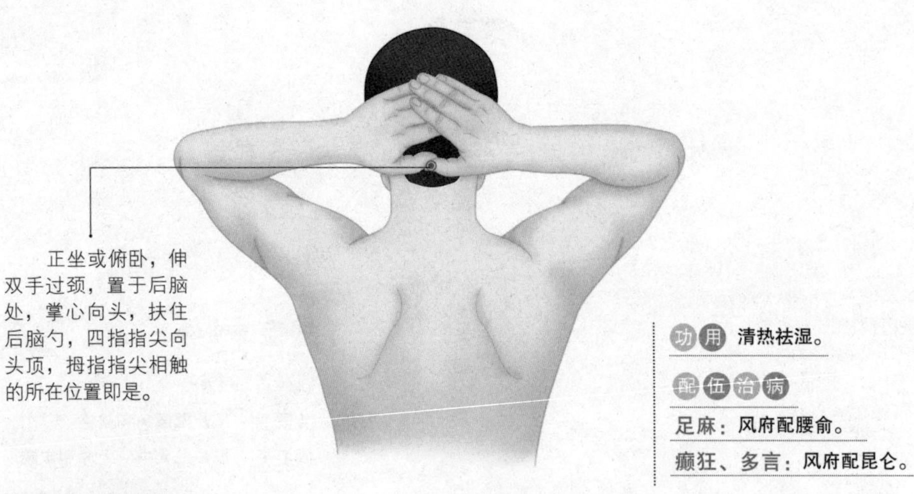

正坐或俯卧，伸双手过颈，置于后脑处，掌心向头，扶住后脑勺，四指指尖向头顶，拇指指尖相触的所在位置即是。

功用 清热祛湿。

配伍治病

足麻：风府配腰俞。

癫狂、多言：风府配昆仑。

自我按摩

用拇指指腹（或指尖）按揉穴位，有酸痛、胀麻的感觉。每次按揉1~3分钟。

程度	拇指按法	时间/分钟
重		1~3

强间穴

强间穴是督脉气血汇集的穴位，位于人体后发际正中直上 4 寸。经常按摩此穴，可以明目安神、镇惊止痛，对目眩、心烦、失眠、脑膜炎、神经性头痛、血管性头痛、癫痫、癔症等病症都有良好的治疗效果，多被用于辅助脊柱疗法。

精确取穴

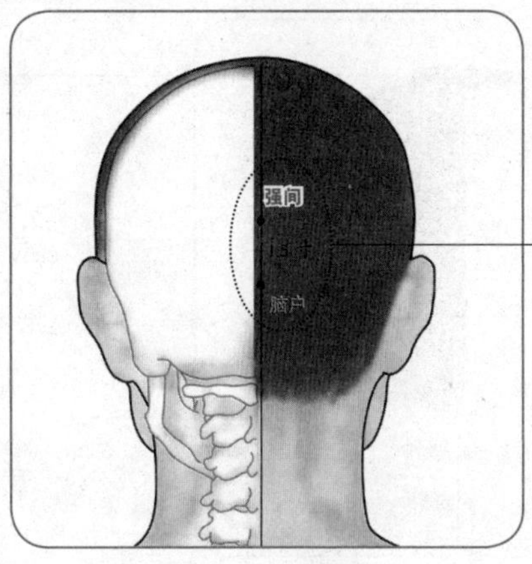

强间穴位于人体的头部，当后发际正中直上4寸（脑户穴上1.5寸）。

取穴技巧

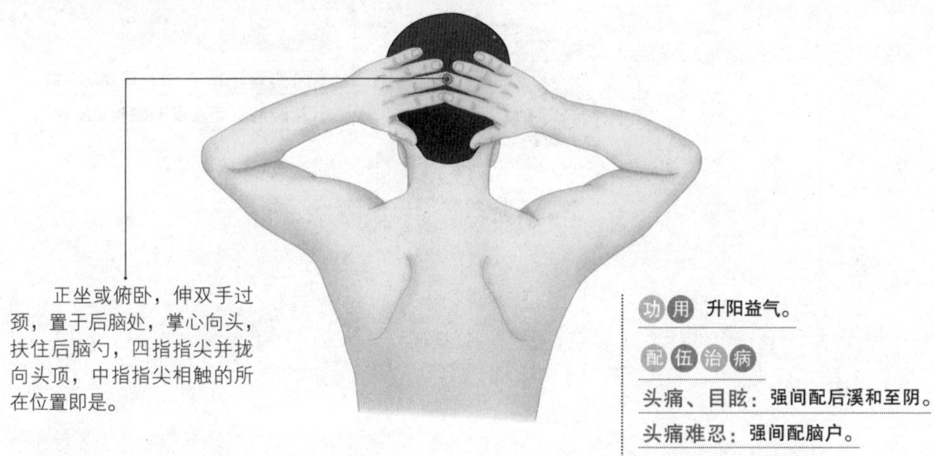

正坐或俯卧，伸双手过颈，置于后脑处，掌心向头，扶住后脑勺，四指指尖并拢向头顶，中指指尖相触的所在位置即是。

功用 升阳益气。

配伍治病

头痛、目眩：强间配后溪和至阴。

头痛难忍：强间配脑户。

自我按摩

用中指和食指指腹按压穴位，有酸痛、胀麻的感觉。每次按压 1~3 分钟。

程度	二指压法	时间 / 分钟
轻		1~3

百会穴

百会穴是人体百脉汇集的穴位，位于头部的最高处。经常按摩此穴，可以开窍宁神、升阳固脱，对失眠、神经衰弱、头痛、眩晕、休克、高血压、脑贫血、鼻孔闭塞、脱肛、子宫脱垂等病症都有良好的治疗效果，多被用于辅助脊柱疗法。

精确取穴

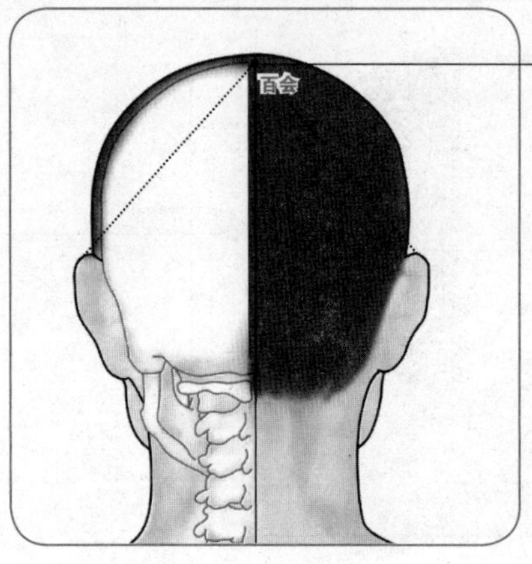

人体百会穴位于头部，当前发际正中直上5寸，或两耳尖连线中点处。

取穴技巧

功用 升阳举陷、益气固脱。

配伍治病

中风失音不能言语：百会配天窗。

小儿脱肛：百会配长强和大肠俞。

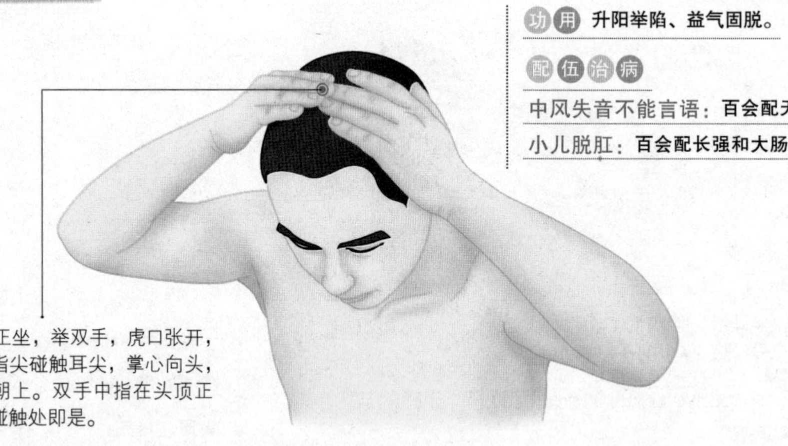

正坐，举双手，虎口张开，拇指指尖碰触耳尖，掌心向头，四指朝上。双手中指在头顶正中相碰触处即是。

自我按摩

食指和中指并拢，以指腹同时向下用力按压穴位，有酸胀、刺痛的感觉。每次按压1~3分钟。

程度	二指压法	时间 / 分钟
重		1~3

超简单脊疗消百病全书

前顶穴

前顶穴是人体头部的重要穴位之一，位于人体前发际正中直上 3.5 寸。经常按摩此穴，可以清热泻火、熄风镇惊，对头晕、头顶痛、目赤肿痛、癫痫、鼻炎、中风、小儿惊风等病症都有良好的治疗效果，多被用于辅助脊柱疗法。

精确取穴

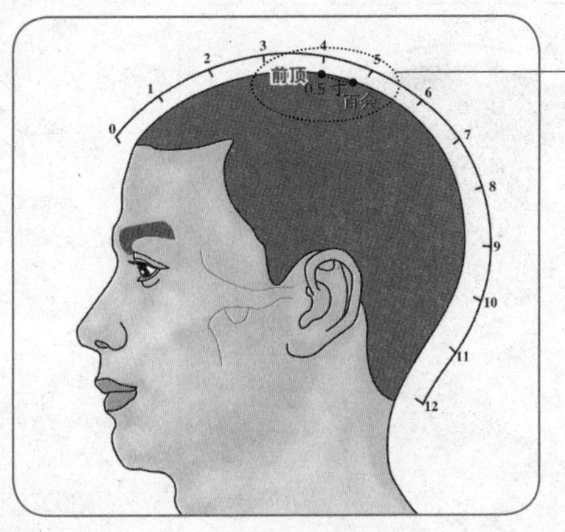

前顶穴位于人体的头部，当前发际正中直上 3.5 寸（百会穴前 1.5 寸）。

取穴技巧

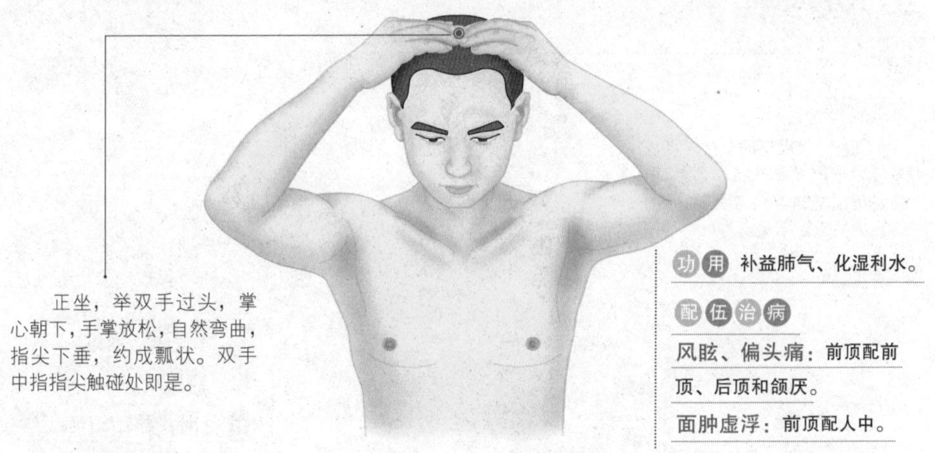

正坐，举双手过头，掌心朝下，手掌放松，自然弯曲，指尖下垂，约成瓢状。双手中指指尖触碰处即是。

功用 补益肺气、化湿利水。

配伍治病

风眩、偏头痛：前顶配前顶、后顶和颌厌。

面肿虚浮：前顶配人中。

自我按摩

食指叠加在中指指背上，同时向下用力按揉穴位，有酸胀、刺痛的感觉。每次按揉 1~3 分钟。

程度	中指折叠法	时间 / 分钟
重		1~3

神庭穴

神庭穴是督脉上行气血汇集的穴位，位于人体前发际正中直上 0.5 寸。经常按摩此穴，可以滋阴明目、醒脑开窍，对头晕、呕吐、双眼昏花、急性鼻炎、泪腺炎、神经痛、失眠等病症都有良好的治疗效果，多被用于辅助脊柱疗法。

精确取穴

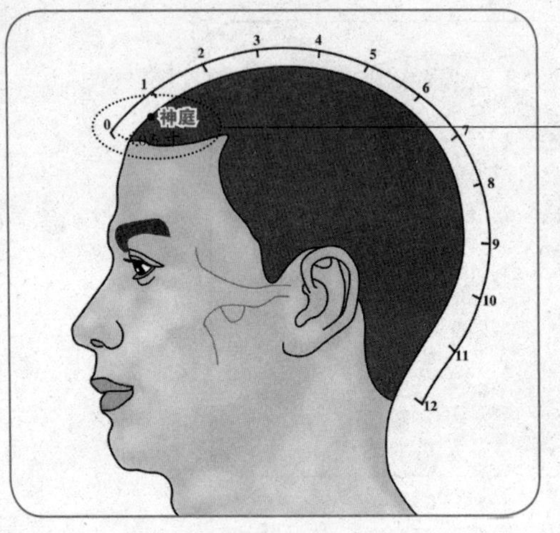

神庭穴于人体的头部，当前发际正中直上 0.5 寸。

取穴技巧

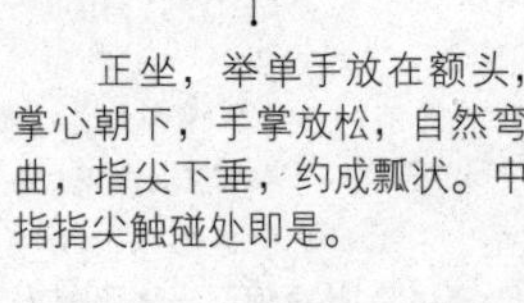

正坐，举单手放在额头，掌心朝下，手掌放松，自然弯曲，指尖下垂，约成瓢状。中指指尖触碰处即是。

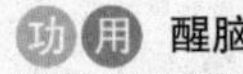
功用 醒脑开窍。

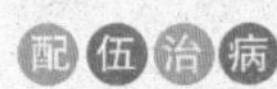
配伍治病

目泪出：神庭配行间。

中风不语：神庭配囟门。

自我按摩

以左右手食指轻叠于中指指背上，用指腹按揉（或指甲尖掐按）。每次按揉 3~5 分钟。

程度	中指折叠法	时间 / 分钟
重		3~5

水沟穴

水沟穴是中医的急救要穴，位于人体的面部。经常按摩此穴，可以清热开窍、宁神定志，对休克、昏迷、中暑、颜面水肿、晕车、失神、急性腰扭伤、口臭、口眼部肌肉痉挛等病症都有良好的治疗效果，多被用于辅助脊柱疗法。

精确取穴

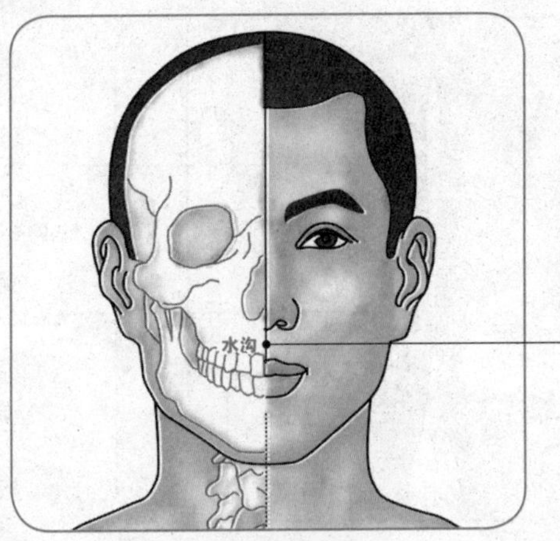

水沟穴位于人体的面部，当人中沟的上 1/3 与中 1/3 的交点处。

取穴技巧

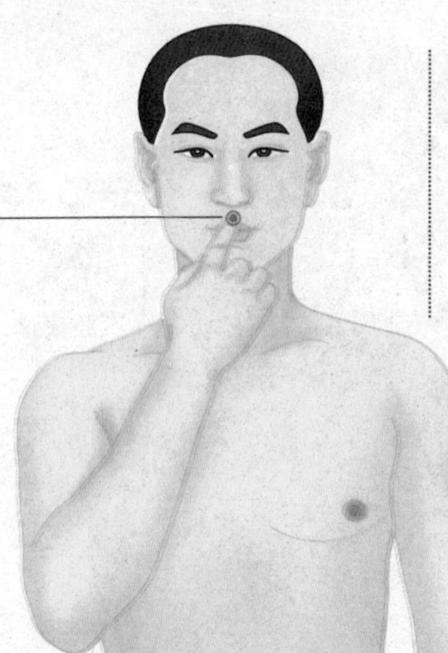

正坐，伸左手（或右手），置面前，五指朝上，掌心朝内，弯曲食指置于人中沟中上部即是。

功用 分流督脉经水、通经活络。

配伍治病

昏迷急救：水沟配百会、十宣和涌泉。

中暑：水沟配委中和尺泽。

自我按摩

食指和中指并拢，以指腹按揉穴位，有特别刺痛的感觉。每次左右手各按揉 1~3 分钟，先左后右。

程度	二指按法	时间 / 分钟
重		1~3

伏兔穴

在现代都市生活中，由于缺乏运动等原因，中年以上的人，膝盖和腿都很容易患上各种各样的毛病，比如双腿酸麻无力、膝盖冰冷等。这时可以每天坚持按摩伏兔穴，就能促进膝盖和双腿的气血循环，多被用于辅助脊柱疗法。

精确取穴

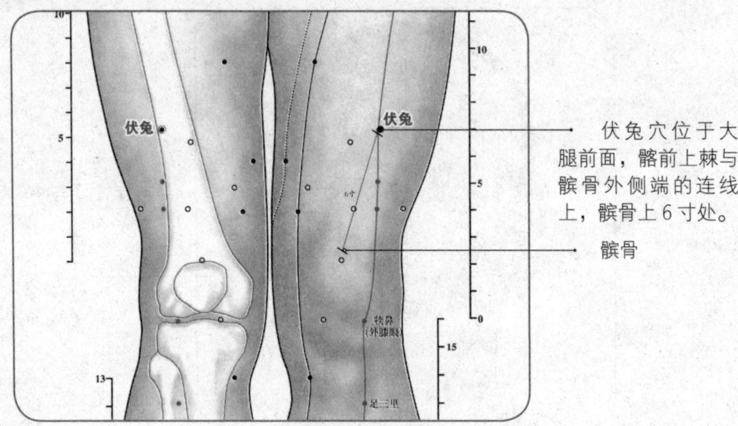

取穴技巧

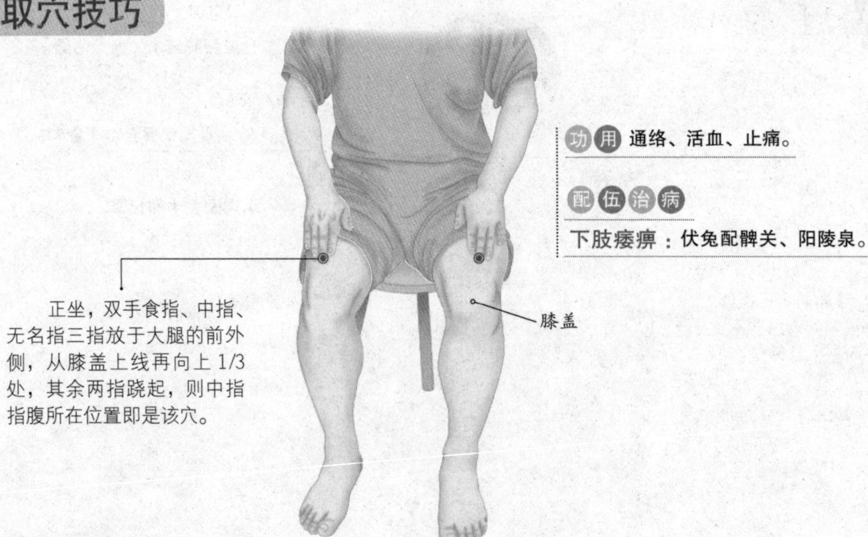

功用 通络、活血、止痛。

配伍治病

下肢痿痹：伏兔配髀关、阳陵泉。

自我按摩

用双手食指、中指、无名指三指并拢按揉，或者可轻握拳，用手背指间关节突起处按揉。每天早晚各按 1 次，每次按揉 1 ~ 3 分钟。

程度	三指按法	时间 / 分钟
适度		1 ~ 3

内庭穴

在日常生活中，如果经常感到四肢冰冷，喜欢独处静卧，不喜欢听闻人声，这时就可以坚持按摩内庭穴。不仅可以安定心神，还能调理脏腑，促进肠胃蠕动，多被用于辅助脊柱疗法。

精确取穴

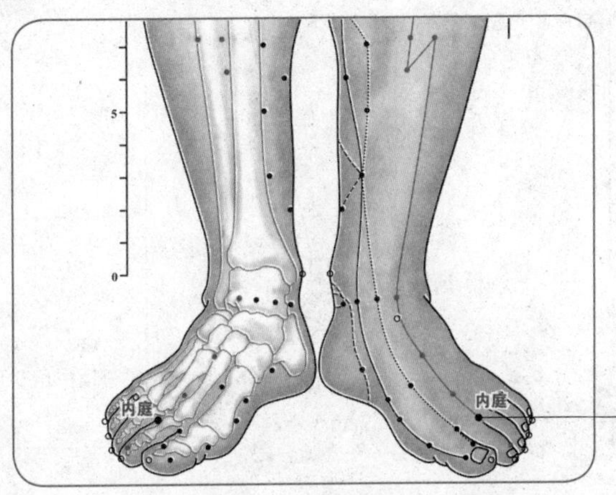

内庭穴位于足背第 2、3 趾间缝纹端处。

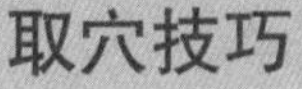

取穴技巧

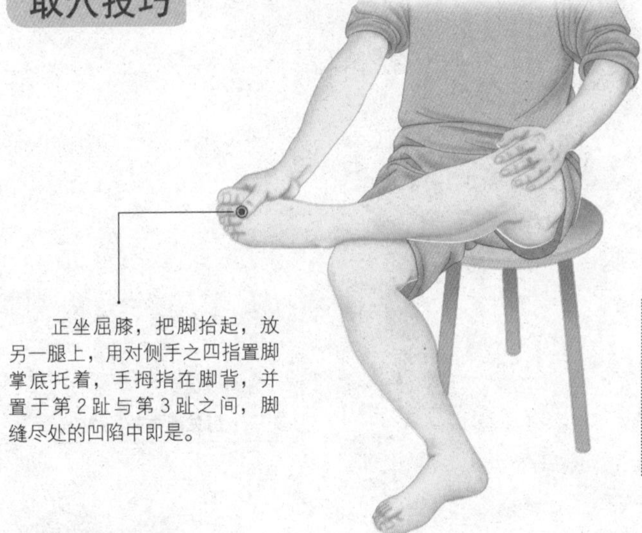

正坐屈膝，把脚抬起，放另一腿上，用对侧手之四指置脚掌底托着，手拇指在脚背，并置于第 2 趾与第 3 趾之间，脚缝尽处的凹陷中即是。

功用 **通络活血、消食导滞。**

配伍治病

牙龈肿痛：**内庭配合谷。**

热病：**内庭配太冲、曲池、大椎。**

自我按摩

弯曲拇指，用指腹下压按揉穴位，每天早晚各 1 次，先左后右，各按揉 1 ~ 3 分钟。

程度	拇指按法	时间 / 分钟
适度		1 ~ 3

厉兑穴

在日常生活中，如果有人整夜都睡不了觉，或是夜里不断地做梦，这时就可以坚持按摩厉兑穴，不仅能改善睡眠多梦、睡不安稳的症状，还能对腹胀、肝炎、脑缺血等病症有很好的调理保健作用，多被用于辅助脊柱疗法。

精确取穴

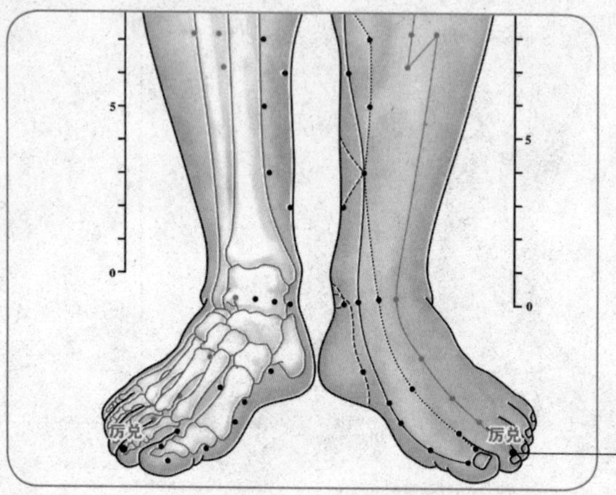

厉兑穴位于足部第 2 趾末节外侧，距指甲角 0.1 寸处。

取穴技巧

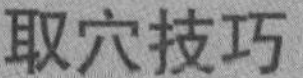

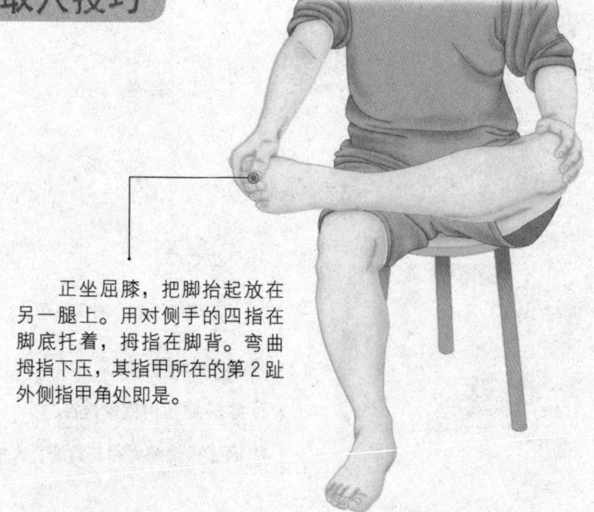

正坐屈膝，把脚抬起放在另一腿上。用对侧手的四指在脚底托着，拇指在脚背。弯曲拇指下压，其指甲所在的第 2 趾外侧指甲角处即是。

功用 通络安神、健胃消食。

配伍治病

多梦：厉兑配内关、神门。

自我按摩

以拇指指腹垂直按揉穴位，每日早晚各按揉 1 ~ 3 分钟，先左后右。

程度	拇指按法	时间 / 分钟
适度		1 ~ 3

隐白穴

月经是每个女人都有的生理现象，有人的月经很规律，但有人在经期时会突然大量流血不止，这时可以按摩隐白穴。不仅能使月经过多、子宫痉挛等症状得到缓解，还能对肠炎、腹泻等病症有很好的疗效，多被用于辅助脊柱疗法。

精确取穴

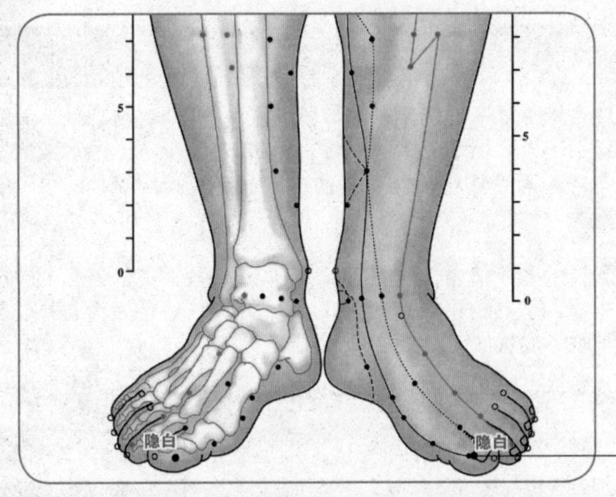

隐白穴位于足第 1 趾内侧指甲角旁 0.1 寸处。

取穴技巧

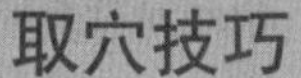

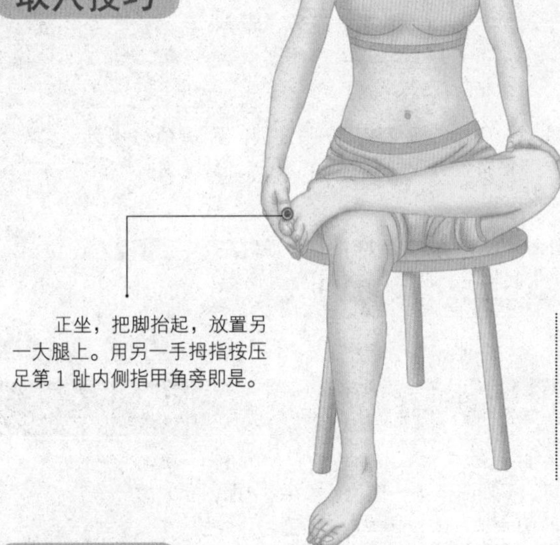

正坐，把脚抬起，放置另一大腿上。用另一手拇指按压足第 1 趾内侧指甲角旁即是。

功用 调经止血、养胃安神。

配伍治病

月经过多：隐白配气海、血海、三阴交。

吐血：隐白配脾俞、上脘、肝俞。

自我按摩

用拇指指腹垂直按揉穴位，每日早晚各按 1 次，每次左右各按揉 1 ~ 3 分钟。

程度	拇指按法	时间 / 分钟
适度		1 ~ 3

附录二 常见病症的脊疗手法

颈椎

	病名	症状体征	脊疗手法
第1颈椎	偏头痛	阵发性一侧头痛，剧烈时伴呕吐，吐后头痛反见减轻。不发作时与正常人一样，中年以后可能停止发作，无阳性体征，伴有高血压、癔症、神经衰弱、癫痫	指压颈部、颈椎整复
	高血压	测量的血压值中，收缩压≥140毫米汞柱、舒张压≥90毫米汞柱，患者会有眩晕、耳鸣、心悸气短、失眠等症状	指压颈部、颈椎整复、脊柱自我矫正法
	失眠	经常不能正常睡眠，常伴有白天精神状况不佳、反应迟钝、疲倦乏力	指压穴位、颈椎整复

	病名	症状体征	脊疗手法
第2颈椎	眩晕	突然发生眩晕，感觉外界东西及自身旋转，恶心、呕吐、面色苍白、出汗，严重的会出现神志不清、眼球震颤	颈椎整复、日常生活矫正法、颈椎自我矫正法
	斜视	两眼不能同时注视一目标，而仅能用一眼注视，另一眼的视轴表现为偏斜，可能伴有眩晕、恶心、步态不稳等全身症状	颈椎整复、脊柱自我矫正法
	耳聋	药物中毒性耳聋多为双侧，伴有耳鸣；外伤性耳聋表现为内耳出血，引起耳鸣、眩晕，轻者可自行恢复；突发性耳聋表现为短期甚至瞬间耳聋，多为单侧，伴耳鸣、眩晕等	颈椎整复

	病名	症状体征	脊疗手法
第3颈椎	湿疹	持续性瘙痒，皮肤上有丘疹、水泡或糜烂、渗出，皮损的部位不定，多局限于某一部位，如手、小腿、肘窝、阴囊、外阴等处，边界明显。可发生于任何年龄、任何季节，常在冬季复发或加剧，有渗出倾向，时轻时重，易反复发作	指压穴位、颈椎整复
	咳嗽	早晨咳嗽加剧，常见于支气管扩张；夜间的单声咳嗽，常见于肺结核。急性咳嗽常见于大叶性肺炎、呼吸道感染等；慢性咳嗽常见于肺结核、慢性支气管炎等；咳出大量的脓痰，常见于支气管扩张、肺脓肿	指压穴位、颈椎整复

	病名	症状体征	脊疗手法
第4颈椎	牙痛	一般都有早期症状，如牙龈发痒、不适、口臭，继而牙龈红肿、易出血，引起牙痛，此病宜反复发作。炎症感染后，牙龈与牙根部的牙周膜被破坏，形成牙周炎、牙周脓肿，疼痛加剧，直到脓液排出，炎症消退，疼痛才会减轻，但易反复发作	指压穴位、颈椎整复、日常生活矫正法
	鼻炎	慢性鼻炎主要症状为鼻塞，轻者为间歇性或交替性，重者为持续性，鼻分泌物增多。急性鼻炎主要症状为鼻塞和分泌物增多，早期为清水样涕，后变为黏液脓性鼻涕。过敏性鼻炎主要症状是突然鼻痒、打喷嚏、流清涕、鼻塞，且反复发作	指压痛点、颈椎整复、捏脊疗法

	病名	症状体征	脊疗手法
第5颈椎	慢性咽喉炎	主要症状是自觉咽部不适，或干燥，或痒，或胀，或有烟熏感，有明显异物感，咯不出来又吞不下去，分泌物会引起刺激性咳嗽，晨起用力咳出分泌物时易干呕。在说话多、食用刺激性食物后、疲劳或天气变化时症状会加重，或病程延长	指压穴位、颈椎整复、脊柱自我矫正法
	慢性扁桃体炎	症状表现为咽痛、咽干、发痒、口臭，有异物感，刺激性咳嗽等，儿童扁桃体因炎症肥大，会引起呼吸、吞咽、发音困难。由于扁桃体的特殊位置，人体经常会将细菌分泌的毒素咽下去，引起消化不良、食欲不振，继而出现头痛、疲乏、低热等症状	指压穴位、颈椎整复、脊柱自我矫正法
	哮喘	表现为口干、咳嗽、喘息、呼吸困难、胸闷、咳痰、出汗等，严重者干咳或咯大量白色泡沫痰，甚至出现紫绀等。早期患者的主要特征是咳嗽和胸闷，而且容易在秋冬季和夜间发作或加重	按脊疗法、指压穴位

	病名	症状体征	脊疗手法
第6颈椎	肩周炎	肩部某一处出现疼痛，随病程延长，疼痛范围逐渐扩大，并牵涉到上臂中段，同时伴有肩关节活动受限。严重时患肢不能梳头、洗脸。这种疼痛可引起持续性肌肉痉挛，疼痛与肌肉痉挛可局限在肩关节，也可向上放射至后头部，向下可达腕及手指	颈椎整复、指拨疗法
	百日咳	初期的症状类似感冒，3 天后咳嗽加重，渐渐转变成阵发性痉挛性咳嗽。咳嗽时，先是频繁短促地咳嗽十多声甚至数十声，此时喉部仍是痉挛状态，气流通过狭窄的声门时，会发出一种如鸡鸣般的声音。然后又是一阵猛咳，如此反复	捏脊疗法、按摩穴位

	病名	症状体征	脊疗手法
第7颈椎	慢性阑尾炎	右下腹部出现疼痛，表现为间断性隐痛或胀痛，时重时轻，大多在饱餐、运动和长期站立后发生，按压有范围较小、位置固定的压痛，伴有消化不良、胃纳不佳等症状。病程较长者会身体消瘦、体重下降，但没有恶心和呕吐，老年患者可伴有便秘	指压穴位、颈椎整复
	贫血	面色发黄，两眼结膜血色变淡，指甲血色变淡，舌质淡白。伴有头晕、疲倦无力、两耳嗡嗡作响、劳动后感到气短心悸。多数贫血是营养不良引起的，少数是遗传性溶血性贫血	颈椎整复、日常生活矫正法

胸 椎

	病名	症状体征	脊疗手法
第1胸椎	呼吸困难	有呼吸不畅、空气不够用的感觉和各种费力呼吸的症状，如鼻翼煽动、开口呼吸，同时有呼吸次数、深度、节律的改变。重症患者常被迫采取端坐位（端坐呼吸）或半卧位，过度缺氧时还会发生紫绀	胸椎整复、日常生活矫正法

	病名	症状体征	脊疗手法
第2胸椎	冠心病	疼痛或不适处常位于胸骨或其邻近，也可发生在上腹至咽部之间的任何水平处，但极少在咽部以上。心脏压榨紧缩、压迫窒息、沉重闷胀性疼痛。少数患者可为烧灼感、紧张感或呼吸短促伴有咽喉或气管上方压榨感。疼痛或不适感开始时较轻，逐渐加剧，然后逐渐消失	指压痛点、牵引复位
	心律失常	心脏出现心动过速、心律不齐等异常症状。常见的有窦性心动过速、窦性心律不齐、期前收缩、心房颤动、阵发性心动过速等。器质性的心律不齐发作时表现为头晕、胸闷、胸痛、气急、多汗、颜面苍白或青紫、四肢发冷、抽搐、昏厥等	胸椎整复、胸椎自我矫正法
	胸腔病变	呼吸或咳嗽常使肋间神经痛或胸膜炎的疼痛加剧；食道炎的疼痛常发生于吞咽食物时；心绞痛或心肌梗死常在劳累后的晚上发生疼痛	指压穴位、胸椎整复
	神经痛	常为针刺样或刀割样；骨痛呈酸痛或锥痛；肌肉痛呈酸痛样；急性食管炎的疼痛呈灼热痛；心绞痛常感觉到压迫感和窒息感	指压穴位、胸椎整复

	病名	症状体征	脊疗手法
第3胸椎	感冒	风寒感冒表现为发热怕冷、头痛、咽喉发痒、鼻塞、流涕、咳吐稀白痰等；风热感冒表现为发热较重、头胀痛、咽喉肿痛、口渴、咳吐黄痰等；表里两感型的症状为高热、头痛、眩晕、四肢酸痛、咽喉肿痛、大便干燥等；胃肠型感冒的症状是发热、恶心、头痛、四肢倦怠等	指压穴位、胸椎整复
	肺炎	一般的症状为发热、咳嗽、多痰，痰中有血丝，还伴有胸痛。但是小儿患肺炎后的症状并不明显，有的会发热，并伴有轻微咳嗽，有的甚至完全没有咳嗽	指压穴位、胸椎整复
	慢性支气管炎	患者常在寒冷季节发病，出现咳嗽、咯痰，痰呈白色黏液泡沫状，黏稠不易咳出，偶有痰中带血。反复发作后，终年咳嗽，咯痰不停，冬秋加剧。常有哮喘样发作，气急不能平卧，并发肺气肿后，呼吸困难逐渐加剧	指压穴位、胸椎整复、日常生活矫正法

	病名	症状体征	脊疗手法
第4胸椎	手肿	手部没有任何原因的肿大，并非任何直接外伤、虫蛇咬伤和接触有毒或腐蚀性物质而引起的手部肿大。多为单侧发生，偶有双手同时发病的，有时伴有疼痛，也有单纯肿大而不痛的	胸椎整复
	呃逆	气逆上冲，喉间呃呃连声，声短而频，不能自制。其呃声或高或低，或疏或密，间歇时间不定。伴有胸膈郁闷、脘中不适、情绪不安等。一年四季均有发生	指压穴位、胸椎整复、日常生活矫正法
	黄疸	面目及全身皮肤发黄为特点，尤其以巩膜发黄为主要特点。发生黄疸时，巩膜和软腭黏膜首先出现黄色，然后遍及全身皮肤，以胸、腹、脸部的皮肤，黄色更为明显	指压穴位、胸椎整复、日常生活矫正法

	病名	症状体征	脊疗手法
第5胸椎	关节炎	主要表现为关节肿、痛、畸形及不同程度的功能障碍。类风湿性关节炎多见于青壮年，关节表现出红、肿、痛及活动不便。痛风性关节炎以脚部第1趾突然红肿、疼痛为主要症状	指压穴位、胸椎整复、日常生活矫正法
	肝火内盛	主要表现为目赤、易怒、头痛、胁痛、口苦、吐血、咯血等症状，可能会伴有形体消瘦、烦躁不安、性急易怒等病症	指压穴位、胸椎整复、日常生活矫正法

	病名	症状体征	脊疗手法
第6胸椎	慢性胃炎	大多无明显体征，进展缓慢，但病状常常反复发作，如无规律性腹痛，疼痛经常出现于进食过程中或餐后，多数位于上腹部、脐周。部分患者部位不固定，轻者间歇性隐痛或钝痛，严重者为剧烈绞痛，还伴有食欲不振、恶心、呕吐、腹胀	指压穴位、胸椎整复、日常生活矫正法
	呕吐	呕吐时没有感觉恶心，呕吐后并不感到轻松，常见于中枢性呕吐；呕吐时感觉恶心，呕吐后感到恶心暂时缓解，常见于周围性呕吐。呕吐物有酸臭味及隔日的食物，见于幽门梗阻；混有胆汁或粪便，见于肠梗阻；混有血液，说明呕吐剧烈，使胃黏膜少量出血	指压穴位、胸椎整复
	功能性消化不良	上腹痛、上腹胀、早饱、嗳气、食欲不振、恶心、呕吐等，患者经检查排除引起这些症状的器质性疾病的一组临床综合征，症状可持续或反复发作，病程一般规定为超过 4 周或在 1 年中累计超过 12 周	指压穴位、胸椎整复、日常生活矫正法

	病名	症状体征	脊疗手法
第7胸椎	胃下垂	上腹部有下坠感，食欲不好，有时可出现恶心、呕吐，体质较瘦，常伴有肝、肾等内脏下垂。轻度下垂者一般无症状，严重者腹部有胀满感、沉重感、压迫感，饭后持续性隐痛加重，进食过多时会发生恶心、呕吐，还经常便秘	指压穴位、胸椎整复
	胃痛	脾胃虚寒的患者胃痛时喜按，呕吐清水，吃生冷食物后，胃痛加剧；肝胃不和的患者痛达胁处，胃胀吐酸；寒邪侵胃的患者胃痛发作比较急，而且怕冷，呕吐清水	指压穴位、胸椎整复、日常生活矫正法
	口臭	表现为呼气时有明显臭味，刷牙、漱口或嚼口香糖都无法掩盖。常伴有牙龈出血、咽干、口渴、口苦等现象	指压穴位、胸椎整复

	病名	症状体征	脊疗手法
第8胸椎	糖尿病	典型病例可出现多尿、多饮、多食、消瘦等表现，即“三多一少”症状。重症患者会出现肺结核、高血压、肾及视网膜微血管的病变等。肥胖型的高血压患者也经常伴有糖尿病	指压穴位、胸椎整复、日常生活矫正法
	尿频	排尿次数超过正常次数，正常成人白天排尿 4 ~ 6 次，夜间 0 ~ 2 次，而次数明显增多就为尿频	胸椎整复

第9胸椎

病名	症状体征	脊疗手法
水痘	此病有2～3周的潜伏期，起病急，全身发热、乏力、食欲减退，1～6日内，皮疹相继出现，先发于躯干、头皮部，逐渐延及头面部和四肢，最终形成躯干多，面部、四肢较少，手、足部更少的分布状态。皮疹初起为米粒样小红疹，数小时后变成豌豆大的圆形水疱，呈清澈的水珠状，周围有明显红晕，经2~3天后干燥结痂，痂脱而愈，不留瘢痕	指压穴位、胸椎整复、日常生活矫正法
麻疹	患者通常有发热、咳嗽、流涕、打喷嚏、红眼睛、眼泪汪汪，或有音哑等感冒症状，同时有口腔麻疹黏膜斑，即可确诊为麻疹。皮疹自发病3～5天出现，呈玫瑰色斑丘疹，形态大小不一，有的合并成片，皮疹之间有正常皮肤。皮疹先从耳后出现，逐渐地由颈部发展到面部，同时从肩、背、腰、腹到达四肢手足心为止。出疹时全身症状加重，热度可高到40℃左右	指压穴位、胸椎整复

第10胸椎

病名	症状体征	脊疗手法
慢性肾炎	面部和下肢常有缓起的水肿出现。面色苍白或萎黄，食欲不佳，恶心，常感无力、腰酸痛。一般无发热	指压穴位、胸椎整复
肾虚	男性的一般症状有精神疲乏、头晕、耳鸣、健忘、腰膝酸软、遗精、阳痿等。女性的一般症状则是头发早白、头晕目眩、耳鸣、眼花、盗汗、不眠、筋骨萎弱、腰膝酸软、月经减少、白带清稀	指压穴位、胸椎整复、日常生活矫正法
风湿性关节炎	此病常见于青少年，发病部位常常是膝、髋、踝等下肢大关节，其次是肩、肘、腕关节，发病时表现为轻度或中度发热。病变局部呈现红肿、灼热、剧痛，无法活动，疼痛游走不定，但疼痛持续时间不长，部分患者也有几个关节同时发病。急性炎症一般于几天，最多3周自行消退，但常反复发作	指压穴位、胸椎整复、日常生活矫正法

第11胸椎

病名	症状体征	脊疗手法
痔疮	一期症状是便血、分泌物多、患处痒；二期症状是便血、痔随排便脱垂，能自行还原；三期症状为内痔脱垂于肛门口外，需要用手托回；四期症状为内痔脱出肛门，用手也无法使其回到肛门里面	指压穴位、胸椎整复、日常生活矫正法
神经性皮炎	发病初期，皮肤仅有瘙痒感，没有皮肤损烂，抓挠后，皮肤逐渐出现粟粒至绿豆大小的扁平丘疹，圆形或多角形，坚硬而有光泽，呈淡红色或正常皮色，散在分布。如果不及时止痒，患者多次抓挠后，丘疹逐渐增多至连成片，皮损增厚，纹理粗糙，呈苔藓化，皮损部变为暗褐色，干燥、有细碎脱屑。边界清楚，边缘可有小的扁平丘疹。严重者可继发毛囊炎及淋巴炎	指压穴位、胸椎整复

	病名	症状体征	脊疗手法
第12胸椎	风湿病	发病前1～3周，可有扁桃体炎、咽喉炎等上呼吸道感染史。大多数患者都有发热症状。急性者多为高热；亚急性者可为中度或低热。有些患者还可伴有出汗、脉搏快、鼻出血等症状。多数患者膝、踝、肘、腕等大关节处有红、肿、热、痛，活动困难，呈游走性发作。当急性期过去后，关节完全恢复正常	指压穴位、胸椎整复、日常生活矫正法
	食欲不振	主要症状为没有想吃东西的欲望。女性在怀孕初期，或由于口服避孕药的副作用，导致食欲不振；慢性胃炎、胃癌者，都有可能出现食欲不振	捏脊疗法、胸椎整复

腰 椎

	病名	症状体征	脊疗手法
第1腰椎	结肠炎	急性期，腹痛多在左下腹部，其症状不太剧烈，但排便多伴有大量出血。病情严重或病程较长的患者，经常出现发热、乏力、食欲不振、消瘦、贫血等症状。而晚期患者还伴有肠穿孔、结肠狭窄、肛管直肠周围脓肿、瘘管、肠内瘘管等病变	指压穴位、腰椎整复
	腹泻	慢性腹泻表现为大便次数增多，甚至带黏冻、脓血，持续2个月以上。小肠病变引起的腹泻是脐周不适，并于餐后或便前加剧，大便量多、色浅；结肠病变引起的腹泻是腹部两侧或下腹不适，便后缓解，排便次数多且急，粪便量少，大便常含有血及黏液	指压穴位、腰椎整复、日常生活矫正法
	便秘	主要症状是排便次数明显减少，每3天或更长时间1次，无规律，粪质干硬，排便困难。短时间的便秘一般在家里就可以自行治疗	捏脊疗法、腰椎整复

	病名	症状体征	脊疗手法
第2腰椎	静脉曲张	患者的表层血管明显凸出皮肤表面，像小蛇一样曲张，多呈团状或结节状。腿部有酸胀感，皮肤颜色发暗，或伴有脱屑、瘙痒、水肿等症状。患肢变细，表皮温度升高，有压痛感。有时伴有腹水、肝脾肿大、呕血、黑便等症状	指压穴位、腰椎整复
	子宫脱垂	患者常感觉会阴处坠胀，有物脱出，劳累后病情加剧，并伴随腰酸、大便困难、小便失禁等症状。子宫脱垂严重者，子宫局部可能感染或糜烂	指压穴位、腰椎整复

	病名	症状体征	脊疗手法
第3腰椎	月经不调	月经周期提前或延迟，行经日期紊乱，或者经量过多或过少	指压穴位、腰椎整复
	习惯性流产	连续3次及3次以上自然流产，每次流产往往发生在同一妊娠月份。症状主要为阴道出血和阵发性腹痛	指压穴位、腰椎整复、日常生活矫正法

	病名	症状体征	脊疗手法
第4腰椎	坐骨神经痛	患病一侧常有轻度的肌张力减弱，严重患者可有肌肉消瘦、弛软，并有压痛现象，以腓肠肌最为明显。疼痛一般多由臀部或髋部开始，向下沿大腿后侧、腘窝、小腿外侧、足背外侧放射。表现为持续性钝痛或有发作性加剧；剧痛时呈刀刺样性质，往往在夜间更甚；疼痛常在咳嗽、用力、弯腰、震动时加剧	指压穴位、腰椎整复、日常生活矫正法
	痛经	表现为经期或行经前后，发生下腹部胀痛、冷痛、灼痛、刺痛、隐痛、坠痛、绞痛、痉挛性疼痛、撕裂性疼痛。疼痛延至腰骶部，有的会涉及大腿及足部，同时伴有乳房胀痛、肛门坠胀、恶心、呕吐、冷汗淋漓、四肢冰冷、面色苍白、胃痛、腹泻、胸闷、烦躁、头痛、头晕，严重者可发生虚脱昏厥	指压穴位、腰椎整复、日常生活矫正法

	病名	症状体征	脊疗手法
第5腰椎	足跟痛	早晨起床时，足跟会有剧烈的疼痛，需要走一段路或休息后才能好转。一旦持续工作或久站，疼痛会反复发作，严重影响工作和生活	指压穴位、腰椎整复

图书在版编目（CIP）数据

超简单脊疗消百病全书 / 赵鹏, 郑书敏主编. —南京 : 江苏凤凰科学技术出版社, 2016.6（2021.1 重印）
（含章·健康养生堂书系）
ISBN 978-7-5537-3561-0

Ⅰ. ①超… Ⅱ. ①赵… ②郑… Ⅲ. ①脊椎病 – 按摩疗法（中医） Ⅳ. ①R244.1

中国版本图书馆CIP数据核字(2014)第164433号

超简单脊疗消百病全书

主　　编	赵　鹏　　郑书敏
责任编辑	樊　明　　祝　萍
助理编辑	冼惠仪
责任校对	郝慧华
责任监制	方　晨
出版发行	江苏凤凰科学技术出版社
出版社地址	南京市湖南路 1 号 A 楼，邮编：210009
出版社网址	http://www.pspress.cn
印　　刷	文畅阁印刷有限公司
开　　本	718 mm × 1 000 mm　1/16
印　　张	22
字　　数	250 000
版　　次	2016年6月第1版
印　　次	2021年1月第2次印刷
标准书号	ISBN 978-7-5537-3561-0
定　　价	45.00元